Die natürliche Hausapotheke

Alternative Heilmittel auf pflanzlicher Basis

María Tránsito López
und Carlota Máñez

Die natürliche Hausapotheke

Alternative Heilmittel auf pflanzlicher Basis

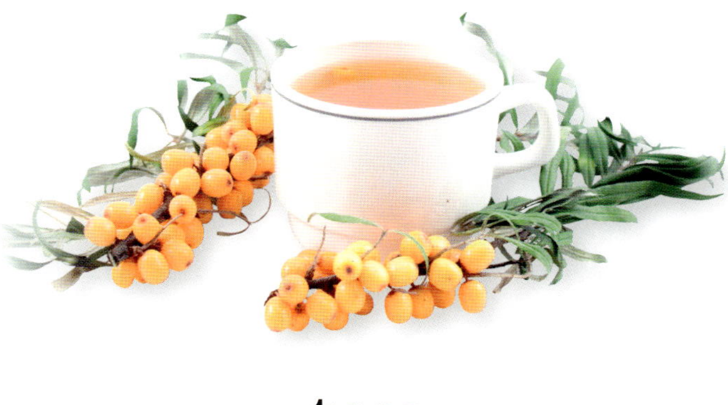

tosa

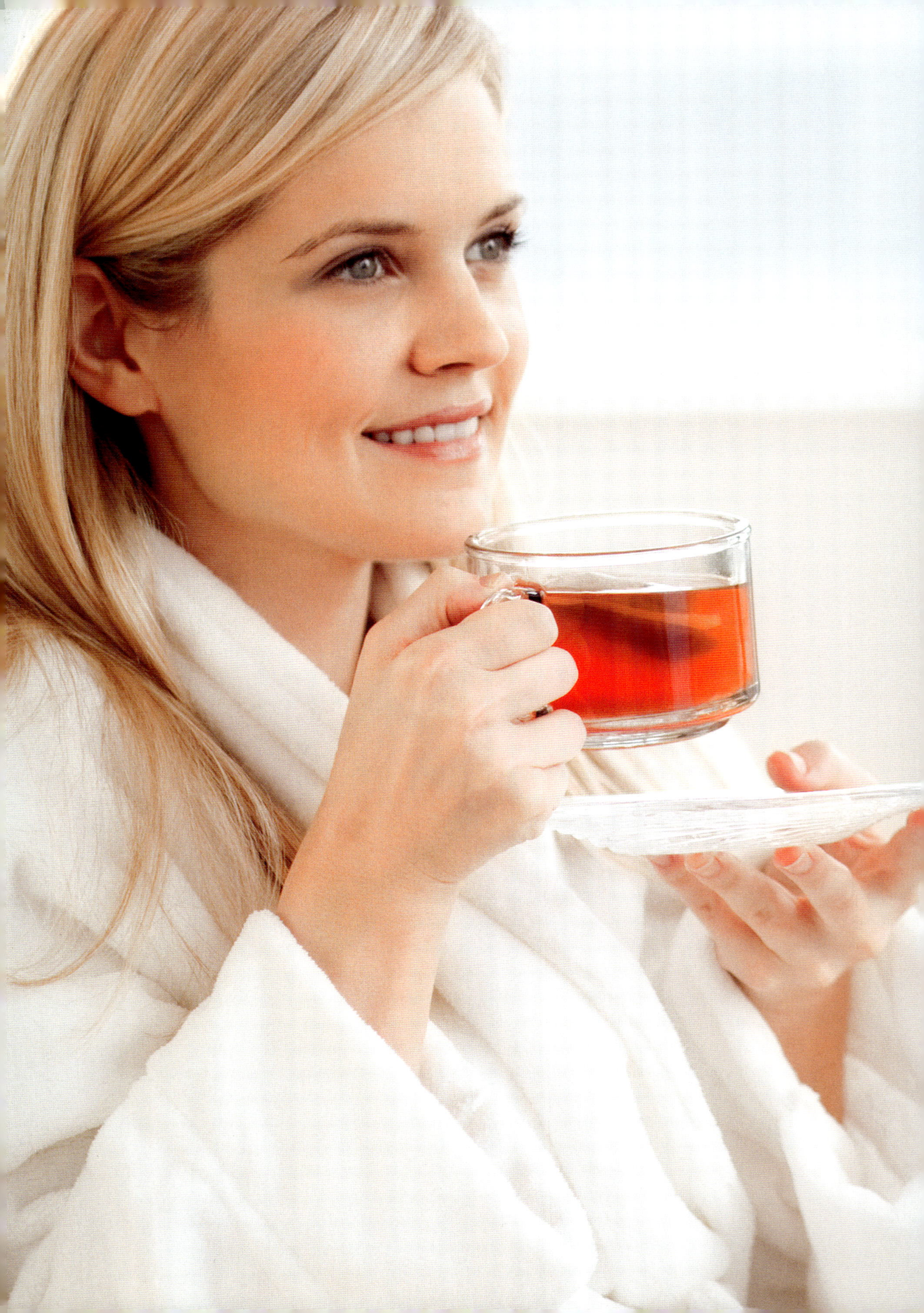

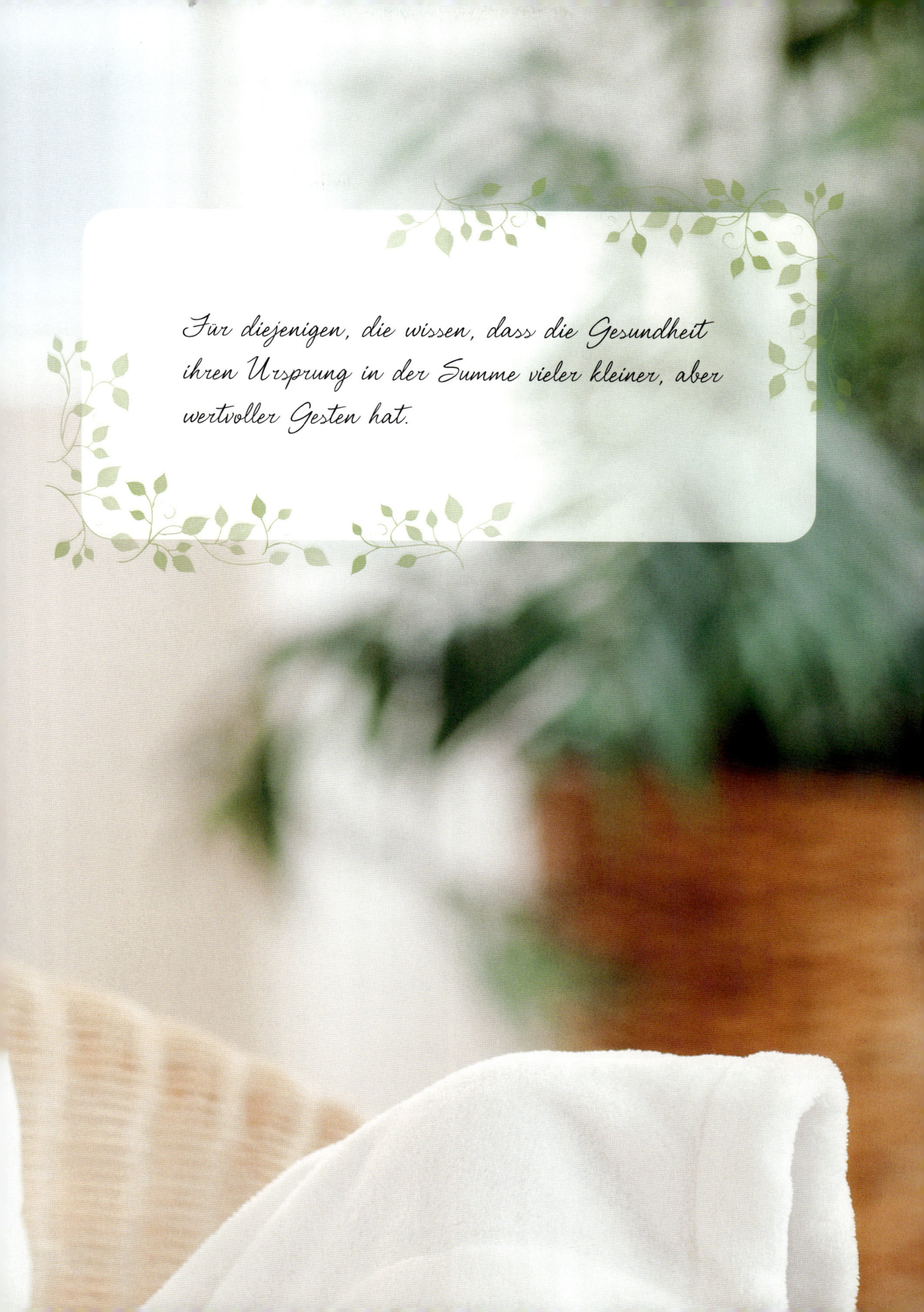

Für diejenigen, die wissen, dass die Gesundheit ihren Ursprung in der Summe vieler kleiner, aber wertvoller Gesten hat.

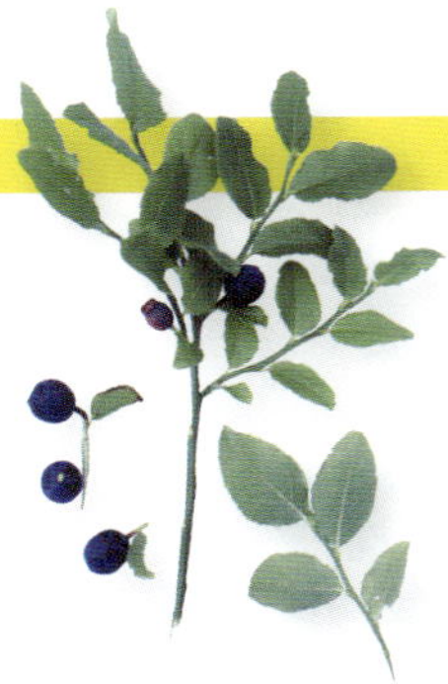

Inhalt

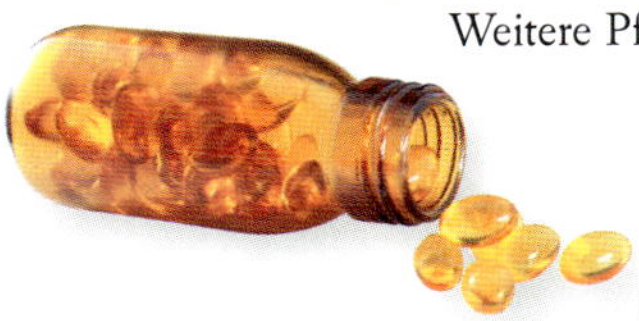

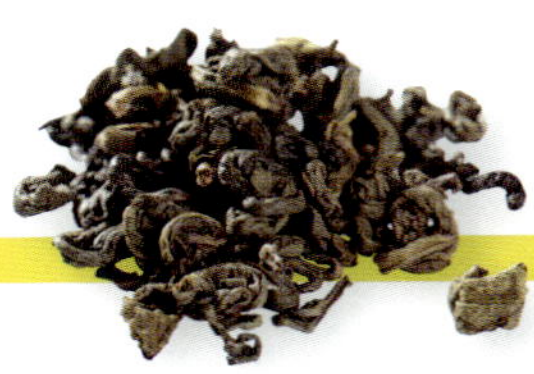

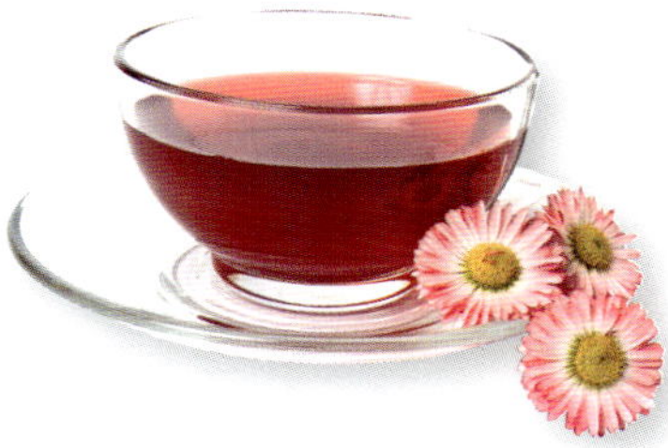

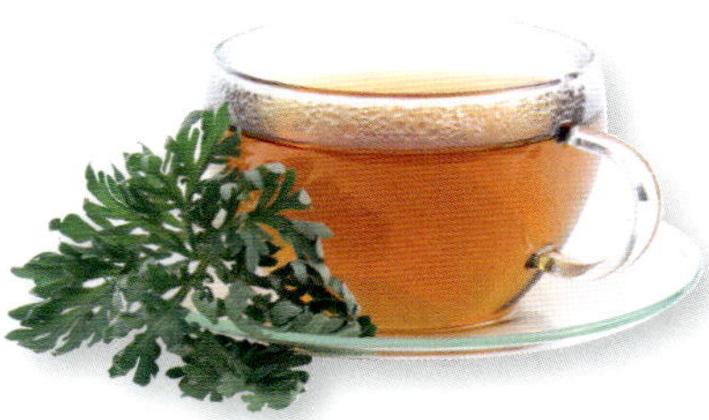

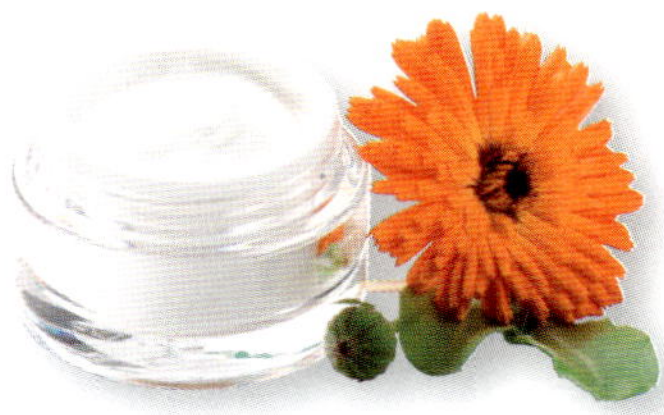

Vorwort

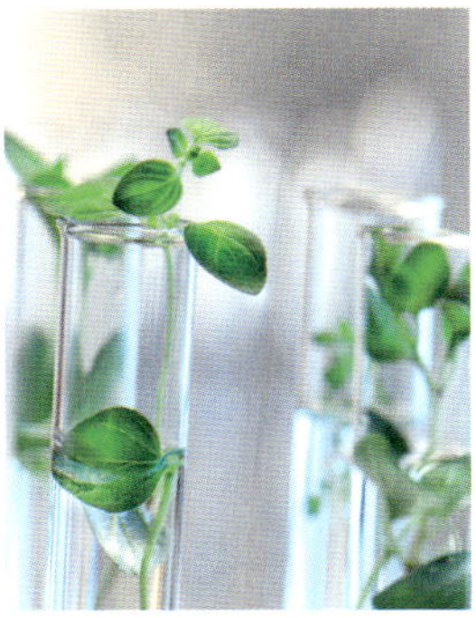

Seit jeher zählen Pflanzen zur wichtigsten Quelle, um Krankheiten zu heilen oder Schmerzen zu lindern. Bisher war es undenkbar, Pflanzenwirkstoffe bei medizinischen Forschungsprozessen unberücksichtigt zu lassen: Die breite Palette an Wirkstoffen aus Pflanzen eröffneten Medizinern und Forschern eine neue Welt für therapeutische Möglichkeiten. Bereits am Anfang des 16. Jahrhunderts beschäftigten sich Wissenschaftler intensiv mit dem Thema Pflanzen und Phytotherapie. Ohne Zweifel war die Isolierung von Morphin aus Opium im frühen neunzehnten Jahrhundert ein großer Meilenstein in der Forschung der Phytotherapie und es wurden daraufhin viele weitere für die Medizin wertvolle Stoffe aus Pflanzen isoliert. Doch auch die synthetische Chemie entwickelte sich weiter und im 20. Jahrhundert nahm das Interesse an der Phytotherapie bereits ab. Pflanzen wurden in der Medizin nun immer weniger verwendet. Grund dafür könnte die Entdeckung und Entwicklung diverser chemischer Medikamente sein, deren Erfolg in der Bekämpfung von Krankheiten wissenschaftlich nachgewiesen werden konnte. Für den Erfolg von Pflanzen lagen dagegen keine Beweise vor.

Aber neben den wissenschaftlichen und technischen Hindernissen galt der wirtschaftliche Faktor schließlich als

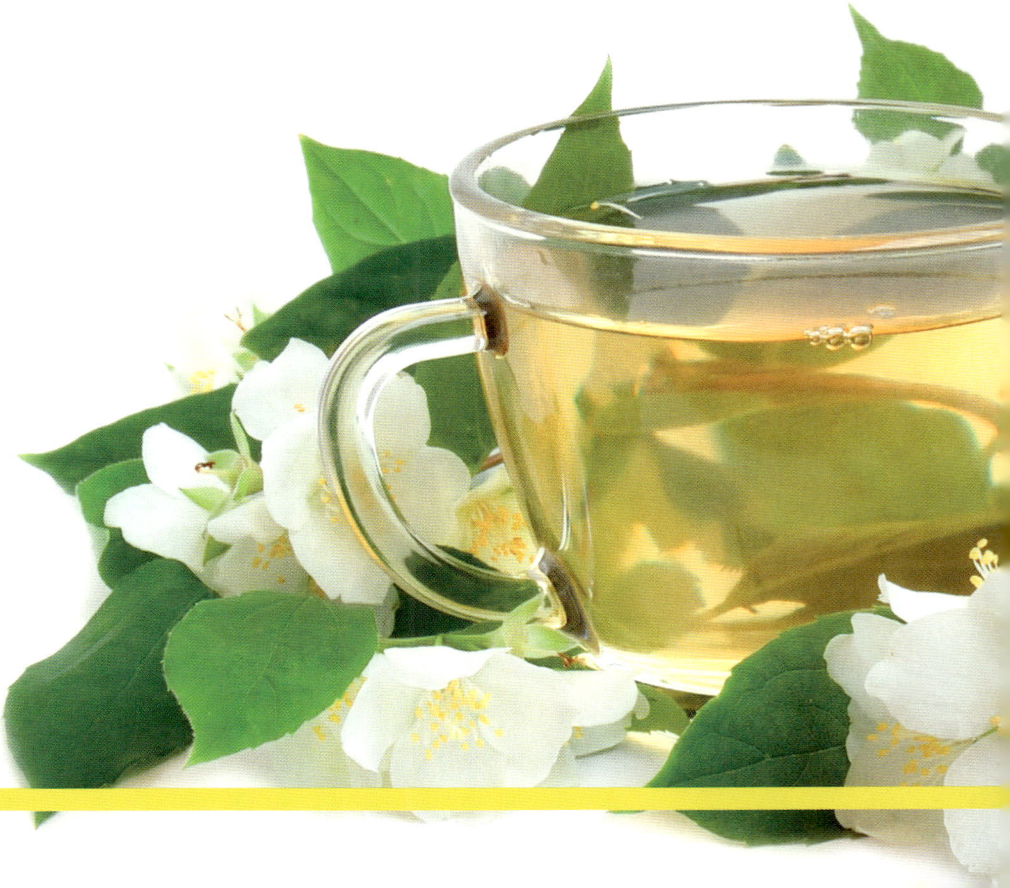

größtes Hindernis für die damalige Weiterentwicklung der Phytotherapie: Die Einführung von Patenten und Marken führte dazu, dass mehr und mehr auf Medikamente natürlichen Ursprungs verzichtet wurde. Das große Problem: Sie konnten nicht patentiert werden. Phytotherapie wurde zudem oft in Entwicklungsländern praktiziert, in denen wiederum die wirtschaftlichen Ressourcen fehlten.

Obwohl die Phytotherapie eine der ältesten und verbreitetsten Medizinpraktiken ist, wurde sie innerhalb der orthodoxen Medizin kaum berücksichtigt. Auch heutzutage ist der Kreis der Personen, die auf Phytotherapie vertrauen, sehr beschränkt: Es sind diejenigen, die auf die natürliche Medizin schwören und eine Vision der ganzheitlichen Lebensweise verfolgen. Das heißt, einfach ausgedrückt, dass es nicht um die Krankheiten, sondern um die Personen geht. Und das stets im Einklang mit den Naturgesetzen. Im Gegensatz zu Arzneimitteln, die zum Großteil zur Linderung von Symptomen dienen und leider oftmals auch Nebenwirkungen herbeiführen, fördert die Phytotherapie die Nutzung medizinischer Pflanzen, um die Gesundheit zu erhalten und sie auch wieder herzustellen.

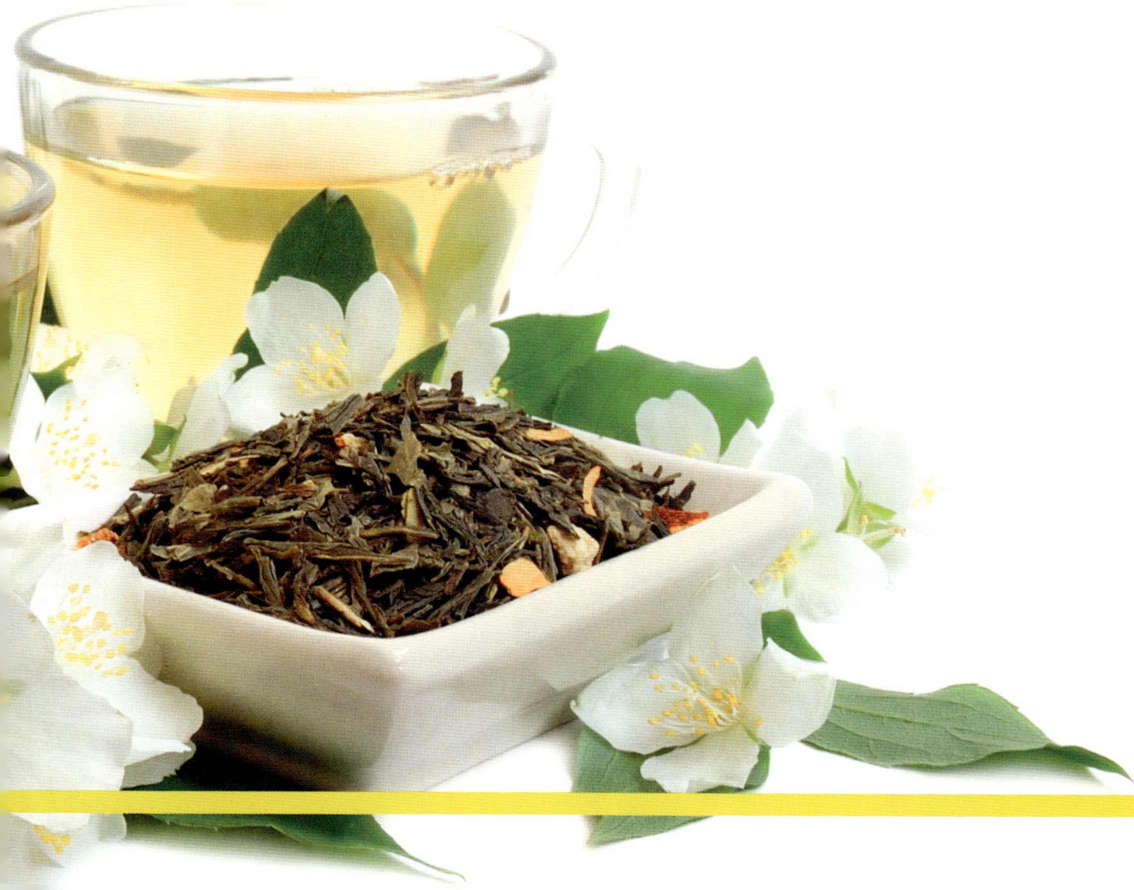

Glücklicherweise kann man heutzutage sagen, dass Naturheilverfahren wiederbelebt wurden. Heilpflanzen sind auf dem Pharmamarkt auf dem Vormarsch, nachdem sie lange Zeit von chemischen Medikamenten in den Schatten gestellt wurden. Grund dafür, dass Produkte natürlichen Ursprungs das öffentliche Interesse schließlich wecken konnten, ist vor allem auch das wachsende Wissen über die Wirkmechanismen pflanzlicher Heilmittel sowie auch die Gewissheit, dass sie weniger gefährlich sind, was mögliche Abhängigkeiten oder auch unerwünschte Nebenwirkungen betrifft. In der Tat wuchs in den 70er Jahren das Interesse an der Phytotherapie stark und erlangte eine gewisse Popularität innerhalb von Wissenschaftskreisen. Das große Interesse von Forschern an Heilpflanzen ließ schließlich auch die Öffentlichkeit Glauben machen, dass alles Natürliche auch gut sei. Natürlich ist hier ein Irrglaube verankert, denn man darf nicht einfach annehmen, dass alle Produkte natürlichen Ursprungs automatisch von guter Qualität sind. Ein Großteil der Menschen nimmt an, dass es widersprüchlich wäre, die Phytotherapie und die Therapie mit chemischen Substanzen, die stellvertretend für die anerkannte Medizin steht, zu vereinen. Aber diese Denkweise impliziert die Ignoranz gegenüber der Erkenntnis, dass viele chemische Medikamente Substanzen von Heilpflanzen beinhalten.

Auf der anderen Seite kann man nicht davon ausgehen, dass das plötzlich wachsende Interesse an medizinischen Pflanzen nur daher rührte, dass sich die Wissenschaft auf einmal intensiver mit ihnen befasste. Vielmehr ging es um das Bewusstsein, mit einem „bunten Strauß" an Therapiemöglichkeiten ausgestattet zu sein, der sich beliebig binden lässt. Sowohl die neu gewonnenen wissenschaftlichen Erkenntnisse in der Pharmakologie als auch die Möglichkeit, innerhalb einer großen Angebotspalette von Stoffen wählen zu können, die von Fachleuten auf Qualität, Sicherheit und Wirksamkeit hin geprüft wurden, spielten eine wichtige Rolle bei der Neubetrachtung von Produkten auf pflanzlicher Basis.

In den letzten Jahren hat der Markt synthetischer Produkte sehr unter der „Wiederauferstehung" der pflanzlichen Medizin, die mittlerweile als sichere und wirkungsvolle Alternativmedizin gilt, gelitten – und das nicht nur in unserem Land, sondern europaweit. Genauer gesagt gab es 2006 in der Datenbank der Apothekerkammer weit über tausend verschiedene Produkte aus medizinischen Pflanzen. Von diesen wurden Abführmittel in den Apotheken am meisten verkauft. Oft werden unter dieser Gruppe auch Präparate gegen Fettleibigkeit geführt, die als Mittel zum Abnehmen eingesetzt werden. Auf dem zweiten Platz liegen die Pflanzen, die als Hilfe gegen Schlaflosigkeit und ähnliche Beklemmungen eingesetzt werden. Die dritte Gruppe der meistverkauften Produkte sind Pflanzen, die den Darm entkrampfen und die Verdauung anregen. In dieser Gruppe findet man auch phytotherapeutische

Produkte, die zur Gallenstimulation beitragen und somit Verdauungsprobleme, die von der Galle ausgehen, lindern. Als Letztes haben wir die Präparate aus der pflanzlichen Medizin für das Herz-Kreislauf-System, insbesondere die Präparate gegen Bluthochdruck und Gefäßverengungen.

Dieses Buch entstand auf natürliche Weise, als Ertrag unserer beruflichen Karriere, sowie durch viele Gespräche aus dem allgemeinen Interesse heraus, gesünder zu leben. Wir sind Maria, Pharmazeutin, Ernährungsexpertin und Expertin für medizinische Pflanzen, und Carlota, Journalistin mit viel Erfahrung bei Gesundheits- und Wellness-Magazinen – uns verbindet die Passion, alles, was wir in den letzten Jahren gelernt haben, auch zu verbreiten. Eine Arbeit, die sich zu einer Art Leben entwickelt hat, mit dem Resultat zweier Bücher: Das eine halten Sie in der Hand und das andere trägt den Namen „Natürliche Gesundheit für die Frau". Diese Bücher zu schreiben, gab uns die Möglichkeit, das, wofür wir täglich arbeiten und worüber wir uns seit unserem Kennenlernen täglich unterhalten, zu ordnen, weiter zu recherchieren und schließlich schwarz auf weiß in Worte zu fassen. Selbstverständlich wollen wir mit dieser Veröffentlichung nicht bewirken, dass man strikt nach der Hausapotheke lebt. Unser Ziel war es, einen praktischen Ratgeber zu erstellen, der Ihnen auf leichte und attraktive Art die Welt der medizinischen Pflanzen näherbringt. Diese Zeilen sollen sich als nützliches Hilfsmittel erweisen für diejenigen, die für den täglichen Hausgebrauch Unterstützung bei medizinischen Pflanzen suchen. Nicht nur, um Schmerzen zu heilen, sondern auch, um die Pflanzen zu einem Teil ihres Lebens zu machen (im Bad, in der Küche, beim Reisen ...). Dieses Werk hat seinen Ursprung in einer Sammlung zahlreicher Studien über die Wirksamkeit und Sicherheit der beschriebenen Pflanzen. Wir danken sowohl Esther, unserer Verlegerin, für das Vertrauen in uns als auch dem ganzen Team Oceano für die Arbeit. Das Ergebnis ist nicht zu übersehen und wir hoffen, dass dieses Werk zum Lieblingsbuch derjenigen wird, die besser auf ihre eigene Gesundheit und die ihrer Umwelt achten möchten.

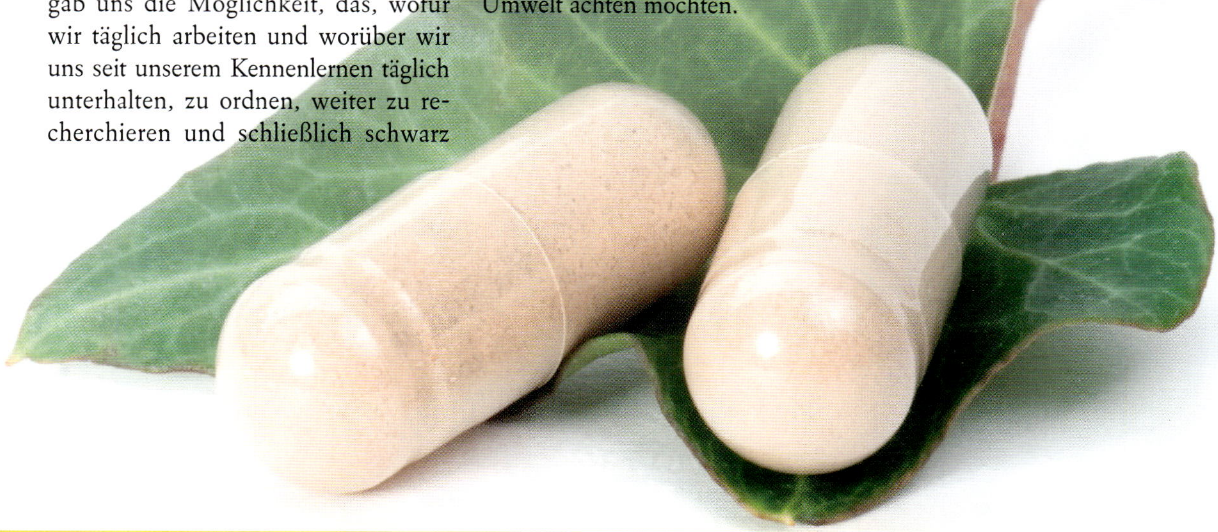

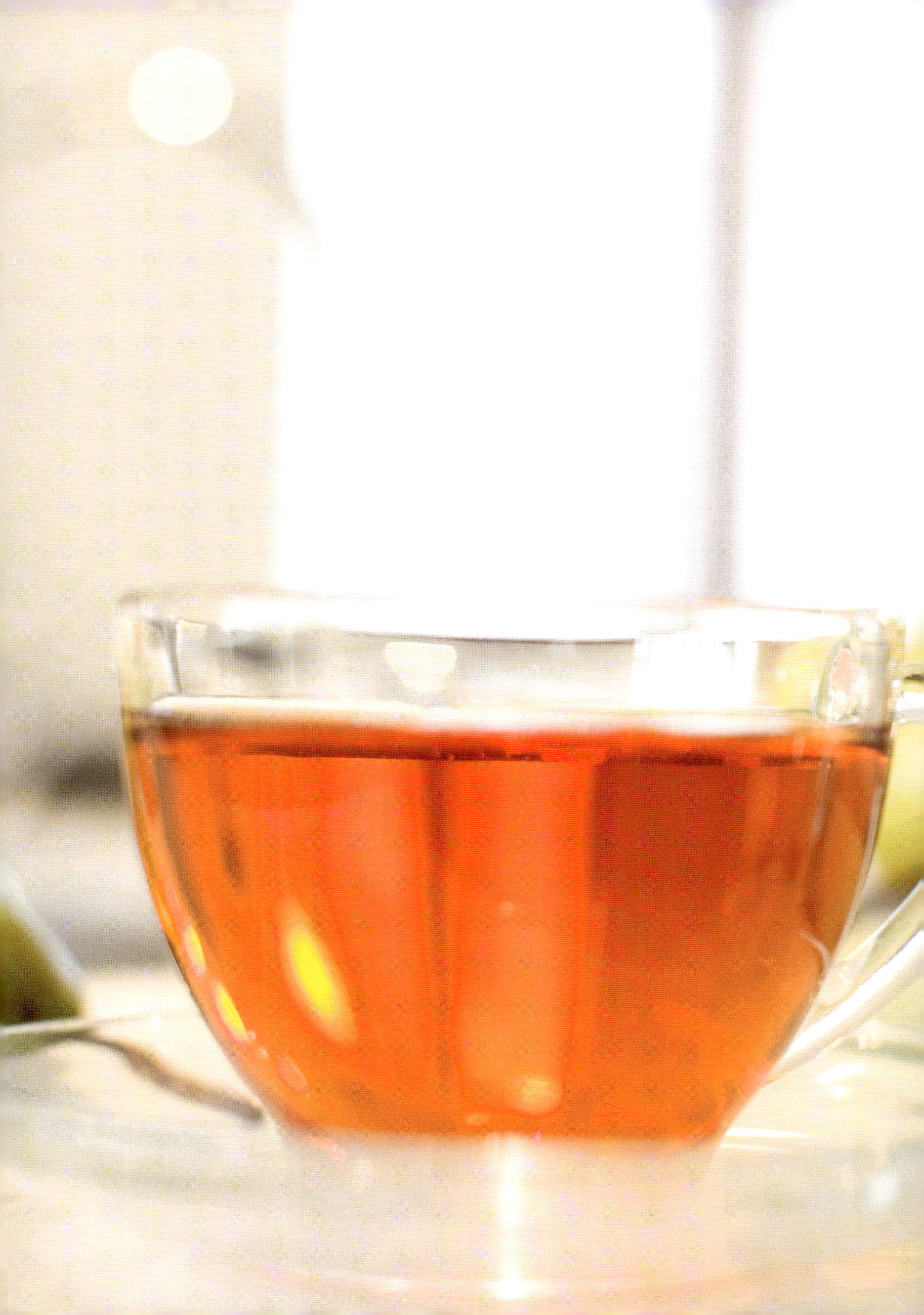

Die Welt der Hausapotheke

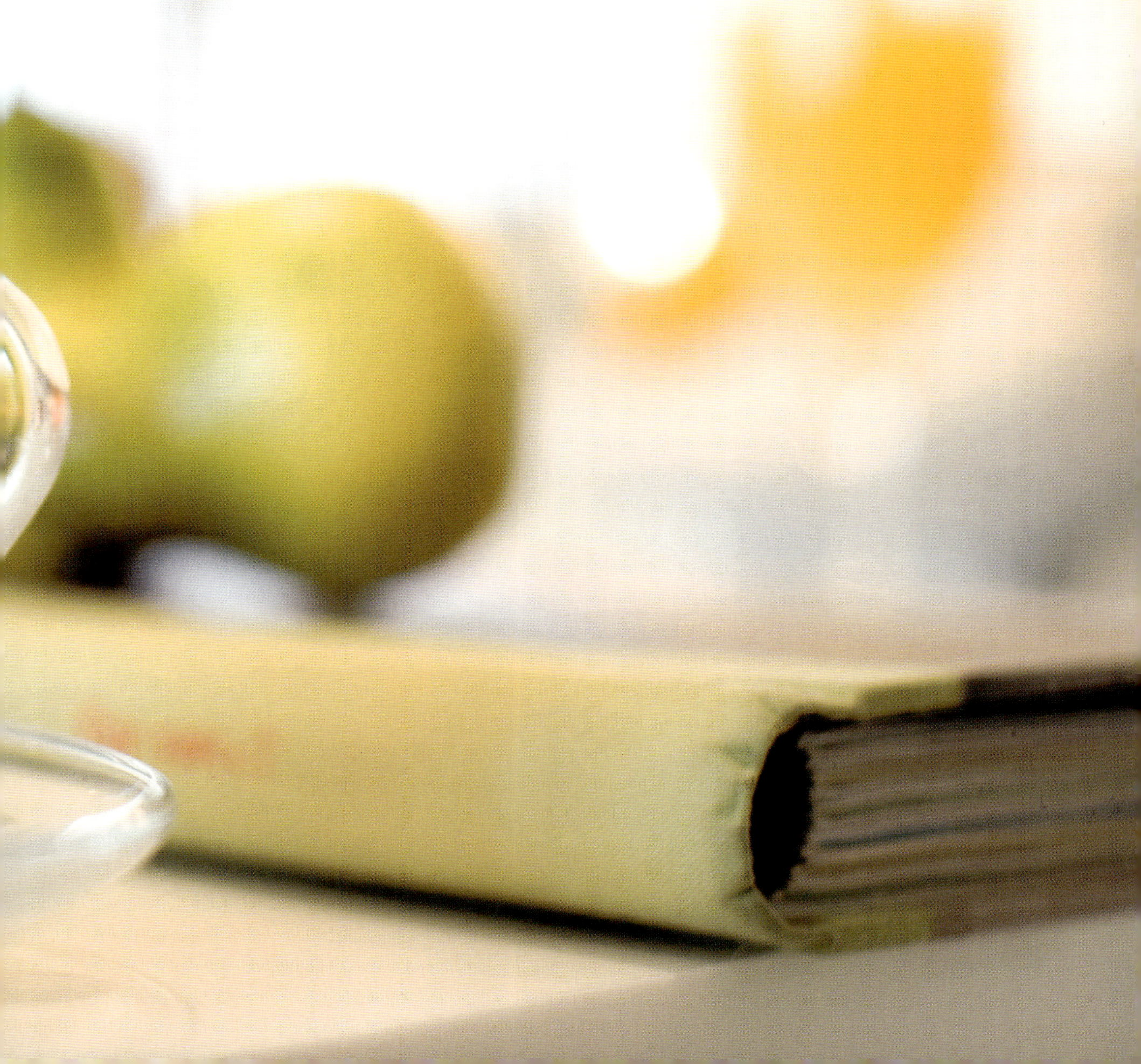

Das können Pflanzen bewirken

Immer mehr Menschen kennen und nutzen bereits Heilpflanzen. Wer hat noch nie einen Kamillentee nach einer schweren Mahlzeit getrunken? Oder einen Lindenblütentee vor dem Schlafengehen, um die Nerven zu beruhigen? Heilpflanzen haben sich mittlerweile auch einen Weg in die häuslichen Medizinschränke gebahnt und ersetzen synthetische Produkte bei den alltäglichen Wehwehchen. Durchsucht man so das Repertoire, das uns die Natur bietet, findet man leicht einige Heilmittel, die sehr nützlich gegen viele verschiedene Beschwerden sind. Allerdings sind es circa 50 000 bis 70 000 verschiedene Pflanzen, die bisher zu Therapiezwecken angewendet wurden. Wir bieten hier eine Auswahl der bekanntesten Pflanzen und solche, die leicht in Kräuterläden und Apotheken zu finden sind.
Rosmarin, Thymian, Lorbeer, Anis, Löwenzahn ... sind beispielsweise Pflanzen, die wir zumindest schon einmal im natürlichen Zustand gesehen haben. Letztendlich wissen wir auch, wozu wir diese benutzen können und lernen nun hinzu, wie sie uns außerdem bei den verschiedensten Beschwerden helfen können. Es sei hierbei jedoch gesagt, dass auch bei natürlichen Heilmitteln die Dosierung eine wichtige Rolle spielt und demzufolge auch gefährlich sein kann.

Warum sind sie heilend?

Die Tatsache, dass bestimmte Pflanzen den Anschein haben, als „medizinisch" zu gelten, liegt daran, dass sie eine Reihe an wirkungsvollen Substanzen vorweisen, die bei bestimmten Beschwerden lindernd wirken. Auch wenn es noch sehr viele zu entdecken gibt, wurden bereits einige dieser Komponenten identifiziert und isoliert. Durch diese Studie hat man nun ein besseres Verständnis für die Auswirkungen auf den Organismus. In den meisten Fällen hängt die heilende Wirkung einer bestimmten Pflanze von mehreren und nicht nur von einem Inhaltsstoff ab, sodass zwischen allen eine Synergie besteht. Man kann sagen, dass jede Pflanze viele verschiedene Eigenschaften besitzt und für unterschiedliche Zwecke angewendet werden kann.

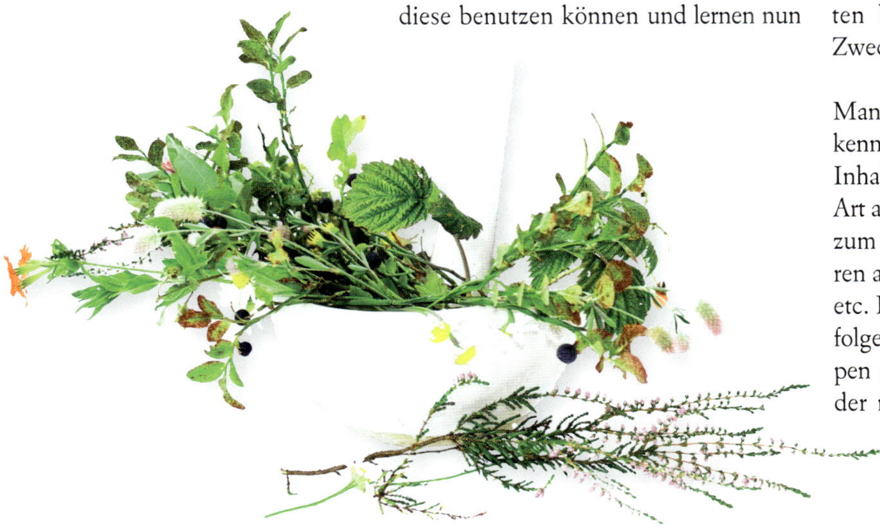

Man sollte diese Eigenschaften nicht nur kennen, sondern auch beachten, dass der Inhalt der Substanzen einer bestimmten Art auch variieren kann, so hängen diese zum Beispiel von verschiedenen Faktoren ab: Bewässerung, Boden, Erntezeit, etc. Der chemischen Beschaffenheit zufolge teilt man sie in verschiedene Gruppen ein. Die wichtigsten haben wir in der nachstehenden Tabelle aufgeführt.

Die wichtigsten Wirkstoffe

Kohlenhydrate
Sie werden auch Saccharide genannt, sind sehr reichhaltig und es gibt verschiedene Typen. Die bedeutendsten sind:

Zucker: Einfache Kohlenhydrate (wie Glukose und Fruktose) haben eine stärkende Wirkung und sind reichlich in Früchten vorhanden.

Pflanzenschleim: Hat eine gelatineartige Konsistenz und sammelt sich meist an der äußeren Hautdecke der Samen, kann aber auch an anderen Organen der Pflanze entstehen. Der Pflanzenschleim sammelt das Wasser, bläht sich auf und vergrößert sich. Besitzt eine Pflanze reichlich davon, ist sie meist als Abführmittel, Hustensaft und bei Hautirritationen einsetzbar. Reichhaltig sind Wegeriche, die Malve, Aloe und Lindenblüten.

Inulin: Ein komplexes Kohlenhydrat, gut für die Verdauung und gut verträglich für Diabetiker. Wegwarte (Zichorie) und Löwenzahn weisen viel Inulin auf.

Lipide
Die wichtigste Gruppe der Lipidsubstanzen sind die Öle.

Öle: Gewinnt man durch das Kaltpressen von Samen und Erträgen verschiedener Pflanzen. In der Regel bestehen diese aus ungesättigten Fettsäuren und sind fast immer flüssig. Sie haben auch abführende Eigenschaften, senken den Cholesterinspiegel und sind feuchtigkeitsspendend. Schinkenkraut-, Oliven- und Gurkenkrautöl sind die repräsentativsten.

Aminosäuren:
Obwohl man sie auch in einfacher Form vorfinden kann, ist die häufigste Form doch die komplexe Struktur. Die wichtigsten sind:

Enzyme: Obwohl es zahlreiche verschiedene Enzymformen gibt, haben nur wenige von ihnen eine große Bedeutung in der Phytotherapie. So sind beispielsweise Enzyme, die in der Papaya zu finden sind, in dieser Hinsicht sehr wertvoll.

Schwefelverbindungen: Es gibt Pflanzen, die eine Reihe von schwefelhaltigen Verbindungen besitzen, so zum Beispiel die Aminosäure. Die wichtigste hier ist der Knoblauch.

Phenolhaltige Verbindungen

Polyphenole: Aromatische Verbindungen, die zu den sekundären Pflanzenstoffen zählen. Natürliche Polyphenole kommen in Pflanzen als bioaktive Substanzen wie Farbstoffe, Geschmacksstoffe und Tannine vor. Die Bärentraube sowie einige Typen des Heidekrauts enthalten einfache Phenole.

Cumarin: Wirkt sich positiv auf das Herz-Kreislauf-System aus; sowohl auf die Arterien, als auch auf die Venen. Außerdem ist es für Therapien bei Hautschäden, wie beispielsweise einer Schuppenflechte, nützlich. Die bekanntesten Pflanzen hier sind die Rosskastanie sowie der Engelwurz.

Tannin: Die technische Hauptverwendung der Tannine liegt in der Ledererzeugung (Gerberei), wo sie als Gerbstoffe zur Vernetzung der Kollagenmoleküle und damit zur Erhöhung der Haltbarkeit und dem Schutz vor Mikroorganismen eingesetzt werden. Innerlich angewendet helfen Tannine bei Durchfall, da sie eine stopfende Wirkung haben. Außerdem wirken sie gefäßverengend und werden bei Hautproblemen wie Dermatose eingesetzt. Tannine werden zudem in der Kosmetikindustrie verwendet. Sie zählen zu der Gruppe der Antioxidantien.

Flavonoide: Die Flavonoide verleihen Pflanzen ihre typische Farbe und schützen sie gleichzeitig vor schädlichen Umwelteinflüssen. Viele Flavonoide sind auch hochpotente Antioxidantien, die Freie Radikale effektiv neutralisieren können. Ginkgo, die Mariendistel oder Weißdorn sind besonders reich an Flavonoiden.

Terpene

Ätherisches Öl: Komplexe Mischungen, die vorwiegend flüssig sind. Die ätherischen Öle sind es, die Pflanzen den typischen Geruch geben. Sie besitzen eine antiseptische, krampflösende und verdauungsfördernde Wirkung. Vorsicht: Ab einer bestimmten Menge wirken sie toxisch! Einige von ihnen können außerdem Allergien provozieren. Kamille, Minze, Anis, Eukalyptus und Nelke sind besonders reich an ätherischem Öl.

Sesquiterpene: Die klassischen Sesquiterpene sind bitter. Sie wirken entzündungshemmend, antimikrobiell sowie appetitanregend. Die bekanntesten sind die Große Klette sowie der Wermut.

Triterpene und Steroide: In dieser Gruppe befinden sich die Saponine, die schleimlösend und harntreibend wirken. Sie werden aus der Lakritzwurzel, der Rosskastanie oder der Ginsengwurzel gewonnen.

Alkaloid
Hier geht es um eine Serie stickstoffhaltiger Verbindungen, die sehr komplex und aktiv sind. Bereits kleine Mengen davon können eine große Wirkung auf den Organismus haben. Mit der Dosierung sollte man sorgfältig umgehen, denn zu große Mengen können toxisch wirken. Viele Pflanzen verdanken ihre Wirkung dem Inhaltsstoff Alkaloid, so zum Beispiel auch die Ackerraute.

Innere Einnahme

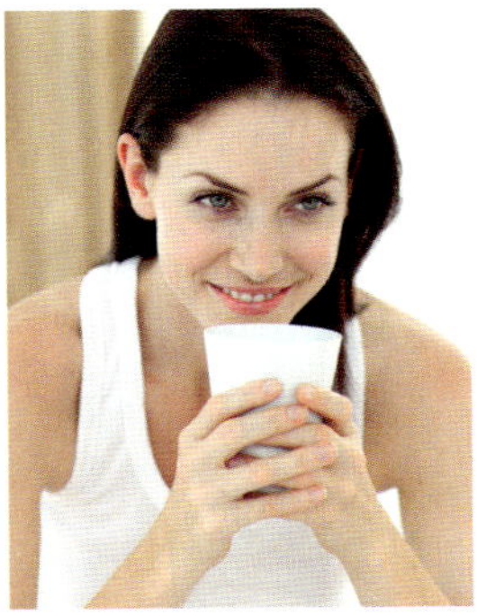

Es gibt verschiedene Wege, die Wirkstoffe der Pflanzen zu gewinnen und aufzutragen, um die heilende Wirkung zu erzielen. Der adäquateste Weg hängt in jedem Fall von der Pflanze und der Erkrankung, die es zu heilen gilt, ab. Die Endprodukte dienen sowohl der inneren als auch der äußeren Einnahme. Die üblichen Formen für die innere Einnahme sind folgende:

Tee

Der Tee ist am einfachsten aus den delikaten Teilen der Heilpflanzen herzustellen, die da wären die Blätter, die Blüten, die Spitzen und die Sprossen. Um die Tees herzustellen, gibt man einfach zwei Teelöffel der Kräuter mit zwei Tassen kochendem Wasser in eine Teekanne. Danach zehn bis 15 Minuten ziehen lassen und filtern. In der Regel trinkt man den Tee heiß, aber genauso gut kann man ihn lauwarm oder auch kalt genießen – je nach Geschmack. Natürlich macht es mehr Sinn, bei einer Erkältung den Tee schön warm zu trinken. Dieses Heilmittel kann man auch mit Honig oder einem anderen natürlichen Süßstoff süßen, so zum Beispiel mit Apfelsaft, wenn man es mag.

Arzneitee

Der Arzneitee ist wohl die bekannteste flüssige Verabreichung von Heilpflanzen. Um ihn herzustellen, greifen wir auf den herkömmlichen Tee zurück, auf das Abkochen oder auch Einweichen. Man kann auch mehrere Pflanzen mischen, um die Wirkung zu verstärken. Meist werden Arzneitees oral eingenommen, aber wie wir im Laufe des Buches noch feststellen werden, kann man sie auch extern anwenden.

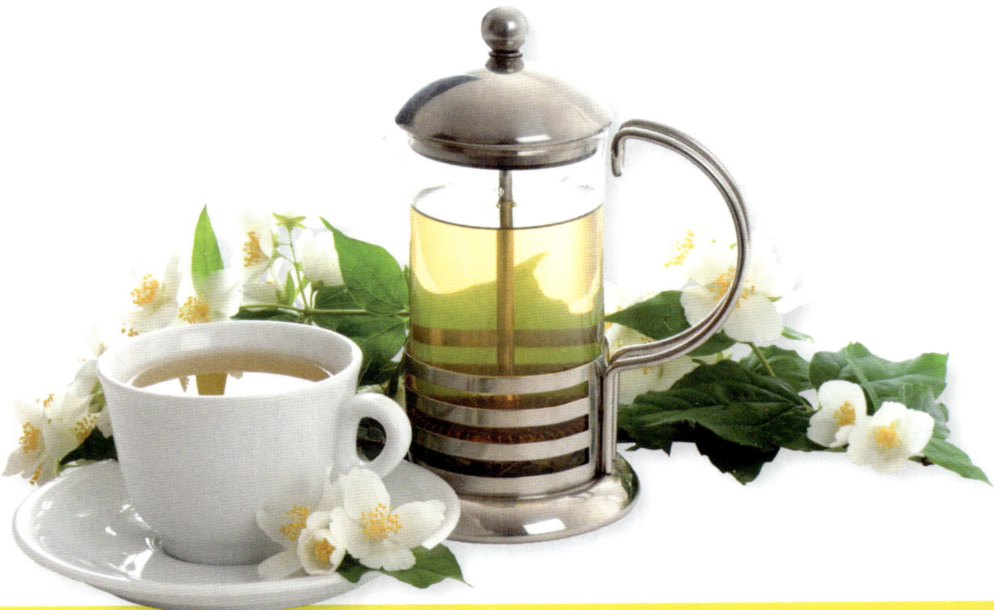

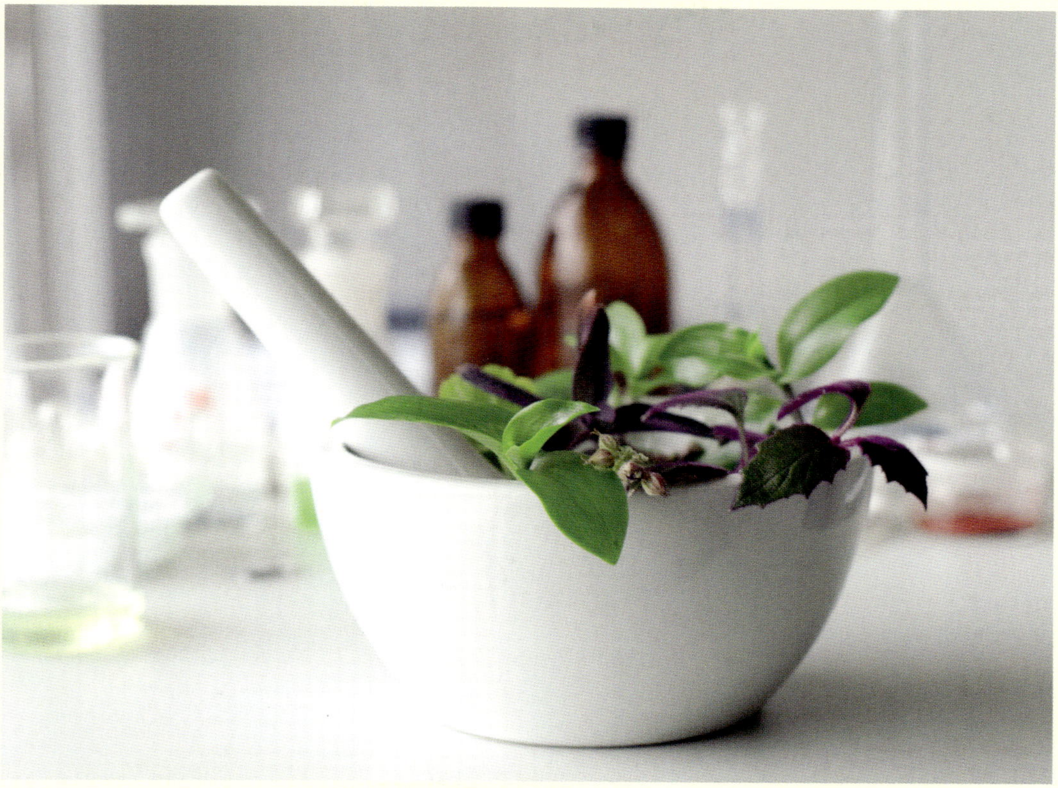

Sirup, Honigsirup und Trank

Um einen einfachen Sirup herzustellen, verwendet man in der Regel nur Wasser mit 64 % Saccharose (Zucker), dem eine Tinktur oder ein flüssiger Extrakt hinzugefügt wird. Sirup ist angenehm einfach einzunehmen und durch seine Süße übertönt er auch gut den unangenehmen Geschmack so mancher Pflanzen. Daher wird er auch gerne Kindern verabreicht. Nimmt man anstatt Saccharose Honig, bekommt man einen Honigsirup. Ein Trank ist dem Sirup sehr ähnlich, jedoch ist der Zuckeranteil geringer.

Saft

Erhält man durch das Auspressen frischer Pflanzen. Wenn es sich um sehr trockene oder holzige Pflanzen handelt, ist es wichtig, dass wir diese in heißem Wasser vorbehandeln. Den Saft kann man sowohl einnehmen als auch zur externen Anwendung nutzen.

Tinktur

Tinkturen sind alkoholische Lösungen, die man wie folgt herstellt: Die getrocknete und zerkleinerte Pflanze in Alkohol bei Zimmertemperatur einweichen und zwei bis drei Tage lang ziehen lassen. Der Alkohol sollte zum Verzehr geeignet sein (das heißt, niemals Industriealkohol, denaturierten oder Alkohol zum Reinigen verwenden – diese sind toxisch!). Man nimmt Tinkturen verdünnt ein (15 bis 20 Tropfen auf etwas Wasser) und aufgrund des Alkoholanteils sollten sie nicht von Leberkranken, Schwangeren, Kindern und Personen, die sich in der Ethylentwöhnungsphase befinden, eingenommen werden. Sie dienen der inneren Einnahme oder können lokal eingerieben werden.

Pulverform

Die Anwendung von Pulver lässt es zu, das Maximum an Wirkstoffen aus der Pflanze herauszuholen, insbesondere wenn es um die härteren Pflanzenteile geht (Wurzeln, Rinden oder Samen). Jedoch ist die Pulverform nicht jedermanns Sache, egal, ob das Pulver direkt eingenommen oder mit anderen Lebensmitteln gemischt wird. Es besteht außerdem die Möglichkeit, das Pulver auch in Kapsel- und Tablettenform zu erwerben, was die Einnahme erleichtert.

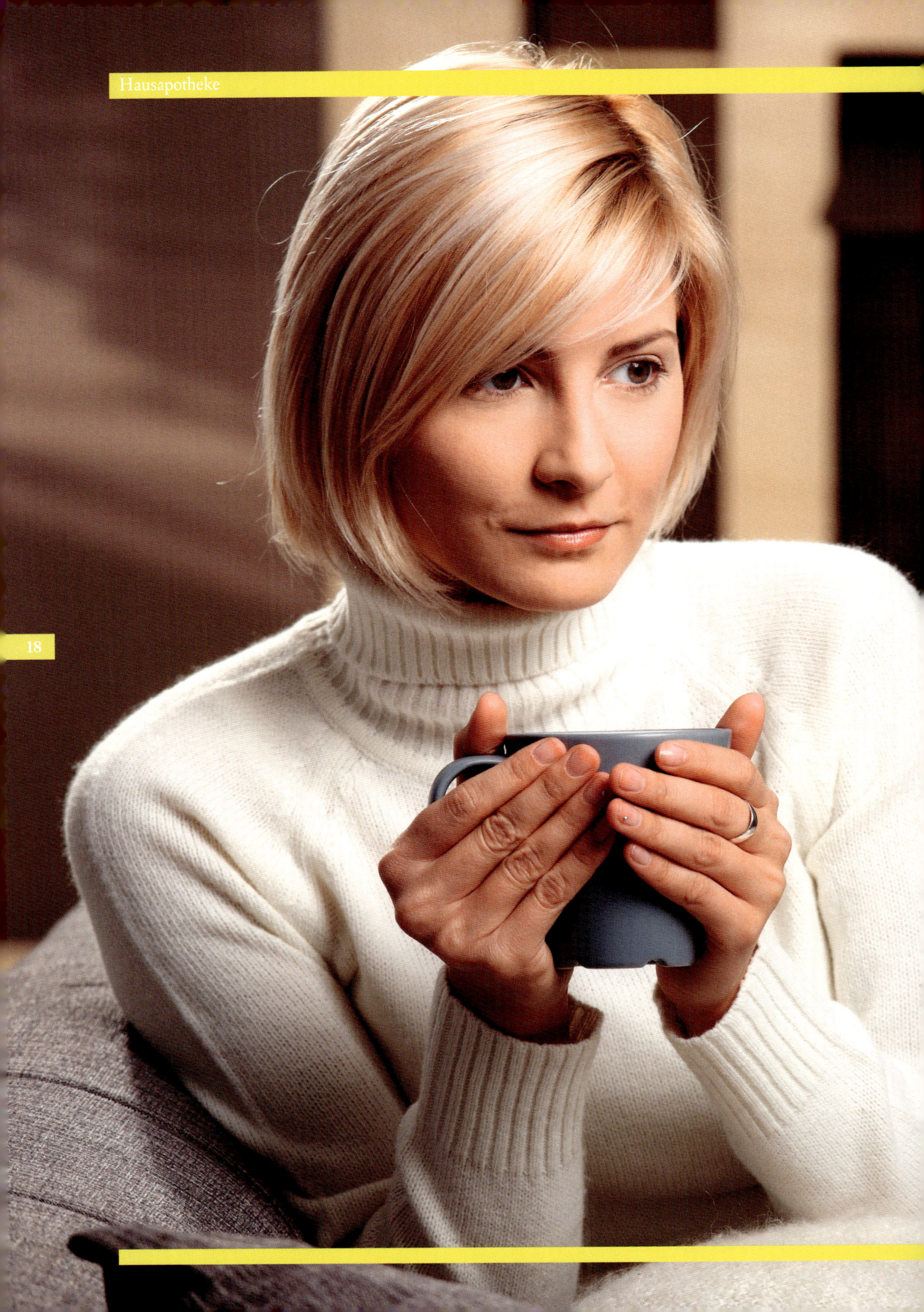

Abkochen

Man weicht eine gewisse Menge der Pflanze in heißem Wasser ein, lässt es rund zwei bis fünf Minuten kochen und dann weitere 15 Minuten ziehen. Die Flüssigkeit sieben und vorzugsweise heiß trinken – lauwarm oder kalt ist selbstverständlich auch möglich. Man kann so Arzneitees aus den harten Teilen einer Pflanze herstellen (Wurzeln, Rinden, Samen), die einen konstanten Kochvorgang benötigen, um die Wirkstoffe freizusetzen.

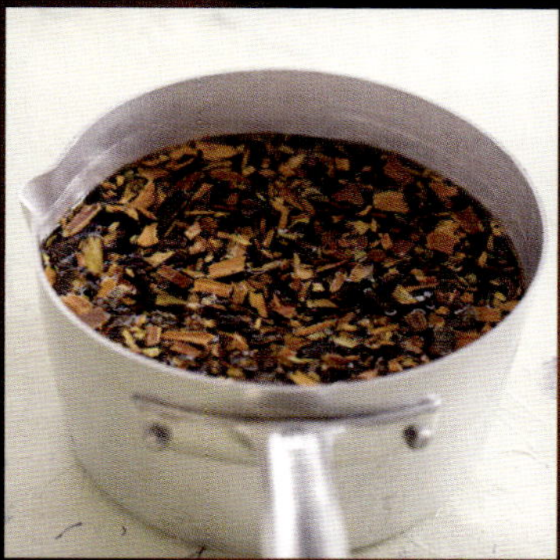

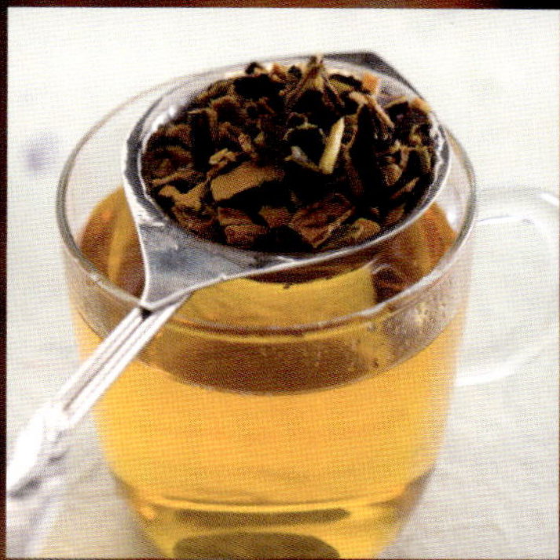

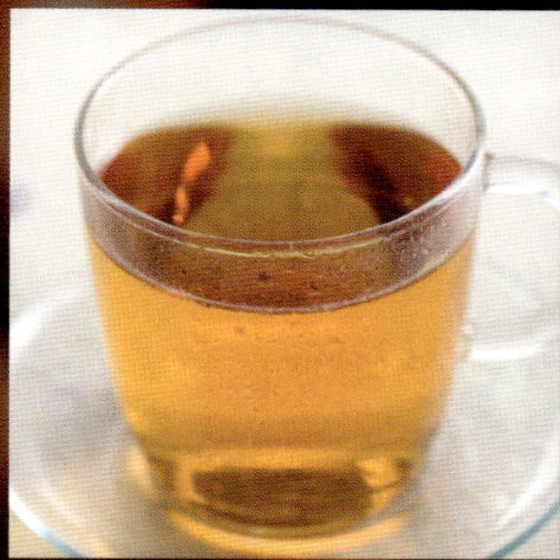

Einweichen

Die Pflanze in einem lichtdichten Topf mit der nötigen Wassermenge bei Zimmertemperatur einweichen und an einem dunklen Ort für die gewünschte Zeit stehen lassen. Dann die Restflüssigkeit durch ein Sieb geben. Die Einweichzeit von verwertbaren Pflanzenteilen liegt bei zwölf Stunden, von härteren Teilen bei 24 Stunden. Der Vorgang ist nützlich bei Pflanzen mit thermolabilen Wirkstoffen.

Einige Pflanzen kann man auch in Öl einweichen, für die äußerliche Anwendung. Das bedeutet aber nicht, dass man so ein ätherisches Öl herstellt. Man spricht nur von einem ätherischen Öl, wenn ein entsprechender Wirkstoff der Pflanze verwendet wurde. Die fertig hergestellte Flüssigkeit im Anschluss in einem lichtdurchlässigen Behälter aufbewahren, damit die heilenden Wirkstoffe nicht verloren gehen.

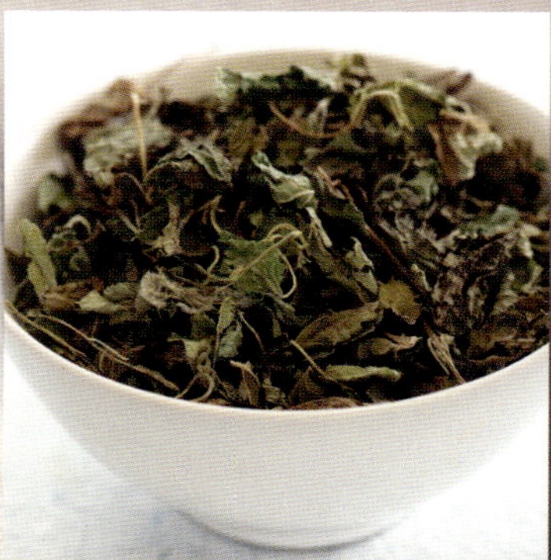

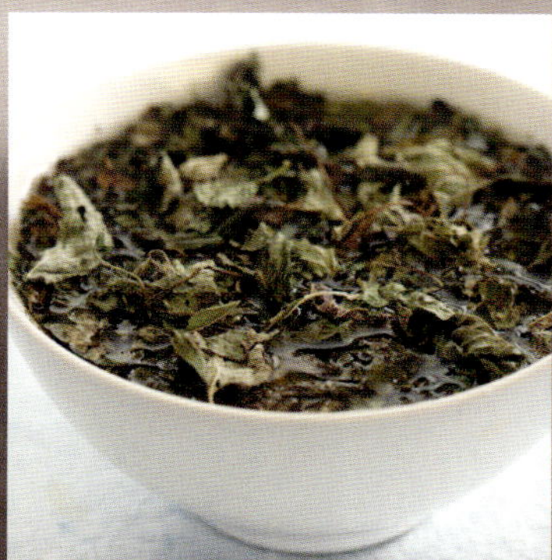

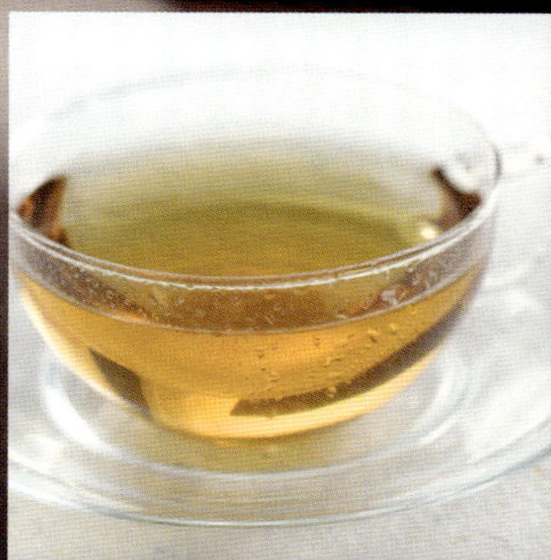

Äußerliche Anwendung

Cremes und Salben

Dickflüssige, halbfeste Substanzen, die in der Regel aus einer Emulsion von Wasser und Fett oder Öl entstehen. Sie werden direkt auf die Haut oder Schleimhäute aufgetragen und bei der Herstellung werden die Wirkstoffe direkt der Basis untergemischt, je nach Bedarf sofort oder erst nach der Verschmelzung.

Bäder

Für Bäder braucht man im Prinzip dem Badewasser nur Tee oder abgekochte Pflanzen hinzufügen (mind. 1,5 Liter). Man kann auch 2–5 Tropfen ätherisches Öl unterschiedlicher Pflanzen hineinmischen. Diese Art der Anwendung ist besonders hilfreich bei Gliederschmerzen, Entzündungen, Rheumabeschwerden und einer verstopften Nase. Ein Bad kann man mit dem ganzen Körper oder nur partiell einnehmen – so wie Fußbäder, ein Bad für die Hände und sogar für die Augen.

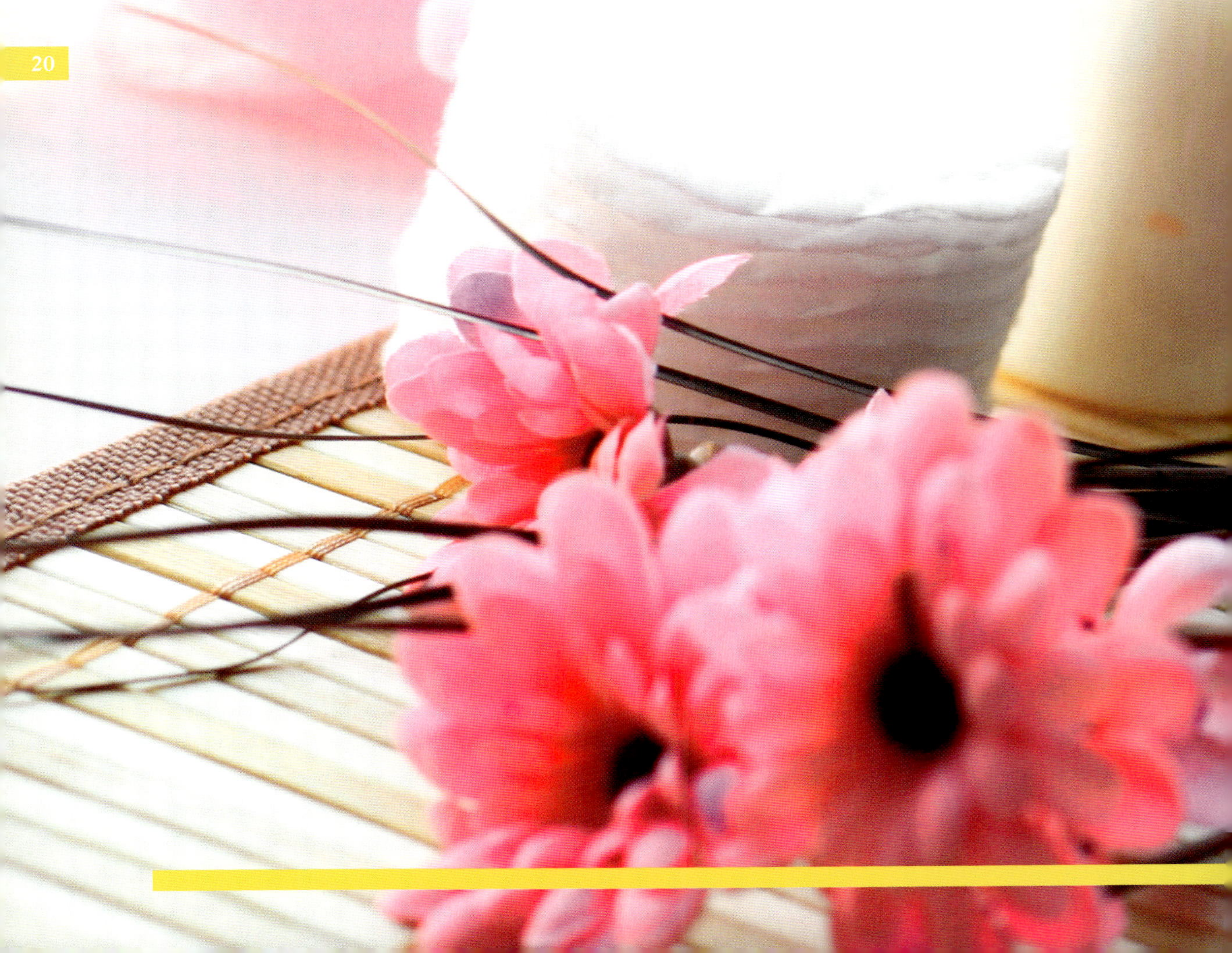

Umschläge

Hierbei werden frische, trockene oder gekochte Kräuter direkt auf die belastete Zone aufgetragen. Man kann diese kalt oder warm anwenden, mit einem Tuch auftragen oder auch direkt auf die Haut, die jedoch vorher stets mit Öl eingerieben werden sollte, damit die Pflanzen nicht haften bleiben. Circa fünf bis zehn Minuten einwirken lassen. Mehrere kurze Anwendungen über den Tag verteilt sind meist wirkungsvoller als eine lange.

Kompressen

Sind viel einfacher als Umschläge – die Wirkung ist weniger intensiv. Man nehme ein Tuch und befeuchte es mit einer Mischung aus Wasser und ein paar Tropfen ätherischem Öl, einem abgekochten Tee oder frischem Saft. Die Kompresse trägt man (warm) fünf oder zehn Minuten auf die betroffene Stelle auf.

Dampf

Will man Dämpfe inhalieren, benötigt man einen Behälter mit Pflanzen oder ätherischen Ölen und füllt diesen mit kochendem Wasser auf. Dann den Kopf darüber halten und mit einem Handtuch bedeckt den Dampf 20 Minuten lang einatmen. Die Augen geschlossen halten und versuchen, normal zu atmen, bis der Dampf abgekühlt ist. Ideal, um die Atemwege freizubekommen.

Gurgelwasser

Gurgeln kann man mit einem Tee, einem abgekochten Sud oder verdünnter Tinktur (5 ml Tinktur auf 100 ml Wasser). Niemals sehr heiße oder sehr konzentrierte Flüssigkeiten benutzen und auch niemals schlucken. Ideal bei Mund- und Racheninfektionen.

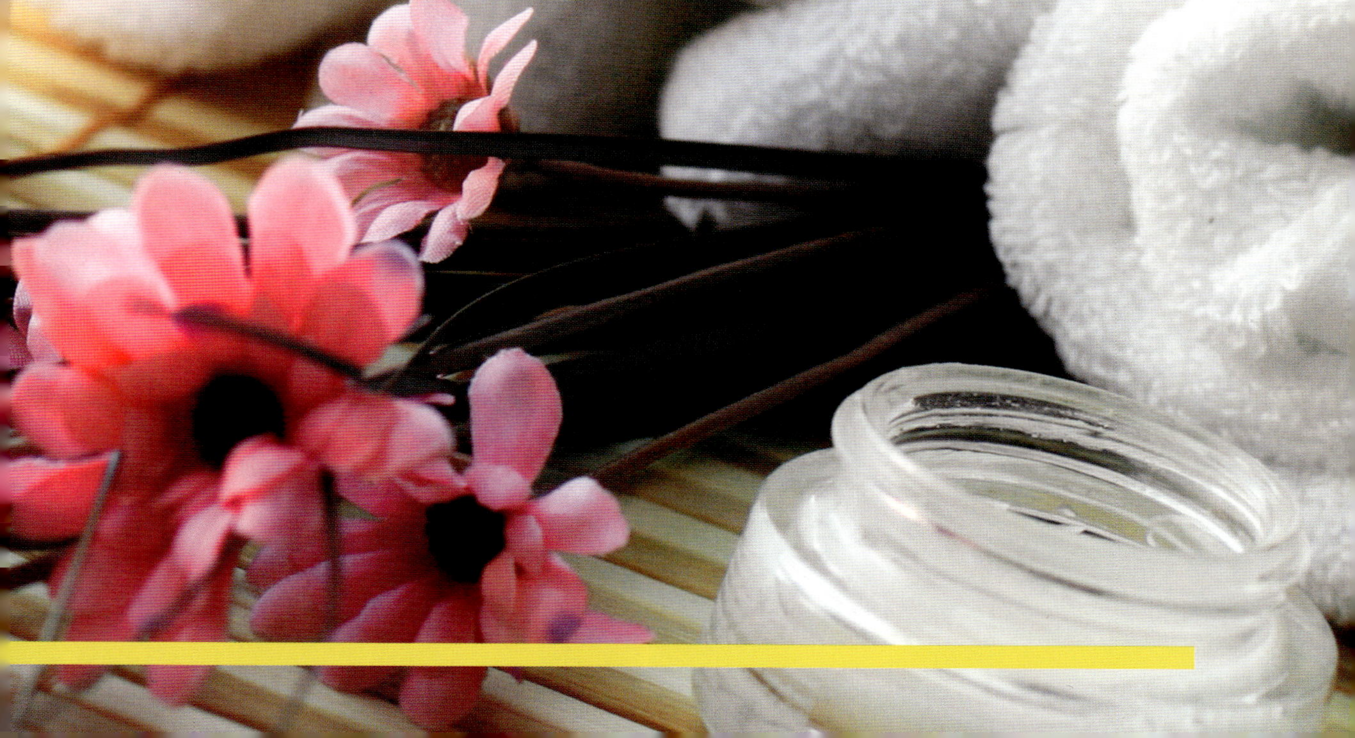

Vorsichtsmaßnahmen

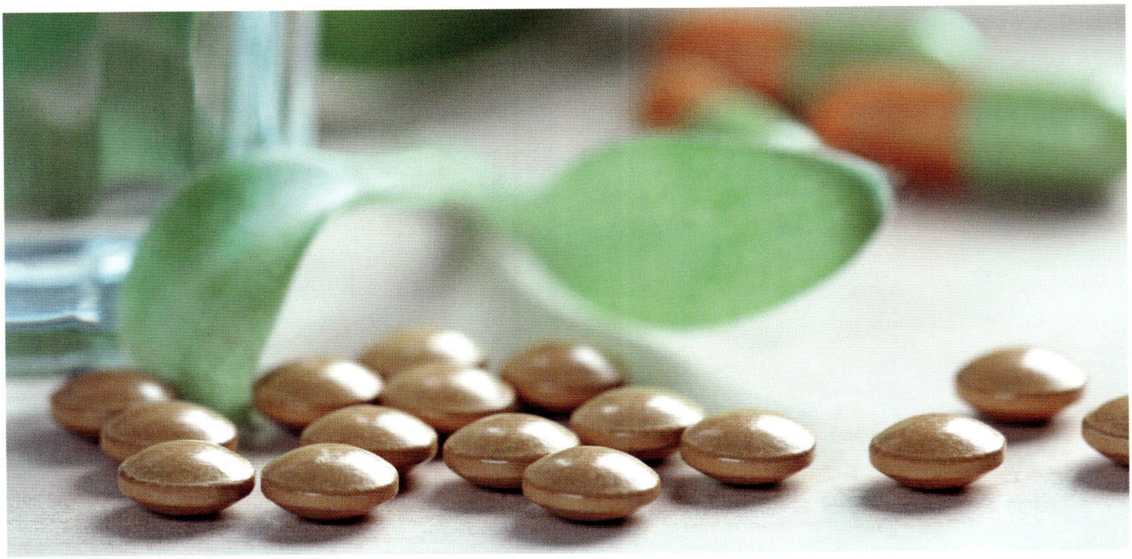

In den letzten Jahren wuchs sowohl die Nutzung von Heilpflanzen als auch die Kombination mit anderen herkömmlichen Medikamenten enorm. Trotzdem sollte man nicht vergessen, dass die Einnahme und Dosierung auch Risiken mit sich bringen kann. Auch wenn die meisten Heilpflanzen unbedenklich sind, kann man nicht davon ausgehen, dass alle unschädlich sind. Obwohl sie unsere Gesundheit unterstützen, kann eine falsche Anwendung ungewünschte Nebenwirkungen oder sogar Wechselwirkungen mit anderen Medikamenten herbeirufen. Viele Pflanzen besitzen sehr starke Wirkstoffe und Sie sollten deshalb zur richtigen Einnahme, insbesondere zur Dosierung, einen Spezialisten befragen.

Eine verantwortungsvolle Anwendung

Auch wenn die meisten gewöhnlichen Pflanzen unschädlich sind, weisen einige doch in Verbindung mit herkömmlichen Medikamenten Nebenwirkungen auf und auch über die Gegenanzeigen sollte man sich im Vorfeld informieren.

Nebenwirkungen und Wechselwirkungen

Heilpflanzen verhalten sich wie richtige Arzneimittel, da ihre therapeutische Wirkung den beinhalteten Wirkstoffen mit pharmakologischer Wirkung beigemessen wird. Aus diesem Grund können eine unangemessene Dosierung und falsche und unbeachtete Nutzung dieser Pflanzenarten zur Verfälschung führen und die Ursache verschiedener Nebenwirkungen sein. Auch medikamentöse Wechselwirkungen können bei einer gleichzeitigen Einnahme mit Medikamenten der Schulmedizin entstehen. Der Großteil dieser Wechselwirkungen bezieht sich auf die Wirkungsfähigkeit

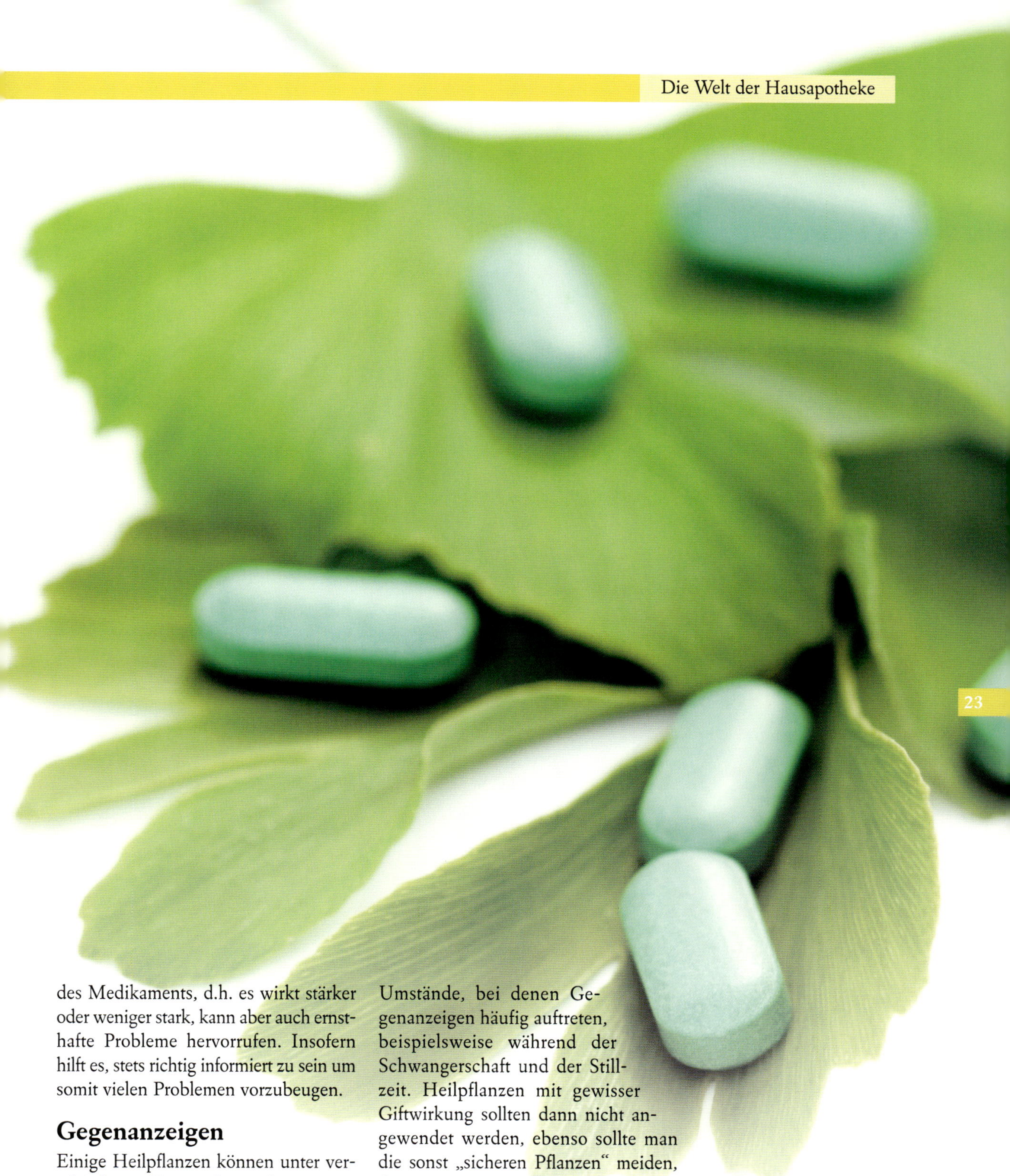

des Medikaments, d.h. es wirkt stärker oder weniger stark, kann aber auch ernsthafte Probleme hervorrufen. Insofern hilft es, stets richtig informiert zu sein um somit vielen Problemen vorzubeugen.

Gegenanzeigen

Einige Heilpflanzen können unter verschiedenen Umständen nicht nur Neben- und Wechselwirkungen, sondern auch Gegenanzeigen aufweisen. Deshalb ist es wichtig, sich vor Anwendung eines Produktes stets über die Risiken zu informieren. Es gibt körperliche Umstände, bei denen Gegenanzeigen häufig auftreten, beispielsweise während der Schwangerschaft und der Stillzeit. Heilpflanzen mit gewisser Giftwirkung sollten dann nicht angewendet werden, ebenso sollte man die sonst „sicheren Pflanzen" meiden, da es zu wenig Studien darüber gibt, die ihre Harmlosigkeit garantieren können. Ebenso sind insbesondere Kinder und ältere Personen zwei sehr anfällige Gruppen, bei denen stets enorme Vorsicht geboten ist.

Bezugsquellen

In Kräuterläden erhält man in der Regel Heilpflanzen in den verschiedensten Formen: getrocknet, frisch, als Pulver, Tinkturen ... und genau hier hat man auch eine riesige Auswahl an Heilmitteln dieser Art. In der Regel ist auch der Ladenbesitzer ein Experte auf diesem Gebiet und ein guter Ansprechpartner für Fragen rund um die pflanzlichen Heilmittel.

Auch wenn viele dieser Geschäfte Familienunternehmen sind, die von Generation zu Generation weitergereicht werden, werden die Produkte stets den dazugehörigen Qualitätskontrollen unterzogen. Neben dem Kräuterladen kann man Heilpflanzen auch in der Apotheke erwerben, eine immer häufiger genutzte Bezugsquelle, da die Apotheken verpflichtet sind, die gleiche Garantieleistung wie bei synthetischen Arzneimitteln zu versichern, d.h. die Arzneimittelkontrollstelle gibt dem Konsumenten mehr Sicherheit. Diese Kontrollstelle kümmert sich ausschließlich um pharmakologische Produkte aus der Apotheke und zertifiziert, ob ein Medikament – synthetisch oder pflanzlich – den Wirksamkeits- und Sicherheitsbestimmungen der Gesundheitsbehörde gerecht wurde. Ein anderes Merkmal der in der Apotheke verkauften Produkte ist, dass diese immer vom Hersteller verpackt verkauft werden. Nicht so wie in Kräuterladen, wo man die Pflanzen auch lose abgewogen kaufen kann.

Gegenüber diesen beiden bekanntesten und sichersten Bezugsquellen gibt es seit einigen Jahren noch eine weitere, die aber bisher schwer zu kontrollieren blieb: das Internet. Dieser riesige Supermarkt ist für den Konsumenten ein attraktives Schaufenster jeglicher Produkte und die Pflanzen sind da keine Ausnahme. Aber wie das so ist mit Lebensmitteln, Arzneimitteln etc., sollte man das Internet mit Vorsicht genießen. Insbesondere sollte man bedenken, dass laut der Gesundheitsbehörde 10 % der im Internet verkauften Medikamente Fälschungen sind. Im Falle der Pflanzen gibt es eine Reihe von

Medikamente oder traditionelle Anwendung?

Man differenziert klar zwischen Heilpflanzen, die als anerkannte Medikamente gelten und auch mit den Eigenschaften der Diagnostik, Prävention und Heilkraft ausgezeichnet sind, und den Heilpflanzen der traditionellen Anwendung.
Die zuerst Erwähnten sind die Pflanzen, die eine Packungsbeilage mit therapeutischen Angaben vorweisen (vom Gesundheitsministerium autorisiert und von der Medikamentenbehörde überwacht) und ausschließlich in Apotheken erhältlich sind. Die Pflanzen für die traditionelle Anwendung sind frei verkäuflich, jedoch ohne Referenz auf ihre therapeutische Wirkung, Diagnostik oder Prävention. Diese sind nur oral, äußerlich oder per Inhalation anzuwenden, sie sind unschädlich, und die Angaben beruhen auf einer langjährigen Einnahmeerfahrung.

Internetseiten, auf denen man jegliche Arten von phytotherapeutischen Heilmitteln findet. Das Problem jedoch ist, dass viele gar nicht den Bestimmungen entsprechen und aus Geldmacherei verändert oder beschönigt werden. Aus diesem Grund schlägt auch die Gesundheitsbehörde Alarm, um auf diesem Markt mehr Kontrollen einzusetzen.

Das sollte man beachten

- Bei bereits abgepackten Produkten ist es wichtig, dass eine Dosierungsinformation beiliegt, eine Produktnummer und das Verfallsdatum vorhanden ist.
- Ist man es nicht gewohnt, pflanzliche Arzneimittel einzunehmen, fängt man besser mit Tabletten oder Kapseln an, da hier das ganze Kraut pulverisiert oder als Trockenextrakt benutzt wird und die Wirkstoffe an sich sehr konzentriert sind.
- Möchte man auf eine Mischung verschiedener Pflanzen oder eine bestimmte Rezeptur zurückgreifen, ist es am besten, diese von der Apotheke oder dem Kräuterladen erstellen zu lassen. Dies ist der sicherste Weg für die richtige Dosis, damit das Produkt auch am effektivsten wirken kann.
- Ebenso verhält es sich mit Tinkturen, auch wenn man diese bereits standardisiert angefertigt erhalten kann. Am besten man bestellt die gewünschte Tinktur in der Apotheke oder im Kräuterladen, zusammengestellt mit einer verordneten Dosierung, sodass die Behandlung so maßgeschneidert wie möglich ist.

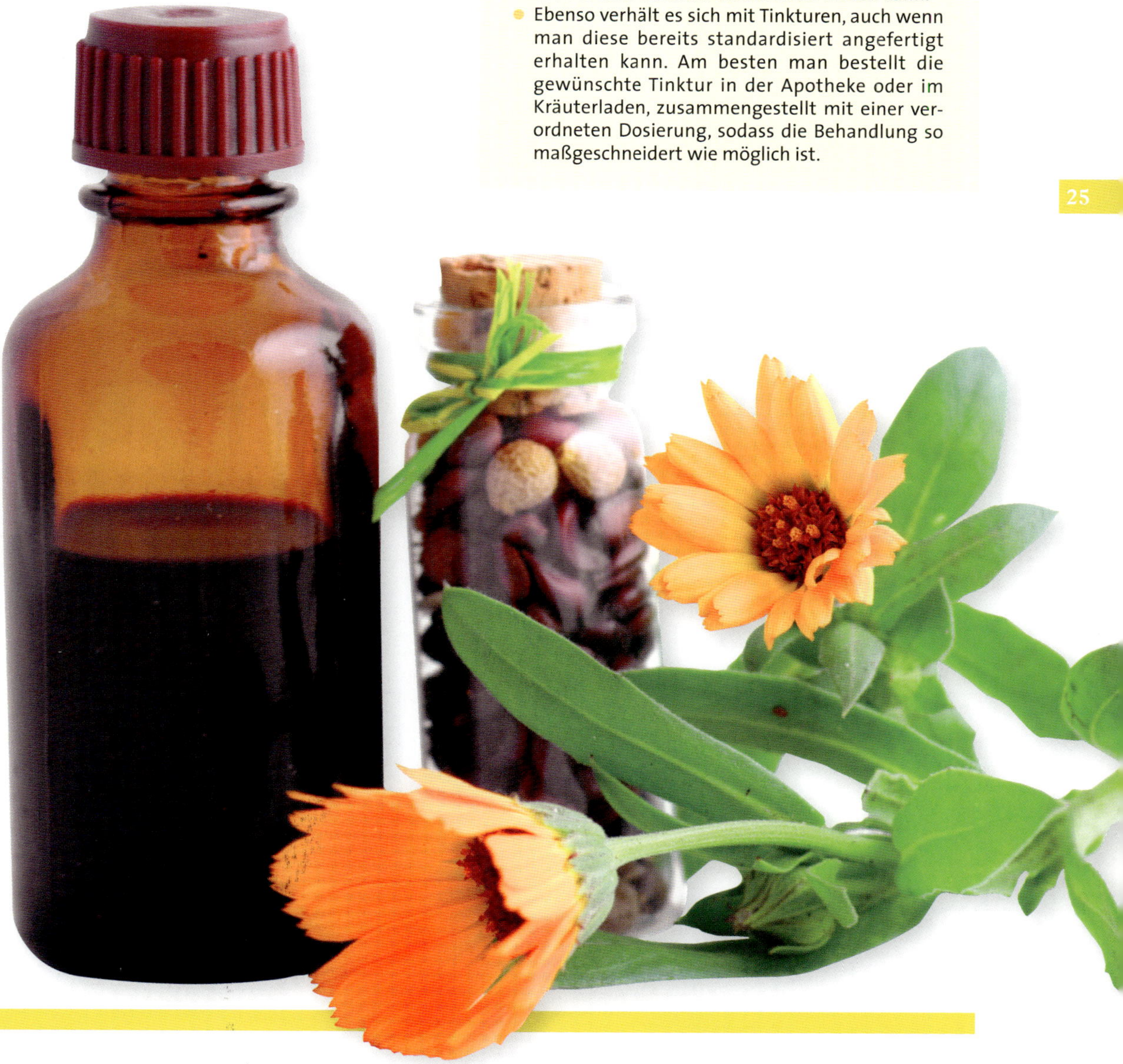

Pflanzen, die vom Aussterben bedroht sind

Die Beliebtheit und immer bessere Kenntnis über Heilpflanzen hat zu einer Übernutzung geführt. Die extensive Agrar- und Forstwirtschaft und die stets steigende Zerstörung der Umwelt bedrohen mittlerweile die Erhaltung von mehr als 10 000 der 50 000 bis 70 000 als Heilpflanzen bekannten Pflanzen. Von den Pflanzen, die vom Aussterben bedroht sind, werden einige in armen Ländern angepflanzt, so wie in den Wälder am Amazonas oder in der Andenregion, viele andere stammen aus der Ernte wildwachsender Pflanzen (hierbei ist das Problem des Aussterbens natürlich bedrohlicher). Zur Zeit kümmern sich immer mehr Institutionen und Organisationen sowie auch Arbeitsgruppen zum Erhalt bedrohter Heilpflanzen und der Natur um viele verschiedene Maßnahmen und Initiativen, um das Aussterben dieser Arten zu verhindern – sowohl auf regionaler Ebene als auch auf internationaler. Ein bedeutendes Beispiel ist die Veröffentlichung der Richtlinien zum Erhalt der Heilpflanzen, die durch verschiedene internationale Organisationen, wie die WHO und der WWF, erstellt wurden. Hier werden wichtige Richtlinien zur korrekten Agrarwirtschaft und zur Ernte von Heilpflanzen sowie zur Vorgehensweise vorgegeben. Außerdem versuchen sie, den Anbau und die nachhaltige Ernte dieser Pflanzen zum Schutz vor dem Aussterben voranzutreiben – zum Wohle der Natur. Kennt man diese Situation, ist wohl jeder daran interessiert, hier etwas beizutragen, soweit es möglich ist. Denn klar ist, dass diese Pflanzen wichtige therapeutische Möglichkeiten bieten und ein wichtiger Bestandteil der Artenvielfalt unseres Planeten sind. Um einen Anfang zu machen, können wir als Konsumenten ganz einfach helfen, indem wir nur die Arten kaufen, die auf nachhaltige und ethische Weise angepflanzt und geerntet wurden.

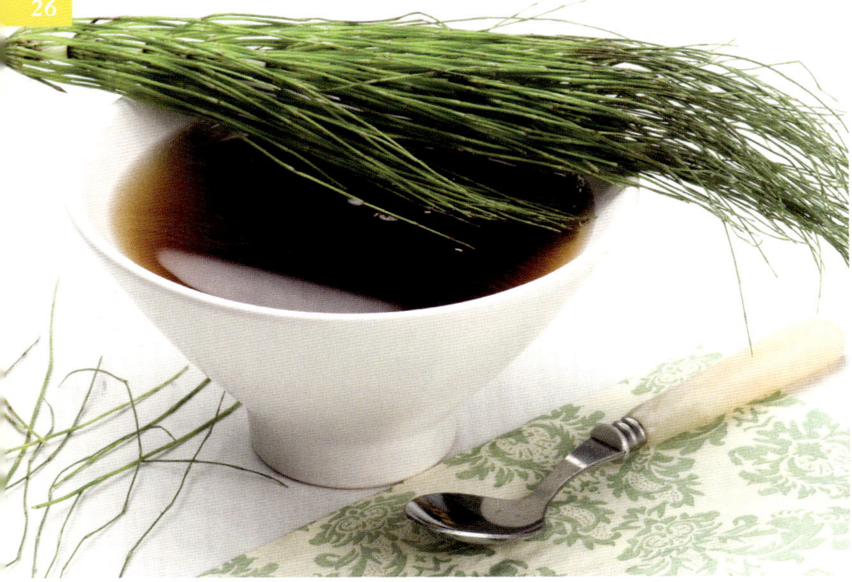

Mit Köpfchen kaufen

Kaufen Sie Heilpflanzen, die Sie zur Herstellung Ihres Hausmittels benötigen, nur in Geschäften, die eine nachhaltige und ethische Anpflanzung und Ernte der Pflanzenarten garantieren.

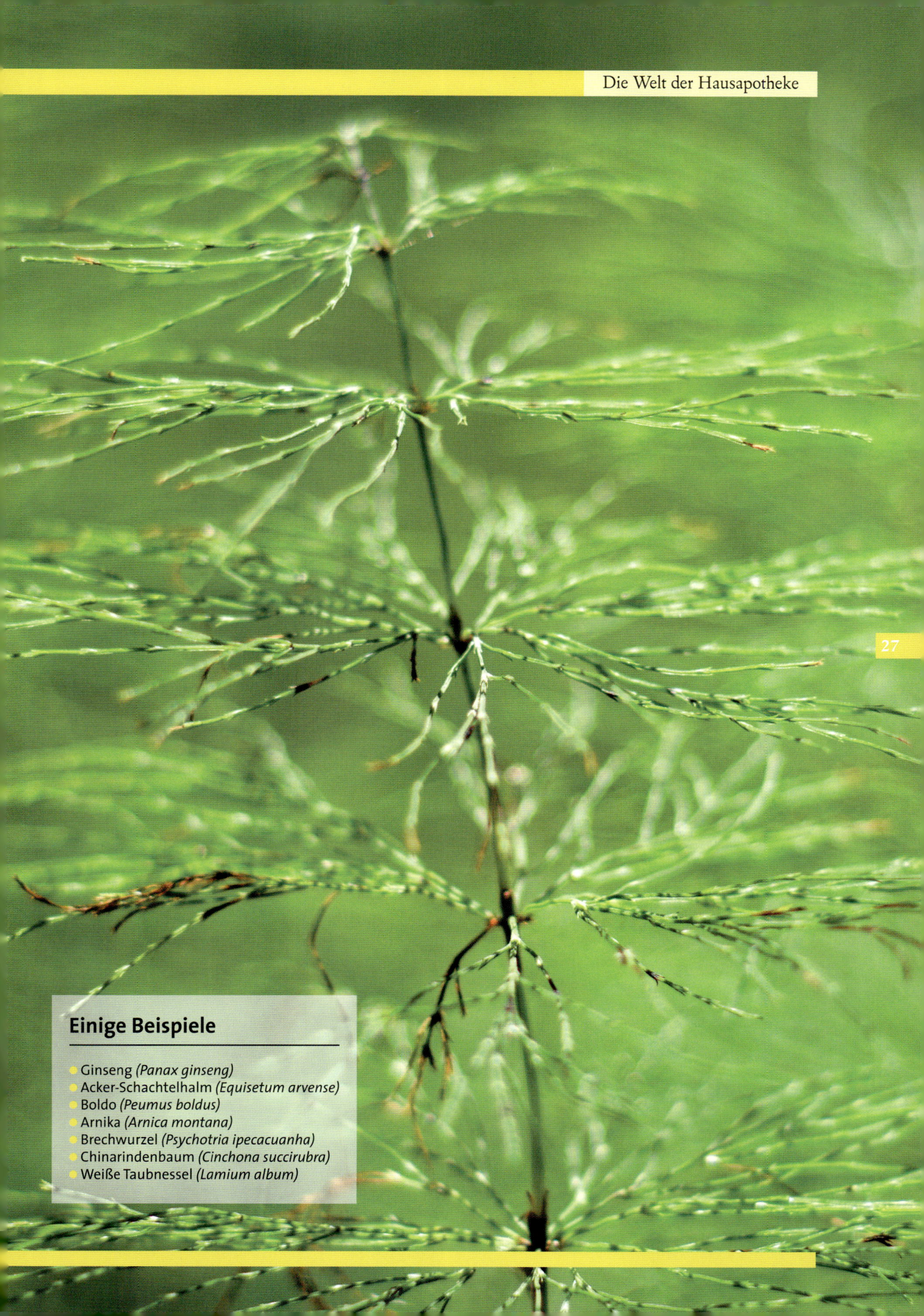

Einige Beispiele

- Ginseng *(Panax ginseng)*
- Acker-Schachtelhalm *(Equisetum arvense)*
- Boldo *(Peumus boldus)*
- Arnika *(Arnica montana)*
- Brechwurzel *(Psychotria ipecacuanha)*
- Chinarindenbaum *(Cinchona succirubra)*
- Weiße Taubnessel *(Lamium album)*

Chinesische Phytotherapie

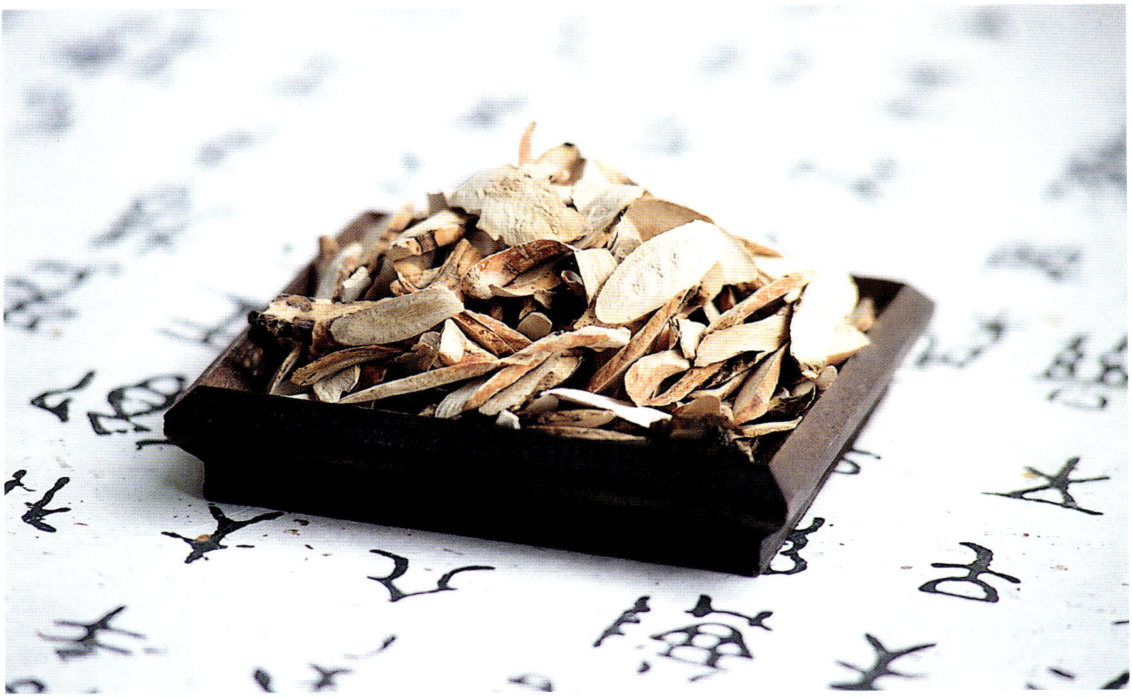

Die traditionelle chinesische Medizin (TCM) ist eine uralte Wissenschaft, die im Westen erst in den 30er-Jahren bekannt wurde und schon seit über 4000 Jahren praktiziert wird. Reliquien und historischen Dokumenten zufolge entstand die Akupunktur in der Jungsteinzeit und die älteste Bezeugung der TCM datiert aus dem 11. Jahrhundert v. Chr.

Seit den 70er-Jahren schreibt die WHO den Erfolgen der Chinesen im Gesundheitswesen mehr Bedeutung zu, sodass 1975 ein Förder- und Entwicklungsprogramm für traditionelle Medizinen erstellt wurde. Nun, wo sich die TCM stets weiter in Richtung Westen öffnet, erstellen Wissenschaftler und Mediziner der Universitäten und chinesischen Krankenhäuser wissenschaftliche Studien über die Wirksamkeit und Sicherheit der Therapiearten (Phytotherapie, Akupunktur, Moxibustion etc.), was zur Entwicklung und weltweiten Verbreitung beiträgt. Immer mehr Menschen nutzen die TCM zur Heilung von Gesundheitsproblemen, bei denen die orthodoxe, westliche Medizin keine Wirkung erzielte.

Eine gute Auswahl

Von den Tausenden von Pflanzen, die es gibt, nutzen die Ärzte der TCM 300 Arten. Und das nicht nur, um bestimmte Schmerzen zu lindern, sondern auch als Vorsorgemedizin, um den Organismus zu stärken und zu bekräftigen.

Grundlagen der traditionellen chinesischen Medizin

Die TCM verfolgt eine ganzheitliche Methode, die darauf basiert, nicht die einzelnen Teile zu verstehen, sondern das Ganze an sich. Weist eine Person also bestimmte Symptome auf, geht es darum, herauszufinden, wie diese zum Gesamtbild des Patienten passen. Das therapeutische System ist extrem entwickelt und perfektioniert und basiert auf vier fundamentalen Bausteinen: Phytotherapie, Akupunktur und Moxibustion (das Auftragen von Wärme auf der Haut), Tuina (Massageform) und der chinesischen Ernährungswissenschaft.

Die Nutzung der Pflanzen

Zweifellos ist die chinesische Phytotherapie die anerkannteste und im Westen meistverbreitete nichtkonventionelle Therapie. Ihr Repertoire an Arzneimitteln ist eine der größten Quellen (mehr als 7000 Heilpflanzenarten) und so gut dokumentiert wie keine andere. Zudem wurde sie stets quer durch die Geschichte angewendet. Merkwürdig ist, dass hier nicht nur Pflanzen verwendet werden, sondern auch Mineralien und tierische Substanzen. Die Arzneimittel der chinesischen Phytotherapie sind zahlreich. Ein Paar wertvolle, therapeutische Beispiele sind folgende:

Tragant

(Astragalus gummifera oder membranaceus)

Auch wenn sie ihren Ursprung in China hat, ist sie mittlerweile weltweit verbreitet. In der chinesischen Phytotherapie findet man Tragant meist gemischt mit anderen Kräutern und sie wird seit Jahrtausenden benutzt, um übliche Wehwehchen und chronische Krankheiten zu heilen sowie die Vitalität zu steigern. Nicht umsonst wird sie als eine der bedeutendsten Adaptogene bezeichnet. Mittlerweile wird sie auch bei Herz-, Leber- und Nierenleiden sowie auch bei Krebs, viralen Infektionen und Immunschwächen eingesetzt.

In der westlichen Welt wurden einige Studien durchgeführt, die belegen, dass Tragant die Fähigkeit hat, das Immunsystem anzutreiben und eine starke antivirale Aktivität aufweist. Es wird auch untersucht, ob die Anwendung bei immunschwächenden Krankheiten nützlich sein kann, z.B. als Zusatztherapie bei Krebserkrankungen (besonders bei Leberkrebs) und aufgrund der adaptogenen Wirkung bei Herz- und Nierenerkrankungen.

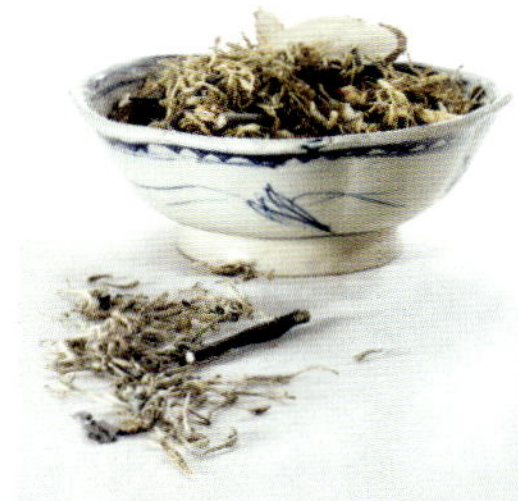

Shiitake

(Lentinus edodes)

Den aus Ostasien stammenden Pilz kann man in unserer Flora nicht finden, obgleich man ihn mittlerweile, dank moderner Techniken, auch in manchen Ländern im Treibhaus anbauen kann. Er wird frisch und getrocknet verkauft, ist sehr aromatisch und hat einen exquisiten Geschmack und ist daher nicht nur wegen seiner Heilwirkungen sehr beliebt, sondern auch in der Küche gerne gesehen.

In Japan, China und Korea wird er seit Jahrtausenden wegen seiner kraftspendenden Tonikumwirkung angewendet. In unserer westlichen Welt wird er seit einigen Jahren studiert und bislang konnte seine abwehrkräftestärkende Wirkung nur bestätigt werden. Aus diesem Grund wendet man ihn auch zur Zusatztherapie bei Chemo- und Strahlentherapien gegen Krebserkrankungen an, sodass das Immunsystem stabil bleibt. Ebenso wurde er bereits in verschiedenen experimentellen Zusammensetzungen im Kampf gegen AIDS eingesetzt. Momentan wird erforscht, inwieweit seine Wirkung gegen Allergien, Krebs und Viren helfen kann.

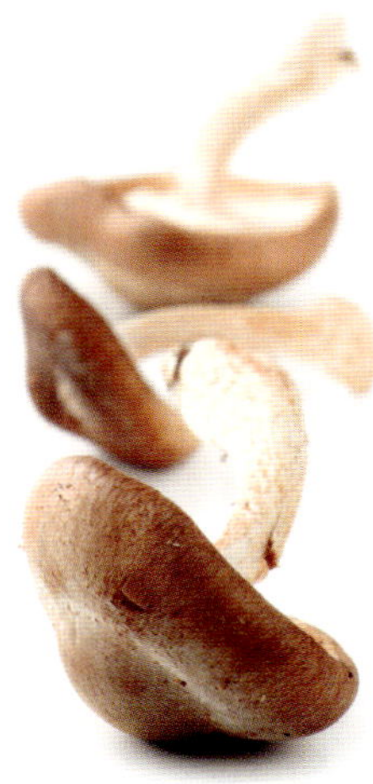

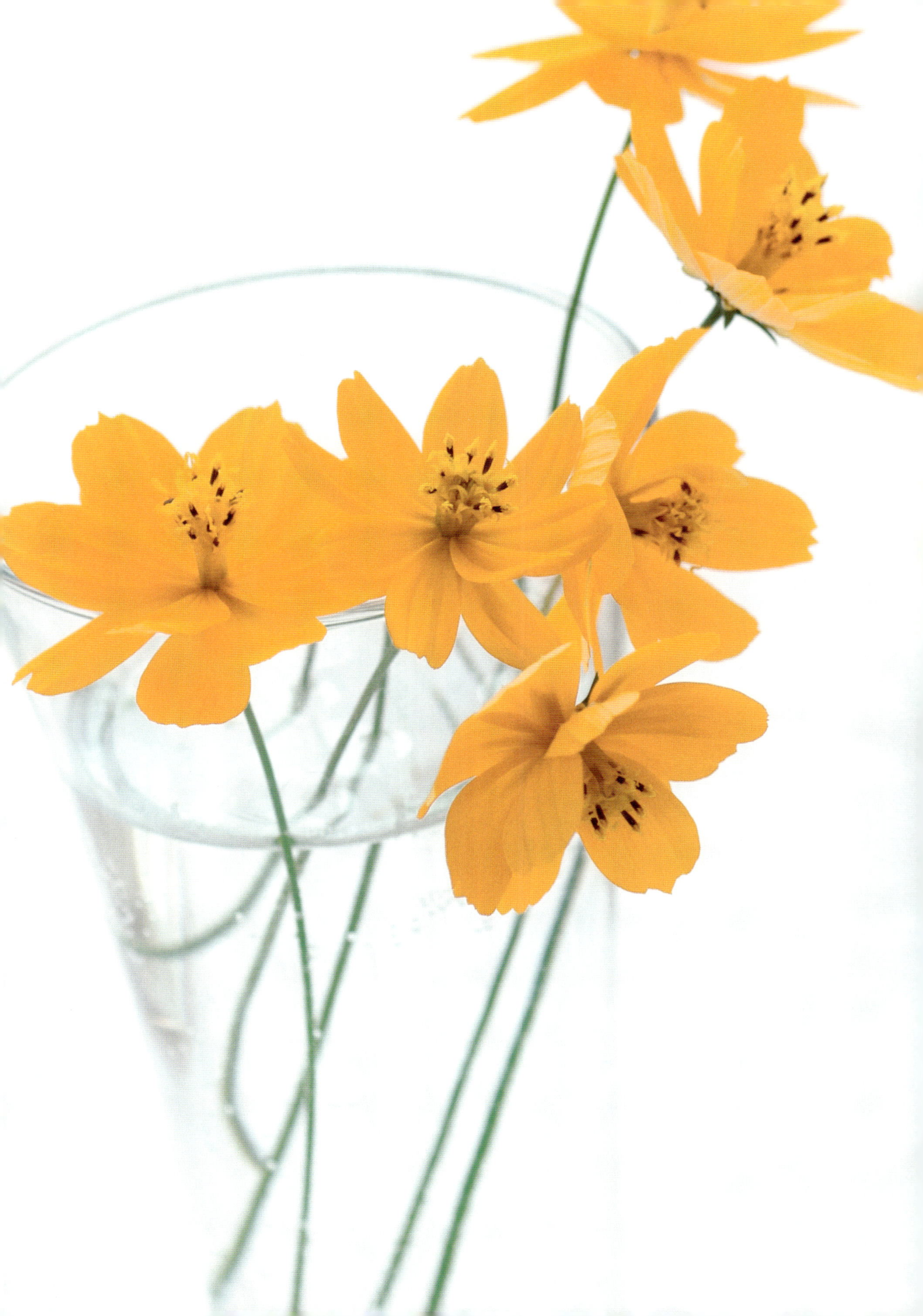

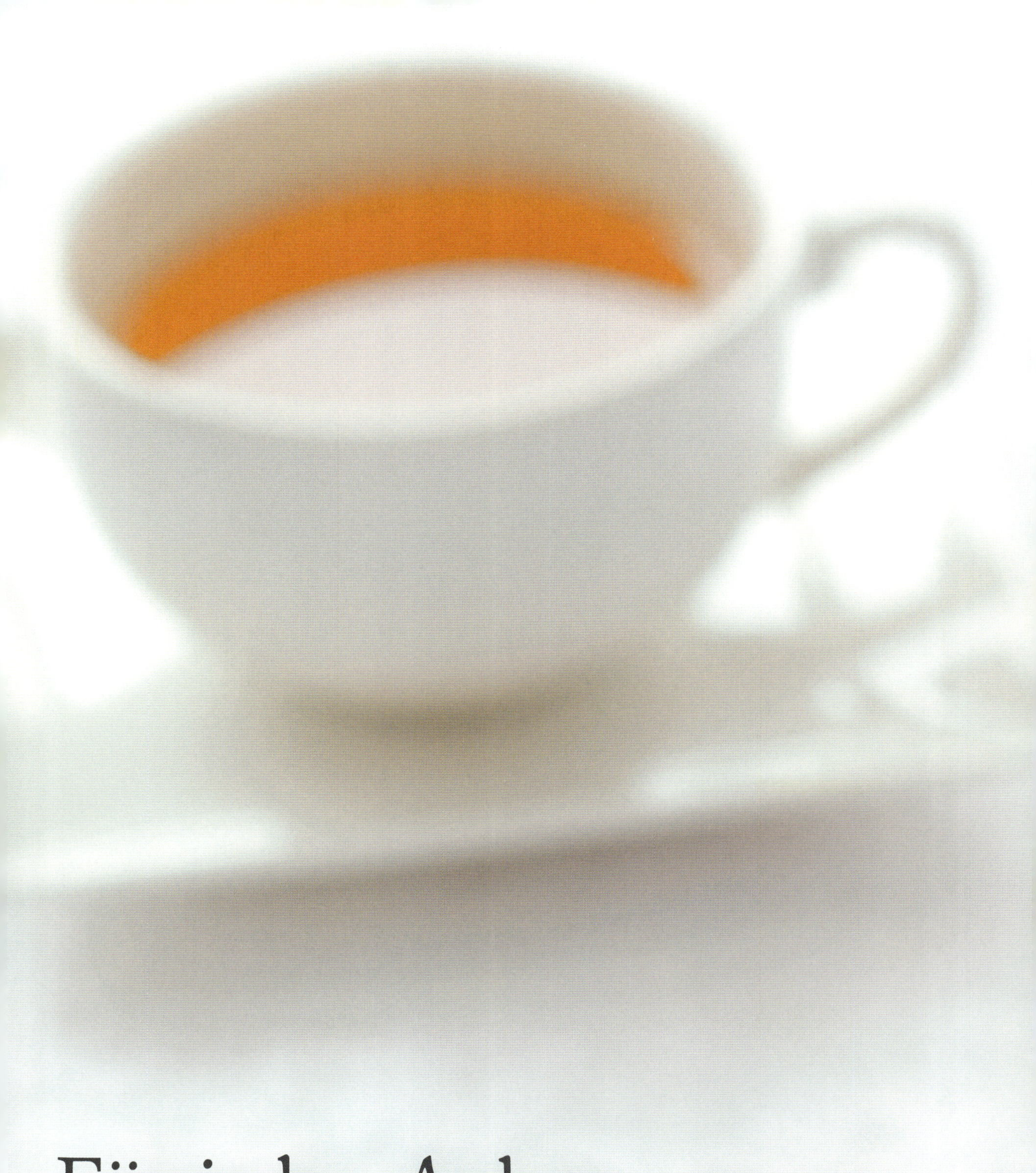

Für jeden Anlass

Heilpflanzen für jeden Anlass

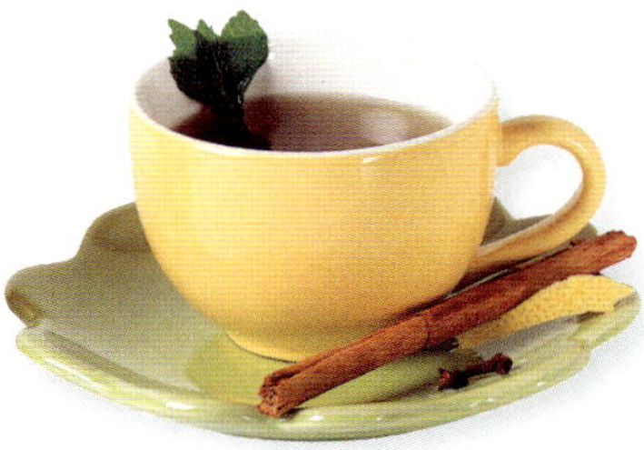

Für die Reise

Damit die Reisetage sich nicht in Bettruhetage verwandeln, sollte die Reiseapotheke stets gut vorbereitet sein. Bei kleinen Beschwerden können pflanzliche Heilmittel meist besser zur Genesung führen als manch synthetisches Medikament. Auch wenn Arzneitees sehr effizient und die beste Art sind, um die heilenden Wirkstoffe aus der Pflanze herauszuholen, sind sie leider sehr unpraktisch herzustellen. Nicht immer hat man frisches Trinkwasser zur Hand und die nötigen Utensilien auf der Reise parat. Von daher sind in dieser Situation Kapseln oder Tabletten, sogar Tinkturen, die beste Methode der Anwendung. Auf den folgenden Seiten finden Sie einige der typischen Probleme auf Reisen und wie man sie am schnellsten und effizientesten mithilfe der Pflanzen lösen kann.

Für die Frau

Hormonschwankungen sind sehr bedeutend in der weiblichen Entwicklung, da sie auslösend für die verschiedenen Phasen im Leben einer Frau sind. Alles fängt an, wenn die Pubertät vor der Tür steht – wenn die Hirnanhangdrüse (Hypophyse) im Gehirn beginnt, die follikelstimulierende Hormonproduktion zu steigern, was wiederum die Östrogenproduktion in den Eierstöcken anregt. Dies ist der Meilenstein zur Menstruation, die die fruchtbaren Jahre einleitet. Dieser fruchtbare Zeitraum beginnt mit der ersten Regel (mit 12–13 Jahren) und endet ungefähr in den Fünfzigern. Zwischendrin erlebt das Leben einer Frau viele Veränderungen, wobei die Hormone eine wichtige Rolle spielen. Während dieser Jahre können diese Hormonschwankungen auch in einigen Fällen Gesundheitsbeeinträchtigungen hervorrufen. Meist jedoch sind diese von geringer Bedeutung. Es gibt allerdings einen gewissen Prozentsatz an Frauen, bei denen die Beeinträchtigungen so stark sind, dass sie medizinisch behandelt werden müssen. Bekannt hierfür sind beispielsweise das prämenstruelle Syndrom und Menstruationsschmerzen sowie eine unregelmäßige Menstruation, Schwangerschaftsbeschwerden ... oder sogar andere Schmerzen, die nicht unbedingt mit den Hormonen zusammenhängen müssen: Urininfektionen oder die Vaginalmykose. Alle können mithilfe der Heilpflanzen gelindert werden. Der Schlüssel ist in jedem Fall, den Anweisungen des Kräuterexperten zu folgen und sich von einem guten Arzt oder Gynäkologen untersuchen zu lassen.

Während der Schwangerschaft

In der Schwangerschaft, insbesondere in den ersten Monaten, leiden viele Frauen unter den Hormonveränderungen während dieser Phase. Hierfür gibt es ein paar Pflanzen, die sich als sehr hilfreich und sicher erwiesen haben. Andere nützliche Pflanzen wiederum, die empfehlenswert für andere Phasen im Leben der Frau sind, könnten hingegen für die Mutter und den Fötus in diesen neun Monaten gefährlich werden. Deshalb haben wir extra nur bestimmte Pflanzen ausgewählt, die während der Schwangerschaft unbedenklich anzuwenden sind.

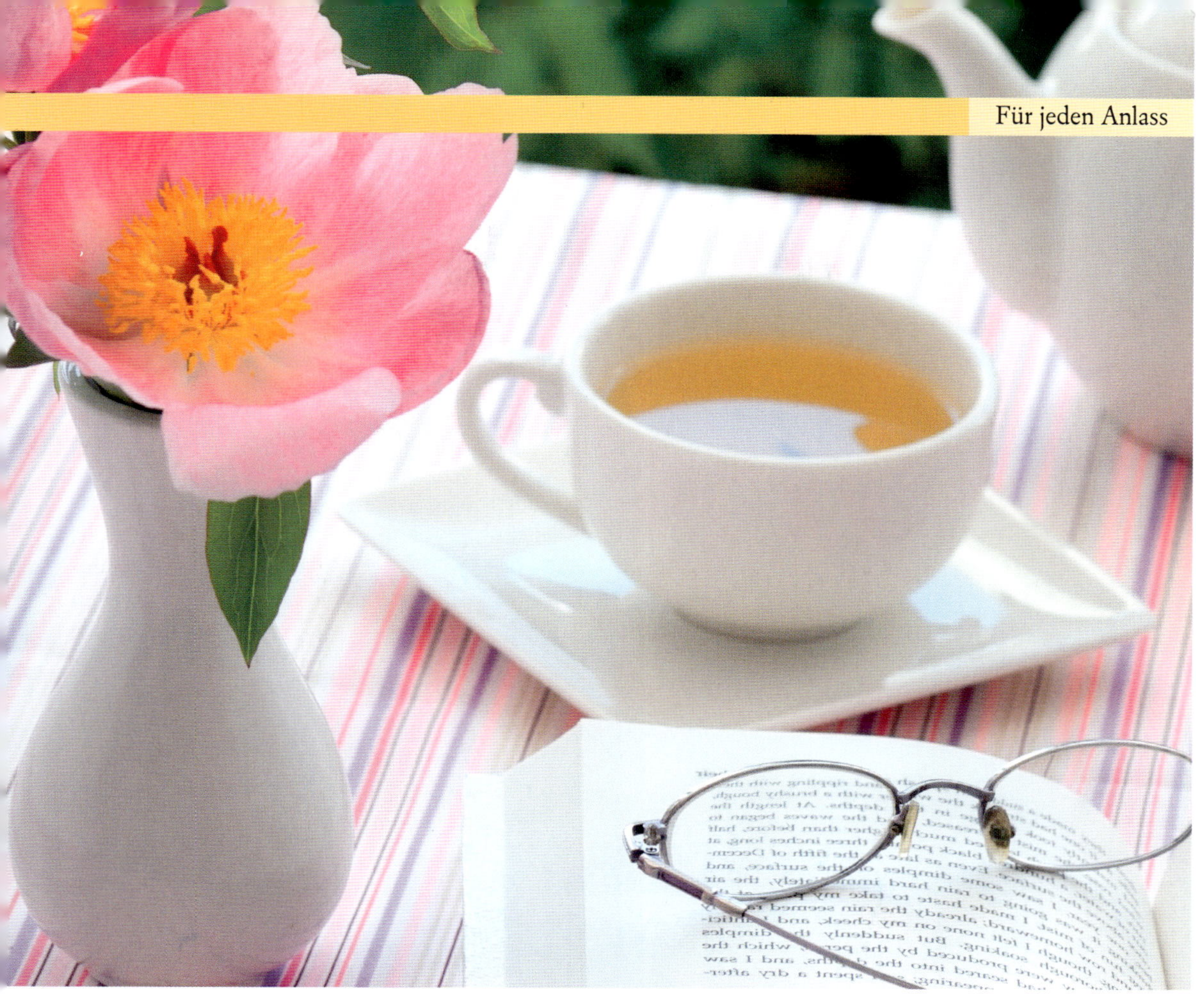

Für Kinder

Anstatt auf bestimmte Medikamente zurückzugreifen, die für Kinder sehr stark sind und Nebenwirkungen herbeiführen können, sollten wir uns lieber für bestimmte Heilpflanzen entscheiden, um allgemeine Beschwerden zu lindern. Trotzdem ist es wichtig zu erwähnen, dass nicht alle unschädlich für Kinder sind: Einige Einnahmeformen sind für Kinder nicht empfehlenswert. Auch gibt es Pflanzen, die in der Anwendung bei Kindern nicht ausreichend geprüft wurden. Daher finden Sie hier nur eine Auswahl an sicheren Mitteln für Kinder.

Für den Mann

Wenn es um die Aktivität der Hormone geht, haben Frauen konkrete Gesundheitsprobleme; ähnlich verhält es sich bei Männern. Aber die Ursachen sind andere, das ist klar. Männer haben ein höheres Herz-Kreislauf-Risiko, vor dem Frauen in der Regel während der fruchtbaren Jahre aufgrund des Östrogens geschützt sind. Deshalb ist es wichtig, dass Männer ab einem bestimmten Alter ihren Cholesterin- und Triglyceridenspiegel sowie ihren Blutdruck unter Kontrolle halten. Weitere typische Beschwerden der Männer sind alle die, die mit der Prostata zu tun haben. Daher sollten Männer, ebenso wie Frauen, zur jährlichen Untersuchung zum Urologen gehen, insbesondere ab einem Alter von 50 Jahren, um größeren Beschwerden vorzubeugen. In diesen Fällen sowie auch bei einigen sexuellen Problemen, wie der Impotenz oder Unlust, oder ästhetischen Problemen, wie dem Kopfhaarverlust, kann man auf die Hilfe der Pflanzen zählen.

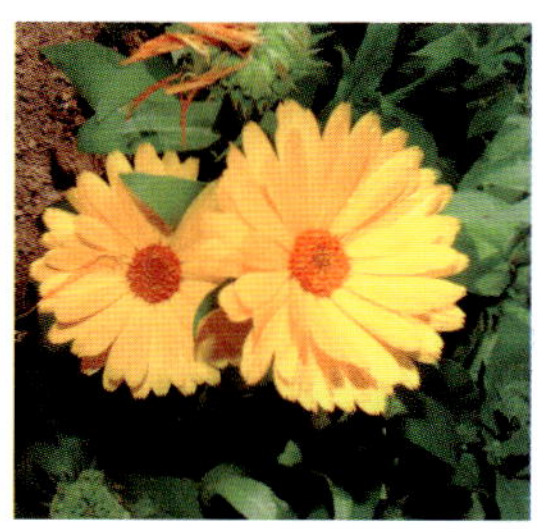

Gemeiner Odermenning gegen Durchfallerkrankungen

(Agrimonia eupatoria)

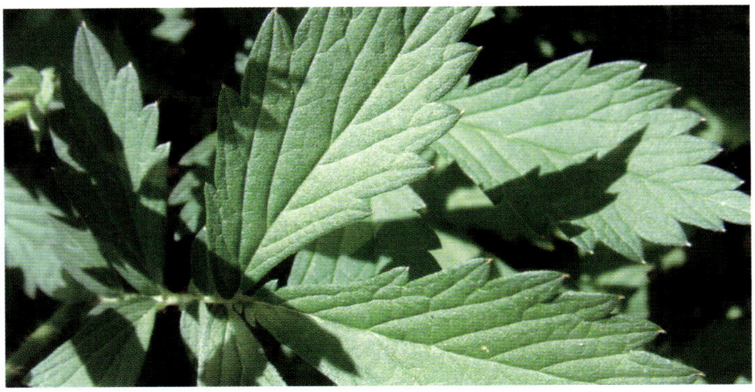

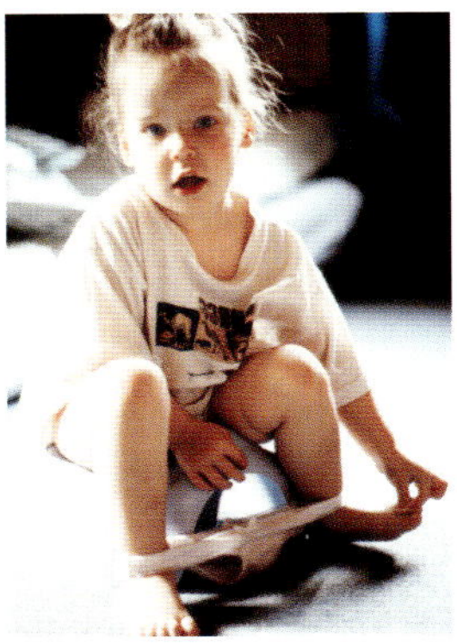

Das größte gesundheitliche Problem von Reisenden ist der sogenannte Reisedurchfall. 80 Prozent aller Reisenden, die Afrika, Asien oder Südamerika bereisen, sind betroffen. Grund dafür sind die schlechten sanitären Gegebenheiten in diesen Ländern sowie mangelnde Kenntnisse über eine hygienische Trinkwasseraufbereitung. Zudem werden die Lebensmittel hier meist nicht fachgerecht gelagert. In der Regel ist der Durchfall nicht so schlimm und verschwindet nach zwei oder drei Tagen wieder. Aber er behindert doch die Reise. Fieber, Übelkeit, Erbrechen und Dehydrierung können die Folgen von dauerhaftem Durchfall sein.

Wie wirkt die Pflanze?

Da die Pflanze Gerbstoffe des Catechintyps enthält, kann sie beim Durchfall Abhilfe schaffen.

Was kann die Pflanze außerdem?

Aufgrund ihres Gerbstoffgehalts hat die Pflanze eine milde, entzündungshemmende Wirkung. Innerlich wird die Pflanze deshalb auch zur Behandlung von Entzündungen im Mund- und Rachenbereich eingesetzt. Äußerlich kommen bei Entzündungen der Haut Umschläge zum Einsatz.

Wie wird sie eingenommen?

Um dem Durchfall Einhalt zu gebieten, wird ein Aufguss mit dem Gemeinen Odermenning zubereitet: Auf einen Teelöffel Pflanzenextrakt kommt eine Tasse Wasser. Das Gemisch sollte zwei Minuten kochen und rund 15 Minuten ziehen. Anschließend wird der Tee gesiebt. Man sollte täglich drei Tassen des Kräutertees an drei aufeinanderfolgenden Tagen trinken.

Gut zu wissen ...

- Trinken Sie nie Wasser aus dem Wasserhahn. Benutzen Sie es auch nicht zum Zähneputzen.
- Essen Sie keine unreifen Früchte. Achten Sie auf leichte Schälbarkeit und schälen Sie die Früchte stets selbst.
- Trinken Sie kein in Flaschen abgefülltes Wasser, es sei denn, man hat die Flasche vor Ihren Augen geöffnet.
- Verwenden Sie keine Eiswürfel, die mit Leitungswasser gemacht wurden. Sind Sie sich nicht sicher, welche Art von Wasser verwendet wurde, entfernen Sie die Eiswürfel lieber aus Ihrem Glas.
- Milch und Milcherzeugnisse, die Sie zu sich nehmen, sollten immer pasteurisiert sein.
- Essen Sie weder Fisch noch Fleisch, das halbgar oder sogar roh ist.
- Nehmen Sie keine Lebensmittel zu sich, die Straßenverkäufer feilbieten.

Arnika gegen Entzündungen

(Arnica montana)

Bei einer Prellung oder Quetschung verletzt man die Haut nicht ernsthaft, es sei denn, es entsteht eine Wunde, bei der das tieferliegende Gewebe angegriffen wird. Es entstehen Schmerzen, Schwellungen und die verletzte Zone färbt sich tiefviolett. Einer Prellung muss man nicht weiter Beachtung schenken, wenn sie nicht extrem gewaltsam verursacht wurde. Auf Reisen und wenn man Kinder im Haus hat, muss man immer mit Stößen oder Quetschungen rechnen, die Schmerzen oder einen Bluterguss verursachen können. Einmal aufgetragen, kann Arnika schnell ihre Wirkung entfalten.

Gut zu wissen ...

- Nach einem Stoß ist es sinnvoll, die betroffene Stelle mit einer Kompresse, kaltem Wasser oder Eiswürfeln kurz zu kühlen.
- Eiswürfel sollten dabei nie direkt für einen langen Zeitraum auf die Haut gedrückt werden, da ein Risiko für Gefrierbrand besteht.
- Die beschädigte Zone sollte nach dem Kühlen ruhen, bestenfalls trägt man vorher ein entzündungshemmendes Gel auf.
- Extreme Quetschungen sollten von einem Arzt untersucht werden.

Wie wirkt die Pflanze?

Die äußerliche Anwendung von Arnika als Antiinflammatorikum empfiehlt sich bei lokalen Entzündungen, die aufgrund einer Quetschung entstanden sind. Blaue Flecken und Blutgerinnsel werden so gemildert. Dazu wird Arnika in verdünnter Form so schnell wie möglich auf die betroffenen Zonen aufgetragen. Bei Personen, die eine sensible Haut haben oder zu Allergien neigen, ist Vorsicht geboten. Arnika darf niemals auf offene Wunden aufgetragen werden. Langfristiger Gebrauch kann zu Juckreiz oder Hautgeschwüren führen.

Was kann die Pflanze außerdem?

Aufgrund ihrer entzündungshemmenden Eigenschaft ist Arnika bei Hautrissen oder Gefrierbrand wirksam sowie bei jeder Art von Entzündungen, die durch Rheuma entstehen. Es empfiehlt sich lediglich eine äußerliche Anwendung.

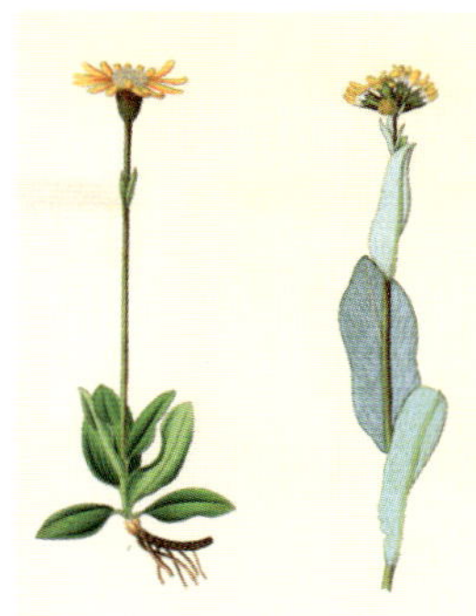

Wie wird sie eingenommen?

Arnika ist in Pulverform, als Tinktur oder Arnikaöl erhältlich, woraus Salben und Wickel oder Pomaden hergestellt werden. Es ist ratsam, den Wirkstoff dreimal am Tag auf die betroffene Hautzone aufzutragen. Für einen Aufguss ist eine trockene, zerkleinerte Pflanze vonnöten. Ein Suppenlöffel der frischen und trockenen Arnika wird dazu zwei oder drei Wochen lang in Olivenöl aufgeweicht. Der Sud wird schließlich gefiltert und in einer lichtdurchlässigen Glasflasche gelagert. Diese Tinktur kann man dreimal am Tag auf die betroffenen Stellen auftragen und einmassieren. Sie ist ideal, um Schmerzen sowie Schwellungen zu lindern.

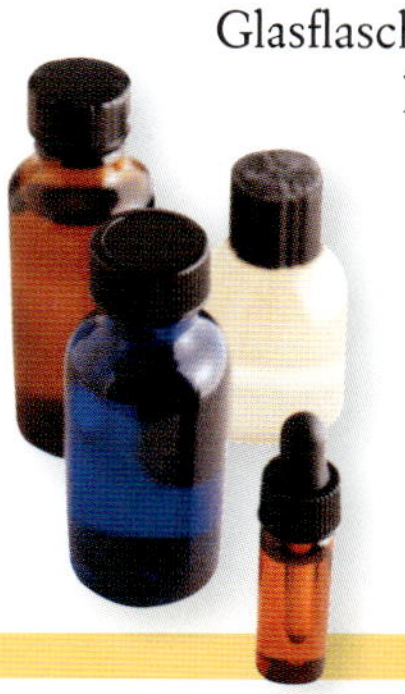

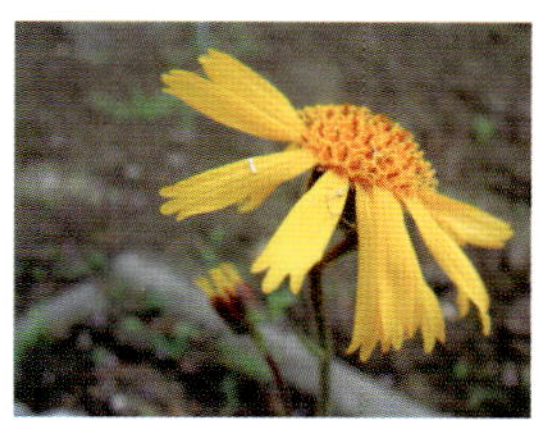

Ringelblume gegen Insektenstiche

(Calendula officinalis)

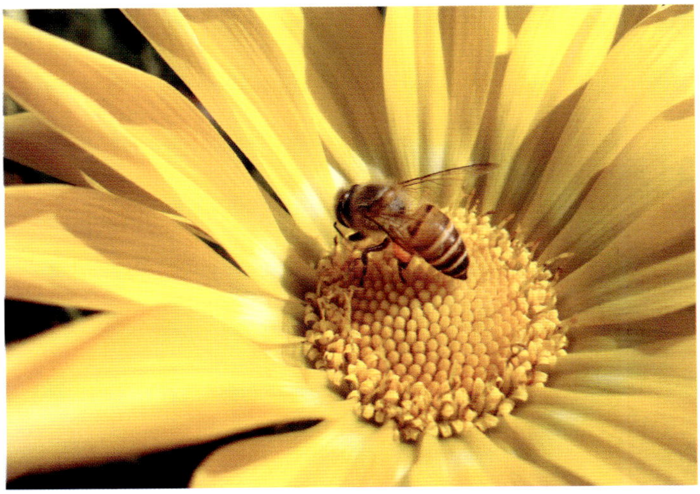

Im Sommer ist die Gefahr, von einer Wespe oder Biene gestochen zu werden, besonders hoch. Das Insekt überträgt das Gift über die Stachelspitze. Und Moskitostiche sind, wenn auch nicht schmerzhaft, doch sehr lästig, da der Juckreiz unerträglich werden kann. Obwohl jeder davon betroffen sein kann, so ist die Wahrscheinlichkeit, von einer Mücke gestochen zu werden, doch größer, wenn man beispielsweise seine Ferien in der Natur verbringt. Hier sollte man äußerst vorsichtig sein und über das Wissen verfügen, was zu tun ist, wenn man unter den juckenden Stichen leidet.

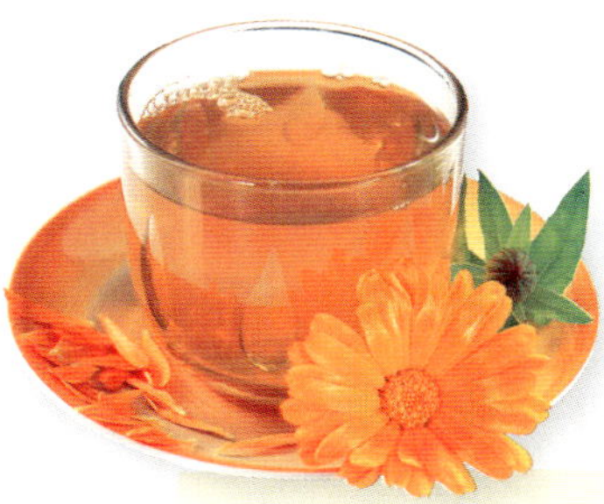

Gut zu wissen ...

Nach einem Insektenstich kann sich die Haut entzünden. Deshalb ist es ratsam, die betroffene Zone gut unter einem Strahl kaltem Wasser zu spülen und mit einer ph-Wert-neutralen Seife sanft zu reinigen. Im Anschluss wird ein natürliches Mittel aufgetragen, um die Schwellung und den Juckreiz zu lindern.

Wie wirkt die Pflanze?

Die Ringelblume, die zur äußerlichen Anwendung dient, wirkt entzündungshemmend, antiseptisch, antibiotisch und kann Narbenbildung vorbeugen. Deshalb lässt sich die Haut mithilfe der Ringelblume bei Insektenstichen sehr gut behandeln: Die Wirkstoffe können die Infektion eindämmen, die Entzündung hemmen und außerdem den Juckreiz erträglicher werden lassen.

Was kann die Pflanze außerdem?

Diese Pflanze, mit ihren hübschen, gelben Blüten, ist mit Sicherheit eine der wirksamsten Gewächse in der Natur, um Hautleiden zu lindern. Deshalb wird sie auch bei leichten, oberflächlichen Brandverletzungen, Schürfwunden, Quetschungen, Stößen und für die Behandlung von Ekzemen, Furunkeln oder Pickeln eingesetzt. Die Wirkstoffe der Ringelblume unterstützen die Wundheilung und regen die Zellregeneration an.

Wie wird sie eingenommen?

Man trägt die vorher eingeweichten Pflanzenschichten (ggf. mit Lavendel) auf einen Waschlappen (oder eine Kompresse) auf und drückt diesen auf die betroffene Stelle. Die mit Wasser verdünnte Tinktur kann eingerieben oder einmassiert werden. Wer möchte, kann das Oleat der Pflanze verwenden (Ringelblumenöl). In Lotionen, Cremes oder Pomaden ist Ringelblumenöl oft der wichtigste Inhaltsstoff.

Ingwer gegen Schwindelgefühl und Übelkeit

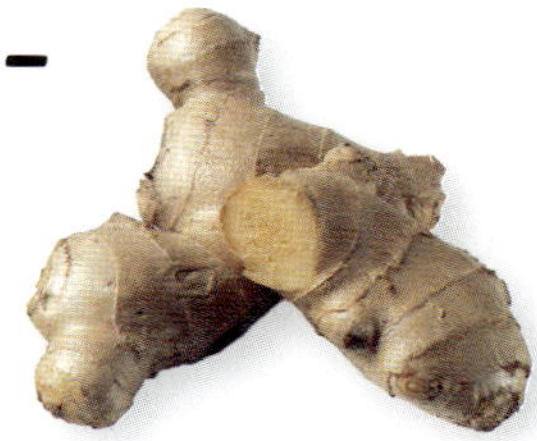

(Zingiber officinale)

Schwindelgefühl ist charakteristisch für ein Gefühl der inneren Unausgeglichenheit. Man unterscheidet zwei verschiedene Formen: Schwindel, der auf körperliche Beschwerden zurückzuführen ist und den, der aufgrund von zu vielen Bewegungen (Reisen, ruckartige Bewegungen, bestimmte Trainingsformen etc.) ausgelöst wurde. Im zweiten Fall kann Ingwer sehr hilfreich sein.

Wie wirkt die Pflanze?

Aufgrund seiner zahlreichen Fähigkeiten wird Ingwer in Heilkräuterläden sehr gerne als natürliche Lösung zur Bekämpfung von Schwindelgefühl, Übelkeit, Höhenangst oder Ungleichgewicht empfohlen. Besonders Schwangeren wird Ingwer gerne ans Herz gelegt, um die Symptome der Schwangerschaftsübelkeit in den ersten Monaten zu lindern.

Was kann die Pflanze außerdem?

Ingwer regt in erster Linie die Verdauung und die Speichelbildung an. So bereitet er den Körper auf Nahrungsaufnahme vor. Er regt den Appetit an, vor allem bei Personen, die eine Krankheit mit Verdauungsunpässlichkeit hinter sich haben. Außerdem kann Ingwer Magen-Darm-Krämpfe lindern und beugt überflüssiger Gasbildung, die zu unangenehmen Blähungen führen kann, vor. Diese sind ein besonders großes Leiden von Schwangeren. Ingwer wird auch gerne bei Atemwegsinfekten (Grippe, Bronchitis, Rachenentzündung) verwendet.

Wie wird sie eingenommen?

Zum Vorbeugen von Schwindelgefühl (bei Reisen) eignen sich Ingwerkapseln, von denen alle vier Stunden eine bis zwei eingenommen werden; die erste Kapsel wird bereits eine halbe Stunde vor Reisebeginn geschluckt. Eine andere Möglichkeit ist ein Heilkräutertee: Eine Tasse Wasser aufkochen. Dann zwei Teelöffel Ingwerpulver oder geraspelten Ingwer hinzugeben. Zehn Minuten ziehen lassen und filtern.

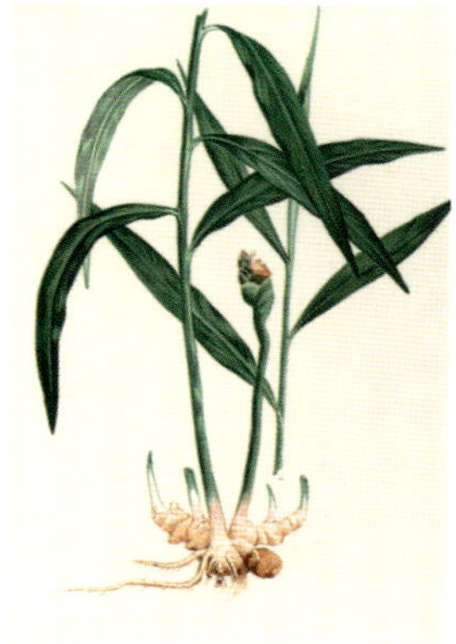

Gut zu wissen ...

So kann Schwindel oder Übelkeit auf Reisen vorgebeugt werden:

- Richten Sie Ihren Blick nach vorne und konzentrieren Sie sich auf die Strecke vor Ihnen, anstatt seitlich aus dem Autofenster zu schauen.
- Unterhalten Sie sich, indem Sie singen, reden ... Aber vor allem verzichten Sie darauf, während der Fahrt zu lesen.
- Schaffen Sie ein frisches Ambiente im Auto. Es sollte mit genügend Sauerstoff gefüllt sein und nicht geraucht werden. Die ideale Temperatur beträgt 20–22 °C. Außerdem empfiehlt es sich, einen Sonnenschutz an den Fenstern anzubringen.
- Machen Sie alle zwei Stunden eine Pause.
- Vermeiden Sie einen überfüllten Magen vor der Abfahrt. Es ist ratsam, trockene Lebensmittel zu sich zu nehmen, die reich an Kohlenhydraten sind. Trinken Sie weder Milch noch kohlensäurehaltige Getränke. Während der Fahrt können Sie dann und wann einen Keks essen, Kaugummis oder ein Bonbon.
- Reisen Sie mit dem Schiff, so sollten Sie sich möglichst in der Schiffsmitte aufhalten. Vermeiden Sie das Schiffsdeck, denn hier laufen Sie Gefahr, dass der Anblick des welligen Meeres Übelkeit oder Schwindel auslöst.
- Wer im Flugzeug reist, sollte sich einen Sitz auf Höhe der Tragfläche suchen. Dort bemerkt man die Bewegungen weniger.
- Vorbeugend kann man einen Kamillenkräutertee zu sich nehmen (zwei kleine Tassen am Tag, nach der Mahlzeit).

Zitrone zum Desinfizieren

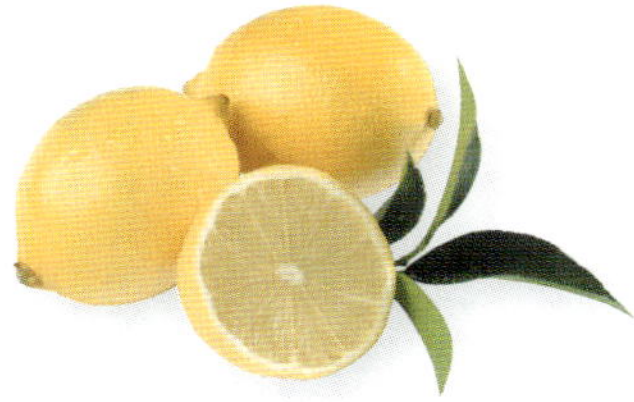

(Citrus limonum)

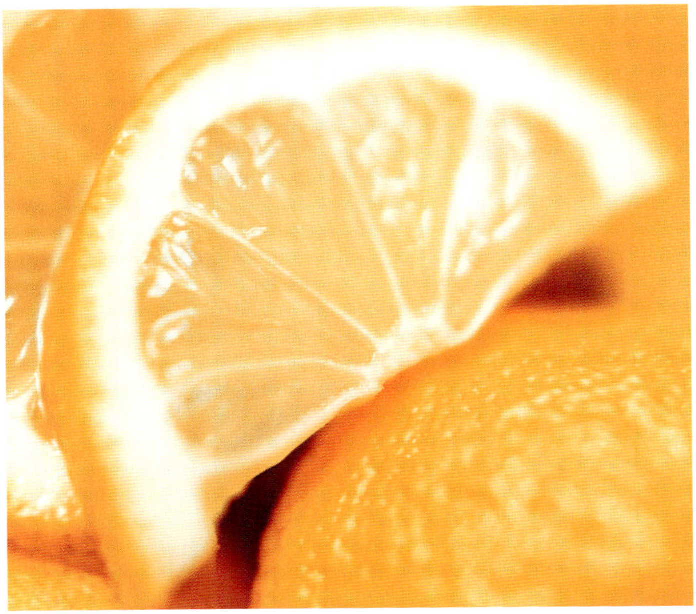

Bei einem Sturz, bei einem Haushaltsunfall, Schürfungen bei einem Ausflug ... – dies sind nur einige Situationen, in denen man sich die Haut verletzen kann. Doch auch für diese Fälle gibt es natürliche Lösungen.

Wie wirkt die Pflanze?

Um eine Wunde zu desinfizieren und den Heilungsprozess anzuregen, gibt es nichts Besseres, als einen guten Schuss Zitrone auf sie zu gießen. Bei einer schwerwiegenden Wunde ist es sehr wichtig, die starke Blutung zu stoppen. Das geht am besten, indem man eine große Menge sterilen Verbandsmull auf die Wunde legt und mit der Hand fest aufdrückt.

Wenn man von Halsschmerzen überrascht wird, lassen sich diese leicht durch häufiges Gurgeln mit einem selbst gemachten Saft lindern: Eine viertel Zitrone mit einem halben Glas lauwarmem Wasser vermengen und einige Tage ziehen lassen. Oder: Fügen Sie eine zerdrückte Knoblauchzehe hinzu und trinken Sie das Gemisch. Ein weiteres beruhigendes Getränk lässt sich auch ganz einfach mithilfe von Zitronensaft, ein wenig Honig und lauwarmem Wasser herstellen.

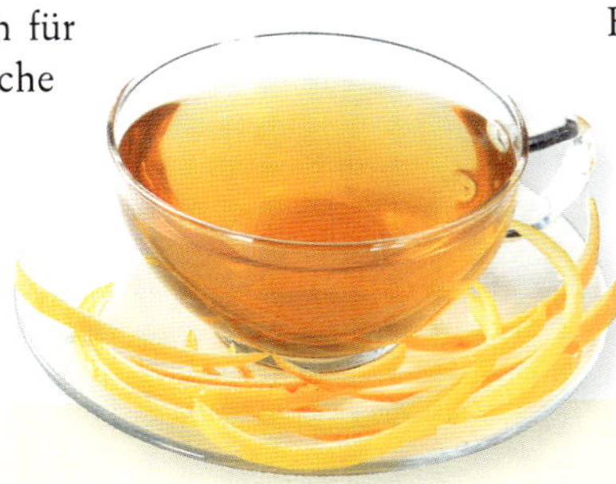

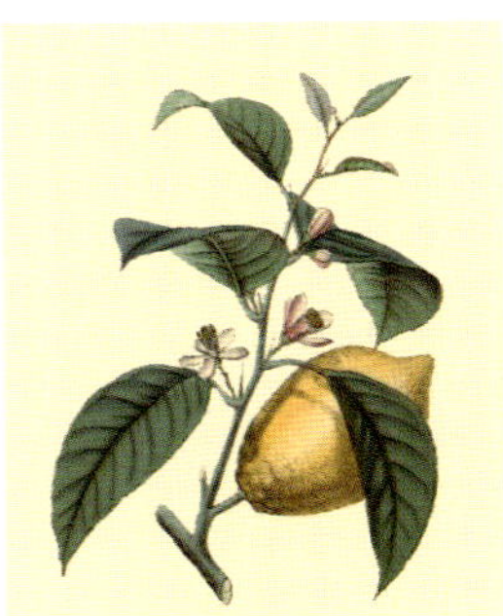

Gut zu wissen ...

Reinigen Sie Ihre Wunde mit reichlich Wasser und Seife. Tragen Sie dann ein jodhaltiges Antiseptikum auf und verbinden Sie die Wunde mit sterilem Verbandsmull. Man sollte immer beachten: Eine Wunde muss ausheilen, immer – ganz egal, wie klein sie auch sein mag. Sollte kein Impfschutz vorhanden sein, suchen Sie besser einen Arzt auf, um sich ggf. gegen Tetanus impfen zu lassen.

Weitere Pflanzen für den Reisenden

Sibirischer Ginseng

Das Mittel ist am besten dafür geeignet, Desorientierung nach einem langem Flug zu vermeiden. Greifen Sie auf eine Tinktur zurück oder auf Kapseln, die trockene Wurzelextrakte des Sibirischen Ginsengs enthalten: einige Tropfen oder zwei Kapseln dreimal am Tag einnehmen, die erste Einnahmedosis ein bis zwei Tage vor Reisebeginn, dann bis zur Landung einnehmen.

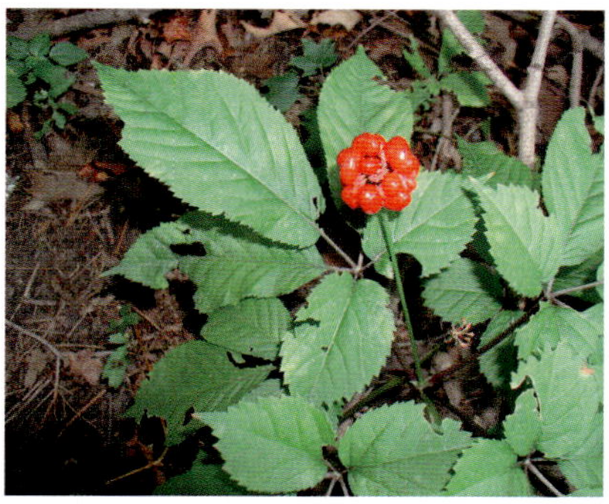

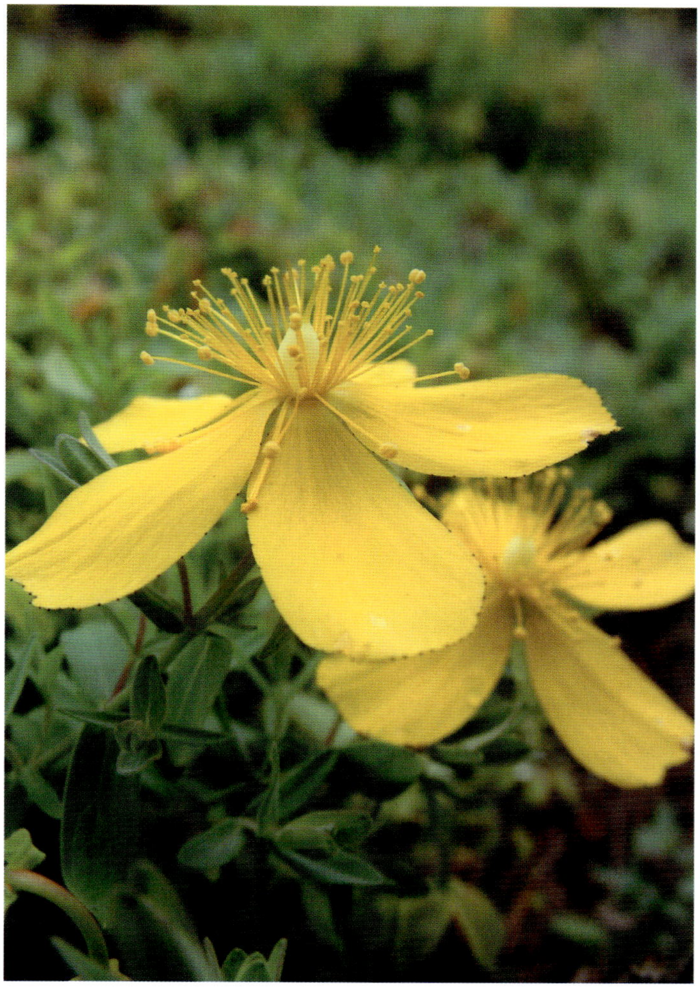

Johanniskrautöl

Es ist ein gutes Mittel bei Schnittwunden, Kratzern und Schrammen. So bereiten Sie es zu: Füllen Sie ein Einmachglas mit Johanniskraut und übergießen Sie es mit Öl. Schließen Sie den Deckel fest und stellen Sie es an einen sonnigen Platz (z. B. ans Fenster). Dort sollte die Mischung zwischen zwei und sechs Wochen gut durchziehen. Das Gemisch filtern und in einem dunklen Glasgefäß mit luftdichtem Verschluss aufbewahren. Zwei- oder dreimal auf die betroffene Zone auftragen.

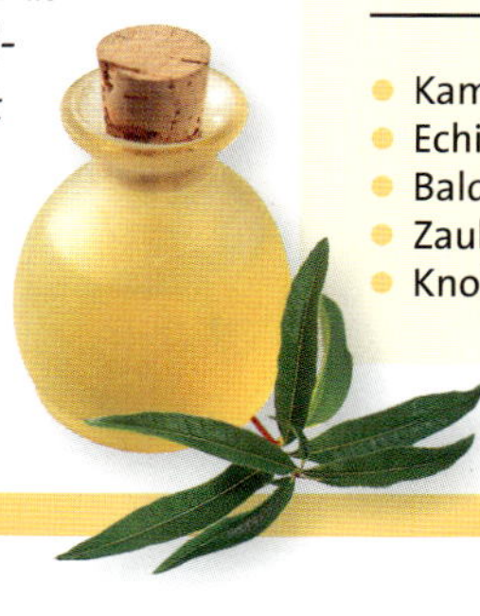

Weitere Mittel für die Reiseapotheke

- Kamillenkapseln gegen Kopfschmerzen
- Echinacea-Tinktur gegen Grippe und Erkältungen
- Baldrian-Tinktur oder -Kapseln gegen Schlaflosigkeit
- Zaubernuss-Augentropfen gegen leichte Bindehautentzündungen
- Knoblauch-Kapseln gegen Infektionen

Ginkgo für das Gedächtnis

(Ginkgo biloba)

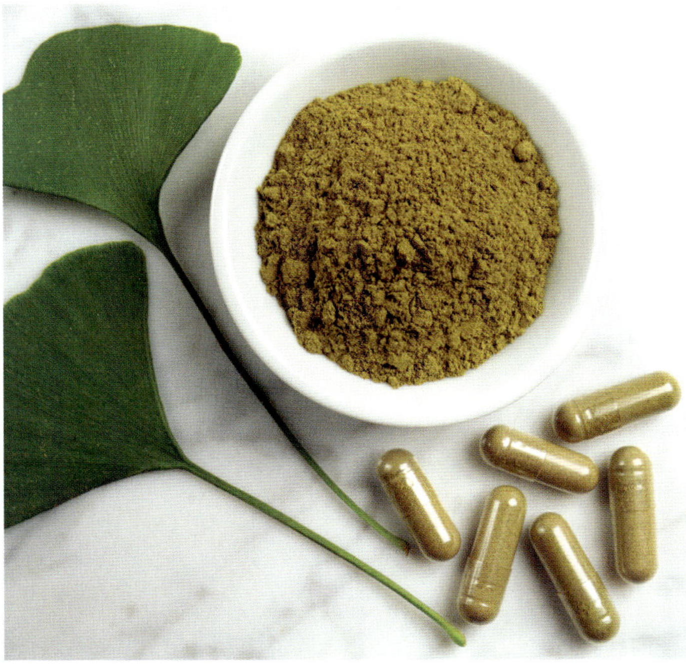

Um den Geist wachzuhalten und die Konzentration zu fördern, muss das Gehirn regelmäßig trainiert werden. Egal in welchem Alter – wir sollten neugierig bleiben und unsere Gehirnzellen immer wieder aufs Neue fordern. Gute Gedächtnistrainingsformen sind Lesen, Schreiben, Brettspiele, Unterhaltungen ... so werden die Gehirnzonen für Sprachen und Nummern aktiviert sowie Gedankengänge und organisatorisches Denken gefördert. Einige Pflanzen können uns außerdem eine große Hilfe dabei sein.

Wie wirkt die Pflanze?

Sie wirkt sich vor allem positiv auf den Blutkreislauf aus, indem die Arterien- und Venenzirkulation angeregt wird. Seine Fähigkeit, die Durchblutung zu fördern, macht den Ginkgo zu einem effektiven Mittel, um das Gedächtnis zu stärken und den Alterungsprozess zu verzögern.

Was kann sie außerdem?

Ginkgo wirkt gefäßerweiternd, schützt Gefäße und Venen. Das macht die Pflanze zu einem guten Mittel bei unzureichender Gehirndurchblutung, Krampfadern, Venenentzündungen, müden Beinen oder geschwollenen Knöcheln.

Wie wird sie eingenommen?

Der Wirkstoff wird am besten über Kapseln oder ein Fluidextrakt aufgenommen. Obwohl die Produkte eine Dosierungsempfehlung angeben, ist es besser, einen ärztlichen Rat einzuholen. In der Apotheke gibt es außerdem Arzneimittel, die die Wirkstoffe vom Ginkgo enthalten. Diese sind jedoch rezeptpflichtig.

Gut zu wissen ...

- Lesen Sie viel! Die Konzentration wird unterstützt und die Denkfähigkeit geschult. Versuchen Sie, sich im Nachhinein an das Gelesene zu erinnern.
- Lösen Sie Kreuzworträtsel! Sie sind eine gute Übung, die uns zum Denken anregen, das Erinnerungsvermögen schulen und außerdem unsere Neugier an neuem Wissen befriedigen.
- Schreiben Sie! Beginnen Sie damit, Ihre Erlebnisse aufzuschreiben – an diesem Tag oder vor langer Zeit. Im ersten Fall wird das Kurzzeitgedächtnis angeregt, während im zweiten Fall das Langzeitgedächtnis gefordert wird.

Luzerne für die Knochengesundheit

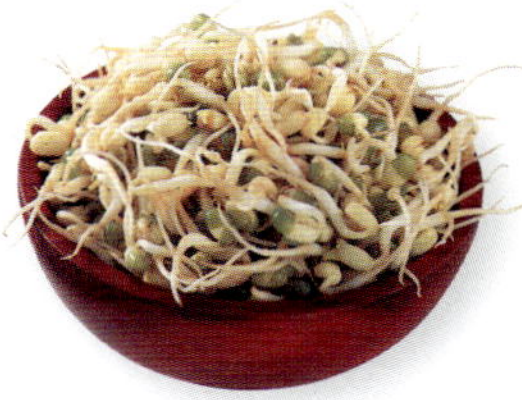

(Medicago sativa)

Ohne Zweifel sind die Knochen bei älteren Menschen ein Schwachpunkt. Mit den Jahren nutzen sie ab, und werden im Alter schwach. Zwischen zwanzig und vierzig Jahren nimmt die Knochendichte bereits ab. Frauen in den Wechseljahren kämpfen zusätzlich damit, dass die Knochen an Kraft verlieren. Da Frauen in der Regel länger leben, erklärt das auch, warum so viele Frauen von Osteoporose oder anderen Knochenbeschwerden betroffen sind.

Wie wirkt die Pflanze?

Die Luzerne ist reich an Vitaminen und Mineralstoffen sowie an Isoflavonen, die auch in Soja enthalten sind. Die Inhaltsstoffe wirken mineralisierend, vitalisierend und regen die Östrogenbildung an. Luzerne kann das Risiko mindern, in den Wechseljahren an Osteoporose zu erkranken. Sie stärkt die Knochen und beugt einer Verkalkung vor. Doch ihre Wirkung ist weitaus weniger erforscht als die von Soja.

Was kann sie außerdem?

Luzerne hilft außerdem bei unregelmäßigen Regelblutungen und unterstützt den Körper in Phasen von Unlust, Schwäche sowie im Genesungsprozess.

Wie wird sie eingenommen?

Man kann zwei oder drei Tassen Kräutertee zu sich nehmen, den Saft der frischen Pflanze, das Pulver oder Kapseln. Außerdem ist es möglich, die frische Pflanze einer Mahlzeit beizumengen, zum Beispiel einem Salat, Gemüse ... oder man verwendet die ausgetriebenen Samen.

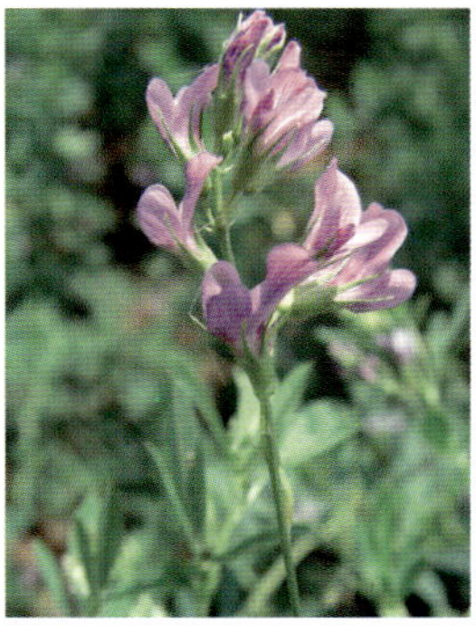

Gut zu wissen ...

Neben dem Alter gibt es weitere Faktoren, die der Knochengesundheit schaden können:

- Falsches Ernährungsverhalten: Die tägliche Nahrung sollte ein Mindestmaß an Calcium aufweisen (Milch und Milchprodukte, Sesam, Mandeln, Sardinen ...), um die Knochengesundheit zu erhalten. Zusätzlich Vitamin D (Öl, Kabeljauleber, Fettfisch, Eigelb, Milch und Butter), um die Calciumaufnahme zu unterstützen. Eine plötzliche Gewichtsabnahme, besonders in den Wechseljahren, schwächt die Knochen.
- Bewegungsmangel: Er führt dazu, dass die Muskeln nicht genügend gefestigt werden, die Gelenke nicht beweglich bleiben; es kann zu Fettleibigkeit und Osteoporose kommen.
- Stress: Er hat einen wachsenden Muskeldruck zur Folge sowie einen Druck zwischen den Knochen. Die Aufnahme von Calcium wird auf diese Weise nicht mehr unterstützt.
- Medikamenteneinnahme: Einige Pharmazeutika wie beispielsweise Cortison, Mittel gegen Sodbrennen oder Epilepsie können den Knochen schaden. Die Aufnahme wichtiger Mineralstoffe und Vitamine, die für die Knochen unerlässlich sind, kann behindert werden.

Knoblauch für die Arterien

(Allium sativum)

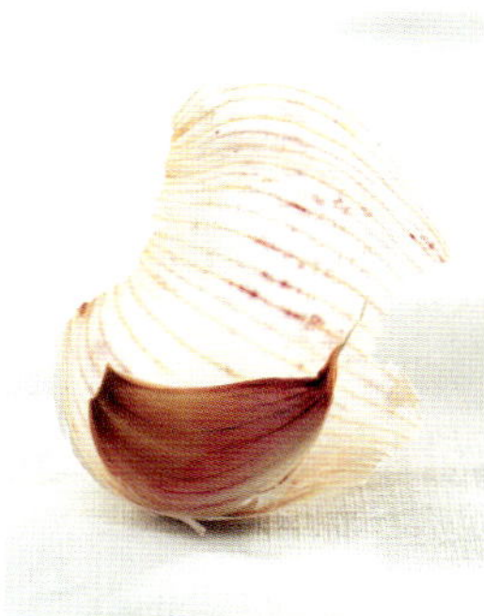

Mit dem Alter wächst das Risiko, an Schmerzen zu leiden, die durch eine mangelnde Durchblutung verursacht werden. Während der fruchtbaren Jahre ist eine Frau durch ihre Hormone davor weitestgehend geschützt. Doch mit den Wechseljahren nimmt dieser natürliche Schutz ab. Rauchen oder eine übermäßige Fettzufuhr sind zusätzlich Gift für die Arterien und provozieren einen Anstieg von Cholesterinwerten im Blut. Diese schlechten Gewohnheiten können eine Arterienverkalkung auslösen und den Blutfluss lähmen. Es gilt, diese zu ändern, wobei Knoblauch hier unterstützend wirken kann.

Wie wirkt die Pflanze?

Der wirksame Teil vom Knoblauch ist seine Zehe. Man kann sagen, dass Knoblauch fast bei allen Beschwerden hilft – vor allem aber im Hinblick auf die Herzgesundheit. Der Cholesterinwert kann gesenkt, die Blutfließeigenschaft verbessert und Arterienverkalkung vorgebeugt werden.

Was kann sie außerdem?

Knoblauch wirkt wie ein Antioxidans antiseptisch und kurbelt die eigenen Abwehrmechanismen an. Auch bei chronischer Bronchitis und Erkältungen kann er Abhilfe schaffen. Außerdem hilft er, äußerlich angewendet, auch gegen Hühneraugen und Warzen.

Wie wird sie eingenommen?

Knoblauch roh verzehrt ist eines der besten natürlichen Mittel, um Schmerzen vorzubeugen. Außerdem gibt es Knoblauchpulver, Kapseln oder Öl. Diese Einnahmeformen sind denjenigen zu empfehlen, die den charakteristischen Knoblauchatem vermeiden möchten.

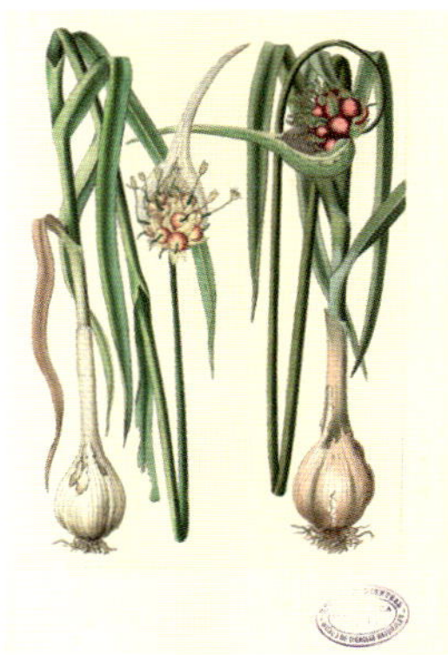

Gut zu wissen ...

Cholesterin ist ein großer Feind für unsere Arterien. Um hohe Werte zu vermeiden, ist eine ausgewogene Ernährung, die viele Früchte und frisches Gemüse, Kohlenhydrate, Fisch, fettarme Milchprodukte und Olivenöl beinhaltet, zu empfehlen. Außerdem sollte man sich regelmäßig körperlich bewegen, viel Wasser trinken, nicht rauchen und Alkohol vermeiden (maximal ein Glas Rotwein am Tag).

Esche gegen Arthrose

(Fraxinus excelsior)

Arthrose ist eine Krankheit der Gliedmaßen, sehr schmerzhaft und tritt meist bei Personen im fortgeschrittenen Alter auf. Obwohl beide Geschlechter davon betroffen sein können, treten bestimmte Formen, beispielsweise Arthrose in den Händen, bei Frauen häufiger auf. Bei Männern gibt es hingegen eher Probleme im Wirbelsäulenbereich. Es darf nicht vergessen werden, dass unsere Glieder und Knorpel mit den Jahren stark abgenutzt werden – sei es durch Nähen, Kämmen, Malen ...

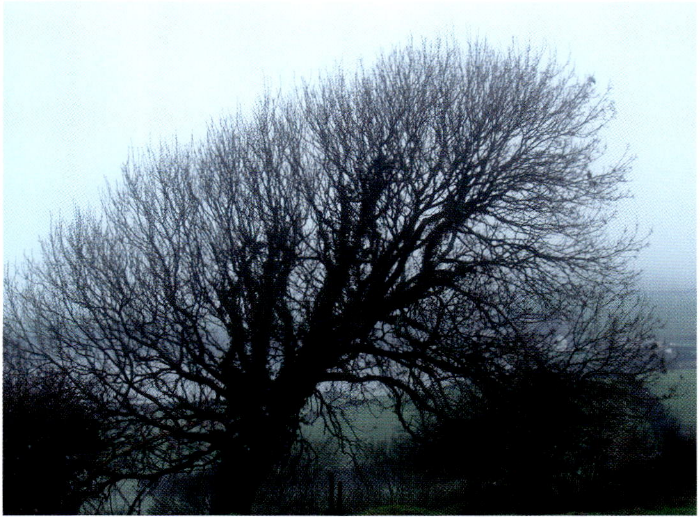

Wie wirkt die Pflanze?

Esche wirkt entzündungshemmend und stimuliert den Harndrang. So hilft sie bei Harnsäure sowie Blut im Harn und wirkt lindernd gegen Schmerzen, die aufgrund von rheumatischen Erkrankungen, wie Arthrose, entstehen. Esche ist ein gutes natürliches Mittel für Personen, die unter regelmäßigen Gichtanfällen leiden.

Was kann sie außerdem?

Aufgrund ihrer harntreibenden Wirkung hilft sie auch gegen Ödeme und Flüssigkeitsansammlungen und kann einer Zystenbildung vorbeugen. Ebenso kann Esche gegen Krampfadern, Hämorrhoiden oder als Schmerzmittel zum Einsatz kommen.

Wie wird sie eingenommen?

Nach den Mahlzeiten eine Tasse des abgekochten Suds (10–30 g pro Liter Wasser; dreimal täglich) trinken bzw. flüssigen Extrakt (0,5–1,5 ml alle acht Stunden) oder Tinktur (2,5–5 ml alle acht Stunden) einnehmen. Der Wirkstoff ist auch als Kapselform oder Pulver zu erwerben (die Dosis gibt der Hersteller an).

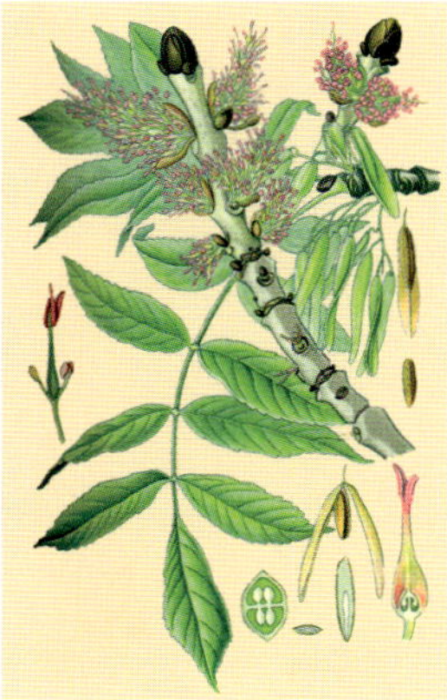

Gut zu wissen ...

Obwohl Arthrose eine vom Alter abhängige Krankheit ist, die auf eine langfristige Einnahme des Wirkstoffs angewiesen ist, sollten auch die Tipps des Kapitels „Luzerne für die Knochengesundheit" beherzigt werden.

Orangenblüte für die Energie

(Citrus aurantium)

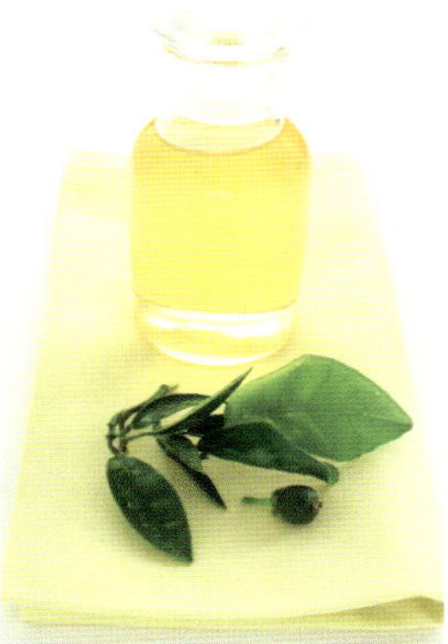

Ältere Personen leiden oft unter Gemütsschwankungen, Nervosität oder Einschlafstörungen und schlafen generell schlecht durch. Hier gibt es kein besseres Mittel als die Orangenblüte (Neroliöl).

Wie wirkt die Pflanze?

Die Essenz der Orangenblüte kann die Nerven beruhigen – vor allem von Menschen, die an einem nervösen Magen leiden. Die Pflanze hilft auch bei Schlaflosigkeit und Herzklopfen.

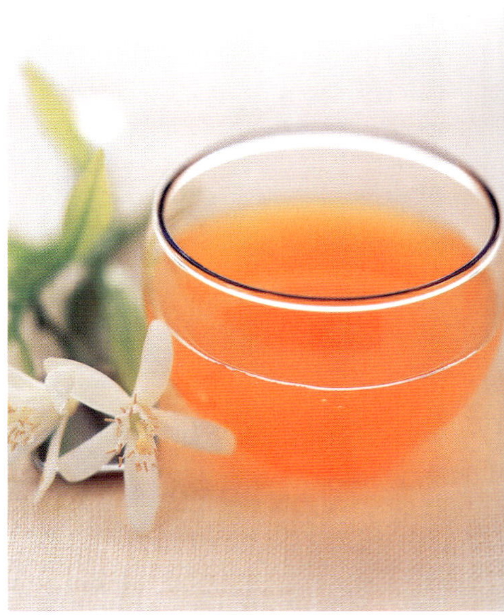

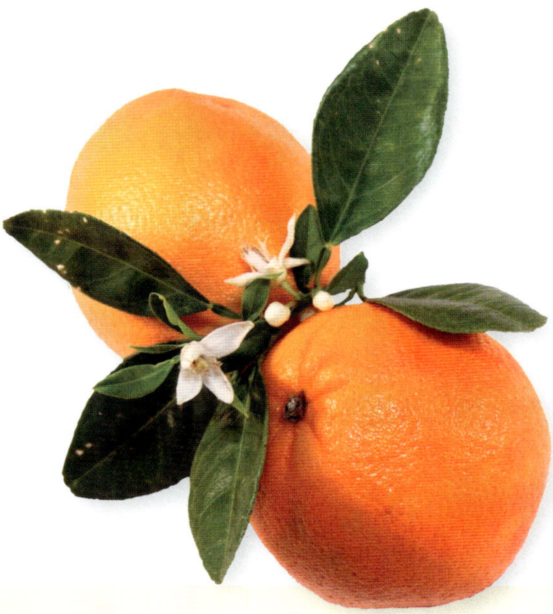

Gut zu wissen ...

Unsere Nerven lassen sich außerdem mit regelmäßigen Entspannungsübungen beruhigen. Yoga oder Tai-Chi eignen sich gut für ältere Personen. Hier werden auch die Atmung sowie die mentale Kontrolle geschult.

Was kann sie außerdem?

Orangenblütentee hilft bei Krämpfen, Muskelschmerzen, Schluckauf, Bronchitis sowie nervösem Husten. Die Schale wirkt verdauungsanregend und lindert Blähungen.

Wie wird sie eingenommen?

Zwei bis maximal fünf Tropfen Öl mit einem Löffel Honig oder Würfelzucker einnehmen oder als Kräutertee trinken. Das Öl kann ebenfalls einem Bad beigemischt werden, um die Wirkstoffe zu inhalieren oder leichte Verbrennungen zu lindern. Das Orangenblütenbad sorgt außerdem für einen ruhigen Schlaf. Vermengt man Orangenblütenöl mit Oliven- oder Mandelöl, erhält man ein wirkungsvolles Massageöl.

Weitere Pflanzen für ältere Personen

Spirulina

Kann Diäten ergänzend unterstützen, da die Pflanze dabei hilft, aufgenommene Nährstoffe (Kohlenhydrate, Fett, Proteine) in Energie umzuwandeln. Auch bei Unlust schafft sie Abhilfe und regt aufgrund der Inhaltsstoffe Chlorophyll, Eisen und Vitamin B12 die Bildung der roten Blutkörperchen an. Dank der Omega-3-Fettsäuren kann sie Cholesterinwerte senken. Die Pflanze ist in Pulverform zu beziehen und kann Suppen oder Salaten beigemengt werden (ein Löffel pro Person) und ist in Kapselform erhältlich (Dosierungshinweis des Herstellers beachten).

Bockshornklee

Ältere Personen leiden oft unter Unlust. Hier kann die Pflanze Abhilfe schaffen. Die farbenfrohen Samen sind reich an Proteinen (30 %), Flavonoiden, Saponin sowie essentiellen Fettsäuren. Diese Wirkstoffe regen den Appetit an und sind in Kapselform erhältlich. Oder einen Teelöffel der pulverisierten Samen in eine Tasse Wasser geben und den Sud trinken. Es ist auch möglich, zu jeder Mahlzeit 2 ml flüssiges Extrakt einzunehmen.

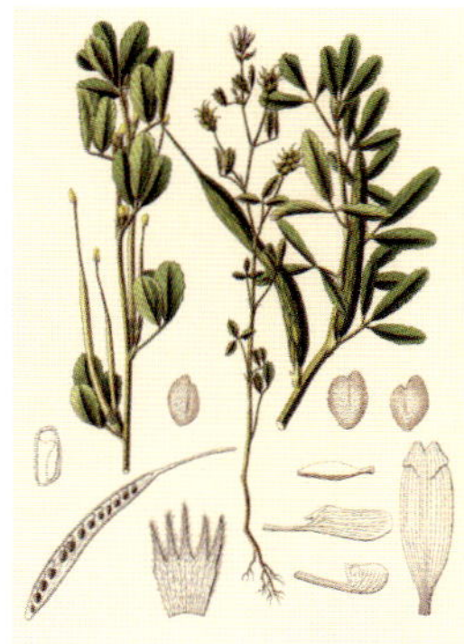

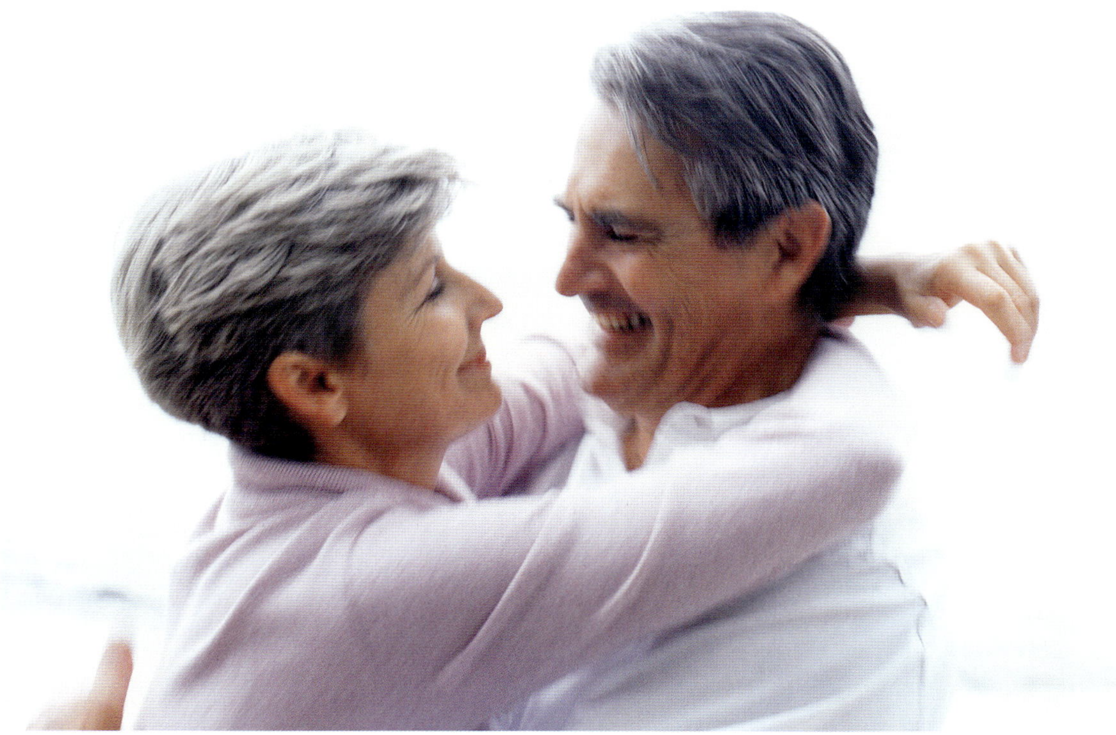

Soja in den Wechseljahren

(Glycine max)

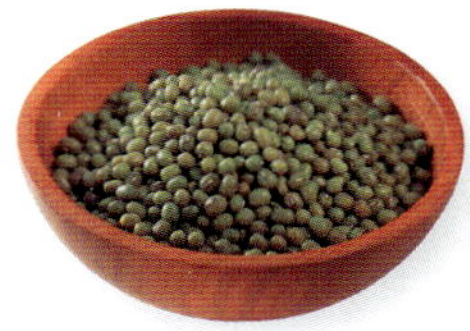

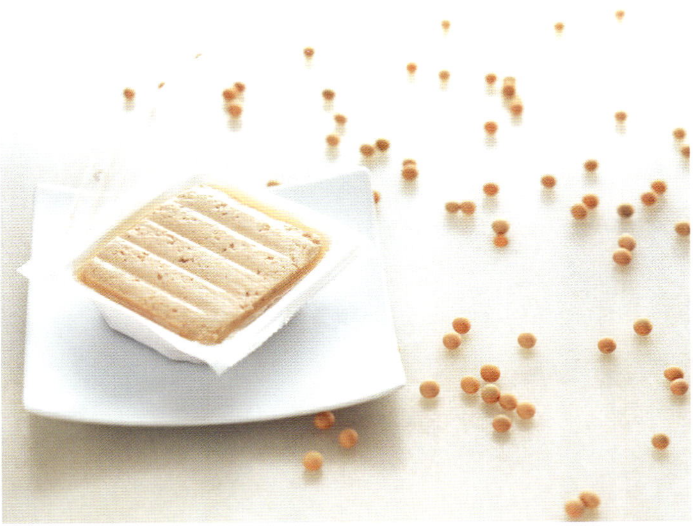

Soja kann man als große Verbündete der Frauen bezeichnen. Das natürliche Mittel kann Wechseljahresbeschwerden lindern, von denen die meisten Frauen ab einem bestimmten Alter betroffen sind. Außerdem senkt es den Cholesterinspiegel und mindert das Risiko von Herz-Kreislauf-Erkrankungen – Todesursache Nummer eins bei Frauen im Alter ab 50. Soja schützt zudem die Knochengesundheit – daher ist die Rate von Osteoporosekranken in asiatischen Ländern geringer als bei uns, denn dort wird reichlich Soja konsumiert. Studien belegen, dass japanische Frauen ein fünf- bis achtfach geringeres Risiko haben, an Brustkrebs zu erkranken, als Frauen in europäischen Ländern.

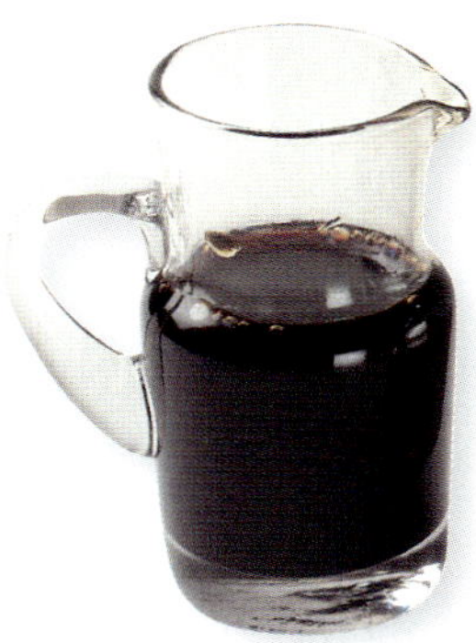

Wie wirkt die Pflanze?

Der wichtigste Wirkstoff sind die Isoflavone, die den Hormonhaushalt bei Frauen ausgleichen. Gerade in den Wechseljahren ist hier Soja sehr hilfreich, da in dieser Lebensetappe der Östrogenspiegel sinkt. Hitzewallungen, Reizbarkeit, Schlaflosigkeit und langfristig Osteoporose sowie Herz-Kreislauf-Erkrankungen können hier die Folge sein. Soja kann diese Beschwerden mildern.

Wie wird sie eingenommen?

In asiatischen Ländern liegt die tägliche Aufnahme von Soja bei rund 40 mg, Frauen in westlichen Ländern nehmen gerade einmal 5 mg am Tag auf. Experten raten daher, vermehrt phytoöstrogenreiche Lebensmittel zu verzehren: Hülsenfrüchte, vor allem Soja, Getreide, Gemüse. Die Inhaltsstoffe von Soja wirken rund 8 Stunden lang. Daher rät man, die tägliche Dosis auf zwei Raten am Tag zu verteilen. Man kann allerdings auch auf Soja-Derivate zurückgreifen: Tofu, Miso, Tempeh, Seitan, Mixgetränke ...

Mönchspfeffer während der Regel

(Vitex agnus-castus)

Obwohl man von einem 28-tägigen Regelzyklus ausgeht, ist das bei 15 % aller fruchtbaren Frauen nicht unbedingt der Fall – der Zyklus kann zwischen 21 und 35 Tagen schwanken. Die Dauer der Blutungen sowie ihre Intensität und das Intervall zwischen den einzelnen Regelblutungen bestimmen letztendlich den Zyklus. Schwankt einer dieser Werte, spricht man von einem unregelmäßigen Zyklus. Das ist nicht weiter beunruhigend. Der Gynäkologe kann die Schwankungen genauer untersuchen und stellt dann in der Regel fest, dass Hormonschwankungen schuld sind, die man einfach behandeln kann. Auch Zwischenblutungen können den sonst regelmäßigen Zyklus plötzlich aus dem Gleichgewicht bringen.

Wie wirkt die Pflanze?

Mönchspfeffer hat sich bei Hormonschwankungen und Unregelmäßigkeiten im Regelzyklus sowie Menstruationsbeschwerden gut bewährt. Seine Inhaltsstoffe kurbeln die Progesteronbildung in der Hypophyse (Hirnanhangdrüse) an. So schützt er vor Menstruationsschwankungen und -schmerzen.

Was kann sie außerdem?

Es hilft außerdem bei PMS (prämenstruelles Syndrom), gegen Spannungsschmerzen in den Brüsten, bei Reizbarkeit, Rückenschmerzen sowie auch bei den typischen Beschwerden der Postmenopause. Die Früchte der Pflanze regen außerdem die Verdauung an. Äußerlich angewendet, das heißt mithilfe der Blätter, können Wunden geheilt werden.

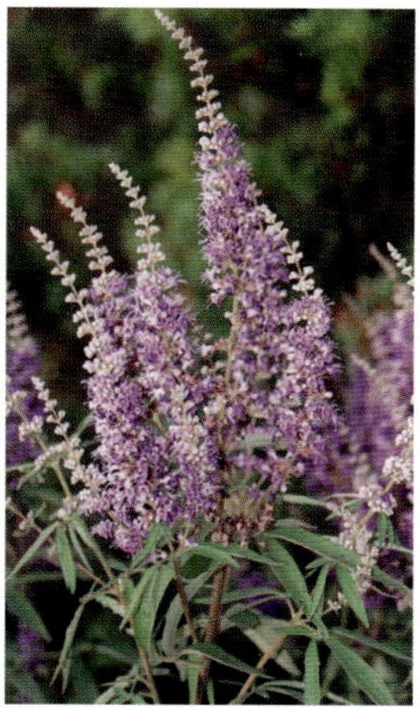

Wie wird sie eingenommen?

Man kann einen einfachen Mönchspfeffer-Kräutertee trinken oder in Kombination mit anderen Kräutern, wie Salbei oder Weißdorn (bis zu vier Tassen täglich). Außerdem kann man auf Kapseln, Tinkturen oder Flüssigextrakte zurückgreifen.

Gut zu wissen ...

- Essen Sie gut! Jede Unregelmäßigkeit in unserer täglichen Ernährung, beispielsweise eine üppige Fettaufnahme oder auch Appetitlosigkeit können zu Unregelmäßigkeiten im Zyklus führen.
- Bewegen Sie sich moderat! Extreme Sportleistungen können zu einer Verspätung oder sogar zu einem Ausfall der Menstruation führen.
- Vermeiden Sie Stress! Studien belegen, dass Frauen, die vermehrt Stress und Nervosität ausgesetzt sind, einen unregelmäßigen Zyklus vorweisen. Nehmen Sie mit entspannten Bädern oder Entspannungsübungen wie Yoga dem stressigen Alltag die Schärfe.

Nachtkerze gegen PMS-Beschwerden

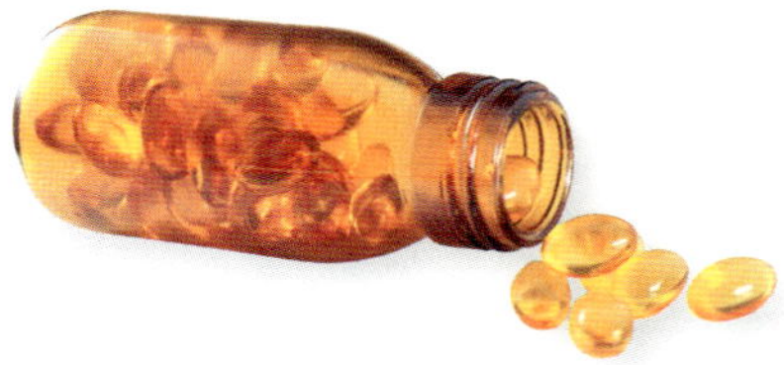

(Oenothera biennis)

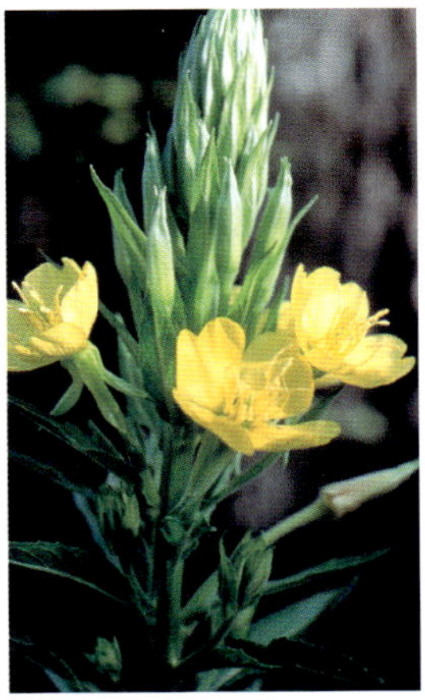

Das prämenstruelle Syndrom – kurz PMS genannt – ist für die Beschwerden vor Eintreten der Regel bekannt: aufgeblähter Bauch, Brustspannungen, Erschöpfung, Übelkeit, Verstopfung, Kopfschmerzen, Hautirritationen, Reizbarkeit, Beklemmungen, Traurigkeit – die Symptome sind vielfältig, lästig und verschwinden meist erst wieder, sobald die Regel einsetzt. Die Beschwerden rühren von der Veränderung des Hormonhaushalts her. 75 % aller Frauen leiden darunter. Vor allem Frauen ab 30 Jahren, die Kinder haben, reagieren sehr empfindlich. Eine Pillenpause (Anti-Baby-Pille) sowie eine Geburt können die Intensität der Beschwerden verstärken.

Wie wirkt die Pflanze?

Um sich in der Zeit vor der Menstruation wohler zu fühlen, wird die Aufnahme von essentiellen Fettsäuren empfohlen (Omega-3 und Omega-6). Nachtkerzenöl ist besonders reich an diesen wertvollen Fettsäuren – vor allem enthält es viel Gammalinolensäure, die entzündungshemmend wirkt. So kann Nachtkerzenöl den typischen prämenstruellen Beschwerden (aufgeblähter Bauch, Schmerzen und Brustspannungen) vorbeugen.

Was kann sie außerdem?

Die Nachtkerze kann auch bei Kreislaufstörungen Abhilfe schaffen, Schmerzen von Gichtkranken lindern, und – äußerlich angewendet – dem Alterungsprozess der Haut Einhalt gebieten sowie Pickel und Schwangerschaftsstreifen bekämpfen.

Wie wird sie eingenommen?

Das wertvolle Nachtkerzenöl liegt meist in einer Standarddosis in Gelatineperlen vor. Mann sollte 6 Gramm am Tag zu sich nehmen. Mit einer leichten Dosis wird zehn Tage vor Einsetzen der Regel begonnen. So können PMS-Beschwerden gelindert werden. Das Öl kann auch zum Anmachen eines Salats verwendet werden – obwohl diese Aufnahmeform sehr teuer ist. Äußerlich angewendet hilft das Öl bei Hautproblemen. Rheumatische Schmerzen können mit einer Nachtkerzenöl-Massage gelindert werden.

Gut zu wissen ...

- Auch die Ernährung spielt eine wichtige Rolle: Wer reichlich Fisch verzehrt, pflanzliches Öl verwendet oder trockene Früchte isst, kann den Beschwerden vorbeugen. Eine salzarme Ernährung sowie eine ausreichende Flüssigkeitszufuhr sind außerdem hilfreich. Zudem wird empfohlen, wenig Zucker, Koffein und Alkohol zu konsumieren, die Aufnahme von Kohlenhydraten zu steigern sowie Lebensmittel zu verzehren, die reich an Magnesium, Calcium und den B-Vitaminen sind (Vollkornprodukte, Früchte, Gemüse).
- PMS-Beschwerden kann man auch mit Entspannungsübungen vorbeugen. Muskelverspannungen können so gelöst werden, extremen Schmerzen sowie dem Unwohlsein wird vorgebeugt.

Traubensilberkerze für die Wechseljahre

(Cimicifuga racemosa)

Die Wechseljahre läuten nicht nur das Ende der Menstruation ein, sondern sind vor allem in Bezug auf die hormonellen Veränderungen im Körper von großer Bedeutung. Hitzewallungen, Reizbarkeit, Hauttrockenheit sowie Blasenentzündung zählen zu den typischen Beschwerden. Die größten möglichen Probleme tauchen jedoch erst zehn Jahre später auf: Osteoporose sowie Herz-Kreislauf-Erkrankungen. In der Regel kommt die Frau im Alter um die 50 Jahre herum in die Wechseljahre. Die Zeit davor bezeichnet man als Prämenopause. In der Postmenopause befindet man sich, wenn die Menstruation definitiv vorbei ist – eine Zeit mit großem Abfall an Östrogenen im Körper.

Wie wirkt die Pflanze?

In der Wurzel der Traubensilberkerze befinden sich viele Isoflavone (Formalin), die im Körper ähnlich reagieren wie die Östrogene. Viele Studien konnten den Erfolg der Pflanze nachweisen, vor allem in Bezug auf das vegetative Nervensystem. Demnach wirkt die Pflanze gegen Nachtschweiß, trockene Haut, Hitzewallungen, Kopf- und Rückenschmerzen, Reizbarkeit, Scheidentrockenheit, Schwindelgefühle und Schlaflosigkeit.

Was kann sie außerdem?

Die Traubensilberkerze kommt auch bei einigen anderen gynäkologischen Beschwerden zum Einsatz: Sowohl bei Dysmenorrhö, Gebärmutterschleimhaut- oder Gebärmutter-Entzündungen als auch bei Beckenentzündungen.

Gut zu wissen ...

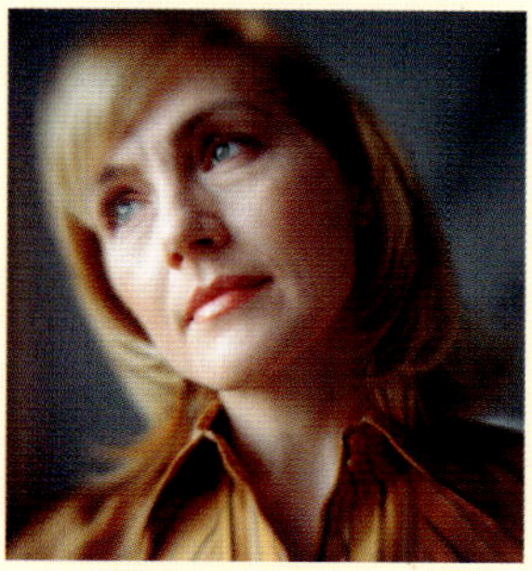

- Achten Sie auf eine ausgewogene Ernährung: Die Wechseljahre bringen neben dem Abfall an Östrogenen auch eine Abnahme der Knochendichte mit sich. Um einer Osteoporose vorzubeugen, ist eine calciumreiche Nahrung wichtig (Milch, Joghurt, Käse) sowie die Zufuhr von Lebensmitteln, die reich an Vitamin D sind (Milch, Fisch, Eigelb ...), denn Vitamin D sorgt dafür, dass Calcium besser vom Darm aufgenommen wird. Vitamin D wird außerdem als „Sonnenvitamin" bezeichnet. Um die Knochen weiterhin zu stärken, sollten regelmäßig Übungen durchgeführt werden. Auf Alkohol, Koffein und Nikotin sollten Sie weitestgehend verzichten, denn diese schlechten Gewohnheiten provozieren zusätzlich eine Schwächung der Knochen.
- Soja hat sich in den letzten Jahren ebenfalls im Kampf gegen die typischen Wechseljahresbeschwerden bewährt. In einem vorherigen Kapitel wurde bereits erwähnt, dass Asiatinnen aufgrund ihres hohen Sojakonsums seltener unter Wechseljahresbeschwerden leiden als Frauen der westlichen Länder.

Wie wird sie eingenommen?

Die Wirkstoffe findet man in einer Tinktur, einem flüssigen Extrakt oder in Kapseln vor. Die trockene Wurzel wird in Stückchen oder als Pulver angeboten, um damit einen Sud mit anderen Kräutern abzukochen, zum Beispiel mit Schafgarbe und Salbei.

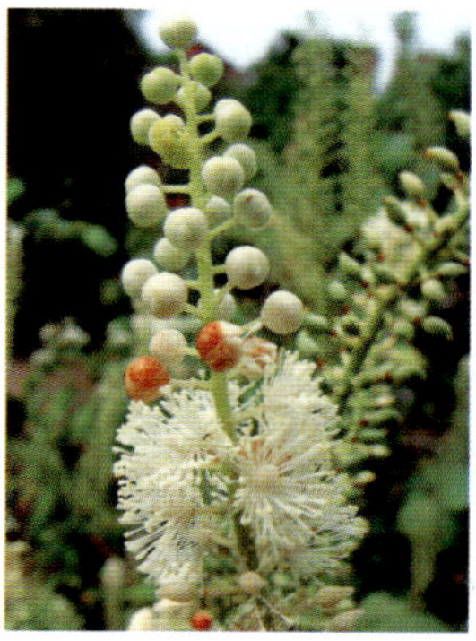

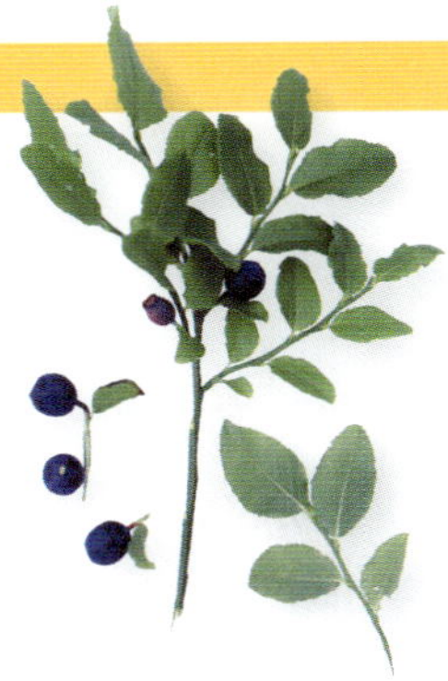

Cranberrys gegen Blasenentzündung

(Vaccinium myrtillus)

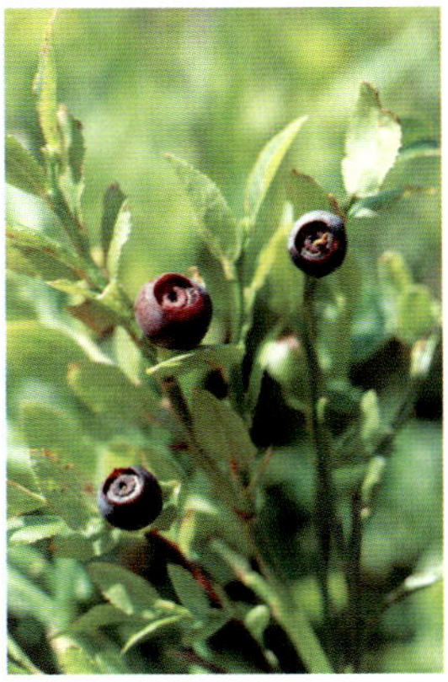

Hormonveränderungen bei Frauen führen meist auch zu Harnwegsbeschwerden. Die Blasenentzündung, die durch einen Infekt ausgelöst wird, gehört zu den häufigen Leiden einer Frau. Man geht davon aus, dass rund drei bis fünf von hundert Personen von einer Blasenentzündung betroffen sind. Vor allem werden Frauen von dieser Krankheit heimgesucht, da der weibliche Blasengang kürzer ist als der von Männern. Während einer Schwangerschaft ist die Frau besonders anfällig für eine Blasenentzündung, wenn sich die Harnwege entspannen oder auch, wenn es Probleme gibt, regelmäßig die Blase zu entleeren (beispielsweise, weil Nierensteine vorliegen), da vorhandene Bakterien nicht ausgespült werden können, sondern sich innerhalb der Blase vermehren. Genauso schnell, wie die ersten Symptome (Schmerzen beim Urinieren, der Drang, die Blase zu entleeren, obwohl sie bereits leer ist, Sensibilität in der Intimzone ...) auftauchen, sollten sie mithilfe eines geeigneten Mittels wieder verschwinden. Die Keime könnten sich sonst ausbreiten und die Nieren sowie andere Organe angreifen.

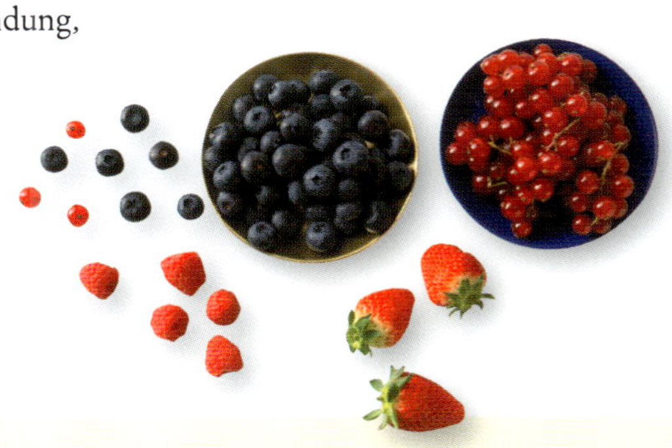

Gut zu wissen ...

- Vermeiden Sie eng anliegende und nicht luftdurchlässige Kleidung. Denn Feuchtigkeit kann die Bakterienbildung provozieren. Die Unterwäsche sollte aus Baumwolle sein.
- Verzichten Sie auf aggressive Seifen, Intimdeodorant und parfümierte Produkte, da sie die empfindliche Intimzone angreifen und die natürlichen Abwehrmechanismen zerstören können.
- Spermizide sowie Gleitflüssigkeiten können oft Irritationen hervorrufen und bei anfälligen Frauen eine Blasenentzündung zur Folge haben. Die Benutzung eines Diaphragmas zählt auch zu den Risiken. Dass eine gewisse Hygiene bei der Benutzung an den Tag gelegt werden sollte, ist selbstverständlich. Ihr Frauenarzt kann Ihnen sicher ein geeignetes keimtötendes Mittel empfehlen.
- Entleeren Sie regelmäßig Ihre Blase. Mit jedem Uringang werden Bakterien ausgespült, die sonst eine Infektion auslösen könnten.
- Trinken Sie viel Wasser, um einem Flüssigkeitsstau vorzubeugen. Die Nieren werden so regelmäßig gesäubert und das Infektionsrisiko gemindert.
- Verzehren Sie Lebensmittel wie Artischocke, Zwiebel, Sellerie oder Rübe (direkt oder als Suppe) – sie unterstützen die Harnausscheidung und halten die Nieren somit frei von Bakterien. Alkohol, scharfe sowie frittierte und gebackene Lebensmittel sollten Sie hingegen reduzieren.

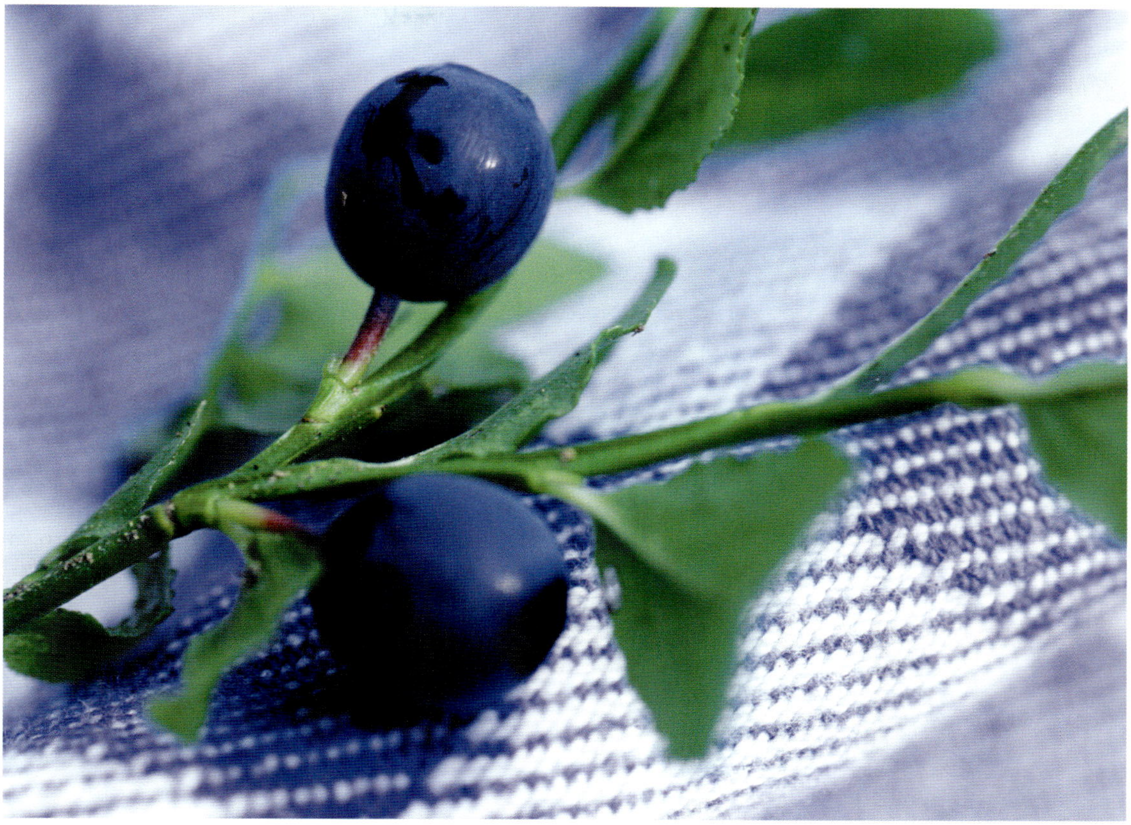

Wie wirkt die Pflanze?

Die Blätter besitzen harntreibende sowie antiseptische Eigenschaften – ähnlich wie andere Heidekrautgewächse. Cranberrymittel beugen deshalb effektiv Infektionen vor und wirken auch schnell, wenn bereits eine Blasenentzündung oder andere Harnwegsbeschwerden vorliegen.

Was kann sie außerdem?

Die Pflanzenblätter helfen außerdem bei Scheidenentzündungen, indem sie einen Flüssigkeitsstau bekämpfen. Das adstringierende Mittel kann außerdem bei Durchfall Abhilfe schaffen. Äußerlich angewendet, kann der Wirkstoff auf Wunden oder Geschwüre aufgetragen werden. Die Früchte sind reich an Vitamin A und C sowie Mineralstoffen. In der Phytotherapie werden sie deshalb gerne bei Zellschwäche eingesetzt, die sich in Form von Hämorrhoiden oder Krampfadern bemerkbar machen kann, sowie bei Sehschwäche, von der des Öfteren Diabetiker betroffen sind.

Wie wird sie eingenommen?

Die Wirkstoffe der Früchte liegen in pulverisierter Form in Kapseln, in flüssigem Extrakt, in einer Tinktur (bis zu 50 Tropfen täglich in Wasser gemischt, drei- bis viermal am Tag einnehmen), in frisch gepresstem Saft oder in einem Sirup vor. Die in den Blättern vorkommenden Wirkstoffe können über einen Kräutertee aufgenommen werden (einen Teelöffel mit einer Tasse Wasser vermengt, dreimal am Tag).

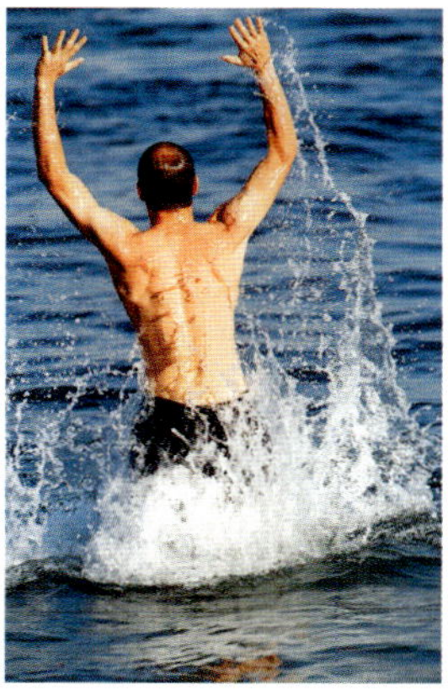

Weitere Pflanzen für die Frau

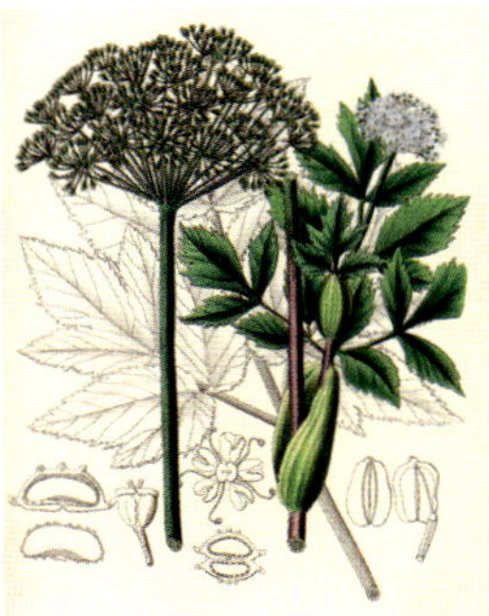

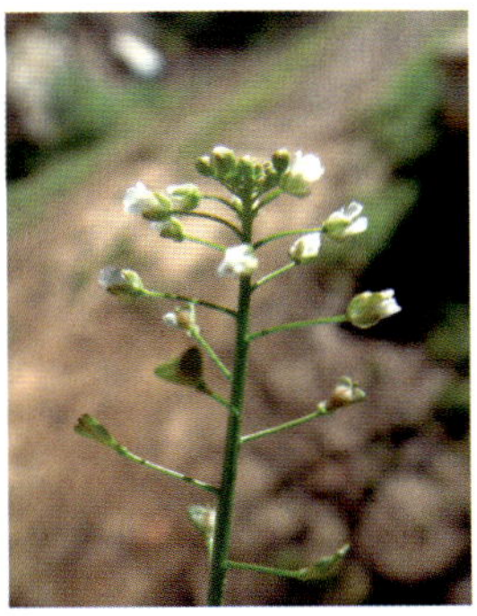

Engelwurz

Diese effektiv wirkende Pflanze begünstigt den Menstruationsfluss und sorgt für Vitalität in Zeiten der Schwäche aufgrund des Blutverlustes. Diese natürliche Quelle ist reicht an Phytoöstrogen und wirkt somit einem Östrogenabfall entgegen. Der Wirkstoff der Pflanze ist in Kapselform oder als Tinktur erhältlich.

Salbei

Mit ätherischen Ölen vermischt (mit süßem Mandelöl verdünnt), entsteht ein effektives Mittel gegen Menstruationsschmerzen: Einfach vom Bauch abwärts im Uhrzeigersinn bis zum Unterleib die Mischung einreiben. Täglich mindestens zehn Minuten lang die Massage durchführen, damit die Wirkstoffe des Öls und des Salbeis in die Haut eintreten. Führt man diese Behandlung einen Monat lang durch, sind gute Erfolge zu erzielen.

Wiesenklee

Eine gute Isoflavon-Quelle. Zahlreiche Studien haben bereits ihre positive Wirkung bei der Regulierung des Hormonhaushalts beweisen können. Wiesenklee wirkt vor allem effektiv gegen Nachtschweiß und kann die Abnahme der Knochenmasse vor und nach den Wechseljahren bremsen. Man kann die trockene Pflanze an sich verwenden, zerkleinert für eine Tinktur oder einen Kräutertee. Auch ist der Wirkstoff in Kapseln und als Fluidextrakt zu finden.

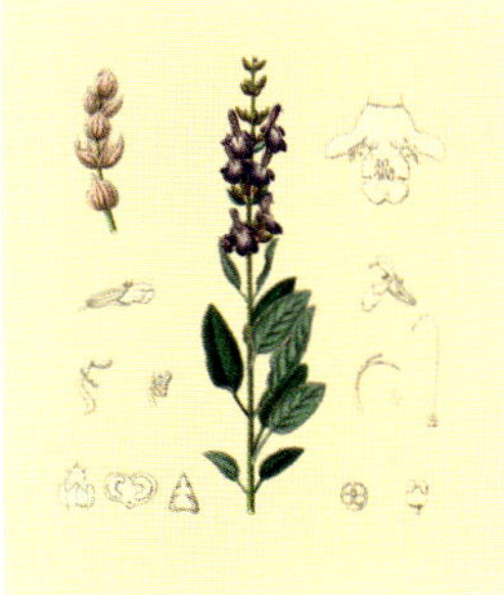

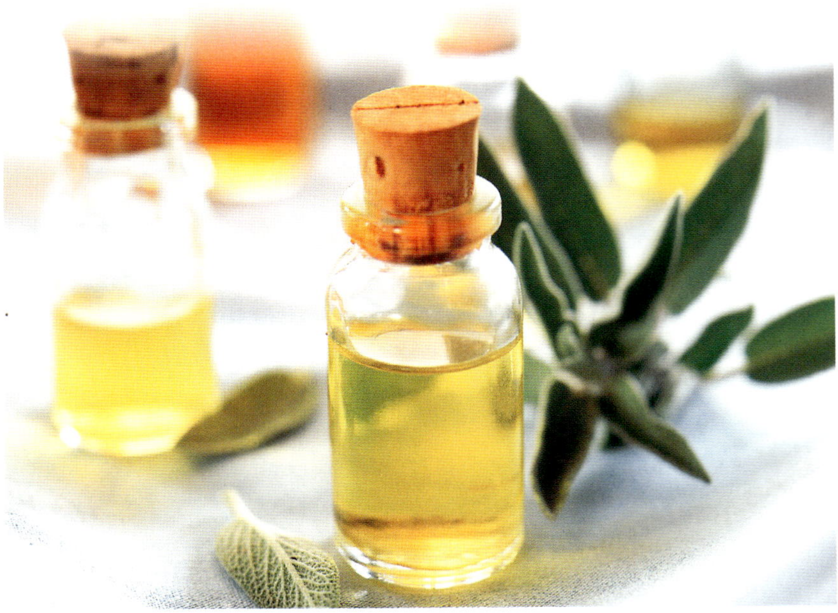

Hirtentäschel

Besonders junge Frauen leiden während der ersten Regel unter extremen Unterleibsschmerzen. Ein Kräutertee mit Hirtentäschel (drei Tassen am Tag, zwischen den Mahlzeiten einnehmen), kann Abhilfe schaffen. Der Wirkstoff liegt auch in Form von Fluidextrakt vor. Hirtentäschel-Kompressen können ebenso helfen.

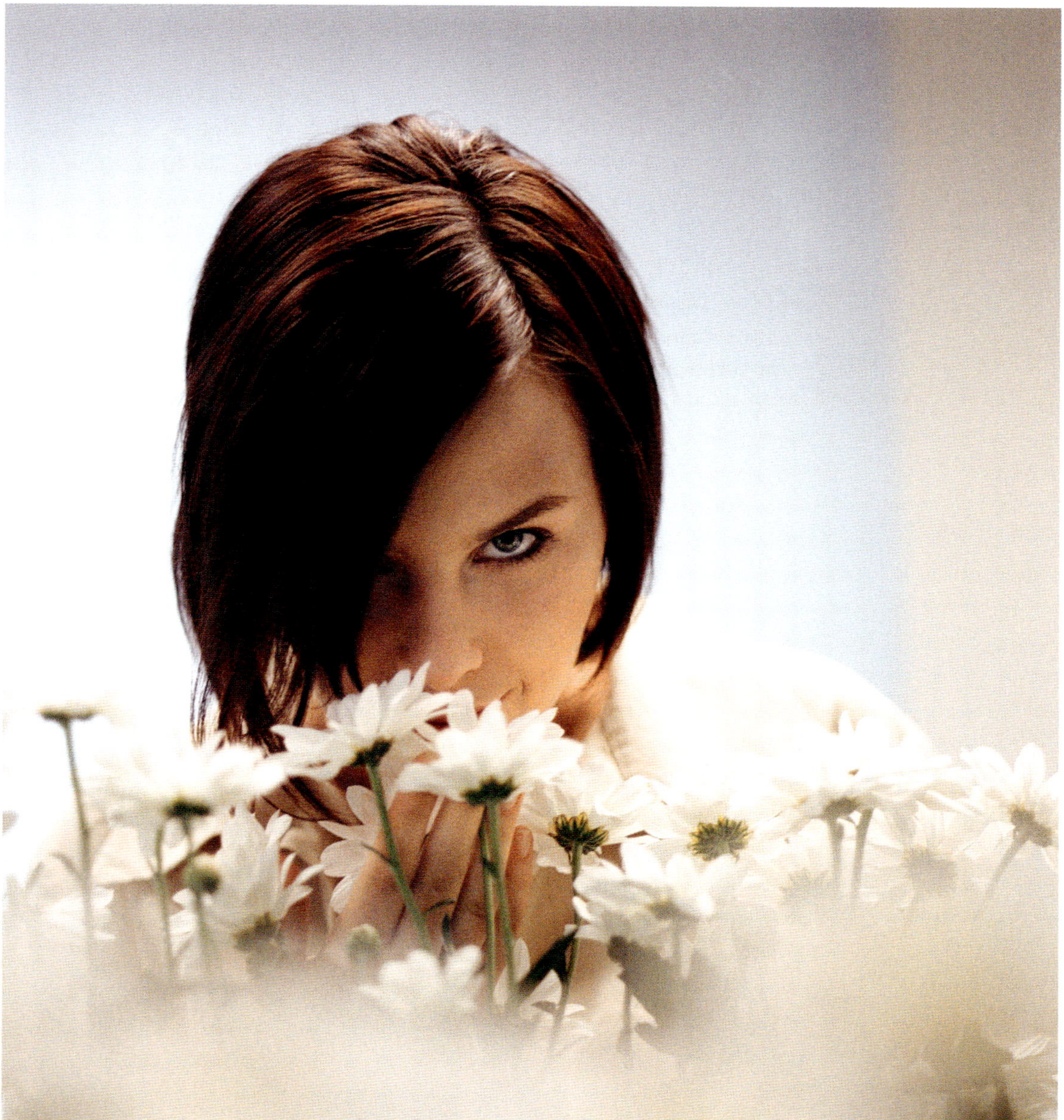

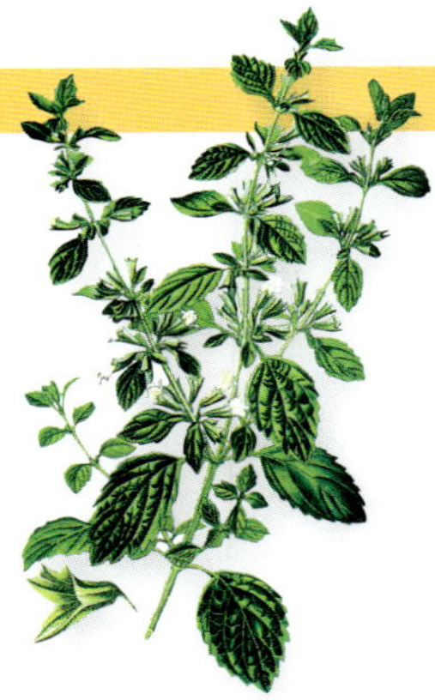

Melisse gegen Übelkeit

(Melissa officinalis)

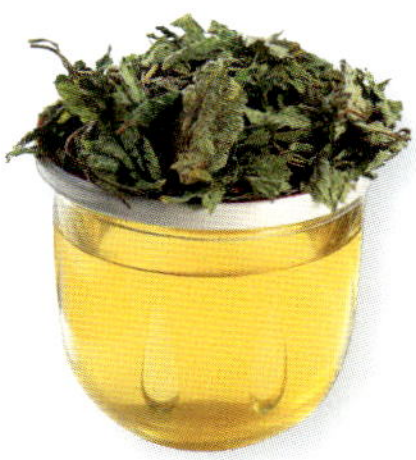

In den ersten Schwangerschaftsmonaten leidet die Frau oft unter Schwindelgefühlen und Übelkeit. Die Ursachen wurden noch nicht ausreichend erforscht. Man geht davon aus, dass die Veränderung des Hormonhaushalts sich auch auf den Teil des Gehirns auswirkt, der Übelkeit und Schwindelgefühle kontrolliert. Außerdem könnten eine Blasenkrankheit vorliegen, eine Schilddrüsenüberfunktion, eine Mehrlingsschwangerschaft sowie die typischen Beschwerden der Schwangerschaft (Verstärkung des Geruchssinns, Zusammenziehen der Unterleibsmuskeln, Verschiebung der inneren Organe, Übersäuerung des Magens). Stress und fettreiche Ernährung können ebenfalls Auslöser für die Beschwerden sein.

Gut zu wissen ...

So kann man der Übelkeit vorbeugen:

- Alle zwei bis drei Stunden eine Kleinigkeit essen, auch wenn man keinen Hunger hat. Salzige Kekse sowie Toastbrot sind geeignete Zwischenmahlzeiten, um der Übelkeit zuvorzukommen.
- Fettige Gerichte vermeiden, da sie den Stuhlgang erschweren, Völlegefühl auslösen und letztlich einen Brechreiz provozieren.
- Viel trinken: Bestenfalls zehn bis 12 Gläser Wasser täglich, Fruchtsaft oder Kräutertees. Auf Alkohol und Koffein verzichten.
- Ingwertee kann Abhilfe schaffen: Weniger als einen Teelöffel des frischen, geraspelten Ingwer pro Tasse Wasser vermengen und über den Tag verteilt trinken. Pfefferminztee kann ebenfalls helfen.
- Einige Mal am Tag eine Ruhepause einlegen: Kopf und Füße dabei auf einem Kissen betten und langgestreckt ausruhen.
- Gegen die Morgenübelkeit hilft es, direkt nach dem Aufwachen im Bett eine Kleinigkeit zu essen. Ihr Partner sollte Ihnen einen kleinen Snack reichen. Nicht sofort aufstehen, den Tag langsam angehen.
- Langsam bewegen und plötzliche Bewegungen vermeiden. Nach dem Essen den Magen ruhen lassen, indem man sich so hinsetzt, dass der Magen nicht eingeengt wird.
- Unangenehmen Gerüchen, die Übelkeit auslösen, aus dem Weg gehen.
- Nicht direkt nach dem Essen die Zähne putzen. Die Zahnbürste könnte einen Brechreiz auslösen.
- Bewegen Sie sich jeden Tag ein wenig draußen an der frischen Luft. Kleine Spaziergänge helfen genauso wie das Schlafen bei offenem Fenster, so dass die Luft zirkulieren kann.

Wie wirkt die Pflanze?

Melisse besitzt schmerzlindernde Fähigkeiten und wird deshalb bei diversen Beschwerden, die vom Nervensystem herrühren (Beklemmungen, Nervosität, Herzrasen, Schlaflosigkeit ...), erfolgreich eingesetzt. Sie hilft außerdem gegen Übelkeit und Schwindelgefühle, Verdauungsstörungen, Sodbrennen, Koliken, Blähungen sowie weitere Magen-Darm-Beschwerden, die aufgrund von Nervosität entstehen können.

Was kann sie außerdem?

Das ätherische Öl kann auf Wunden und Herpesstellen aufgetragen werden. Der frische Pflanzensaft wirkt lindernd bei Juckreiz und Insektenstichen sowie kleinen Wunden.

Wie wird sie eingenommen?

Während der Schwangerschaft drei Tassen Kräutertee am Tag (die trockene Pflanze zerkleinert verwenden) trinken. Vorsicht: Das ätherische Öl während der Schwangerschaft und Stillzeit niemals unverdünnt einnehmen!

Süßmandelöl gegen Schwangerschaftsstreifen

(Prunus amygdalus var. dulcis)

Um Schwangerschaftsstreifen zu vermeiden, die meist an der Brust oder am Bauch entstehen, sind Produkte vonnöten, die einen regenerativen Einfluss auf das Bindegewebe ausüben und die Strukturveränderung der Haut aufgrund ihrer Dehnung positiv beeinflussen. Wird die Elastizität der Haut zurückgewonnen, können Schwangerschaftsstreifen verhindert werden; eine feinere Hautstruktur wird sich bemerkbar machen sowie ein strahlender Teint. Süßmandelöl eignet sich hervorragend dafür, da man es meist auch bei Hautirritationen und Allergien anwenden kann.

Wie wirkt die Pflanze?

In den Bergen von Asien werden Süßmandeln seit langem kultiviert. Die Pflanze ist für ihre Schönheit bekannt, wenn sie am Ende des Winters in Blüte steht und auch für ihre positive Wirkung auf die Haut. Das aus den Mandeln gepresste Öl wird schon seit Jahrhunderten für die Elastizität der Haut verwendet, vor allem bei trockener, dehydrierter und schuppiger Haut. Heutzutage verwendet man das wertvolle Öl für die Herstellung von Lotionen und in der Kosmetik. Es ist sehr nahrhaft, reich an Vitamin E, einfach sowie mehrfach gesättigten Fettsäuren und Mineralstoffen. Auch bei sensibler Haut kann es verwendet werden und wirkt Entzündungen entgegen. In der Welt der Massagen und Aromatherapien dient es als Basisstoff für therapeutische Massageöle, da es eine entspannende Wirkung entfaltet. Sowohl bei Kindern und Senioren als auch bei Personen, die alkoholische Lösungen nicht vertragen, kann es zum Einsatz kommen.

Was kann sie außerdem?

Oral eingenommen kann es als Abführmittel dienlich sein. Bei Verstopfungen zwei bis vier Löffel am Tag auf nüchternen Magen einnehmen. Ihre Inhaltsstoffe wirken sich außerdem positiv auf den Cholesterinspiegel aus, beugen Herz-Kreislauf-Störungen vor, stärken die Nerven und kräftigen die Muskeln.

Wie wird sie eingenommen?

Um Schwangerschaftsstreifen vorzubeugen, sollte das Öl zweimal am Tag auf die zu behandelnde Zone aufgetragen und in Kreisbewegungen einmassiert werden. Es kann direkt auf die trockene Haut aufgetragen werden, auf die feuchte Haut nach dem Duschen oder man mengt es dem Badewasser für ein entspannendes Bad bei.

Gut zu wissen ...

Das Fruchtfleisch sowie das Öl der Avocado eignen sich ebenfalls hervorragend dazu, Schwangerschaftsstreifen vorzubeugen.

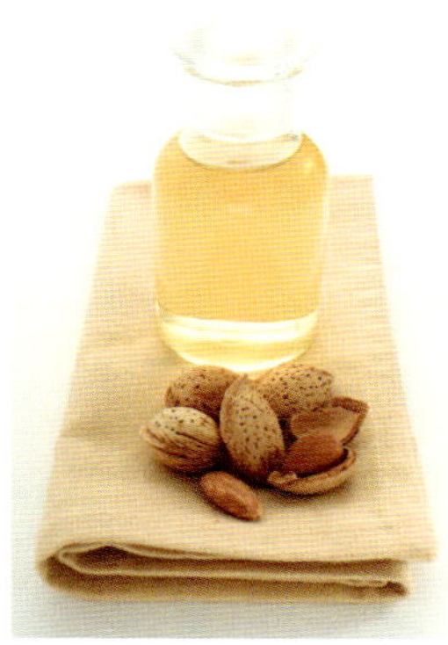

Mais gegen Wasseransammlungen

(Zea mays)

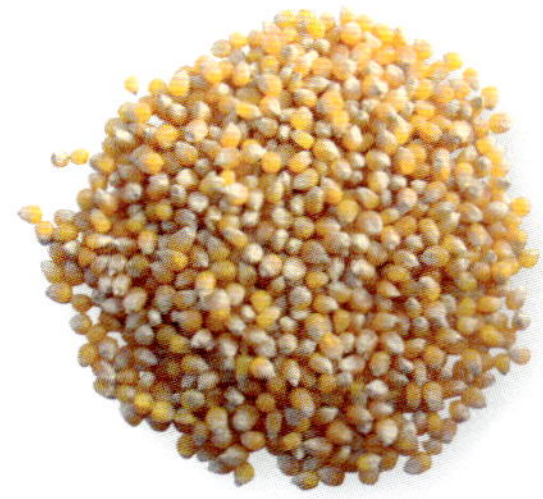

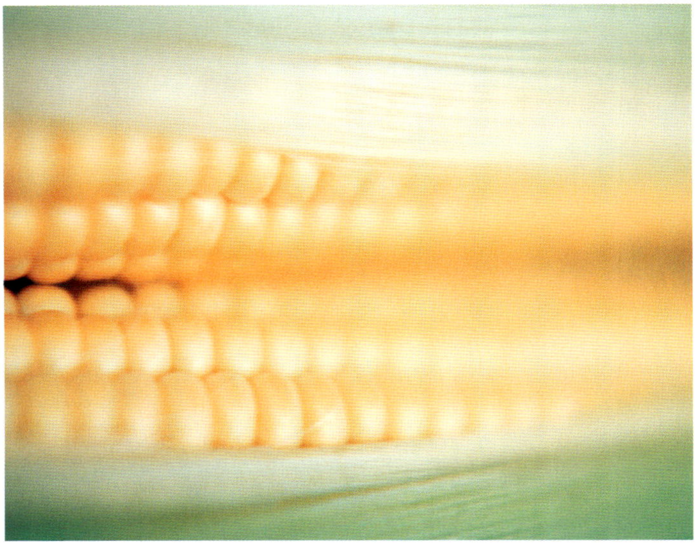

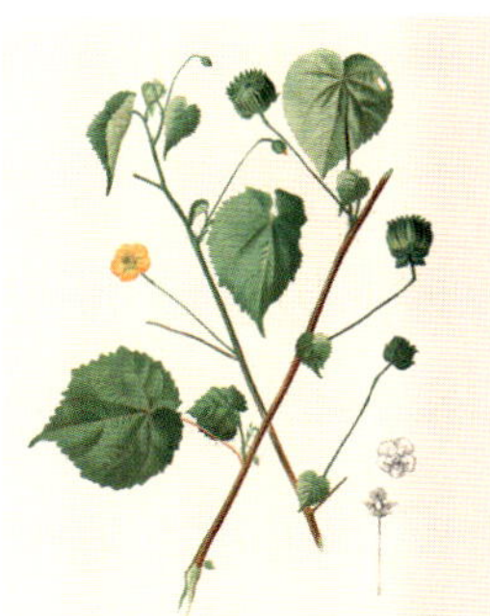

Unser Organismus ist so strukturiert, dass er sich automatisch an die Flüssigkeitsmengen, die wir aufnehmen, anpasst. Das heißt, wenn wir viel Wasser trinken, arbeiten unsere Nieren sowie Schweißdrüsen automatisch auch schneller. Problematisch wird es, wenn der Körper aus irgendeinem Grund diese automatische Umstellung nicht mehr hinbekommt. Der Flüssigkeitshaushalt gerät ins Wanken und die Nieren kommen mit ihrer Arbeit nicht mehr hinterher. Hormonelle Schwankungen aufgrund einer Schwangerschaft könnten der Grund dafür sein. Die Knöchel und Füße schwellen deshalb oft bei Schwangeren an. Leichte Ödeme lassen sich durch sanfte Mittel beseitigen. Ein Medikament sollte niemals ohne den Rat des Arztes eingenommen werden.

Gut zu wissen ...

- Laufen: Die Bewegung der Beine treibt auch die Nierentätigkeit an.
- Reichlich mineralarmes Wasser trinken: Je mehr Wasser man aufnimmt, desto einfacher ist es, mit ihm die überschüssigen Flüssigkeiten hinauszuspülen.
- Baden gehen – sei es im Schwimmbad, im Meer oder auch nur in der Badewanne. Im Wasser die Beine bewegen, so dass die Muskeln die Flüssigkeiten zur Nieren schieben können. Der Wasserdruck kann außerdem den Harndrang verstärken.

Wie wirkt die Pflanze?

Abgekochter Mais ist ein effektives Mittel, um überschüssige Flüssigkeiten aus dem Körper zu schwemmen. Auch zum Abnehmen ist er gut geeignet sowie bei zu hohem Bluthochdruck. Außerdem kann er Nierensteinen oder Blasenentzündungen vorbeugen.

Was kann sie außerdem?

Maismehl trägt man in Form eines Wickels auf kranke Haut auf, beispielsweise bei Ekzemen oder leichten Wunden. Maisöl wird hingegen in der Kosmetikindustrie verwendet.

Wie wird sie eingenommen?

Für die innere Anwendung eignet sich eine Infusion. Auch Tinkturen, flüssige Extrakte, Kapseln oder der trockene Extrakt sind mögliche Einnahmeformen. Das Maisöl wird äußerlich angewendet, meist in Form eines Kosmetikums.

Bierhefe zur Kräftigung

(Saccharomyces cerevisiae)

Während der Schwangerschaft und Stillzeit erhöht sich der Bedarf an B-Vitaminen (vor allem Folsäure), Magnesium, Calcium sowie Eisen. Daher ist es ratsam, ein Nahrungsergänzungsmittel einzunehmen, das die tägliche Nahrung sinnvoll ergänzen kann.

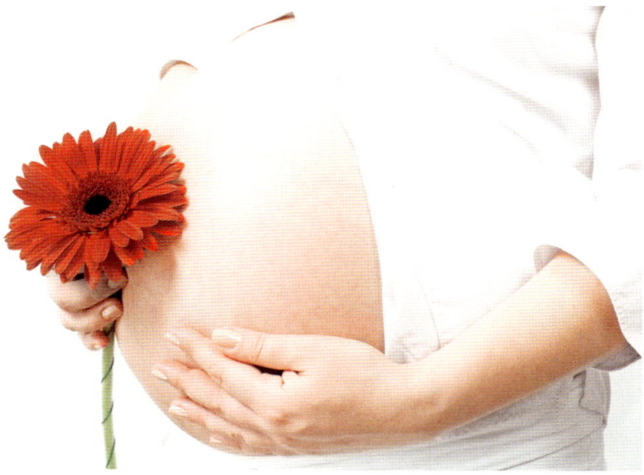

Wie wirkt die Pflanze?

Bierhefe ist eine gute Quelle für alle B-Vitamine. Außerdem ist sie reich an Mineralstoffen (Phosphor, Calcium, Silizium, Zink, Kupfer, Eisen) sowie essentiellen Aminosäuren. Bierhefe ist ein Kräftigungsmittel, das entschlackend wirkt und den Gesundheitszustand von Haut, Haaren und Nägeln verbessern kann. Außerdem enthält sie aktive Substanzen, die das Abwehrsystem stärken, die Darmtätigkeit anregen sowie die Darmflora ins Gleichgewicht bringen. Bei Vitamin B- oder Mineralstoffmangel (Zink oder Eisen) kann Bierhefe den Mangel ausgleichen.

Wie wird sie eingenommen?

Gängige Einnahmeformen sind Flocken, Tabletten oder flüssige Vollkornhefe (die kostbarste Form). Die empfohlene Tagesdosis liegt bei drei Löffeln (zehn bis 30 Gramm). Der Wirkstoff kann einer Suppe, einem Püree, einem Saft, einem Salat, einem Joghurt, Getreide usw. beigemengt werden.

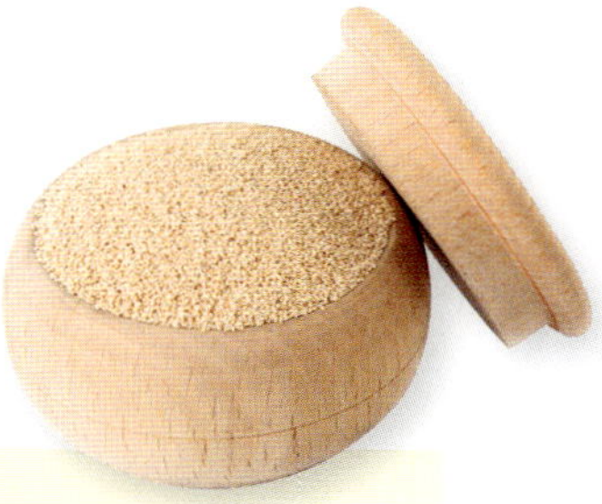

Gut zu wissen ...

Eine ausgewogene Ernährung ist in der Phase des Schwangerschaftsdiabetes äußerst elementar. Nicht nur für die Gesundheit der Mutter, sondern auch für den Fötus. Mithilfe einer gesunden Ernährung kann Stress, Müdigkeit, Gereiztheit und Erschöpfung sowie weiteren typischen Schwangerschaftsbeschwerden vorgebeugt werden. Die Ernährung sollte komplett, vielseitig und auch schmackhaft sein. Gemüse, Obst, Hülsenfrüchte, Getreide (am besten Vollkorn), mageres Fleisch, Fisch, Geflügel sowie Milchprodukte (idealerweise fettfrei) sollten die Basis dieses gesunden Speiseplans darstellen. Gebäck, zuckerreiche Getränke, Frittiertes etc. sollten reduziert oder bestenfalls ganz vermieden werden. Denn diese Lebensmittel decken bereits einen Großteil der empfohlenen täglichen Kalorienmenge ab und lassen kaum Platz für die gesunden Nahrungsmittel. Überflüssigen tierischen Fetten in Butter, Wurstwaren, etc. ebenfalls lieber aus dem Weg gehen.

Wegerich gegen Verstopfungen

(Plantago psyllium)

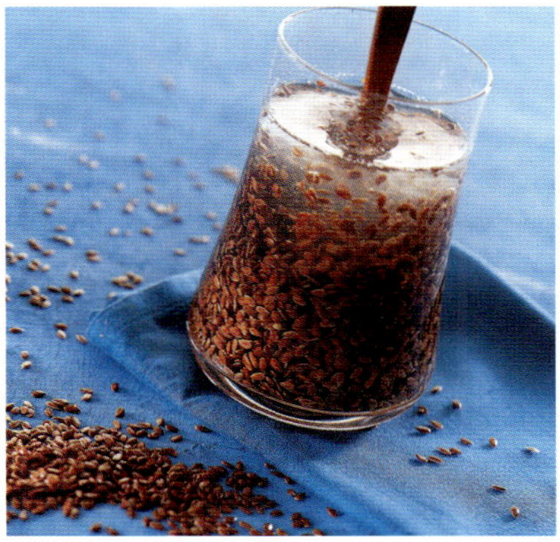

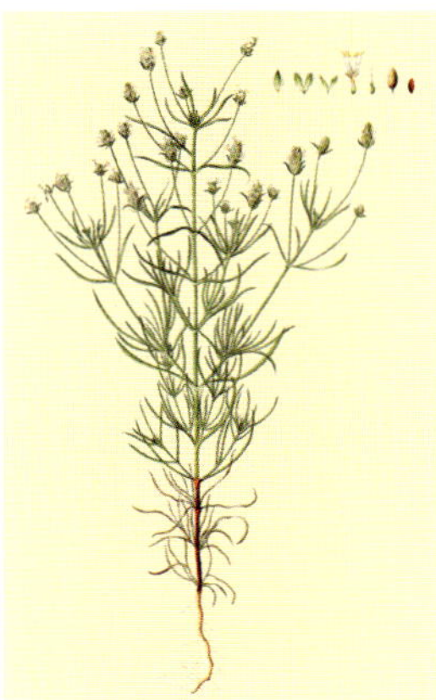

Viele Frauen leiden während der Schwangerschaft unter Verstopfungen, da die Gebärmutter wächst und auf den Dickdarm Druck ausübt. Das macht die Darmentleerung schwieriger. Deshalb ist es wichtig, dass die Schwangere viel Wasser trinkt, viele ballaststoffreiche Lebensmittel zu sich nimmt und jeden Tag einen Spaziergang macht. Der Wegerich kann ebenfalls Abhilfe schaffen.

Wie wirkt die Pflanze?

Der Pflanzenschleim wirkt wie ein natürliches Abführmittel, ohne die Darmschleimhaut zu verletzen. Wird der Schleim mit Wasser vermischt, kann der Darm sanft geweitet werden. Der Kot kann sich somit leichter fortbewegen und zum Enddarm gelangen. Außerdem bindet der Pflanzenschleim überschüssige Fette sowie weitere schädliche Stoffe und führt sie ab.

Was kann sie außerdem?

Der Wegerich wirkt entzündungshemmend, kann die Schleimhäute beruhigen und hilft deshalb auch bei Sodbrennen, Dickdarmentzündungen, Colitis ulcerosa sowie bei Schmerzen beim Wasserlassen aufgrund einer Blasenentzündung. Örtlich eingesetzt wird die Pflanze auch gegen Abszesse, Furunkel, Wunden, Ekzeme und Brandwunden. Äußerlich angewendet kann der Wegerich seine entzündungshemmende Wirkung gut entfalten.

Wie wird sie eingenommen?

Einen Suppenlöffel der Samen mit Wasser mischen und die Mischung rund eine halbe Stunde lang ziehen lassen. Sie kann nüchtern getrunken werden oder zusammen mit einem weiteren Glas Wasser. Es kann in Form von fertigen Kapseln oder Granulat in Tütchen verabreicht werden, ebenfalls zusammen mit reichlich Wasser. Wenn Sie unter starken Bauchschmerzen leiden, deren Ursache Sie nicht kennen, sollten Sie vor der Einnahme einen Arzt konsultieren.

Gut zu wissen ...

- Ballaststoffe: Nehmen Sie 30 Gramm pro Tag zu sich. Gemüse, Obst und Hülsenfrüchte sollten täglich auf Ihrem Speiseplan stehen.
- Reichlich Wasser trinken: Die Flüssigkeitszufuhr kurbelt den Verdauungsvorgang an.
- Regelmäßig Übungen durchführen: Denn mangelnde Bewegung kann zu Verstopfungen führen.

Weitere Pflanzen für Schwangere

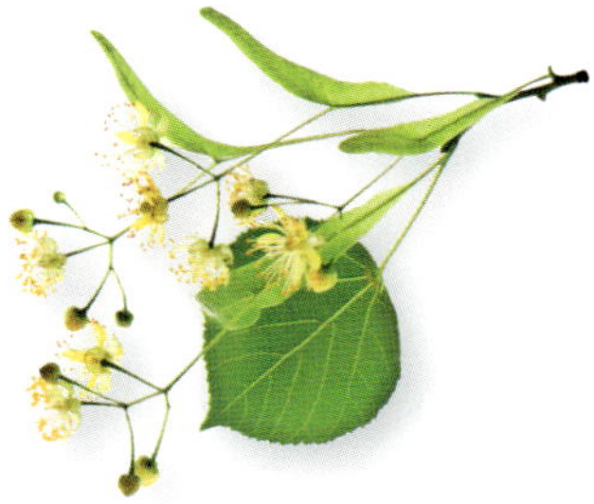

Aloe

Die Pflanze kann während der Schwangerschaft bedenkenlos eingenommen werden. Sie ist ideal dafür, die Gesichtshaut zu schützen sowie den Rest des Körpers und schafft Abhilfe bei Brandwunden. Um in den Genuss ihrer Wirkstoffe zu gelangen, ist es lediglich notwendig, das Gel der Aloe direkt auf die betroffene Hautzone aufzutragen.

Kamille

Diese Pflanze hat ebenfalls keine bekannten Nebenwirkungen während der Schwangerschaft und ist bestens für die Behandlung von Magenverstimmungen geeignet. Außerdem wirkt sie beruhigend vor dem Schlafengehen. Mit den frischen Blüten lässt sich einfach ein Kräutertee herstellen, der ein effektives Mittel für diese beiden Fälle ist.

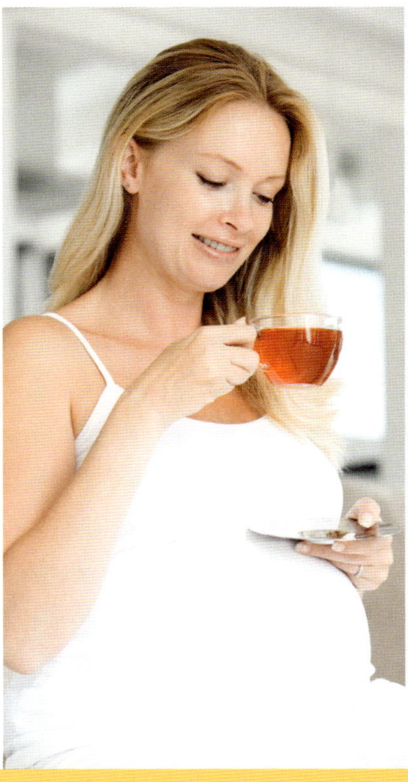

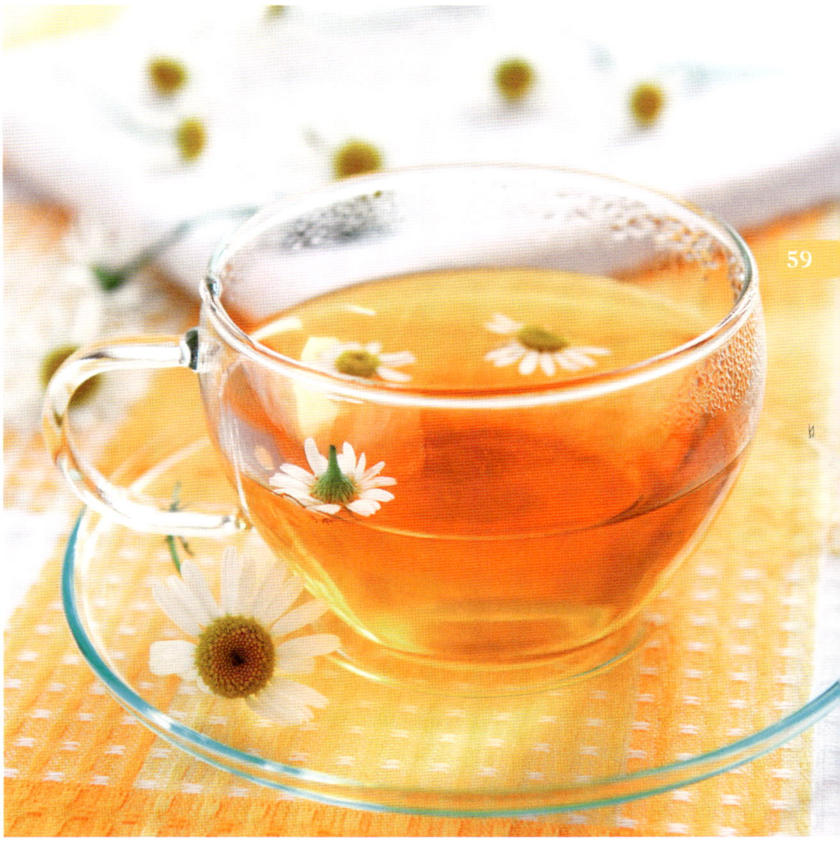

Vermeiden Sie ...

Wenn Sie Zweifel bei der Verwendung einer Pflanze haben, dann verwenden Sie sie lieber nicht während der Schwangerschaft. Außerdem sollten Sie Kaffee meiden, da er das Risiko einer Fehlgeburt erhöhen kann, sowie Alkohol, da er die Plazenta durchdringen und beim Fötus organische Schäden anrichten kann.

Kamille gegen Koliken

(Matricaria chamomilla)

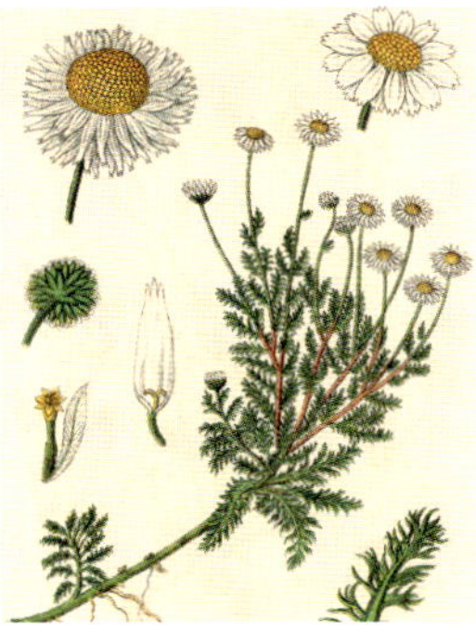

In den ersten vier Lebensmonaten leiden Babys oft unter Koliken: Sie äußern sich durch untröstliches Geschrei, das zwischen zwei bis drei Stunden dauern kann, Unruhe, ein müdes, rotes Gesicht sowie häufiges Anwinkeln und Strecken der Beine. Obwohl sich die Eltern meist über den Zustand sorgen, ist das Baby doch gesund. Es hat jedoch Probleme, die aufgenommene Nahrung zu verdauen. Um es zu besänftigen, kann man es auf den Arm nehmen und den Bauch sanft reiben. Kamille kann ebenfalls Abhilfe schaffen, da die Pflanze beruhigend wirkt und auch bei unseren kleinen Mitmenschen bedenkenlos verwendet werden kann.

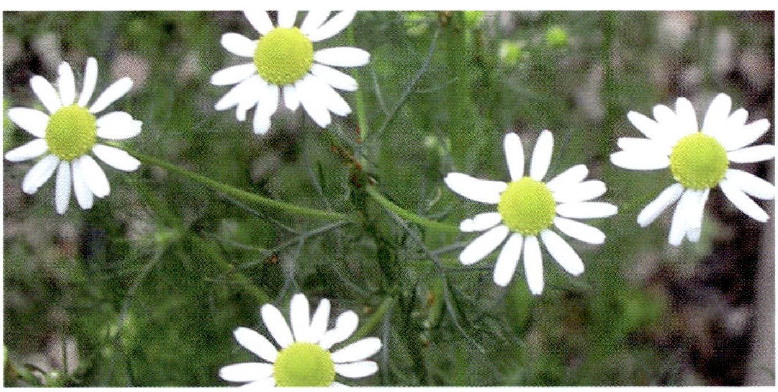

Wie wirkt die Pflanze?

Kamille wirkt verdauungsanregend sowie entzündungshemmend. Deshalb ist sie ein gutes Mittel bei nervösen Verstimmungen, die von Bauchschmerzen sowie Magenkrämpfen begleitet werden und kann Koliken sanft lindern. Kamille hilft dabei, Durchfall zu stoppen, lindert Übelkeit und beugt Erbrechen vor.

Was kann sie außerdem?

Die schmerzlindernde Pflanze kann bei Migräne Abhilfe schaffen, Reizbarkeit lindern sowie bei Schlaflosigkeit helfen – auch bei Babys. Äußerlich wird Kamille für Badezusätze oder Lotionen verwendet, die dafür Sorge tragen, Ausschläge sowie Irritationen der sensiblen Haut zu lindern. Kamille hilft außerdem bei Augenentzündungen und mangelnder Tränenflüssigkeit.

Wie wird sie eingenommen?

Für die ganz kleinen Patienten und sogar für Neugeborene empfiehlt es sich, zwei Tässchen Kamillentee am Tag, nach den Mahlzeiten, zu trinken.

Gut zu wissen ...

Leidet das Baby unter Koliken, kann ihm folgende Position Erleichterung verschaffen: Legen Sie es auf Ihren Unterarm, so dass sein Kopf in der Ellenbogenbeuge gebettet wird. Ihre Hand reicht bis zur Windel. Der leichte Druck Ihres Unterarms auf den Bauch des Babys kann die Schmerzen ein wenig lindern. Auch eine leichte Massage oder Übung kann helfen: Legen Sie dazu das Baby mit dem Gesicht nach oben auf das Bett, winkeln Sie die Beinchen in Richtung seines Bauches sanft an. Krämpfe können so gelindert und Gase eliminiert werden.

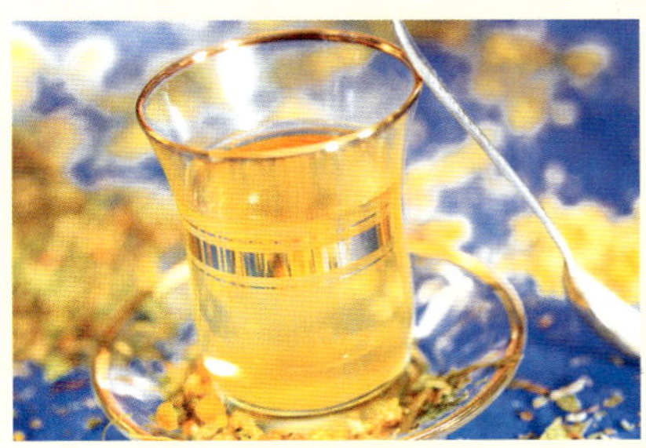

Hopfen für einen ruhigen Schlaf

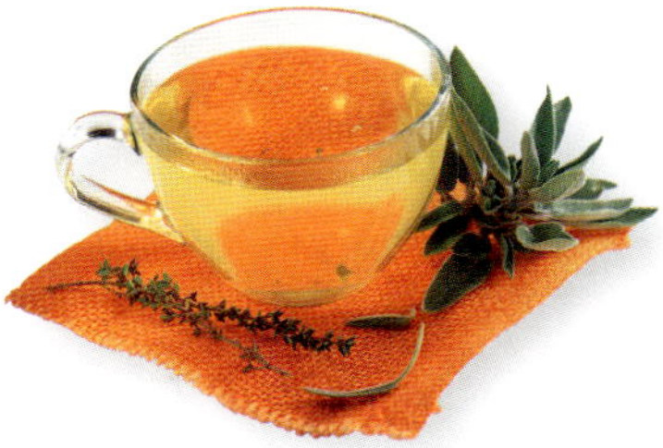

(Humulus lupulus)

Nicht alle Kinder benötigen die gleiche Stundenanzahl an Schlaf. Doch ist ein Minimum auf jeden Fall nötig, damit das Kind den Tag voller Energie genießen kann und ihn nicht schlecht gelaunt verbringt. Ermüdung, Kopfschmerzen, Aggressivität und die unbändige Lust, zu unpassender Zeit zu schlafen ... könnten Hinweise darauf sein, dass das Kind nicht gut schläft. In einigen Fällen macht es dem Kind nichts aus, nachts wenig zu schlafen und zudem auf den Mittagsschlaf zu verzichten – andere wiederum brauchen mehr Schlaf, um sich auszuruhen. Hopfen hilft beim Einschlafen und sorgt für einen erholsamen Schlaf.

Wie wirkt die Pflanze?

Hopfen übt eine entspannende Wirkung auf das Nervensystem aus und wird deshalb gerne für eine geruhsame Nacht eingesetzt. Es hilft außerdem, Reizbarkeit sowie Beklemmungen zu lindern.

Was kann sie außerdem?

Die Pflanze kann Migräne bekämpfen und auch weitere Nervenschmerzen. Aufgrund ihrer schmerzlindernden Wirkung besänftigt sie außerdem Magenkrämpfe. Des Weiteren wird Hopfen bei Appetitlosigkeit verwendet, Frauen können ihn zur Beschwichtigung ihrer Menstruationsbeschwerden einsetzen und die Blüten können dazu beitragen, Flüssigkeiten aus dem Körper zu treiben.

Wie wird sie eingenommen?

Einen Kräutertee stellt man ganz einfach her, indem man einen Teelöffel der weiblichen Pflanze mit einem Glas Wasser vermischt und einige Minuten ziehen lässt. Vor dem Schlafengehen ein Tässchen trinken. Man kann sich auch unter das Kopfkissen einen kleinen Sack voller Hopfen legen. Beim Schlafen können somit die Aromen eingeatmet werden.

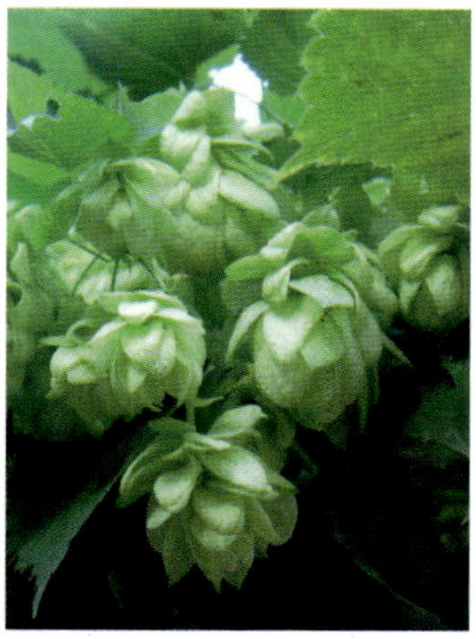

Gut zu wissen ...

Das können Sie außerdem für einen ruhigen Schlaf tun:

- Das Bett ist nur zum Schlafen da! Das Kind sollte dort nicht spielen oder Fernsehgucken.
- Nicht nur Babys, auch Kinder brauchen Routine: Sie sollten täglich zur gleichen Uhrzeit aufstehen – ganz egal, um welche Uhrzeit sie ins Bett gekommen sind. So gewöhnen sie sich einen regelmäßigen Schlafrhythmus an.
- Ein ruhiges Schlafzimmer, abgelegen von Lärmpegeln jeglicher Art, ist das A und O für einen entspannten, erholsamen Schlaf.
- Kinder sollten ausgewogen zu Abend essen und weder mit leerem, noch mit extrem überfülltem Magen ins Bett gehen. Das Abendessen sollte nicht zu spät stattfinden. Koffeinhaltige Getränke wie Cola, Kaffee oder Tee sind tabu.
- Zwingen Sie das Kind nicht dazu, zu schlafen, wenn es noch nicht müde ist. Bestenfalls steht das Kind noch einmal auf und führt eine monotone Tätigkeit durch, bis sich die Müdigkeit von alleine einstellt. Drängt man ein Kind dazu, ins Bett zu gehen, kann es eine Abneigung gegen das Schlafengehen entwickeln, was sich negativ auf das langfristige Schlafverhalten ausüben wird.
- Leichte Übungen, regelmäßig durchgeführt, ermüden das Kind. Jedoch das Training nicht direkt vor dem Schlafengehen einplanen, sondern besser am Nachmittag.

Malve gegen Grippe und Erkältungen

(Malva sylvestris)

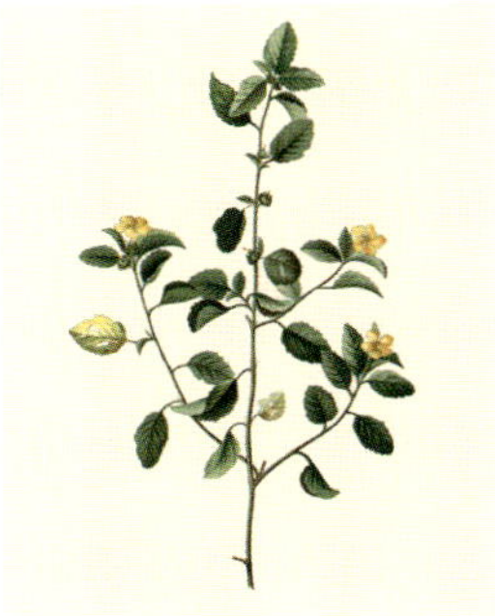

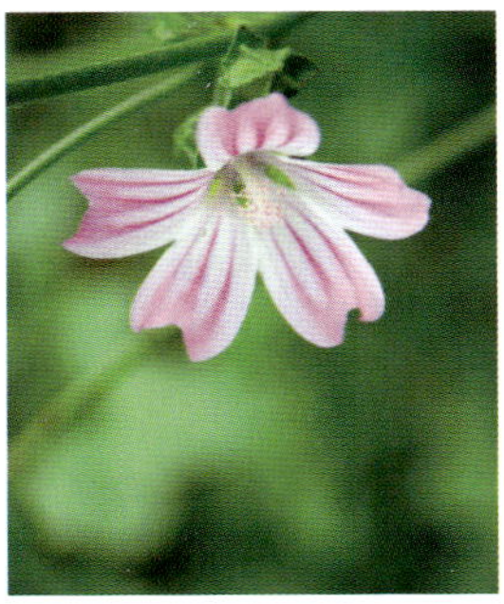

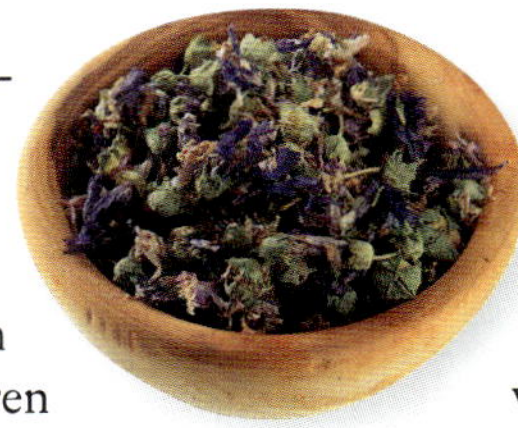

Diverse Studien haben ergeben, dass die häufigste Krankheit in Kindergärten die Entzündung von Schleimhäuten ist. Vor allem sind Kinder unter zwei Jahren davon betroffen. Die Grippe, Magen-Darm-Infekte sowie Hautirritationen können auch Grund für das Fehlen im Kinderhort sein. Von allen Infekten der Atemwege ist die Erkältung die häufigste: Sie tritt meist in den Herbst- und Wintermonaten auf. Von folgenden Symptomen wird sie begleitet: Hyperämie, Schnupfen, Niesreiz, Husten und eine erhöhte Temperatur (37,5–38 °C). Im schlimmsten Fall folgt auf eine Erkältung eine Ohren- oder Nasennebenhöhlenentzündung – vor allem im Alter zwischen drei und fünf Jahren kann das der Fall sein. In Schulen kursieren zudem häufig Grippeviren. Die Symptome sind denen einer Erkältung ähnlich – nur kommen Fieber hinzu, Halsschmerzen, Kopf- und Gliederschmerzen ... Heute wissen wir, dass davon häufig Kinder betroffen sind, die wiederum die Erwachsenen anstecken.

Wie wirkt die Pflanze?

Die Malve ist ein natürliches Mittel, das effektiv Erkältungen, Halsschmerzen, Bronchitis sowie den Schnupfen lindern kann. Vor allem bei Angina und weiteren Erkrankungen der Atemwege kann die Pflanze Abhilfe schaffen.

Was kann sie außerdem?

Die Blüten der Malve können Verdauungsfunktionen ins Gleichgewicht bringen, da sie abführend wirken. Kinder und auch Senioren, die unter Verstopfungen leiden, werden oft mit Malventee behandelt. Äußerlich angewendet können die abgekochten Malvenblüten in Form eines Wickels außerdem gegen Pickel und Furunkel helfen.

Wie wird sie eingenommen?

Die Wirkstoffe der Malve werden oft im Fall einer Erkältung oder Grippe über einen Hustensaft eingenommen. Bis zu drei Löffel am Tag kann man schlucken. Der Malventee (drei Tässchen am Tag auf nüchternen Magen) hilft vor allem bei Verstopfungen.

Gut zu wissen ...

- Hat das Kind Fieber, ist äußerste Ruhe angesagt.
- Vermeiden Sie es, in der Nähe des Kindes zu rauchen, die Symptome können sich dadurch verstärken.
- Bieten Sie dem Kind Flüssigkeiten jeglicher Art an: Wasser, Fruchtsäfte, Brühen. Flüssigkeiten helfen, den Schleim herauszuspülen.
- Um einer Erkrankung vorzubeugen, achten Sie auf eine ausgewogene Ernährung: Früchte, Gemüse und Obst enthalten viele Vitamine, Mineralstoffe und Antioxidantien – z. B. Vitamin C –, die die Abwehrkräfte des Kindes stärken.

Andorn gegen Husten

(Marrubium vulgare)

Kinder leiden oft unter Husten, womit sie sich leicht in der Schule bei anderen erkälteten Kindern anstecken. Die kritischste Zeit für die Gesundheit sind die Herbst- und Wintermonate. Ein plötzlicher Temperaturwechsel ist oft Grund für Infektionen der Atemwege. Personen jeden Alters können davon betroffen sein.

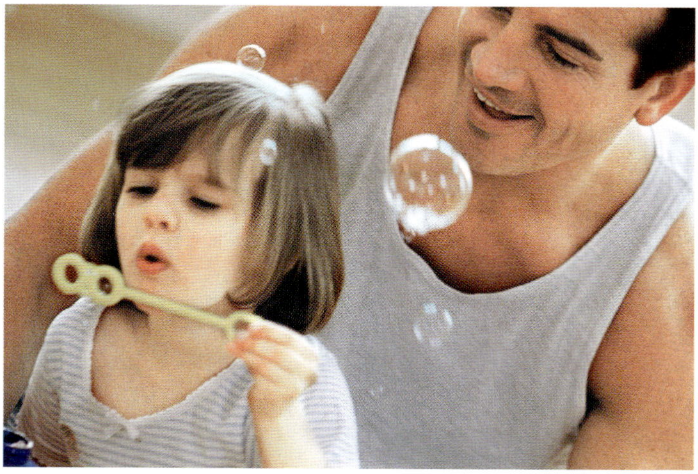

Wie wirkt die Pflanze?

Es sind die Blütenspitzen der Pflanze, die die meisten aktiven Wirksubstanzen enthalten. Das macht den Andorn so beliebt im Kampf gegen Atemwegsinfekte. Aufgrund seiner schleimlösenden Wirkung wirkt er effektiv bei Erkältungen, Bronchitis, Asthmaattacken und bei allen Atemwegserkrankungen, die von Husten begleitet werden, da er die Sekrete verdünnt und das Abhusten erleichtert.

Was kann sie außerdem?

Die Pflanze wirkt appetitanregend und wird daher auch gerne für Kinder verwendet, deren Appetit man wecken möchte. Oft ist Andorn in Hustensäften enthalten, da er auch aufgrund seines angenehmen Geschmacks gut akzeptiert wird.

Wie wird sie eingenommen?

Ein Kräutertee lässt sich wie folgt herstellen: 20 g der Blüten pro Liter Wasser vermengen. Man trinkt davon zwei Tassen am Tag. Eine Alternative wäre, die Pflanze einem Bad beizumengen: 1 kg Andorn-Blütenspitzen mit 5 bis 6 Liter Wasser vermischen. Wenn das Wasser anfängt zu kochen, sollte es von der Feuerstelle genommen und dem Badewasser hinzugefügt werden. Das Kind bleibt in der Wanne sitzen, während man den Vorgang zwei- bis dreimal wiederholt – solange, bis der Husten nachlässt. Man kann auch selbst einen Hustensaft mit dem frischen Pflanzensaft herstellen, auf Wunsch kann Zucker oder Honig hinzugegeben werden.

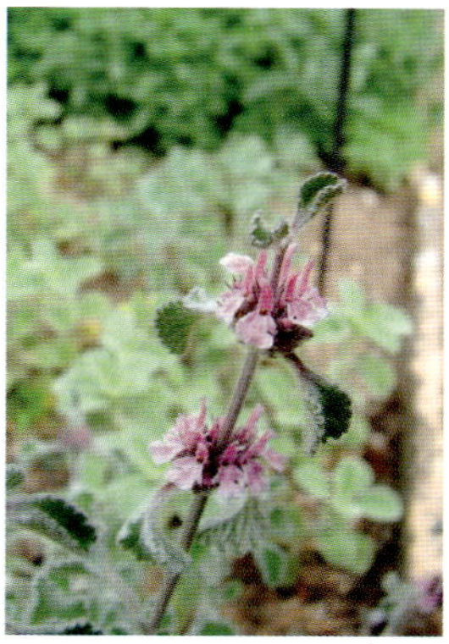

Gut zu wissen ...

Um den Husten zu stillen, sollte man dem Kind viel Flüssigkeit reichen (Wasser, Säfte, Kräutertees, Brühen). Damit der Husten nachts nicht schlimmer wird, vor dem Schlafengehen ein Bonbon mit Bienenhonig lutschen, um den Hals geschmeidig zu halten.

Hafer gegen Dermatitis

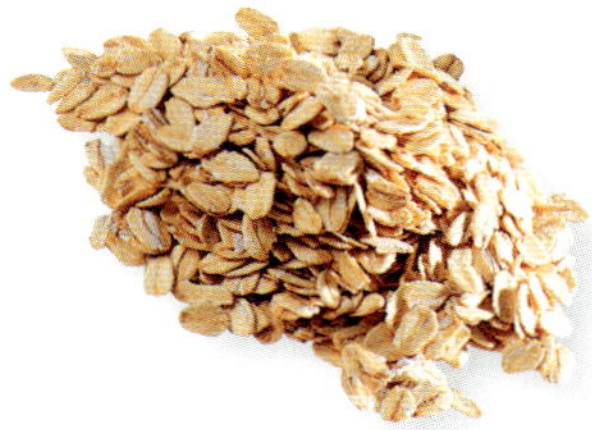

(Avena sativa)

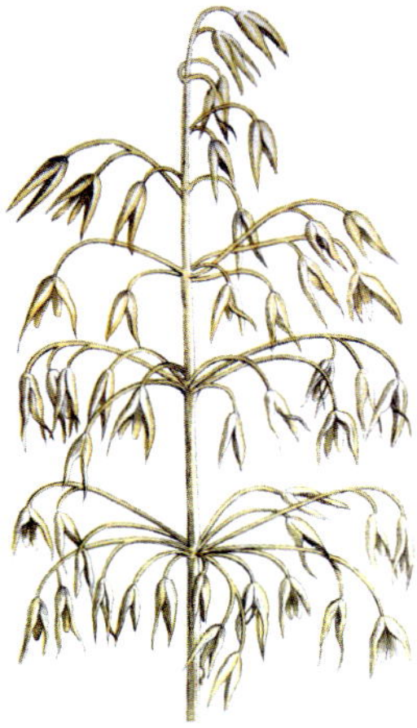

Bei Kindern sehr häufig zu beobachten ist die Krankheit Dermatitis – sie kann sogar direkt nach der Geburt auftreten. Es gibt diverse Typen, doch die häufigste ist die Dermatitis atopica, von der rund 15 % aller Kinder betroffen sind. Typische Symptome sind die trockene Haut sowie der Juckreiz. Sie können in den ersten Lebensmonaten auftreten und sich bis zum zweiten oder dritten Lebensjahr dann verbessern. Bisher ist ungeklärt, wo genau die Ursache dieser Krankheit liegt. Man geht davon aus, dass sie mit einem schwachen Immunsystem in Verbindung steht. Außerdem können bestimmte Faktoren die Krankheit auslösen: Der Kontakt zu bestimmten Seifen, Waschpulver, Parfüm, starke chemische Mittel ... genauso wie Kleidungsstücke aus Wolle, Temperaturwechsel, heiße Bäder, Feuchtigkeit aus der Umwelt, Tabakrauch sowie Staubmilben.

Wie wirkt die Pflanze?

Äußerlich angewendet unterstützt Hafer die Linderung dermatologischer Leiden. Seine Extrakte werden für Cremes oder Öle für die Behandlung trockener, sensibler und irritierter Haut verwendet. Hafer wirkt lindernd, regeneriert die Haut und schützt sie vor Infektionen und erhält ihre Elastizität und Geschmeidigkeit. Diese Eigenschaften verdankt Hafer seinen Inhaltsstoffen: den mehrfach gesättigten Fettsäuren, Silizium sowie Pflanzenschleim.

Was kann sie außerdem?

Das Stroh und die Körner des Hafers können außerdem die Vitalität steigern – besonders bei älteren Personen sowie bei Kindern. So kann Hafer auch bei Depressionen, nervösen Störungen, Erschöpfung und Unlust helfen und unterstützt Genesungsphasen.

Gut zu wissen ...

So lässt sich die Kinderhaut schützen:

- Die Haut sollte immer vorsichtig gesäubert werden – niemals mit aggressiven Mitteln behandeln, weil sonst der Hautschutz angegriffen wird und sie anfälliger für Infektionen wird.
- Es ist nicht notwendig, ein Kind jeden Tag mit Seife zu baden, schon gar nicht frisch Geborene, da ihr Hautschutzmantel noch nicht so stabil ist. Besser ist es, die Körperhaut sowie die Kopfhaut des Babys sanft mit lauwarmem Wasser zu reinigen. Wenn Sie Seife nutzen wollen, dann pH-neutral und parfümfrei.
- Achten Sie stets auf eine angenehme Temperatur (weder zu heiß, noch zu kalt), vermeiden Sie Zugluft sowie Lärm.
- Geben Sie besonders auf die Hautfalten acht (Ohrenmuschel, Nacken, Achsel, Leistengegend). Auch der Bauchnabelbereich sollte behutsam berührt werden.
- Trocknen Sie das Baby sanft mit einem Handtuch ab, ohne fest zu rubbeln.
- Parfümierte Produkte sollten beim Baby nicht angewendet werden, da sie Allergien auslösen können.

Wie wird sie eingenommen?

Um die Haut zu schützen, trägt man Hafer äußerlich, in Form von Wickeln aus Hafermehl, auf die zu behandelnde Zone auf. Außerdem kann man Hafer auch in Kosmetika wie Duschgel oder Körpercremes vorfinden, die trockene und sensible Haut schützen sollen.

Seinen eigenen Sud kann man mit Haferflocken herstellen: Zwei Suppenlöffel der Flocken mit einem Liter Wasser mischen. Der Sud kann sowohl getrunken, als auch einem Bad hinzugefügt werden, um die Haut mit Feuchtigkeit zu versorgen und zudem die Nerven zu beruhigen.

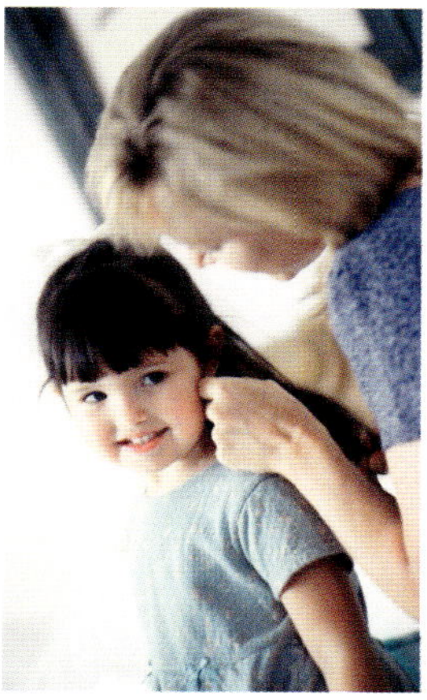

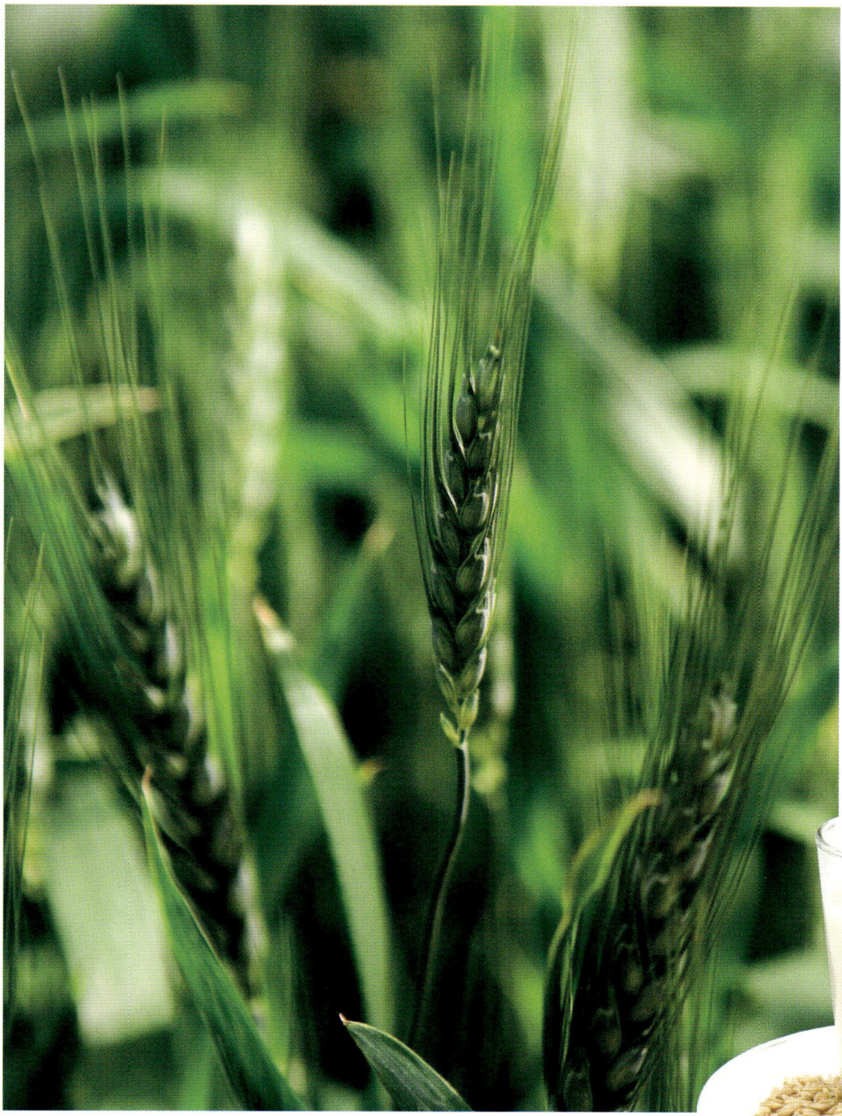

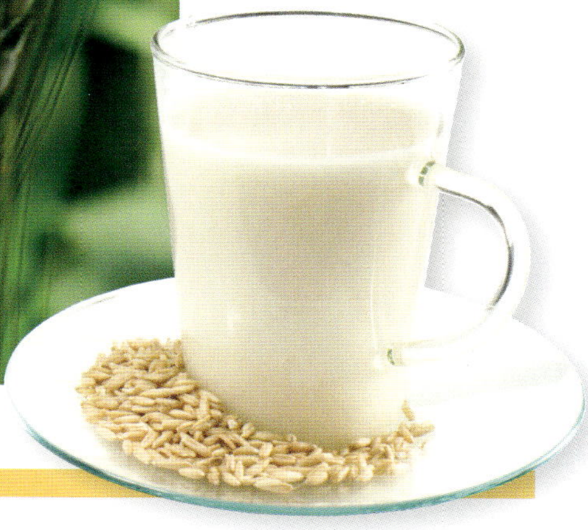

Weitere Pflanzen für Kinder

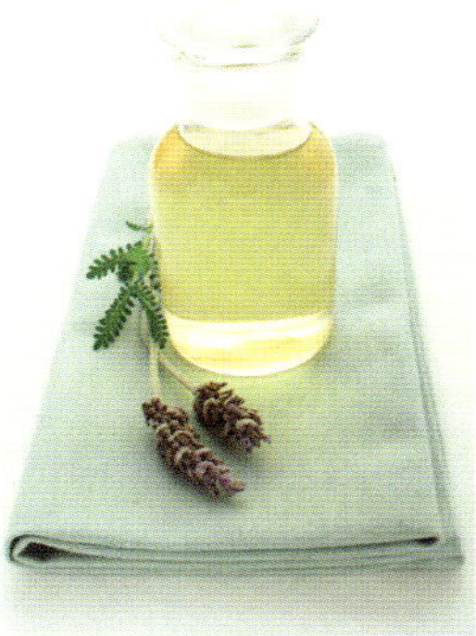

Lavendel

Zwei bis drei Tässchen des Kräutertees trinken oder 30 Tropfen der Tinktur einnehmen. Das ist ein gutes Mittel für Kinder ab 3 Jahren, damit sie nachts besser und ohne Unterbrechung schlafen. Vorsicht: Ätherisches Öl sollten sie niemals einnehmen!

Grüner Anis

Er kann auch bei Verdauungsproblemen der ganz Kleinen eingesetzt werden. Anis hilft, Gase zu minimieren, regt die Magentätigkeit an und trägt dazu bei, dass die vorhandenen Gase aus dem Körper ausgestoßen werden können. Zwei Tässchen grüner Anistee, zubereitet in einer Nuckelflasche, können Linderung verschaffen.

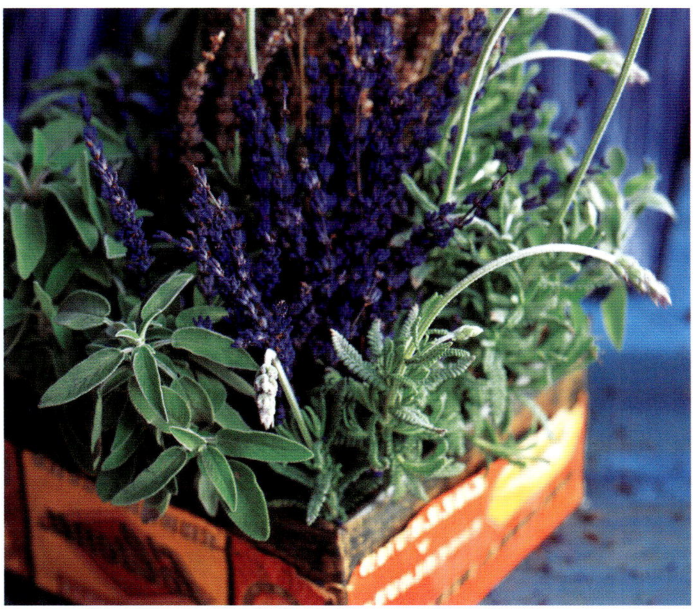

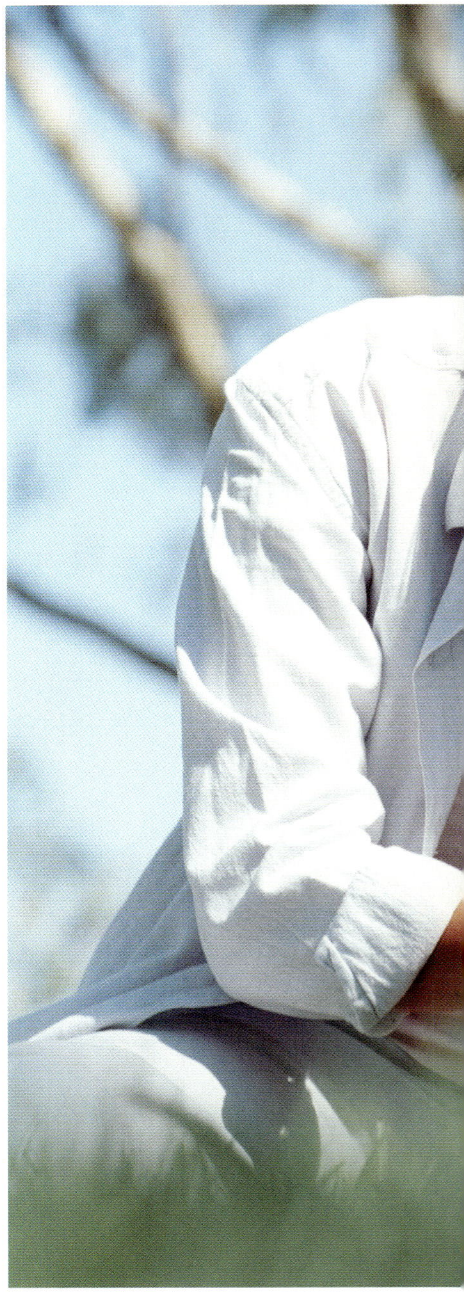

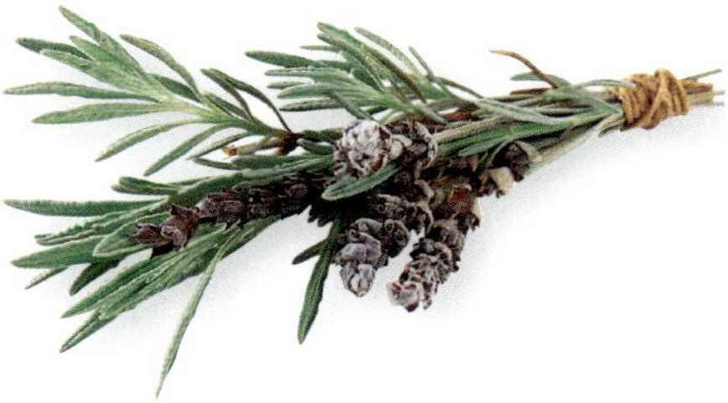

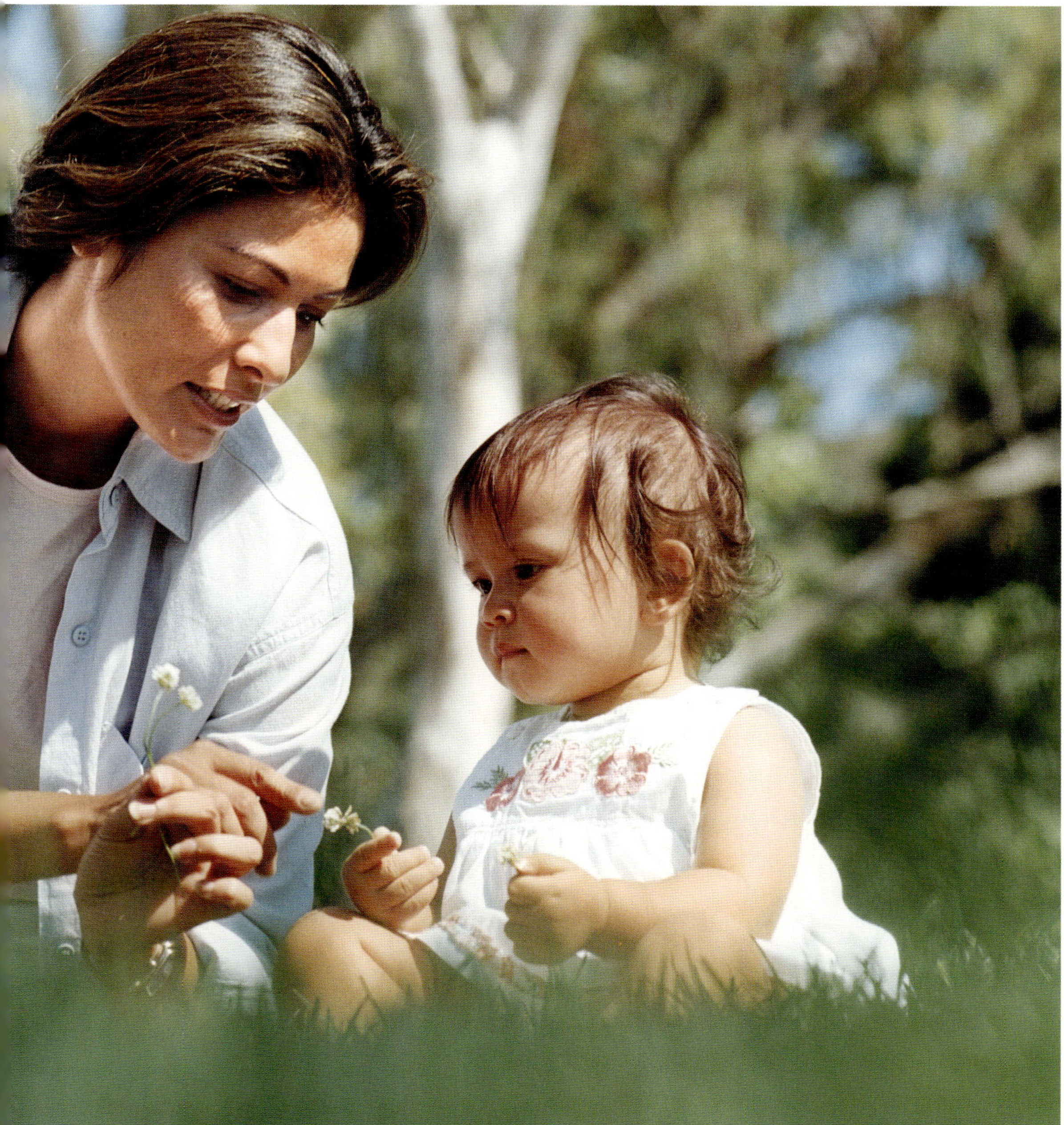

Sägepalme für die Prostata

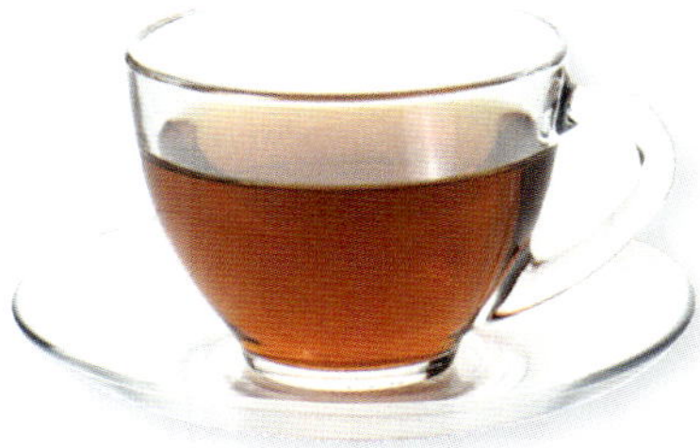

(Serenoa repens)

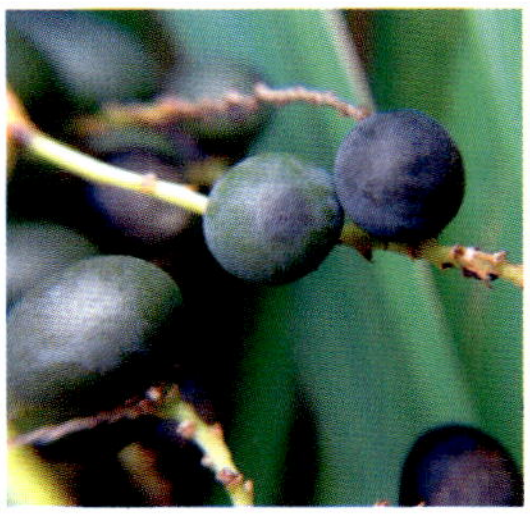

Mehr als die Hälfte aller 60-jährigen Männer leidet unter einer vergrößerten Prostata. Die Möglichkeit, dass diese Drüse mit den Jahren noch weiter wächst, ist sehr groß. Die vergrößerte Prostata engt dann die Harnröhre ein, was das Urinieren problematisch und schmerzhaft macht. Die Prostata-Hypertrophie – wie die Krankheit in Fachkreisen genannt wird – kann gutartig oder auch bösartig sein. Die Einengung der Harnröhre kann das Gefühl auslösen, ständig auf die Toilette gehen zu müssen, da die Blase nicht mehr vollständig geleert werden kann. Das wiederum kann auch zu Infektionen führen, die das Wasserlassen schmerzhaft bis nicht mehr möglich machen. In diesem Fall können einige Pflanzen, so auch die Sägepalme, helfen.

Wie wirkt die Pflanze?

Die Datteln dieser kleinen amerikanischen Palme dienen bereits seit Hunderten von Jahren dem Mann als effektives Mittel für ein Tonikum. Studien belegen die Effektivität dieser Frucht in Bezug auf die Prostatagesundheit, beispielsweise im Falle einer Entzündung oder Vergrößerung: Sie wirkt entlastend, entzündungslindernd und regeneriert das Zellgewebe. Ihre Erfolge sind auf ihre Fettsäuren und ihr Sterin zurückzuführen. Diese Inhaltsstoffe sorgen dafür, dass die Funktion von Testosteron aufrechterhalten wird und das männliche Hormon im männlichen Organismus vorherrschend bleibt.

Was kann sie außerdem?

Die Dattelpalme wirkt harntreibend, entschlackend und antiseptisch und kann deshalb Blasenentzündungen vorbeugen. Das Tonikum stärkt das Körpergewebe, weshalb es ursprünglich auch bei zu geringer Spermabildung sowie frühzeitiger Ejakulation eingesetzt wurde.

Wie wird sie eingenommen?

Kochen Sie drei Löffel der zerkleinerten Datteln mit einem Liter Wasser auf, zwei Minuten lang kochen lassen und zehn Minuten abgedeckt ziehen lassen. Ein Glas nüchtern trinken und ein weiteres Glas eine halbe Stunde vor jeder Mahlzeit. Oder man vermischt 15–20 Tropfen des flüssigen Extrakts mit ein wenig Wasser und nimmt das Gemisch zwei- oder dreimal am Tag ein. Der Wirkstoff ist außerdem in Kapseln oder Tabletten, die den Trockenextrakt enthalten, zu erwerben.

Gut zu wissen ...

Generell können Sie so die Prostata schützen:

- Vermeiden Sie Fettleibigkeit.
- Verfolgen Sie eine gesunde und ausgewogene Ernährung.
- Nehmen Sie verstärkt Ballaststoffe zu sich (Früchte, Gemüse, Getreide, Hülsenfrüchte, Trockenobst ...).
- Verzichten Sie auf gesättigte Fette (Butter, Wurstwaren ...), Fast-Food, Fertiggerichte ...
- Reduzieren Sie Ihren Zuckerkonsum und den raffinierten Mehls.
- Reduzieren oder besser vermeiden Sie alkoholische sowie kohlensäurehaltige Getränke.
- Vermeiden Sie Tabak und andere stimulierende Substanzen (Kaffee, Tee, Kakao).
- Schlafen Sie ausreichend.
- Bewegen Sie sich regelmäßig.

Buchu gegen Harnwegsentzündungen

(Barosma betulina)

Unregelmäßigkeiten im Urintrakt stehen meist mit einer Blockierung der Blase in Verbindung, die verhindert, dass diese vollständig geleert werden kann. Sammelt sich Urin in der Blase, im Harnleiter oder in den Nieren kann es zu Infektionen kommen, die schlimmstenfalls zu Nierenversagen führen. Von einigen Beschwerden werden vorwiegend Männer heimgesucht – aufgrund der Beschaffenheit des männlichen Organismus. Hilfe kommt aus Afrika: Die Pflanze Buchu ist ein weitverbreitetes Mittel in der Welt der Phytotherapie, wenn es darum geht, Harnwegsprobleme zu lösen.

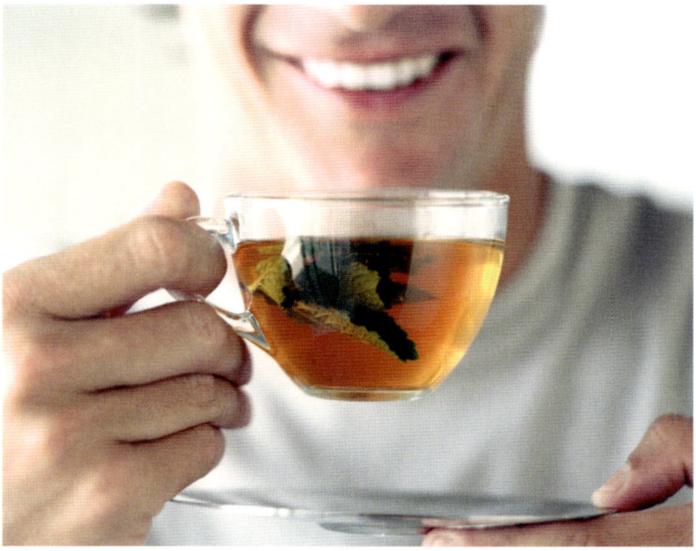

Wie wirkt die Pflanze?

Die essentiellen Fette ihrer Blätter besitzen eine antiseptische Wirkung, was besonders den Harnwegen zugute kommt. Buchu wird deshalb gerne zur Heilung von Blasenentzündungen, chronischen Harnröhrenentzündungen sowie bei Männern, die beim Urinieren aufgrund einer vergrößerten Prostata Probleme haben, eingesetzt.

Was kann sie außerdem?

Buchu kann als Heilmittel bei Beschwerden wie Lymphödemen oder zu hohem Blutdruck eingesetzt werden. Außerdem ist es aufgrund seiner reinigenden Wirkung auf die Atemwege ein gerne verwendetes Mittel gegen Erkältungen, Bronchitis oder Rachenentzündungen. Als Kräutertee eingenommen hilft es zudem gegen Blähungen.

Wie wird sie eingenommen?

Normalerweise wird es als Kräutertee eingenommen: 20 Gramm pro Liter Wasser mischen, dreimal am Tag trinken. Die Tinktur (bis zu 40 Tropfen am Tag) kann in Form von Saft oder als Tablette bezogen werden.

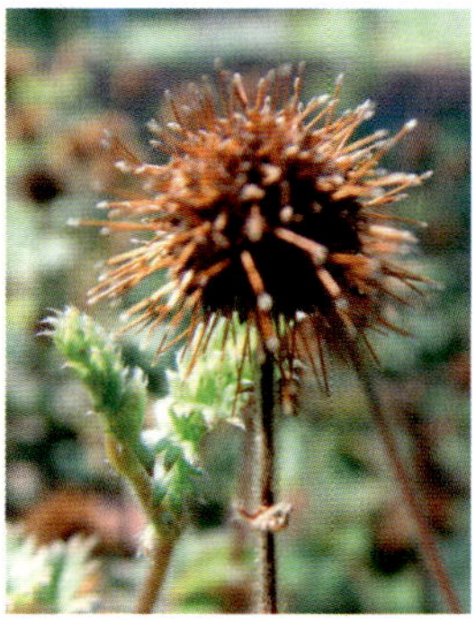

Gut zu wissen ...

Eine gesunde Lebensweise sollte generell an den Tag gelegt werden. Weiterhin kann man Harnwegsbeschwerden folgendermaßen vorbeugen: Am Tag zwei Liter Wasser trinken, auf Alkohol, Kaffee sowie stimulierende Getränke verzichten, eine ausgewogene Ernährung verfolgen, die reich an Ballaststoffen und arm an gesättigten Fetten, Salz und Zucker ist.

Damiana gegen sexuelle Unlust

(Turnera diffusa)

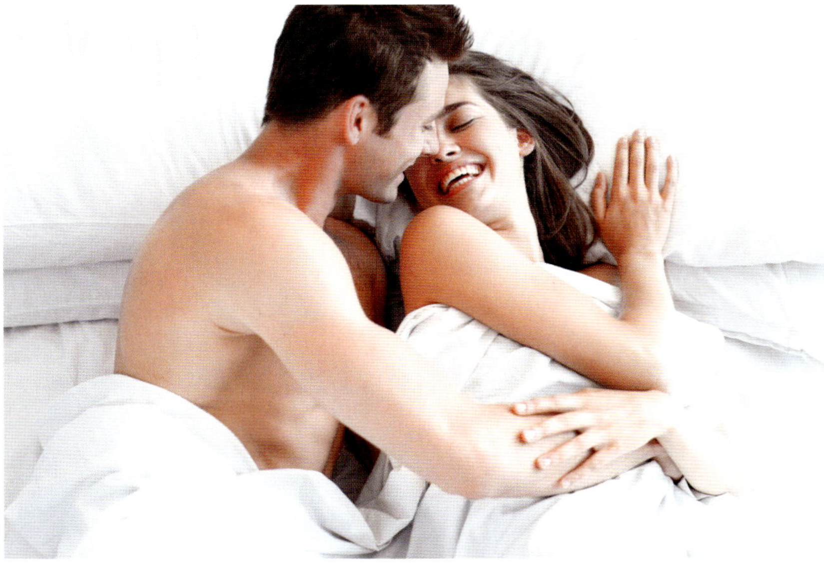

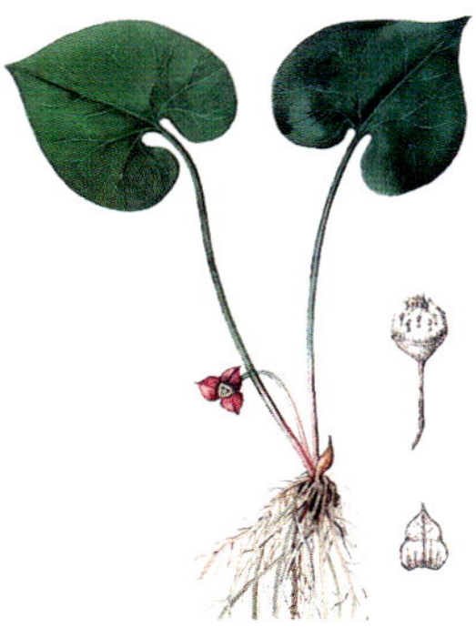

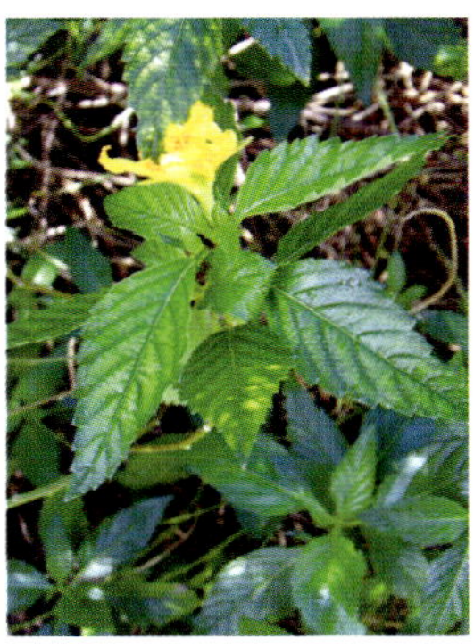

Die häufigsten sexuellen Probleme bei Männern sind Impotenz, erektile Dysfunktion, vorzeitige oder verzögerte Ejakulation oder sexuelle Unlust. Hormonelle Störungen können Ursache dafür sein, einige Krankheiten oder Beschwerden sind psychologisch bedingt (Beklemmungen, Angst vor Ablehnung, Stress ...). In einigen Fällen kann deshalb eine Sexualtherapie helfen. Außerdem bietet die Natur uns Mittel an, die unterstützend wirken können.

Wie wirkt die Pflanze?

Diese stimulierende Pflanze kann dafür sorgen, dass die sexuelle Lust auf ein normales Niveau gebracht wird. Sie kann einer vorzeitigen Ejakulation Einhalt gebieten und Impotenz entgegenwirken. Ihre Wirkung verdankt Damiana sowohl ihren essentiellen Fettsäuren, Glykosiden, Phenolen als auch Tanninen.

Was kann sie außerdem?

Damiana wirkt sich äußerst positiv auf das Nervensystem aus und wird deshalb auch bei leichten Depressionen, Niedergeschlagenheit, Kraftlosigkeit und zur Besänftigung des Gemüts verwendet.

Wie wird sie eingenommen?

Man kann den Wirkstoff über einen Kräutertee aufnehmen (eine bis drei Tassen am Tag, nicht direkt vor dem Schlafengehen trinken), über eine Tinktur (2 bis 3 ml, dreimal am Tag) oder in Form von komprimierten Kapseln (die Anwendungsempfehlung und Dosierung vom Hersteller beachten).

Olivenöl gegen hohen Blutdruck

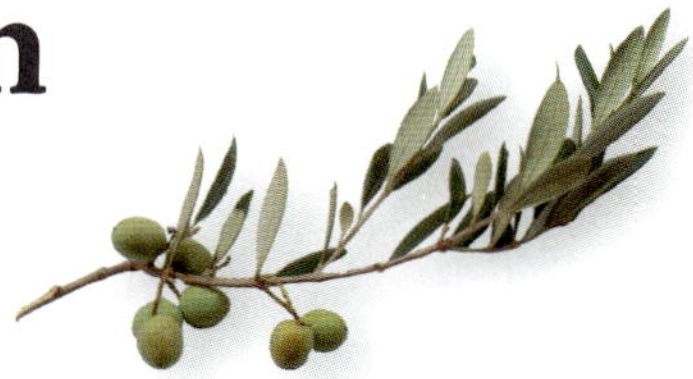

(Oleo europea)

Unter Blutdruck versteht man den Druck, den das Blut auf die Arterien ausübt und zum Herzen schiebt. Ein gesunder Erwachsener sollte einen Blutdruck von höchstens 140 mmHg als oberen Wert und höchstens 90 mmHg als unteren Wert vorweisen. Wird der Wert überstiegen, spricht man von einem zu hohen Blutdruck. Je schwieriger es für das Blut ist, die Arterien zu passieren, desto höher ist auch der Druck auf das Herz. Das Schlimmste dabei ist, dass viele Personen gar nicht wissen, dass sie unter zu hohem Blutdruck leiden, da es vorerst keine offensichtlichen Symptome gibt. Deshalb sollte man sich regelmäßig den Blutdruck messen lassen, um sicher zu gehen, dass die Werte normal sind. Vor allem Männer sind gefährdet, da Frauen im fruchtbaren Alter dank ihrer Hormone einen natürlichen Schutzmechanismus in sich tragen. Die Phytotherapie hält natürliche Mittel bereit, die das Gleichgewicht des Blutdrucks wieder herstellen können.

Wie wirkt die Pflanze?

Olivenblätter sind für ihre blutdrucksenkende Wirkung bekannt. Aufgrund ihres Ölgehalts wirken sie zudem gefäßerweiternd, harntreibend, Fieber senkend und entkrampfend. Sowohl die Blätter als auch das Olivenöl können den Cholesterinspiegel senken. Daher wird Olivenöl bei einseitiger Kephalgie, Schwindel etc. eingesetzt. Zu guter Letzt hilft es bei Kreislaufproblemen.

Was kann sie außerdem?

Auch die Früchte der Olive sind wertvoll: Ihr Fruchtfleisch weist einen hohen Ölgehalt auf, was – verglichen mit anderen marktüblichen Ölen – von sehr guter Qualität zeugt. Da es lange dauert, bis es ranzig wird, wird es gerne zur Herstellung vieler Medikamente verwendet. Konkret senkt es den Cholesterinspiegel, wirkt leicht abführend sowie lindernd und besänftigend, wenn man es äußerlich anwendet.

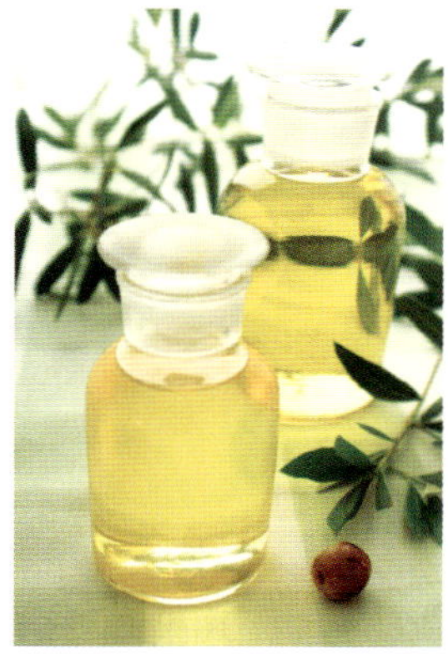

Wie wird sie eingenommen?

Um von der blutdrucksenkenden Wirkung zu profitieren, sollte man drei oder mehr Tassen des Kräutertees am Tag trinken: Einen Teelöffel der frischen Blätter mit einer Tasse heißem Wasser mischen und zehn Minuten ziehen lassen. Der Wirkstoff der Olivenblätter liegt auch in Kapselform vor. Das Olivenöl kann verteilt über den Tag eingenommen werden.

Gut zu wissen ...

Um die Wirkung der Pflanze zu unterstützen, ist es außerdem wichtig,

- sich salzarm zu ernähren,
- eine mediterrane Ernährung zu verfolgen,
- nicht zu rauchen,
- alkoholexzesse zu vermeiden,
- regelmäßig Übungen durchzuführen,
- ein gesundes Stressniveau zu halten.

Rosmarin gegen vorzeitigen Haarausfall

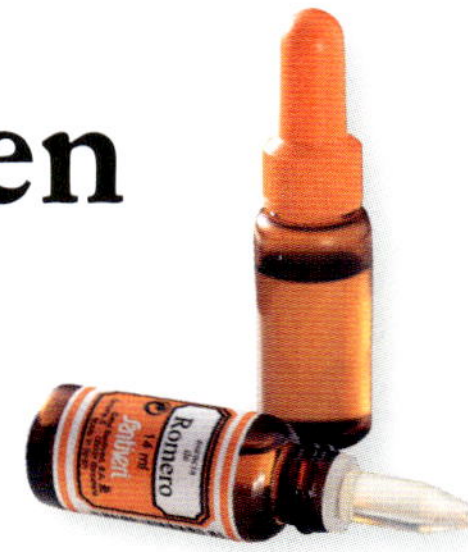

(Rosmarinum officinalis)

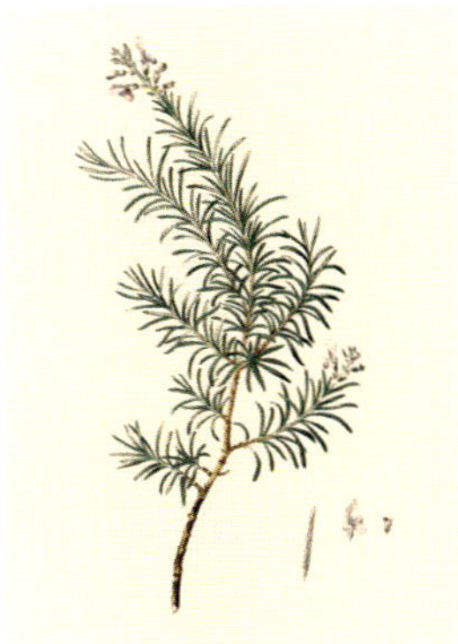

Unter Haarausfall leiden meistens Männer. Grund dafür können genetische Faktoren oder Hormone sein (vor allem das Hormon DHT – Dihydrotestosteron kann schuld sein). Man spricht entweder von androgynem Haarausfall oder der häufig vorkommenden Kahlköpfigkeit. Haarausfall fängt meist oben an der Stirn an (die sogenannten Geheimratsecken). Psychosomatische Faktoren (Depressionen, Beklemmungen ...), Infektionen, lang anhaltende Fieberzustände, eine unausgewogene Ernährung etc. können außerdem einen intensiven Haarausfall auslösen. Der Rückgang von Vitalität sowie ein Mangel an Vitalstoffen, die auch für die Haarwurzeln wichtig sind, provozieren den Haarausfall. Pflanzen wie Rosmarin können hier Abhilfe schaffen, denn sie sind in der Lage, die Kopfhaut zu vitalisieren.

Wie wirkt die Pflanze?

Sein essenzielles Öl – äußerlich angewendet – wirkt hypertonisch (lässt den Blutdruck steigen) und stärkt das Nerven- und Kreislaufsystem. Reibt man das Öl auf der Kopfhaut ein, kann es bei geröteten Hautstellen Abhilfe schaffen. Ebenfalls wird es zur Behandlung von Rheuma- und Lendenschmerzen eingesetzt. Schwangere, Stillende, kleine Kinder und Personen, die unter Gastritis, einem Magengeschwür oder Epilepsie leiden, dürfen das Öl nicht oral einnehmen. Die tägliche Dosis sollte nie überschritten werden, da es zu gravierenden Nierenproblemen kommen und toxisch wirken kann.

Was kann sie außerdem?

Rosmarinblätter verfügen über stimulierende, entkrampfende und leicht harntreibende Fähigkeiten und können

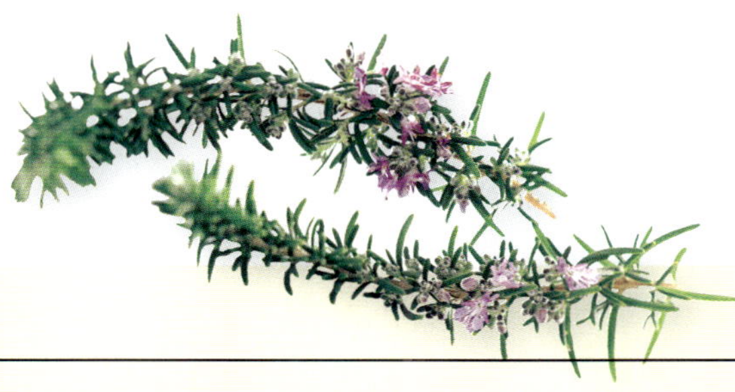

Gut zu wissen ...

Es gibt keinen Zweifel daran, dass der Stress und Druck, den die heutige moderne Lebensweise mit sich bringt, sowie ernährungsbedingte Gründe und Umweltfaktoren eine Rolle dabei spielen, dass wir unsere Haare verlieren. Was die Hygiene angeht, so rät man zum täglichen Haarewaschen mit einem speziellen Haarshampoo gegen Haarausfall. Fragen Sie dazu einen Spezialisten um Rat. Achten Sie bei der täglichen Ernährung darauf, ausreichend Proteine und Eisen zu sich zu nehmen (Fleisch, Fisch, Eier, Hülsenfrüchte, Getreide, etc.). Auch können Sie auf ein Nahrungsergänzungsmittel zurückgreifen, das reich an den Vitaminen B6, B5, schwefelhaltigen Aminosäuren und Antioxidantien ist. Der Vitalstoffmangel kann so ausgeglichen werden und die Entwicklung der Haarfollikel wird damit unterstützt.

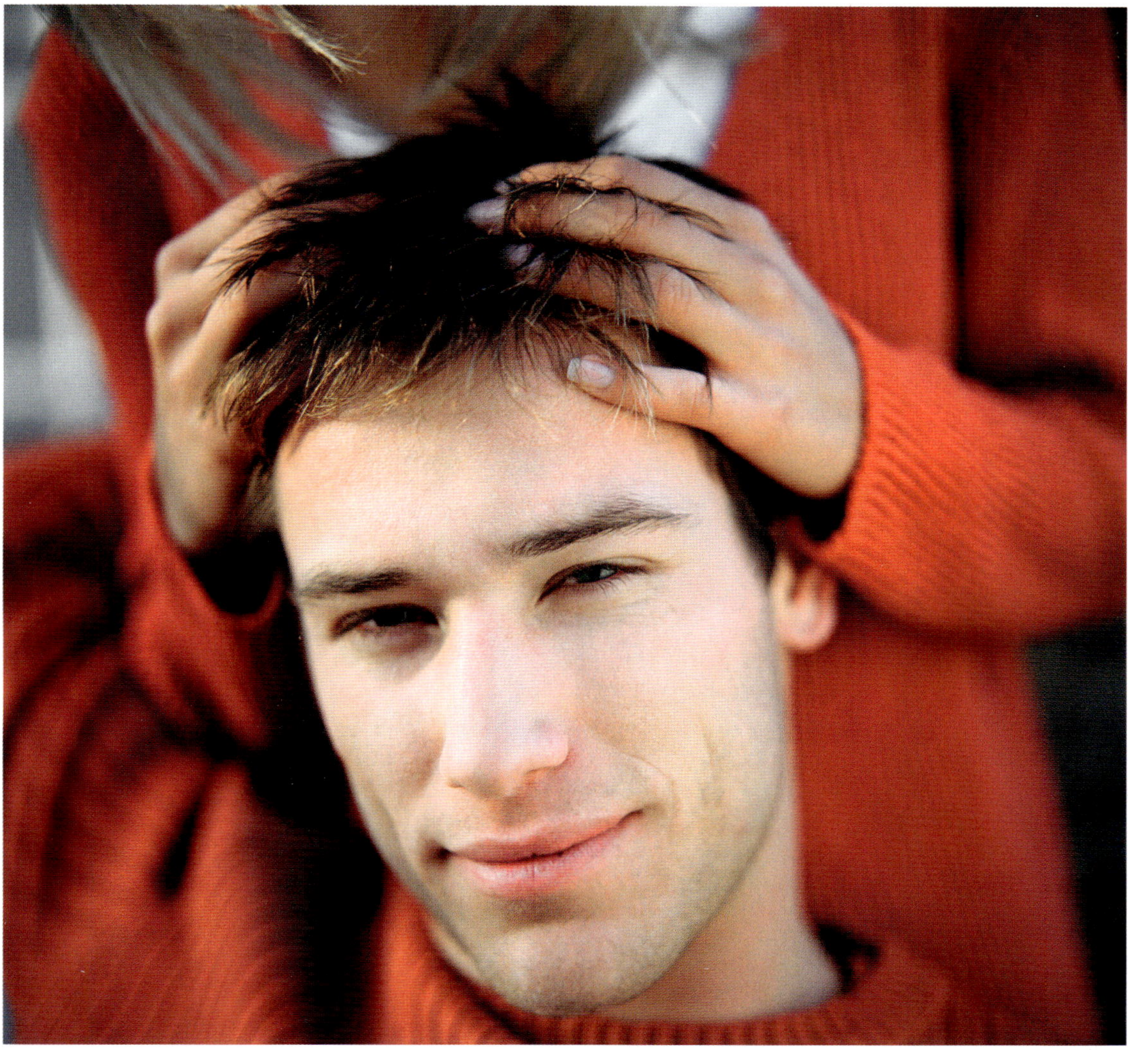

bei einem Übermaß von Gallensekret wirksam helfen. Ein Kräutertee – aus einem Teelöffel Blätter gemischt mit einer Tasse Wasser – wirkt sich positiv auf die Leberfunktionen aus, schlichtet Darmkrämpfe und regt die Verdauung an. Bei nervöser Erschöpfung und Kraftlosigkeit kann er – vor oder nach der Mahlzeit eingenommen – ebenfalls gute Erfolge erzielen. Ein abgekochter Sud kann auch äußerlich anwendet werden: Auf Wunden aufgetragen wirkt die Mischung antiseptisch.

Wie wird sie eingenommen?

Um den Haarwuchs anzuregen, kann die Kopfhaut mit Rosmarin-Alkohol-Lösung eingerieben werden (10–20 g essenzielles Öl kommen hier auf 1 Liter Alkohol mit 96 %). Reibt man den Körper damit ein, können rheumatische Beschwerden gelindert werden. Auch kann man Rosmarinöl selbst mischen: 20 g des essenziellen Öls mit 20 g Olivenöl mischen. Damit lassen sich ebenfalls gute Erfolge erzielen.

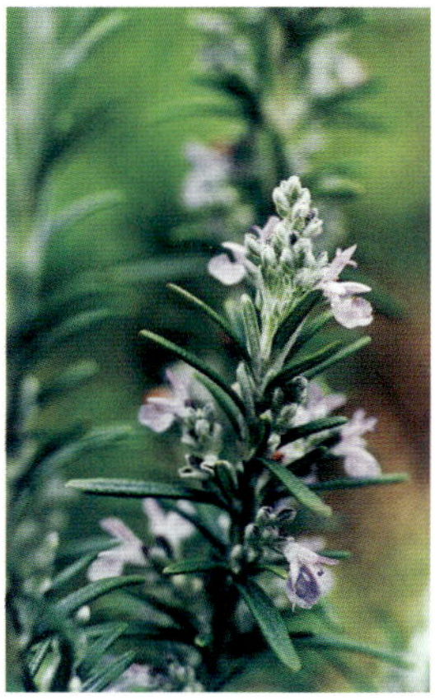

Weitere Pflanzen für den Mann

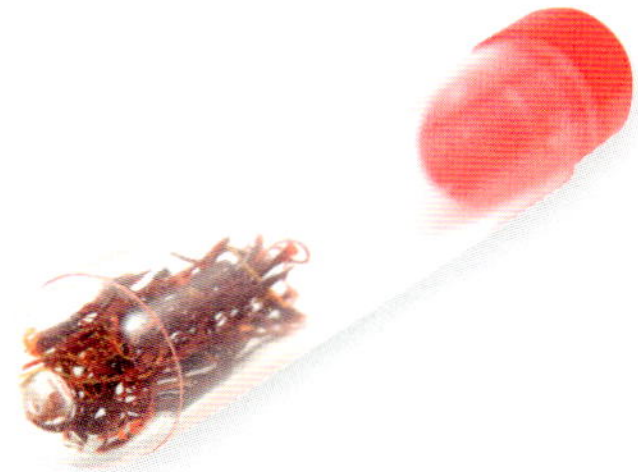

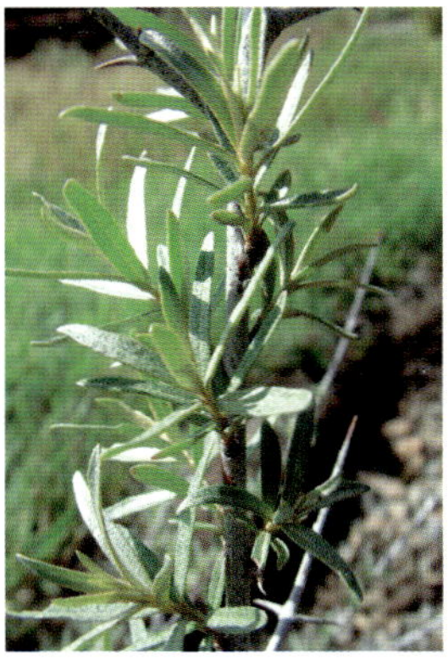

Weißdorn

Er zählt zu den Freunden des Mannes – vor allem in Bezug auf die Herzgesundheit. Es handelt sich um eine der besten Pflanzen, um das Herz zu stärken und den Blutfluss in den Herzarterien flüssig zu halten und somit Blutgerinnseln vorzubeugen. Der Wirkstoff kann als Kräutertee, hergestellt aus der trockenen Pflanze, aufgenommen werden: eine oder zwei Tassen am Tag. Die Pflanze Schafgarbe und Linde wirken sich positiv auf die Herzgesundheit aus. Mischt man sie zu gleichen Teilen und stellt daraus einen Kräutertee her, kann dieser Trunk – lauwarm getrunken, dreimal am Tag – Herzkrankheiten vorbeugen.

Safran

Safran ist für seinen speziellen, intensiven Geschmack und sein parfümiertes Aroma bekannt und wird in der Küche auch deshalb gerne verwendet, weil er einem Gericht eine appetitliche orange Farbe verleiht. Aufgrund seiner stimulierenden Fähigkeiten wird er außerdem gerne bei erschöpften Nerven eingesetzt. Safran kann man über die tägliche Nahrung zu sich nehmen oder als Kräutertee, kombiniert mit Zimt: bis zu 2 g pro Liter Wasser, zwei bis drei Tassen täglich trinken. Auch liegt der Wirkstoff in einer Tinktur vor (bis zu 30 Tropfen in Fruchtsaft einnehmen) sowie in Flüssigextrakten.

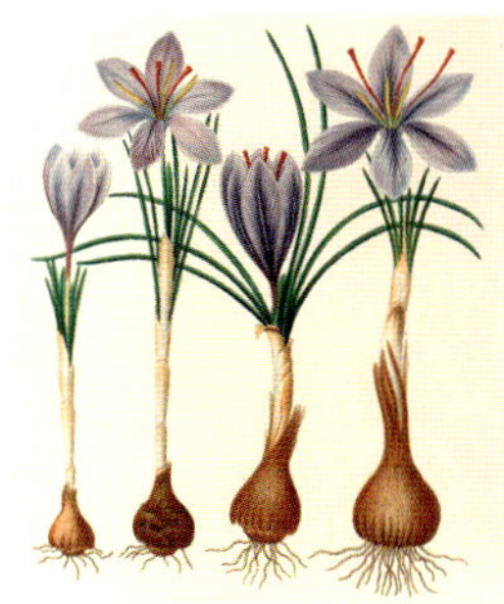

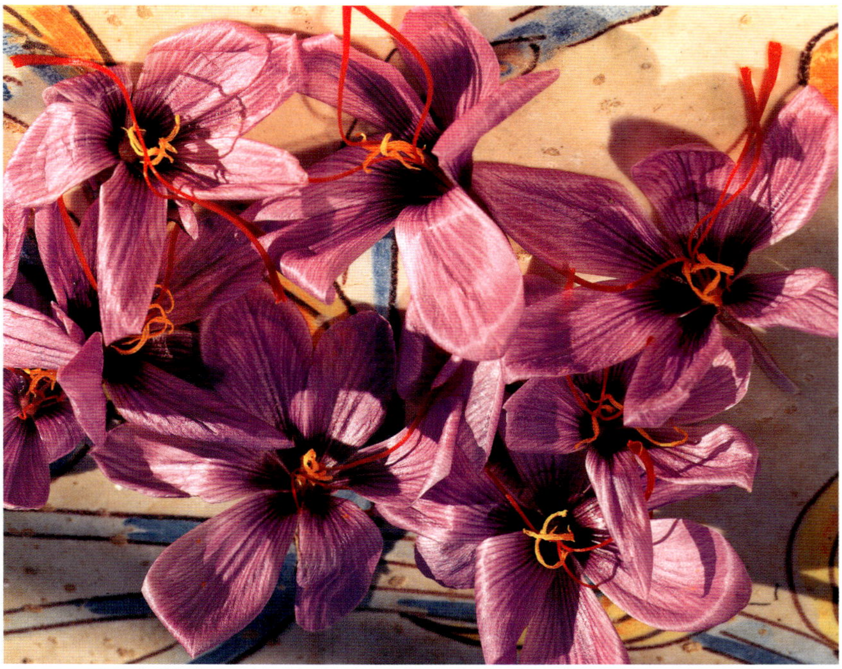

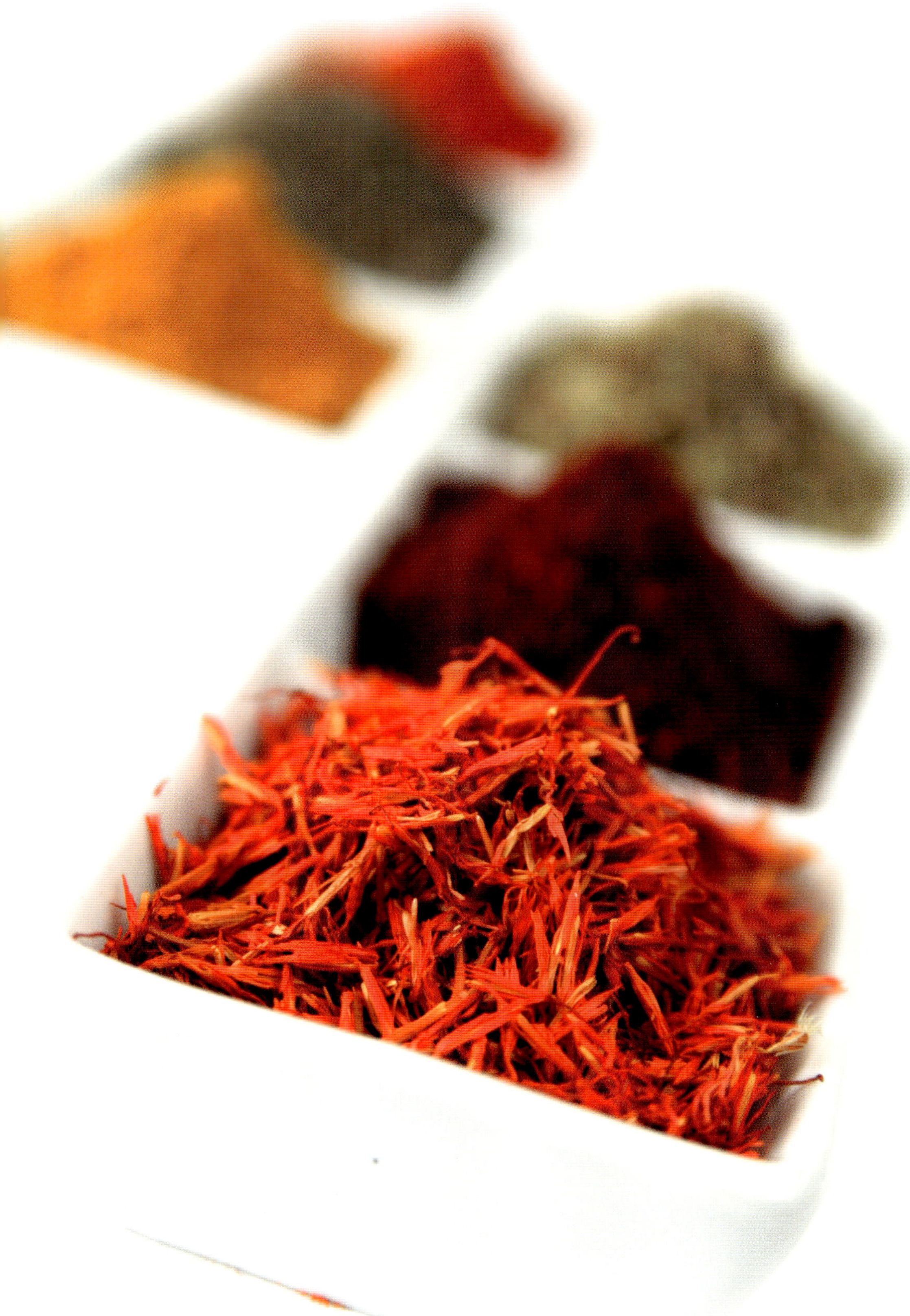

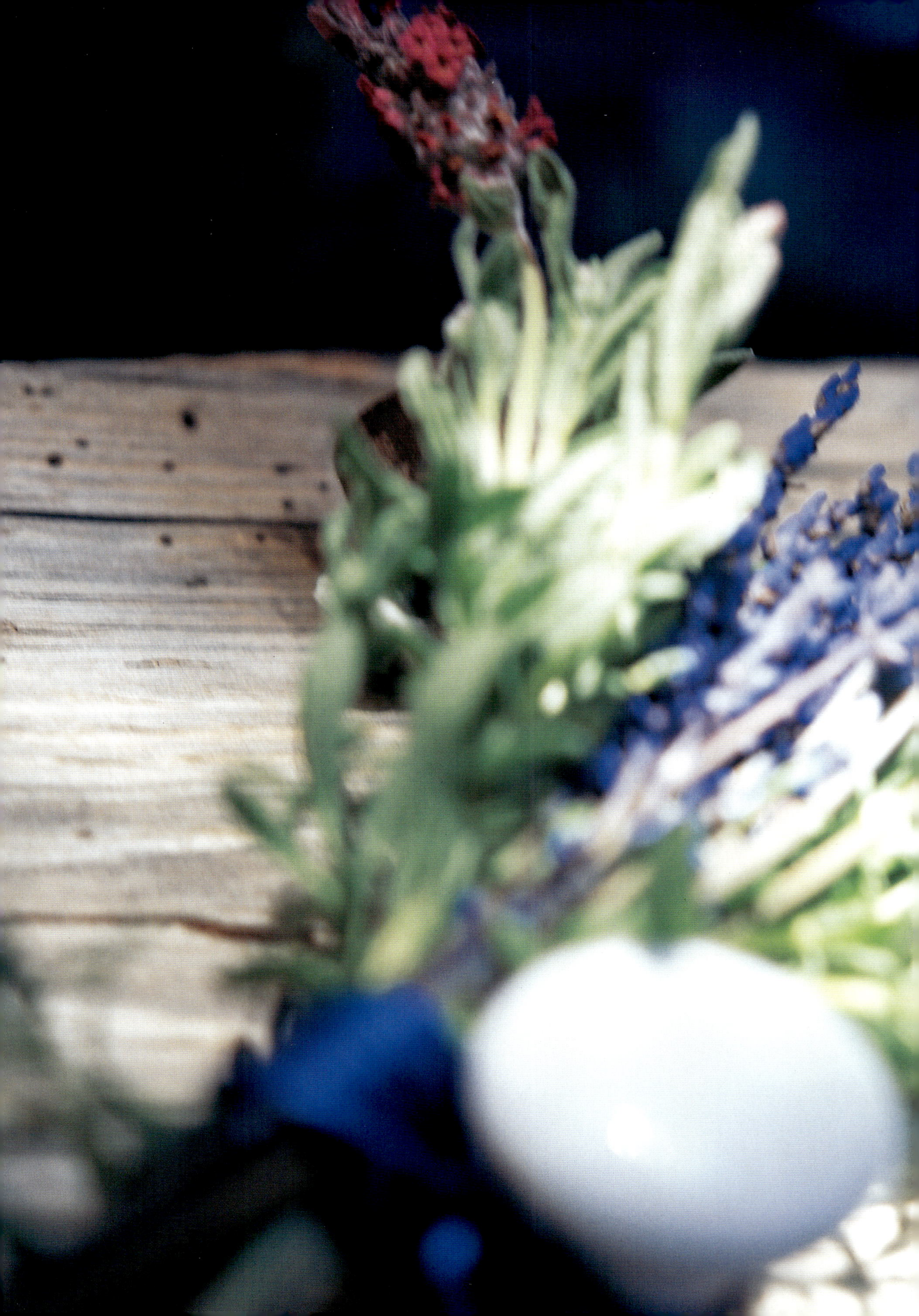

Im ganzen Haus

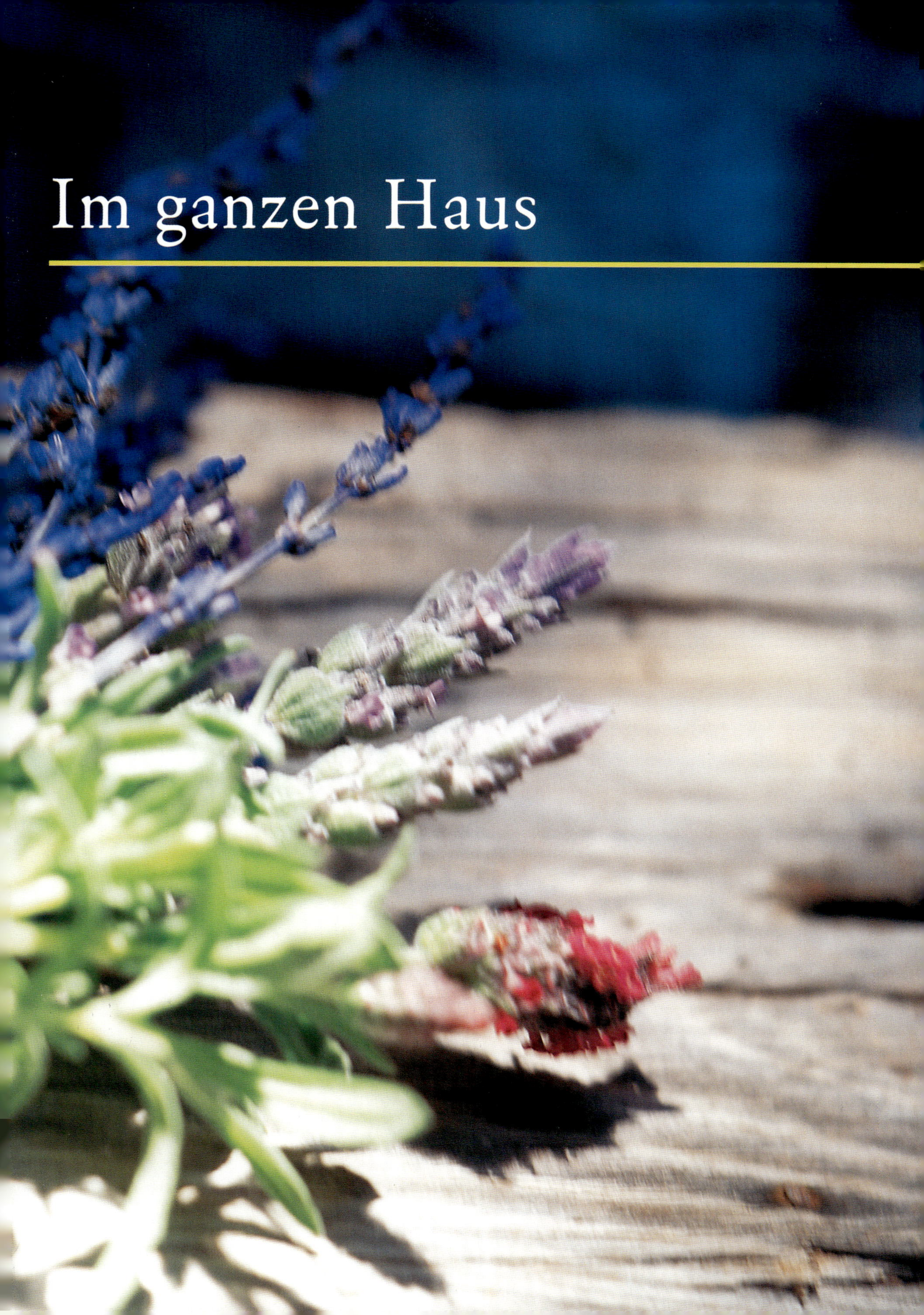

AUF DEM BALKON

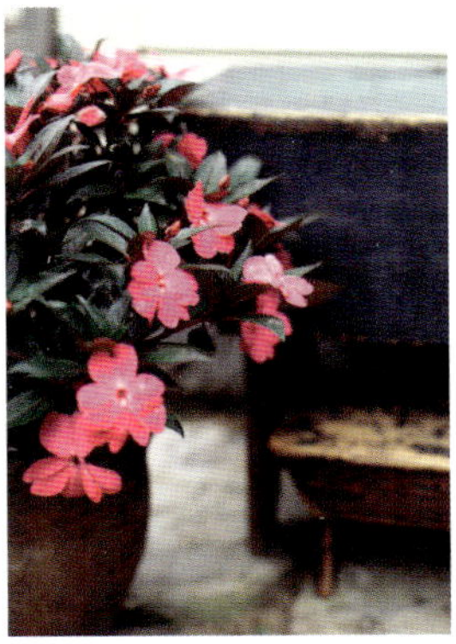

Wie wir bisher gesehen haben und auch im nächsten Kapitel lesen werden, sind die Vorteile von Pflanzen vielfältig. Um von ihnen zu profitieren, muss man nicht in die Apotheke oder in den Kräuterladen gehen, sondern kann sie auch selbst anpflanzen. Viele denken bei dem Wort „anpflanzen“ an einen Garten in der Natur. Zur Anpflanzung von Heilpflanzen braucht man aber nur einen kleinen Garten oder einen Balkon. Man benötigt keine große Fläche und muss auch nicht viel Geld investieren. Wasser, Licht und eine gute Auswahl an Pflanzenarten, die reich an Eigenschaften gegen bestimmte Wehwehchen sind, können Ihren Hof in eine echte „grüne Apotheke“ verwandeln. Außerdem handelt es sich um ein einfaches, unterhaltsames und günstiges Hobby.

Besonders die Gewürzpflanzen werden gerne zu Hause angepflanzt, sie sind ideal für Anfänger und äußerst lohnenswert. Ohne viel Zeit und Mühe erhalten wir ihre Wirkstoffe und Aromen und können sie bei einer Vielzahl von Rezepten oder Arzneimitteln einsetzen. Vielfältig, verzierend oder gut duftend: Die Möglichkeiten sind so enorm, dass man aus einer breiten Palette auswählen kann. Der Großteil der Pflanzen wächst wunderbar im Blumenkasten, aber sie benötigen mehr Wasser und Nährstoffe, als wenn sie in der Erde gepflanzt werden. Rosmarin, Thymian, Salbei, Oregano, Majoran, Minze, Basilikum, Schnittlauch oder Petersilie sind nur ein paar von denen, die wir zu Hause anpflanzen können.

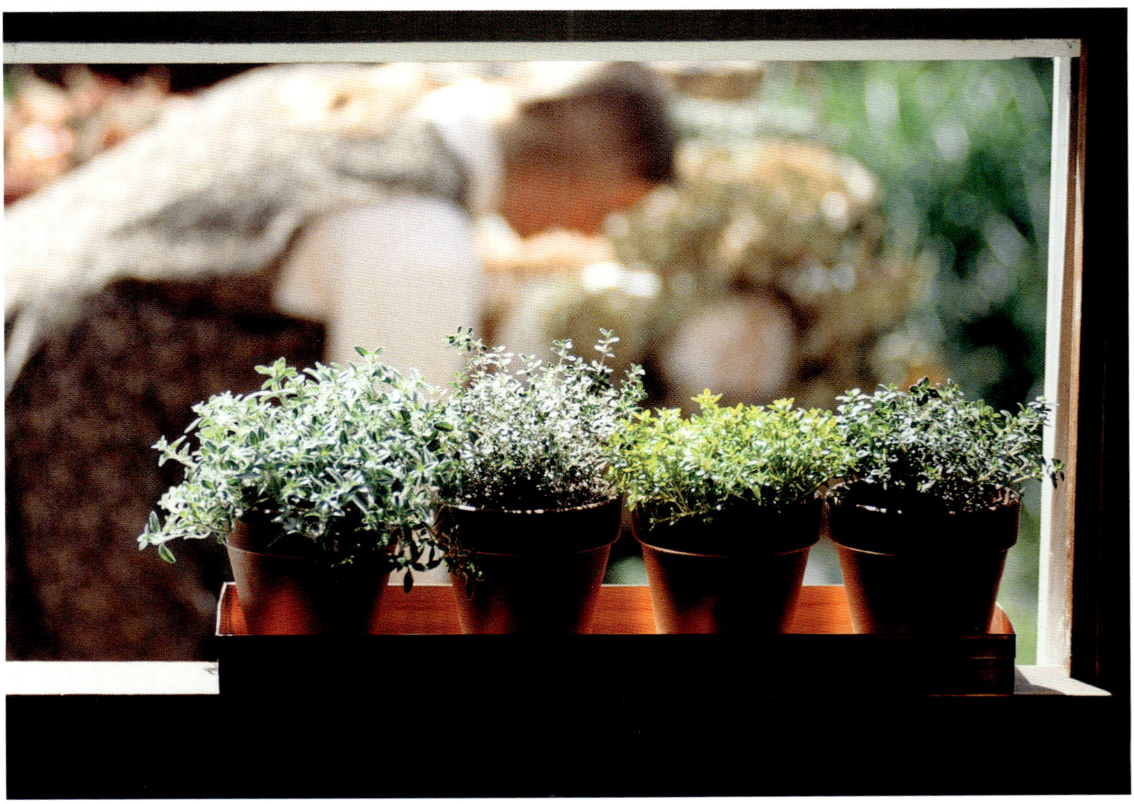

Wie wähle ich die richtige Pflanze aus?

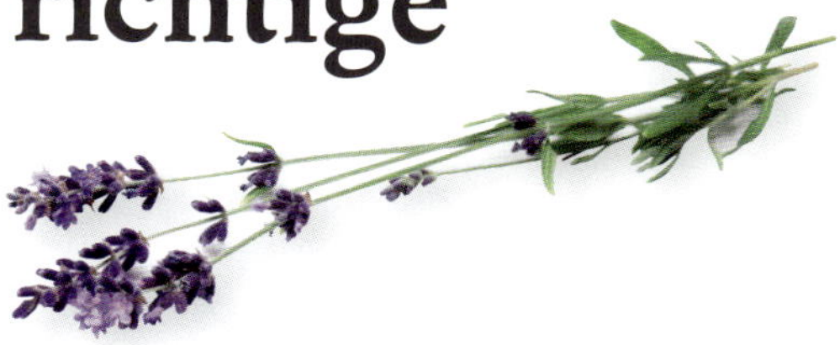

Um Pflanzen erfolgreich anzupflanzen, ist es wichtig, nach der Platzwahl, auch eine passende und gesunde Pflanze auszuwählen. Kaufen Sie die Pflanzen in einem guten Gartencenter oder besser noch, in einem spezialisierten Pflanzengarten. Hier erhalten Sie alle Informationen und die nötige persönliche Beratung. Zuerst sollte man darauf achten, dass es sich um widerstandsfähige Pflanzen handelt. Die eher schwächeren und verfallenen Pflanzen, mit wenigen Blättern oder nur wenigen blassen und farblosen, sollte man vermeiden. Bei gesunden Pflanzen hingegen reichen die Blätter bis an den Stängel, sie sind kompakt und haben eine gute Form. Man sollte auch darauf achten, dass sie nicht von Insekten befallen sind und die Erde nicht ausgetrocknet und eingefallen ist, sodass sie sich vom Topfrand löst. Sieht man, dass die Wurzeln herausragen, ist das ein Zeichen dafür, dass die Wurzeln zu wenig Platz haben und die Pflanze längst hätte umgetopft werden sollen.

Der Transport

Hat man die richtige Pflanze gefunden, ist es wichtig, diese vorsichtig nach Hause zu bringen, ohne sie zu neigen und zu verbiegen. Man sollte sie nicht lange im warmen und schlecht belüfteten Auto lassen und gut bewässern, bevor man sie umpflanzt, was auch so schnell wie möglich passieren sollte.

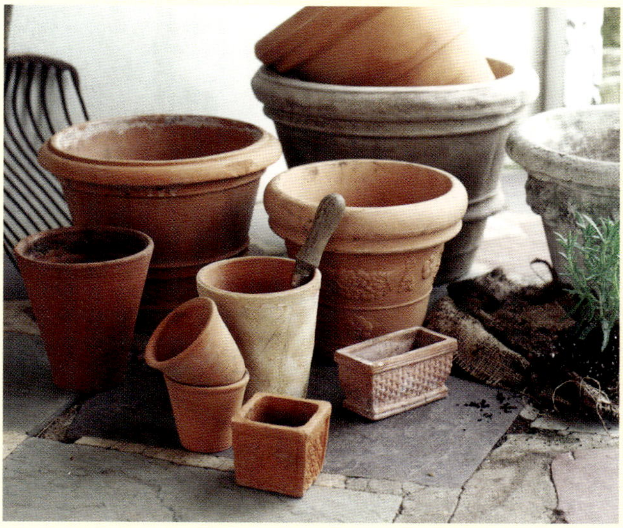

Besser: Jahrespflanzen

Bei dieser Auswahl sollte man daran denken, dass diese und halbjährige Pflanzen viel einfacher anzupflanzen sind als mehrjährige, schon alleine, weil man sie stets umtopfen und beschneiden muss, um sie in einem guten Zustand zu halten. Zu empfehlen wären z. B. Basilikum, eine Jahrespflanze, die einfach zu halten ist, sowie auch Thymian, Rosmarin, Lavendel, Minze und Oregano.
Trotzdem ist es empfehlenswert, aromatische Pflanzen alle 1–2 Jahre in einen größeren Topf umzupflanzen, durch Stecklinge und Samen zu vermehren, damit die neuen die alten Pflanzen ersetzen, und stets sowohl die Wurzeln als auch Sprossen zu beschneiden.

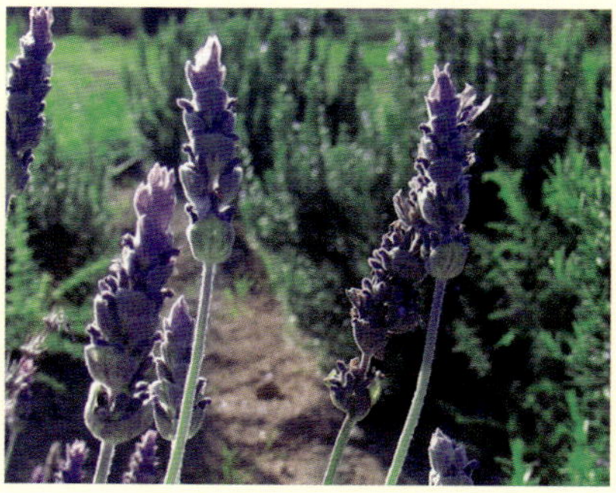

Wo stelle ich die Pflanzen hin?

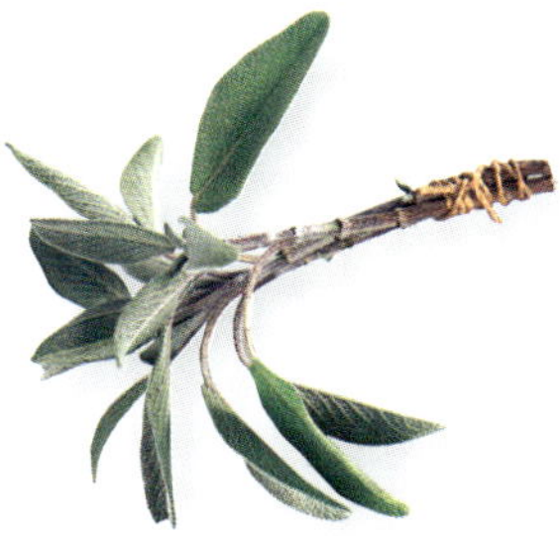

Die trockenen und warmen Zonen auf dem Balkon, der Terrasse oder im Garten sind oft die besten Zonen für die meisten Pflanzen, denn generell passen sich alle Pflanzen gut der Sonne an. Solange die Wurzeln stets genug Feuchtigkeit erhalten, hat man keine Probleme. So im Falle von Thymian, Lavendel, Engelwurz, Sellerie und Kümmel ... Es gibt aber auch Pflanzen, die lieber im Schatten wachsen und welche, die die direkte Sonneneinstrahlung überhaupt nicht vertragen. Oregano, Petersilie, Minze, Melisse oder ein bestimmter Salbei sind einige Beispiele hierfür.

Wie viel Wasser brauchen sie?

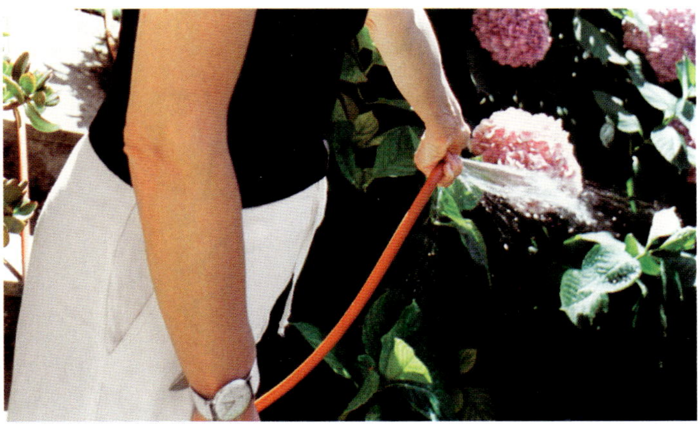

Viele aromatische Pflanzen stammen aus dem mediterranen Klima (Ysop, Lavendel, Melisse, Oregano, Salbei, Zypressenkraut, Thymian, Rosmarin ...) und benötigen nur wenig Wasser, um zu überleben. Es gibt aber einige, die mehr Feuchtigkeit benötigen: Minze, Speer-Minze, Petersilie ... diese sollte man regelmäßig gießen, sogar mehrmals am Tag, wenn sie im Hochsommer der direkten Sonne ausgesetzt sind.

Nicht vergessen ...

Für eine erstklassige Bewässerung sollte man Folgendes beachten:

- Man sollte Trinkwasser, frei von chemischen Behandlungen, nutzen. Auch wenn jede Pflanze einen anderen Rhythmus benötigt, sollte die Bewässerung regelmäßig und einheitlich sein, um Staunässe zu vermeiden, da diese der Wurzel schaden und die schädliche Pilz- und Bakterienverbreitung verursachen kann.
- Eine gute Entwässerung erhält man, wenn man unten im Topf mehrere Keramikteilchen platziert.
- Es ist besser, die Pflanzen früh morgens oder bei Sonnenuntergang zu gießen, anstatt dies in der prallen Mittagssonne zu tun.
- Verlieren die Pflanzen etwas an Vitalität und Kraft, benötigen sie oftmals nur eine gute und kräftige Bewässerung.

Was sollte man beachten?

Düngen

Aromatische Pflanzen düngt man selten, damit sie ihr Aroma und ihren Geschmack nicht verlieren. Sie bevorzugen einen normalen Boden, der reichhaltig an mineralischen Nährstoffen ist.
Einmal im Jahr sollte man die Erde düngen. Den organischen Dünger (Jauche, Humus, Torf, etc.) benutzt man im Winter, den mineralischen (oder chemischen) im Frühjahr und Herbst. Man kann auch organischen Dünger wie Guano, trockene Blätter oder Kompost benutzen. In diesem Fall ist es wichtig, nur Dünger aus gut kompostierten Abfällen zu nutzen und auch nur in der richtigen Dosierung. Der falsche oder ein zu hoch dosierter Dünger kann Reststoffe in der Pflanze hinterlassen, die gesundheitsschädigend wirken können.

Pflanzenbeschneidung

Pflanzen wie Oregano, Minze, Melisse, Lavendel oder Thymian sollte man nach der Blüte zurückschneiden, sodass sie sich neu und gesund entfalten und nicht holzig werden. Wenn der Sommer kommt, schneidet man Minze zurück, um die Entwicklung neuer Blätter zu stimulieren. Thymian hingegen kürzt man eher selten und meist nur im Frühjahr und Sommer. Auch wenn man die Pflanzen jährlich zurückschneidet, sollte man nach einigen Jahren die Pflanzen durch neue austauschen, da sie mit der Zeit ihre Urform verlieren.
Stellt man ein extremes Wachstum einer Pflanze fest, sollte man diese zurückschneiden. Man entfernt verwelkte Blüten und Pflanzenköpfe, da diese viele Reserven verbrauchen und die Pflanze verunstalten.
Estragon und Minze breiten sich unter der Erde sehr schnell aus und können somit umliegende Pflanzen angreifen und zerstören. Pflanzen wir diese also in Töpfe, verhindern wir diese laterale Ausbreitung. Eine andere Alternative ist, sie stets zurückzuschneiden, um den Angriff zu verhindern.

Weitere Pflege

Einmal im Jahr ist es wichtig, den Boden umzugraben, so öffnet sich die Oberfläche, wird belüftet und gelockert. Außerdem wird Unkraut zerstört, das um die Pflanzen herum gewachsen sein kann. Ganz vorsichtig und nicht zu tief den Boden beackern, damit man keine Wurzel zerstört. Man sollte dies mindestens 1–2-mal im Jahr und maximal 5–6-mal tun.

Pflanzen gegen Plagen

Ein Basilikum-, Holunder- oder Knoblauchtee mit einem Löffel Spülmittel oder Seife hilft gegen Blattläuse, während man einige Trockenkräuter, wie Salbei, zum Schutz gegen Schnecken und Nacktschnecken auf Pflanzen ausstreuen kann.

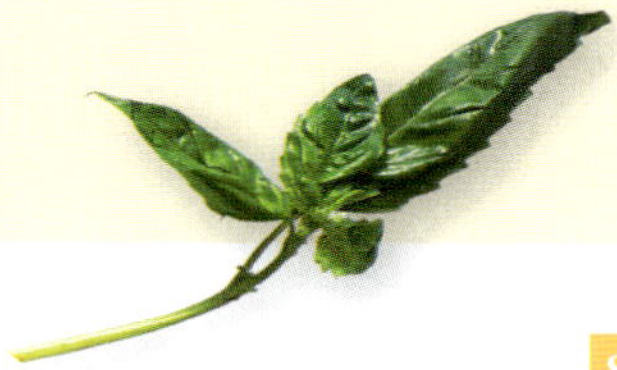

Und wenn man sie zum Kochen nutzt?

Benötigt man einen Zweig Petersilie oder Minze, einfach den Stängel direkt über der Knospe mit einer Schere abschneiden. So kann die Pflanze sich ungehindert weiterentwickeln.

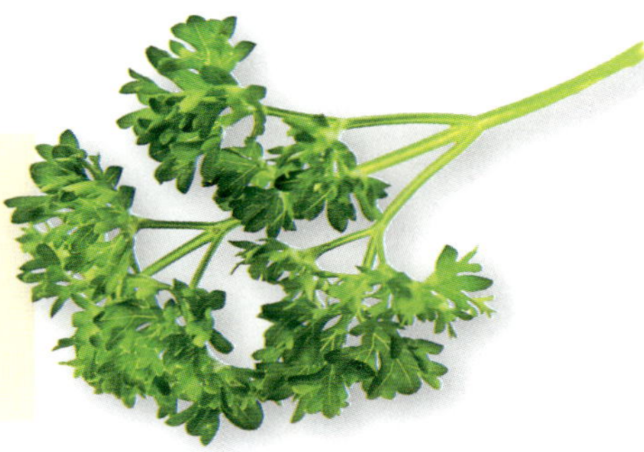

Einige Pflanzen für Ihren Balkon

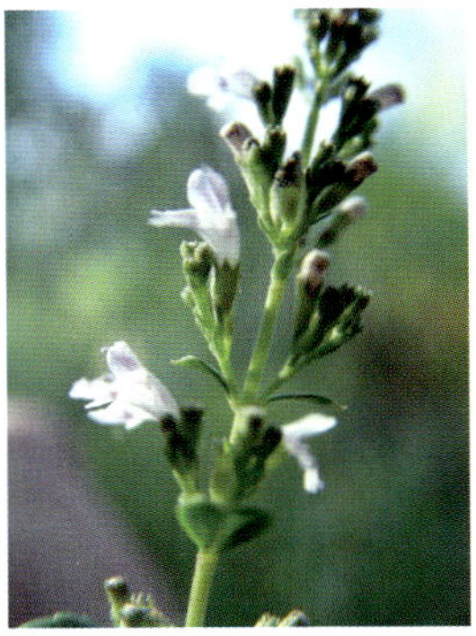

Bohnenkraut

(Satureja hortensis)

Diese Jahrespflanze findet man zur Zeit rund um das Mittelmeer herum. Bohnenkraut wird bis zu 25 cm hoch, hat glatte Blätter, die der Länge nach leicht rund verlaufen und von kleinen Härchen bedeckt werden. Die kleinen Blumen wachsen in Büscheln an der Spitze. Hat man einen sehr sonnigen Platz für sie, ist das Bohnenkraut einfach zu halten. Die Pflanze braucht einen trockenen Boden und wenig Wasser, daher sollte man sie nur gießen, wenn der Boden sehr trocken ist. Die blühenden Spitzen sammelt man in der Blütezeit zwischen Frühjahrsende und Herbstanfang. Ausgebreitet auf einem Papier trocknet man sie an einem schattigen, aber gut belüfteten Ort. Danach kann man sie in luftdichten Behältern aufbewahren. Sie können die Produktion von Magensäure antreiben und unterstützen somit die Verdauung. Sie besitzen ebenfalls eine krampflösende Wirkung, insbesondere in der Darmmuskulatur, und können außerdem bei Durchfall helfen. Hierzu einfach einen Teelöffel der Pflanze pro Tasse Wasser aufkochen und trinken.

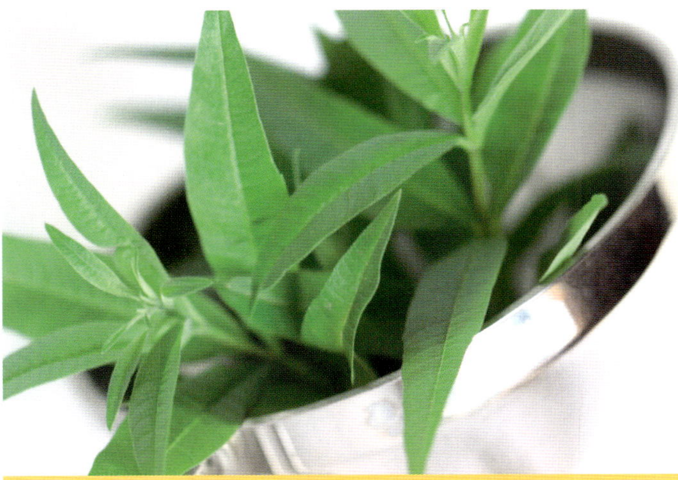

Zitronenverbene

(Lippia citriodora)

Dieser südamerikanische Strauch wird 2 Meter hoch, wobei er es in wärmeren Gebieten auf rund 4 Meter schafft. Die zu dritt zusammenstehenden, länglichen Laubblätter sind in Blattstiel und Blattspreite gegliedert. Die Blüten wachsen straußförmig und sind blasslila oder lila und blühen im Sommer.

Man kann die Pflanze im Topf anpflanzen, aber sollte dabei bedenken, dass er viel Wärme und einen trockenen Boden benötigt. Der Strauch mag direktes Sonnenlicht und im Sommer sollte man ihn regelmäßig einmal am Tag gießen. Im Winter benötigt er selbstverständlich weniger Wasser, aber man sollte ihn in jedem Fall vor Frost schützen. Damit er immer glänzt, sollten die trockenen und welken Blätter regelmäßig entfernt werden. Seine Blätter riechen stark nach Zitrone und werden gerne in der Küche angewendet. Sie werden meist im Sommer geerntet, um sie zu trocknen und in einem gut verschlossenen Behälter aufzubewahren. Sie besitzen ebenfalls eine medizinisch heilende Wirkung, da sie appetitanregende, verdauungsfördernde, entkrampfende und schmerzlindernde Effekte aufweisen. Daher ist ein Tee aus einem Teelöffel der Blätter und einer Tasse kochendem Wasser das beste Heilmittel, um die Nerven zu entspannen, Schlaflosigkeit zu bekämpfen und einer schlechten Verdauung entgegenzuwirken.

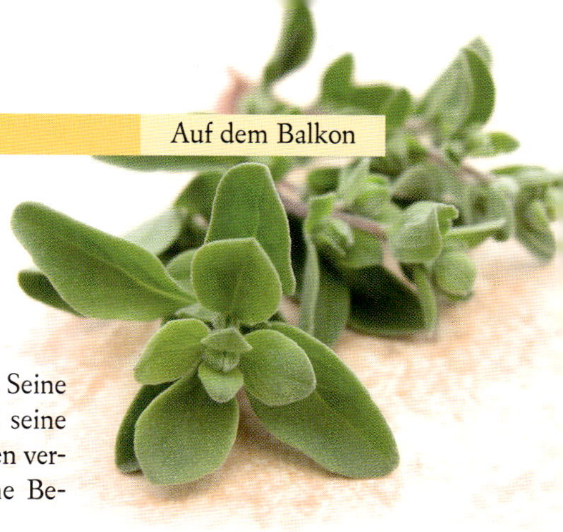

Majoran

(Origanum majorana)

Diese mehrjährige Pflanze stammt aus Nordafrika. Der Majoran wird bis zu 60 cm hoch und die Farbe seiner ovalen Blätter liegt zwischen einem Grün bis Graugrün – je nach Fülle der kleinen Härchen. Die zarten weißen, violetten oder bräunlichen Blüten wachsen in groben Büscheln und machen ihn zu einer sehr dekorativen Pflanze. Man kann Majoran einfach im Topf anpflanzen, allerdings verträgt er keine rauen Winter. Er braucht einen sonnigen Platz und einen trockenen Boden. Man sollte ihn früh morgens oder spät abends nur bei trockener Erde gießen. Seine äußersten, blühenden Spitzen werden im Sommer geerntet, dann an einem gut belüfteten Ort (bei nicht mehr als 23 °C) getrocknet und in einem gut verschlossenen Glasbehälter aufbewahrt. Majoran hat einen starken und angenehmen Geruch und ist daher auch als aromatische Pflanze in der Küche gerne gesehen. Auch als Heilpflanze hat er sich bewährt, insbesondere bei Verdauungsstörungen, da er fördernde und entkrampfende Wirkungen hat. Zudem ist er ein gutes Harnantiseptikum.

Meist wird Majoran als Tee angewendet. Dazu einfach einen Teelöffel der Pflanze mit einer Tasse Wasser aufgießen. Trotzdem sollte man nicht vergessen, dass er in der Schwangerschaft, Stillzeit und bei Kindern unter 12 Jahren kontraindiziert wirkt. Majoran im Haushalt sorgt nicht nur für ein angenehmes Raumaroma, sondern hilft auch gegen Insekten.

Thymian

(Thymus vulgaris)

Dies ist eine mediterrane, mehrjährige Pflanze und kann bis zu 50 cm hoch wachsen. Der Stiel ist fest und holzig, die Blätter hingegen winzig klein. Seine Blüten sind weiß bis violett und seine Reichhaltigkeit an ätherischen Ölen verleihen ihm sein Aroma und seine Beschaffenheit.

Thymian im Topf anzupflanzen ist sehr einfach, er braucht nur viel Sonne. Die Pflanze wächst in jedem Boden, braucht nicht viel Wasser und ist sogar enorm resistent gegen Wassermangel. Trotzdem sollte man ihn im Sommer mehr gießen als das restliche Jahr über und um eine gute Entwässerung zu gewährleisten, sind Keramikteilchen im unteren Teil des Topfes empfehlenswert.

Um ihn frisch zu nutzen, einfach die zarten Stängel abschneiden, die Blätter abstreifen und kleinhacken. Zum Trocknen schneidet man den Stängel kurz über dem Boden ab, kurz bevor die Pflanze blüht. Sobald alles getrocknet ist, streift man die Blätter ab und bewahrt sie in einem gut verschlossenen Behälter auf.

Seine Anwendung in der Küche als Gewürz ist jedem bekannt, aber auch Thymian hat seine medizinische Wirkung. Er lindert Verdauungsstörungen, wirkt schleim- und krampflösend und ist gut bei Erkältungen, Bronchitis und trockenem Husten. Ein Tee, aus einem Teelöffel Thymian und einer heißen Tasse Wasser, reicht dreimal am Tag. Mischt man Thymian mit Minze oder Rosmarin für einen Breiumschlag, lindert er Rheumaschmerzen und als Abkochung hilft seine antiseptische Wirkung zur Heilung von kleineren Wunden. Man kann ihn als Raumduft nutzen: Einfach ein paar Zweige in eine Vase stellen, ein wenig einem Potpourri untermischen oder in einen Stoffsack füllen.

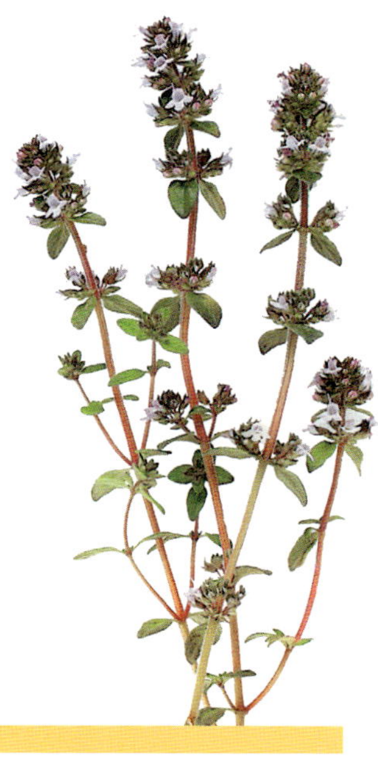

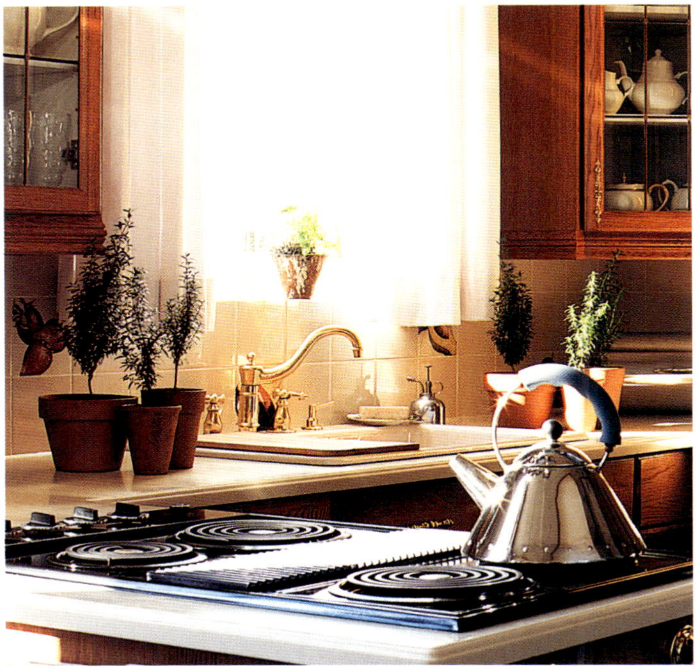

Schon immer waren aromatische Pflanzen sehr bekannt und wurden als Arzneimittel bei Krankheiten eingesetzt, bei magisch-religiösen Ritualen, in der Kosmetik und bei der Herstellung von Parfüm. Außerdem hat man schon immer von ihren kulinarischen Fähigkeiten profitiert, um Gerichte zu variieren und das langweilige Alltagsessen aufzuwerten oder sogar den schlechten Geschmack mancher Lebensmittel zu vertuschen.

Heute gibt es kaum noch Gerichte, ohne dass mindestens eine oder mehrere dieser Kräuter sich unter den Zutaten befinden. Alleine sind sie vielleicht nicht unbedingt immer lecker, aber bei einer guten Mischung und in der richtigen Dosierung können sie aus einem faden und nichtssagenden Gericht eine wahre Gaumenfreude zaubern, ohne den eigentlichen Geschmack zu sehr zu verschleiern. Und jeder weiß: Eine gute Ernährung beginnt damit, dass die Sinne befriedigt werden.

Welche Vorteile bringen sie mit?

Auch wenn diese aromatischen Pflanzen ernährungstechnisch gesehen nicht gerade als unentbehrlich gelten, kann man sagen, dass sie eine kleine Menge an Ballaststoffen und Mineralstoffen enthalten. Daher braucht man die kleine Menge im Essen nicht wegzulassen, denn dank der aromatischen und medizinischen Eigenschaften unterstützen sie die gute Verdauung.

Verstärkt man den Geschmack der Gerichte, wirken die Kräuter auch appetitanregend, was einen dazu verleitet, mehr zu essen. Dieser Aspekt ist besonders für Menschen interessant, die unter Appetitlosigkeit leiden. Ebenso werden die digestiven Absonderungen angeregt (vom Speichel bis hin zu den Darmsäften) – ein wichtiger Punkt für einen guten Verdauungsprozess. Zudem besitzen viele Kräuter wie der Fenchel, Dill, Oregano etc. eine blähungstreibende Wirkung, die dazu beiträgt oder sogar verhindern kann, dass sich Gase im Darmbereich oder Blähungen festsetzen. Ein weiterer Vorteil aller Pflanzen ist, dass sie einen guten Salzersatz darstellen können. Salz ist ein weniger empfehlenswertes Gewürz, insbesondere für Menschen mit erhöhtem Blutdruck. Oft wirkt es flüssigkeitentziehend, worunter besonders Frauen oft im Sommer leiden. Auch dienen Pflanzen als gute Konservierungsmittel für Lebensmittel, da sie die Bildung von Mikroorganismen verlangsamen oder sogar ganz stoppen. Dies verdanken wir ihrer antiseptischen, antimikrobiellen und pilzhemmenden Wirkung, die wir reichhaltig in den ätherischen Ölen vorfinden. Definitiv sind sie in der internationalen Küche nicht mehr wegzudenken, denn sie schmecken gut und sind gesund.

Wie verwendet man sie in der Küche?

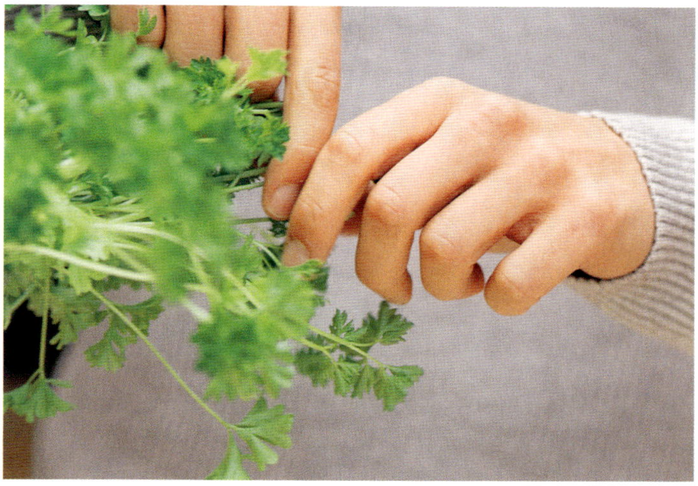

Kräuter kann man ganz einfach in der täglichen Küche verwenden, ohne komplizierte Gerichte herzustellen. Alles, was man tun muss, um ein vielfältiges und interessanteres Menü herzustellen, ist, mit etwas Finesse einige Sträußchen oder feingehackte Blätter, einer oder mehrerer Pflanzen, dem Gericht beizufügen. Die meisten Kräuter sollte man kleinhacken oder zerstoßen, da sie erst dann ihre aromatischen Substanzen freisetzen. Die Menge der Kräuter hängt ganz vom Geschmack jedes Einzelnen ab, daher ist es am besten, man fügt Stück für Stück kleine Mengen hinzu, bis der gewünschte Geschmack erreicht ist. Nimmt man zu viele, läuft man Gefahr, dass das Essen seinen Geschmack verliert und nur von Kräutern dominiert wird, was ein wahres Fiasko werden kann. Damit die einzelnen Kräuter nichts von ihrem Geschmack, der Frische und den gesunden Wirkstoffen verlieren, ist es am besten, sie frisch zu verwenden, außer im Falle vom Lorbeer, den man meist getrocknet verwendet. Normalerweise empfiehlt sich eine Dosierung von einem Löffel frisch gehackter Kräuter pro vier Personen. Verwendet man getrocknete Kräuter, sind diese selbstverständlich viel konzentrierter und die Hälfte oder ein Drittel eines Esslöffels reichen bei gleicher Anzahl aus. Möchte man die Kräuter vor dem Servieren jedoch wieder entfernen, empfiehlt es sich, die frischen Kräuter in einem Stoffsack mitzukochen oder am Stiel mit einem Bindfaden zu befestigen, um sie dann später ganz einfach rausfischen zu können.

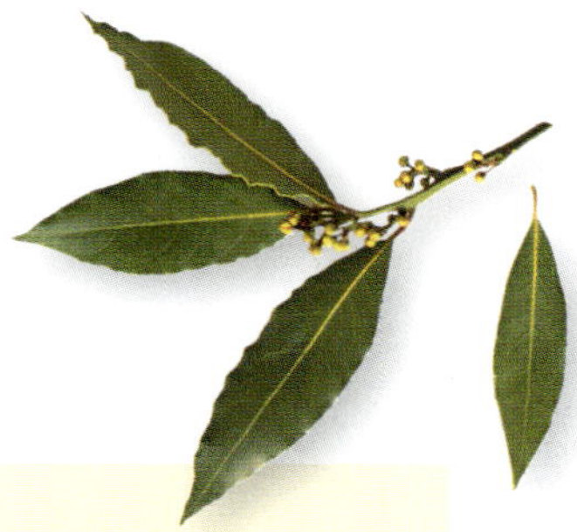

Aromatische Mischungen

Viele Rezepte haben auf ihrer Zutatenliste eine Handvoll verschiedener Kräuter. Kocht man eine Brühe, füllt man die Kräuter meist in einen feinen Stoffsack, sodass sie sich nicht in der Brühe verteilen und das Filtern erschweren. Bei Eintöpfen und Schmorgerichten hingegen bindet man die Kräuter einfach mit einem Bindfaden zusammen, damit sie ihre Aromen frei entfalten können. Neben den frischen Kräutern kann man diese Mischungen auch mit getrockneten Kräutern zusammenstellen. Die verschiedenen Kombinationen und Mischungen hängen vom Geschmack jedes Einzelnen ab, da gibt es keine Regeln, auch wenn manch traditionelle Mischung nie falsch sein kann. Hier ein paar leckere Beispiele:

- Kräuter der Provence: Die Mischung besteht zu gleichen Teilen aus Thymian, Rosmarin, Basilikum, Bohnenkraut, und manchmal auch Lavendel. Man kann auch Oregano, Majoran und Fenchel, je nach Geschmack, hinzufügen. Hierbei sind sowohl die frischen als auch getrockneten Kräuter kleingehackt.
- Feine Kräuter: Hier handelt es sich um eine delikate Mischung, zu gleichen Teilen aus Petersilie, Kerbel, Schnittlauch und manchmal auch Estragon. Wie bei der vorherigen Mischung auch, sind alle Kräuter fein gehackt und auch wenn es nicht dasselbe ist, kann man anstatt frische auch getrocknete Kräuter nehmen.
- Bouquet garni: Hierfür gibt es kein bestimmtes Rezept, das bekannteste Bouquet garni jedoch besteht aus 3 Zweigen Petersilie, einem Thymian- und einem Lorbeerblatt. Oft wird die Mischung in ein Sellerie- oder Lauchblatt gehüllt. Je nach Gericht kann man auch Basilikum, Rosmarin, Bohnenkraut oder Estragon hinzufügen.

Aufbewahrung

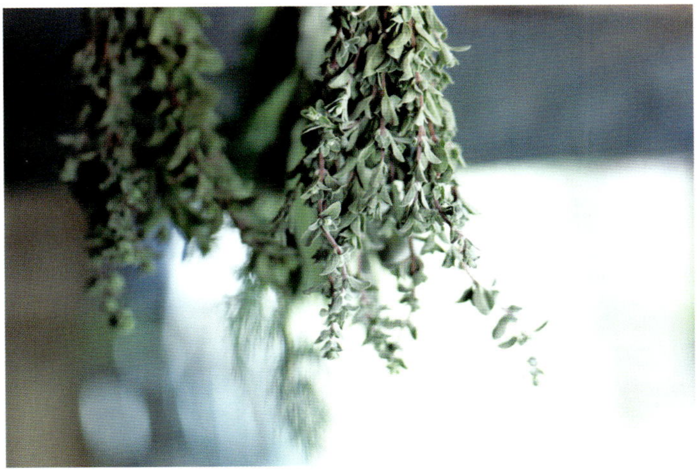

Der Geschmack und die Aromen von frischen Kräutern sind unvergleichlich, daher lohnt sich das Anpflanzen allemal, wenn man einen sonnigen Balkon, eine Terrasse, ein kleines Beet oder einen Garten hat. Um sie dann regelmäßig zu nutzen, kann man einfach die am größten gewachsenen Blätter abschneiden und so Platz für neue Sprossen schaffen. Hat man keinen passenden Platz zum Anpflanzen, hat man die Möglichkeit, die frischen Kräuter jederzeit auf dem Markt zu kaufen – mittlerweile bekommt man sie sogar schon luftdicht verpackt. Zu Hause

Einige Gewürzpflanzen

Basilikum *(Ocimum basilicum)*
Zart und wohlriechend hat das Basilikum meist hellgrüne, glänzende und lanzettförmige Blätter. Man kann es ganz einfach im Topf oder im Garten anpflanzen und so können wir es frisch oder trocken jederzeit nutzen. Die Blätter und Blüten haben eine entkrampfende Wirkung und lindern somit Verdauungsbeschwerden, ausgelöst durch Nervosität, als auch Migräne durch schlechte Verdauung. Es hilft auch bei der Menstruation und lindert Regelschmerzen. Auf der anderen Seite hat Basilikum eine tonische Wirkung und hilft bei Müdigkeit und Überarbeitung. Trotzdem sollte man die ätherischen Öle, wegen der krebserregenden Wirkung, nicht direkt verwenden. Bei zu hoher Dosis ist bei oraler Anwendung vor narkotischer Wirkung zu warnen und die externe Anwendung kann zu schleimbildenden Irritationen führen.
Basilikum gilt als Gewürz mit einem frischen Aroma zwischen Minze und Pfeffer. Es schmeckt süß und scharf zugleich, was in vielen Gerichten als ein Muss eingesetzt wird. Man benutzt es oft für Salate und Tomatensaucen und es ist eine Grundzutat in vielen Pasta- und Gemüsegerichten. Man sollte Basilikum jedoch erst am Ende hinzufügen, damit es sein Aroma nicht verliert.

Lorbeer *(Laurus nobilis)*
Lorbeerblätter stammen von einem riesigen Baumgewächs. Sie sind lederartig, haben einen intensiven Geschmack und durchdringenden Geruch, der sich bei der Trocknung verstärkt. In der Phytotherapie werden die ätherischen Öle besonders häufig, ausschließlich extern, als Entzündungshemmer und Antirheumatikum angewendet. Auf sanfte Art und Weise kann es Rheuma- und Muskelschmerzen lindern. Die getrockneten Blätter im Essen regen den Appetit, die Verdauung sowie die Darmtätigkeit an.
Aus der mediterranen Küche ist Lorbeer nicht wegzudenken. Man findet seine Blätter in Gemüsegerichten, Fisch- und Meeresfrüchtesuppen, Marinaden etc. Man sollte ihn mäßig anwenden, da seine ätherischen Öle sehr stark sind, und seine Blätter sollte man nie kleinhacken. Ist das Gericht fertig, entfernt man die Blätter vor dem Servieren, denn trotz langem Kochvorgang sind die Blätter stets hart und haben einen bitteren Nachgeschmack. Man sollte immer nur wenig verwenden, denn Lorbeer besitzt auch eine toxische Wirkung. Während der Schwangerschaft und in der Stillzeit sollte die normale Dosis in der täglichen Ernährung nicht überschritten werden.

Oregano *(Origanum vulgare)*
Oregano ist eine mehrjährige Pflanze, circa drei Handbreit hoch und blüht zwischen Juli und September. Und da es nichts besseres als Oregano gibt, empfiehlt es sich immer, einen Strauch im Garten oder im Topf zu haben. Er kann 5 bis 6 Jahre lang Blätter und Blüten produzieren, danach sollte man ihn austauschen. Braucht man ein paar Zweige, kann man einfach mit der Schere die Staude auf der Hälfte

angekommen, kann man sie im Kühlschrank 6–7 Tage lang aufbewahren, entweder in einer geschlossenen Plastiktüte oder in einem luftdichten Behälter. Um sie auch im Winter zu nutzen, kann man sie trocknen oder gar einfrieren.

Einfrieren

Um Kräuter einzufrieren, legt man einfach einen oder mehrere verschiedene Zweige zusammengebunden auf einen Teller. Nachdem sie gefroren sind, bewahrt man sie am besten in einem harten Behälter auf, so dass sie nicht eingehen. Man kann sie aber auch gehackt einfrieren: Entweder in kleine Päckchen aufgeteilt oder direkt im Eiswürfelbecher mit etwas Wasser auffüllen und einfrieren. Die bereits gefrorenen Eiswürfel kann man anschließend in einem anderen Behälter aufbewahren. Gefrorene Kräuter sollte man nicht länger als sechs Monate aufbewahren, so behalten sie ihren Anteil an ätherischen Ölen und – im Gegensatz zu getrockneten Kräutern – auch ihre Farbe.

Trocknen

Um sie zu trocknen, bindet man Bündel zusammen und wickelt diese in Papier, um sie kopfüber für 10–15 Tage aufzuhängen. Wenn sie trocken sind, zerkleinert man sie auf einem großen Blatt Papier und entfernt die Stiele. Den Rest bewahrt man in einem trockenen und sauberen Glasbehälter mit Drehverschluss auf. Die Behälter sollten in jedem Fall vor Licht und Nässe geschützt sein.

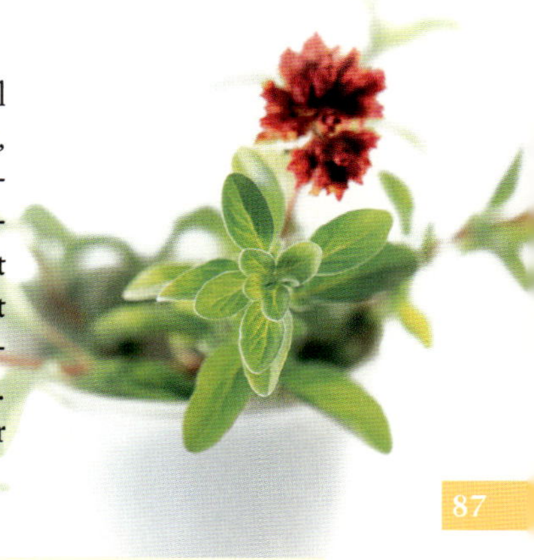

oder fast am Boden abschneiden, denn er sprießt problemlos wieder weiter.
Seine Blätter haben einen warmen Geschmack, etwas pikant aber sehr aromatisch. Zudem hat er eine schleim-, husten- und schmerzlösende Wirkung. Ein Arzneitee aus Oregano ist die richtige Wahl, um den Husten zu lindern und gegen Schlaflosigkeit anzukämpfen. Er weist auch entkrampfende und blähungstreibende Eigenschaften auf und ist somit ein gern verwendetes Mittel bei nervlich bedingten Verdauungsproblemen.
Oregano ist eine grundlegende Zutat in der italienischen und griechischen Küche zum Würzen von Fleisch, Gemüse, Hülsenfrüchten sowie bei der Herstellung von Kräuterweinen. Auch in Brühen und zum Einlegen von Fleisch für Wurstwaren wird er gerne eingesetzt.
Leicht angebratenes Gemüse mit etwas Olivenöl, etwas Knoblauch und Oregano sind immer eine Gaumenfreude und in Verbindung mit Tomatensauce fast ein Muss. Und auch, wenn man ihn nicht mit dem frischen vergleichen kann, behält er sein Aroma auch in getrockneter Form bis zu einem Jahr lang.

- **Petersilie *(Petroselinum crispum)***

Alle Pflanzenteile der Petersilie haben das gleiche, frische Aroma, auch wenn es in den Stielen stärker konzentriert vorliegt. Trotzdem nutzt man meist die Blätter im ganzen oder feingehackt. Diese stehen weit auseinander und haben eine kraftvolle, grüne Farbe. Sie ist wohl die bekannteste Gewürzpflanze, aber auch sehr gehaltvoll an antioxidativ wirkenden Vitaminen, wirkt harntreibend, appetitanregend, menstruationsstimulierend und kräftigend. Sowohl ein Tee als auch ein frischer Petersiliensaft sind wohltuend bei Gewebeschwellungen und im Genesungszustand. Zerkaut man Petersilie, nachdem man Knoblauch gegessen hat, verhindert er den oftmals starken Geruch. Zudem helfen die Blätter – klein gehackt im Breiumschlag – bei der Wundheilung von Narben und lindern den Schmerz von Insektenstichen.
Im frischen Zustand wird Petersilie am liebsten verwendet und ist daher auch eine empfehlenswerte Pflanze für den Garten oder Balkon. Man kann sie aber auch auf dem Markt frisch erwerben.
Durch ihren sanften Geschmack und ihrer Fähigkeit, das Aroma anderer Pflanzen zu verstärken, wird die Petersilie zu einem wichtigen Bestandteil der meisten Gewürzmischungen. Da sie roh und ungekocht viel intensiver schmeckt, sollte man sie erst am Ende des Kochens hinzufügen. Sie wird nicht nur als Zutat, sondern auch feingehackt als Tellerdekoration gern genommen.
Bisher wird Petersilie nicht unbedingt aufgrund ihrer Wirkungen und Kräfte genutzt. Sie ist eine Pflanze, die man jedem empfehlen kann; in der Schwangerschaft und bei Nierensteinen ist sie wegen ihrer reichhaltigen Oxalsäure weniger empfehlenswert.

IM BADEZIMMER

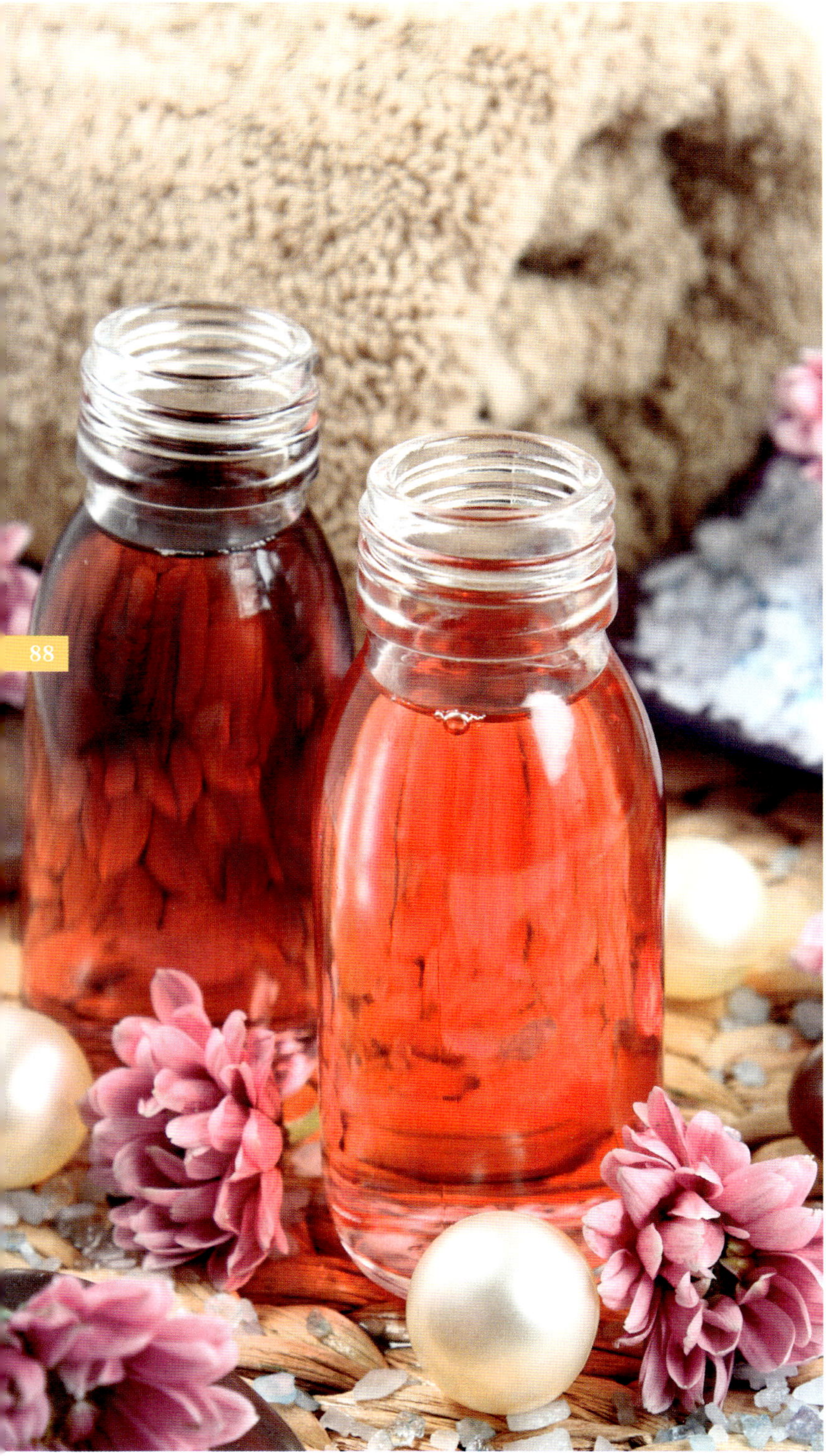

Neben der medizinischen Wirkung sind Pflanzen auch eine unbestreitbare Wellness- und Beautyquelle. Bereits seit der Antike wurden sie zum Hervorheben der weiblichen Schönheit angewandt oder auch für Entspannungsbäder benutzt. Die alten Ägypter zum Beispiel haben über Jahrhunderte ihre Bäder mit Myrrhe, Safran oder Zimt parfümiert. In Griechenland war es üblich, die Gäste mit einem Bad mit Narden-, Rosen- oder Mandel-Duft zu verwöhnen. Und noch weiter zurück haben die Römer die gewaltigen öffentlichen Bäder oder auch Thermen erfunden, für die sie meist eine bestimmte Salbe aus verschiedenen Zutaten angewendet haben: Gewürzhalme, Honig, Zimt, Safran und Myrrhe.

Der Erfolg eines guten Bads besteht darin, natürliche Produkte anzuwenden, d.h. ohne chemische Zusammensetzung. Bevor man also ein Gel oder eine Lotion mit einer solchen Zusammensetzung anwendet, ist es besser, die Heilpflanzen direkt ins Wasser zu geben, so zum Beispiel in Form von Tees oder ätherischen Ölen (Grundlage der Aromatherapie). Beides sind Lösungen, die die Haut kräftigen, vor Infektionen schützen und die Hauterneuerung fördern. Zusätzlich verfügen sie über unzählige Vorteile der Aromatherapie, d.h. während man badet, nehmen Nase und Lunge die Essenzen auf und leiten sie direkt weiter ans Kreislaufsystem und Gehirn. Auf diese Weise stellt die Aromatherapie eine angenehme und warme Technik dar, um emotionale Probleme zu lindern. Man sollte hierzu jedoch einen Therapeuten aufsuchen, da verschiedene Reaktionen auf ein und dasselbe Aroma auftreten können.

Fügen Sie dem Badewasser einen Tee hinzu

Manche Heilpflanzen sind besonders gut als Tee anzuwenden, den man dem Badewasser zufügen kann. So passt sich das Wasser der jeweiligen Wirkung der Pflanzen an.

Klatschmohn *(Papaver rhoeas)*

Wegen seiner entspannenden und weichmachenden Eigenschaften ist er ideal für Bäder, um Kreislaufprobleme zu lindern.

Löwenzahn *(Taraxacum officinale)*

Diese frische Pflanze ist sehr reich an Vitamin A und besitzt – ideal für ein Badezimmer – reinigende Eigenschaften.

Garten-Strohblume *(Helichrysum bracteatum)*

Gilt als sehr gut für die Haut und ist für nutritive und heilende Bäder geeignet.

Winter-Linde *(Tilia cordata)*

Enthält Pflanzenschleim und ätherische Öle und eignet sich deshalb sehr gut dafür, die Haut und ihren Feuchtigkeitshaushalt zu verbessern.

Auch in der Dusche

Um von den ätherischen Ölen zu profitieren, braucht man nicht unbedingt ein Bad zu nehmen. Hat man keine Badewanne oder keine Zeit, kann man auch eine Aromatherapie-Dusche nehmen. Auch wenn das Ergebnis nicht ganz dasselbe ist, hilft sie trotzdem, insbesondere bei stärkenden und stimulierenden Behandlungen. Sie können das Öl auf den warmen, feuchten Waschlappen oder Schwamm geben und ordentlich verreiben, die sensiblen Zonen dabei vermeiden. Zwei bis drei Tropfen reichen aus. Sie können auch den mit den Tropfen getränkten Waschlappen in die Dusche legen, wo das Wasser hinträufelt. Wenn Sie das Wasser anstellen, atmen Sie die dadurch freigesetzten Dämpfe tief ein. Hierzu empfehlen sich 8 Tropfen des ätherischen Öls.

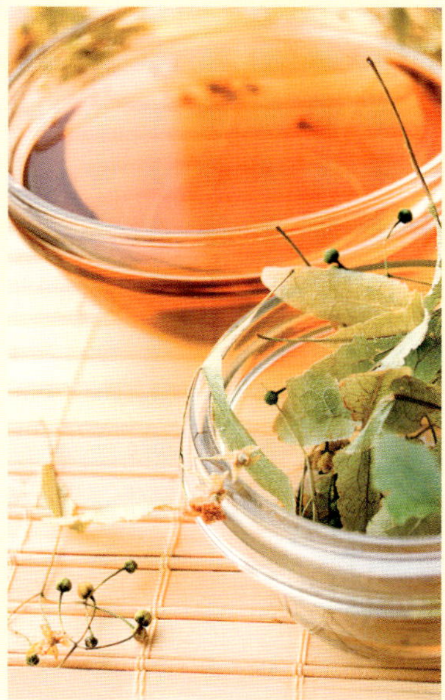

Gut zu wissen …

Sie können auch verschiedene Tees mit unterschiedlichen Pflanzen herstellen, um Bäder mit verschiedenen Wirkungen zu erzielen:

- Entspannungsbad:
  Brühen Sie einen Tee mit 6 Löffeln Lavendel auf und mischen Sie ihn dem heißen Badewasser bei. Genießen Sie das Bad rund 15 oder 20 Minuten, Sie werden sich erholen und es hilft, Spannungen im Körper zu lösen.
- Stimulierendes Bad:
  Kochen Sie 50 g Rosmarin und 50 g Rosenblüten in einem 1 Liter Wasser auf. Wenn es kocht, mit Deckel weitere 10 Minuten auf kleiner Flamme kochen lassen. Den Tee sieben und dem Badewasser zufügen. Zum Abschluss können Sie noch ein paar Tropfen ätherisches Zitronenöl zufügen und … einfach das Energiebad genießen.

Kräutersäckchen im Badewasser

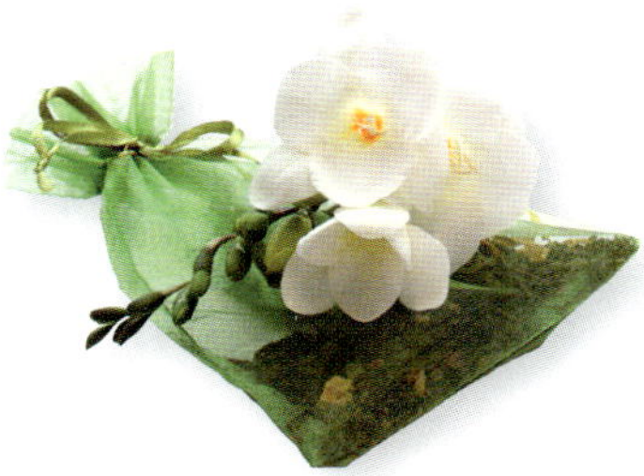

Anstatt Teemischungen zu verwenden, kann man die Pflanzen auch direkt dem Badewasser zufügen. Aber damit es sich nicht so anfühlt, als ob wir in einem Teich baden, ist es angenehmer, sie vorher in ein Stoffsäckchen zu füllen und dann ins Wasser zu legen.

Seife mit Pflanzen

Diese Seifen sind am beliebtesten für Bäder und – ob man es glaubt oder nicht – man kann sie auch ganz einfach zu Hause mit Produkten vom Markt herstellen. Das erzielte Ergebnis kann durchaus überraschen und ist den Produkten aus dem Supermarkt oder der Drogerie absolut gleichzusetzen. Normalerweise wird Seife durch eine Mischung aus Natronlauge und Fett hergestellt, wodurch wiederum das Phänomen der Verseifung (Saponifikation) entsteht. Trotzdem kann man auch lernen, Seife ohne Natronlauge herzustellen. Dazu benutzt man die Grundlage der Glyzerinseife, die insbesondere für die Hautpflege gut geeignet ist. Ebenso kann man Neutralseife oder andere Seifen als Basis verwenden. Zu dieser Grundlage fügt man heilende Blätter, Blüten, Kronblätter oder Wurzeln zu, wie z. B. Kamille oder Rosmarin, aber auch verschiedene ätherische Öle, wie z. B. das Rosenöl. Hier ein Beispiel:

Kräuterseife

Brühen Sie einen Tee aus Rosmarin, Speer-Minze und Kamille auf und bewahren davon eine halbe Tasse auf. Sie füllen dann die Tasse in ein Wasserbad und raspeln Stück für Stück herkömmliche, normale Seife dazu. Durch das Verrühren wird die Masse immer mehr miteinander verschmelzen. Hat die Masse eine cremige und dickflüssige Konsistenz, nehmen Sie sie von der Herdplatte und füllen sie in einen Plastikbehälter. Nach ein paar Tagen entfernen Sie den Behälter und wickeln das Seifenstück in ein fettschützendes Papier.

Blumenbad

- 100 g Lavendel
- 50 g saure Orangenschale
- 1 Löffel pro Pflanze von: Thymian, wilde Rosenblätter, Silberweide, Gurkenkraut, Minze, Majoran, Rosmarin
- 2 Nelken
- Ein paar Tropfen Zitrone
- 5 Tropfen ätherisches Rosenöl

Lavendel und Orange gut mit den anderen Kräutern vermischen und erst dann die zerstoßenen Nelken, Zitronentropfen sowie das Rosenöl hinzufügen. Alles in einen gut zugeschnürten Stoffsack in die Badewanne unter den Heißwasserstrahl hängen. Dieses Bad ist angenehm mild und wohltuend für sensible Haut.

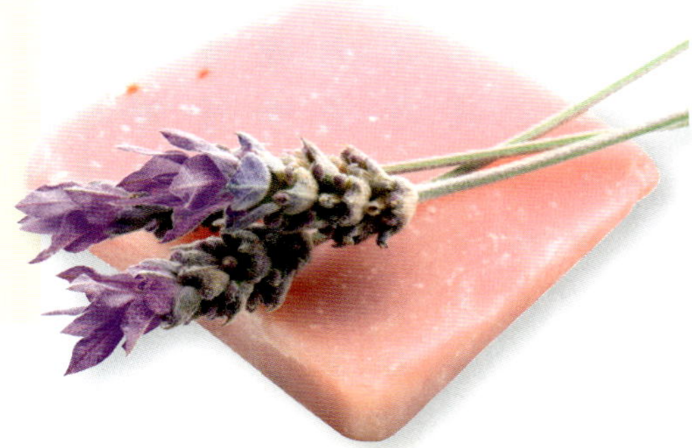

Ätherische Öle im Badewasser

Die ätherischen Öle vermischen sich mit dem Wasser sowohl im heißen als auch im kalten Bad und dringen durch die Poren in die Haut ein. Durch den Wasserdampf der Heißbäder atmet man die Wirkstoffe jedoch auch ein und somit dringen sie zusätzlich durch die Nase in die Atemwege und das Gehirn ein. Hypokrates wusste schon im 4. Jh. v. Chr., dass ein tägliches Aromabad gut für Körper und Seele ist, was die Wissenschaft heute sogar belegen kann. Diese ätherischen Öle, reich an Eigenschaften und Wohlgerüchen, sind die Grundlage der Aromatherapie.

Nur sechs Tropfen reichen für ein wohlriechendes Bad, man kann die Dosis jedoch erhöhen, um eine heilende Wirkung für Körper oder Seele zu erzielen. In diesem Fall sollte man sich von einem Aromatherapeuten beraten lassen, um die angemessene Dosierung nicht zu überschreiten. Vermeiden Sie einen Wasserkontakt mit den Augen, da die ätherischen Öle im Auge brennen. Hat man erst mal das Öl ausgewählt, einfach ins Wasser tröpfeln, gut vermischen und rein in die Wanne, denn durch die Wassertemperatur verdampfen die Öle schnell und man möchte ja das Maximum der Wirkstoffe aus ihnen herausholen.

Da sich ätherisches Öl nur mit einer Fettbasis vermischen kann, ist es normal, dass man winzige Tropfen auf dem Wasser verteilt vorfindet. Ein kleiner Trick: Die Tropfen vorher mit einem Glas Milch vermischen und erst dann ins Badewasser geben. Diese Art der Aromatherapie erinnert stark an Kleopatra, die bekannt dafür war, ihre Bäder in Eselsmilch zu nehmen.

Tipps und Tricks für Bäder

- Schaffen Sie im Bad eine angenehme und warme Atmosphäre, entspannende Musik, gedämpftes Licht, Kerzen ...
- Baden Sie nicht länger als 20 Minuten, alles danach kann aufs Herz und den Kreislauf schlagen. Die Haut weicht zu sehr auf und verliert ihren natürlichen Schutzfilm.
- Das Wasser sollte nicht wärmer als 36 °C sein, ist es zu heiß, verliert es die beruhigende Wirkung.
- Zwei bis drei Bäder die Woche reichen völlig aus, um seinen Zweck zu erfüllen, alles andere ist übertrieben.
- Nach einem Entspannungsbad sollte man eine ganze Weile lang erst mal nichts tun, was die Konzentration beansprucht, wie z. B. Autofahren. Am besten man nimmt das Bad vor dem Schlafengehen als Abschluss nach einem anstrengenden Tag.
- Neben den Teemischungen und ätherischen Ölen kann man auch Salze, z. B. aus dem Toten Meer, hinzufügen. Sie besitzen viele Eigenschaften und sind immer gut, wenn man ein beruhigendes Bad nehmen möchte.
- Wenn Sie Muskelschmerzen lindern wollen, depressiv sind usw., ist es immer besser, erst eine gute Dusche und dann ein Bad mit Heißwasser und ätherischen Ölen zu nehmen. Seifen, Pflanzenöle oder Badesalze verhindern nur, dass die Poren die Wirkstoffe richtig aufnehmen.

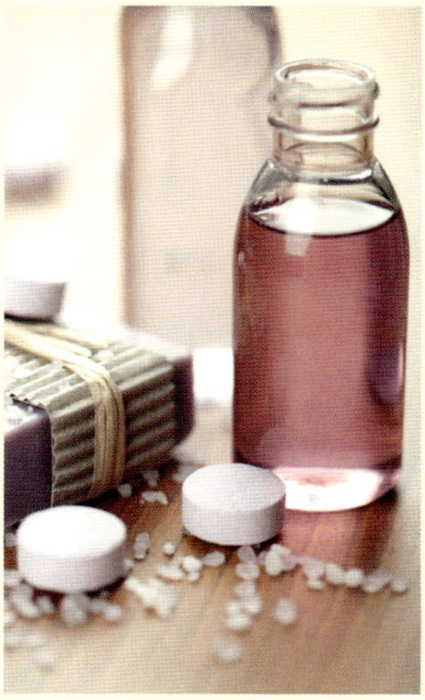

Die besten Öle für die Badewanne

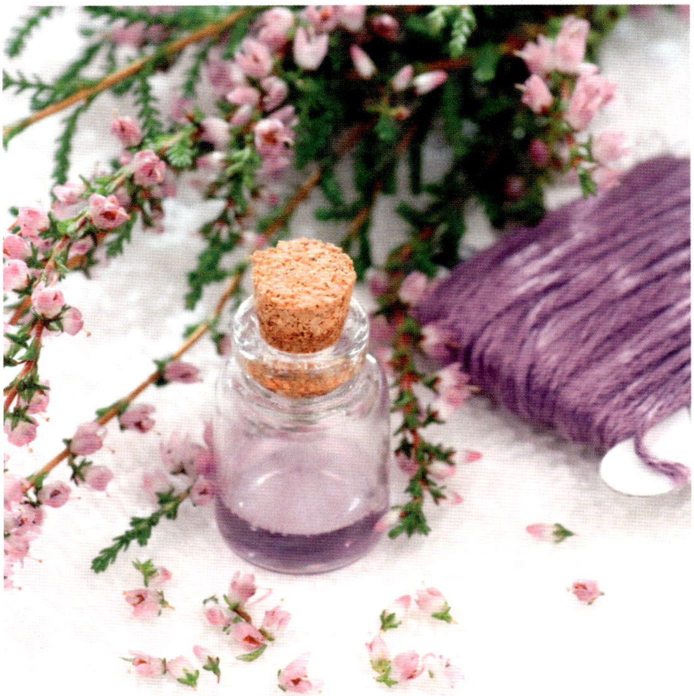

Ylang-Ylang

(Cananga odorata var. genuina)

Die Essenz der Ylang-Ylang-Pflanze nutzt man bei Behandlungen, um die Haut mit Feuchtigkeit zu versorgen und überflüssigen Talg zu reduzieren. Man kann sie dem Badewasser hinzufügen, für Massagezwecke mit süßem Mandelöl vermischen oder einfach das Aroma inhalieren, wenn man sich etwas aufputschen möchte oder unter Schlaflosigkeit leidet. Abends ein Bad mit Ylang-Ylang hilft gegen die täglichen Verspannungen und baut die Seele und das Gleichgewicht wieder auf, denn in der Aromatherapie ist Ylang-Ylang eines der besten Aromen, um Körper und Geist zu entspannen. Auch den Bluthochdruck kann Ylang-Ylang leicht senken und es wirkt als natürliches Antidepressiva. Trotzdem zeigen Studien, dass der Geruch sowohl stimulierend als auch entspannend für das Gehirn wirken kann, so wie andere natürliche Heilmittel auch, scheint es einem Vitalität zu schenken oder zu beruhigen – je nach Bedürfnis jedes Einzelnen. Auch in Verbindung mit süßem Mandelöl – vor der Verwendung von Shampoo – ist es sehr wirkungsvoll gegen Haarspliss und Schuppen.

Hundsrose

(Rosa canina)

Die wild wachsende Hundsrose ist die Königin der Aromen und ihre Essenz zeugt von unzähligen Eigenschaften, von denen wir durch Massagen, Bäder oder der Inhalation profitieren können. Man benötigt 30 Rosen für einen einzigen Tropfen der Essenz und ihr therapeutischer Wirkungskreis ist enorm. Äußerlich wird sie gerne bei Augen- sowie Hautproblemen eingesetzt. In der Apotheke sind die Kronblätter der roten Rosen mehr geschätzt als die weißen. Aufgrund ihres höheren Tanningehalts, dem die leicht adstringierende Wirkung zu verdanken ist; daher nutzt man sie meist für Augentropfen und bei chronischen Augenkrankheiten. Es handelt sich zudem um eine der antiseptischsten Essenzen überhaupt. Aufgrund dieser Eigenschaften, gebündelt mit der tonischen und sänftigenden sowie der Wirkung auf Kapillargefäße, eignet sie sich für fast alle Hauttypen. Besonders geeignet ist sie für reife,

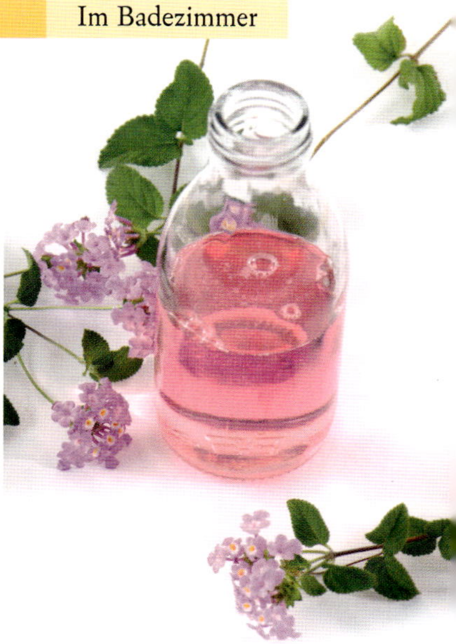

trockene oder sensible Haut und auf jeden Fall bei Hautrötungen und Entzündungen. Ebenso übt sie – äußerlich angewendet oder inhaliert – einen positiven Einfluss auf das Nervensystem aus und sorgt für Entspannung sowie einen ruhigen Schlaf. Innerlich angewendet wirkt sie auf den Geschlechtsbereich der Frau, den Kreislauf und die Verdauung (Übelkeit und Erbrechen).

Winter-Jasmin

(Jasminum nudiflorum)

Die Essenz der Jasmin wirkt physisch gesehen entzündungshemmend, antiseptisch, muskelentspannend, schmerzstillend und schleimlösend. Psychisch gesehen ist es ein natürliches Antidepressiva und kann Gefühle wie Optimismus und Euphorie hervorrufen. Nur ein leichter Hauch seines Geruchs erweckt eine gewisse Vertraut- und Gelassenheit. Bei vielen sexuellen Problemen, die aufgrund von Anspannung, Beklemmung oder Angst verursacht werden, kann das Jasminaroma helfen. Um diese Wirkstoffe freizusetzen und eine angenehme und besondere Atmosphäre zu schaffen, einfach etwas auf die Kochplatte legen oder ein aromatisches Bad nehmen. Für eine Massage reichen 7 Tropfen und ein halbes Glas Mandelöl, um den angenehm warmen und entspannenden Effekt zu erzielen.

Bergamotte

(Citrus x bergamia)

Die Bergamotte ist eine Zitrusfrucht aus Süditalien und man könnte sagen: eine kleine Orange mit frischem Aroma wie alle Zitrusfrüchte. Aus der Schale erhält man ein gelb-grünliches, aber feines ätherisches Öl, mit süß-saurem Aroma und interessanten Eigenschaften, wie z. B. ihrem antidepressiven Effekt. Auch durch die stimulierende Wirkung kreiert die Essenz der Bergamotte eine angenehme Atmosphäre, die bei Beklemmungen und Depressionen helfen. Körperlich hat sie auch eine positive Wirkung bei Vernarbungen und als Antiseptikum. Auf der anderen Seite wird sie gern als Duft bei Männerparfümen eingesetzt, man kann Tees mit ihr aufbrühen und sie in verschiedenen Nahrungsmitteln finden. Man kann sie in Duftbrennern oder in Seife nutzen. Sie können auch das Kopfkissen mit einigen Tropfen ihres ätherischen Öls imprägnieren, pur oder gemischt mit Wasser oder Alkohol. Ebenfalls ist es möglich, ein Tuch mit etwas Bergamotte zu besprenkeln, in die Tasche zu stecken und bei Bedarf einfach mal daran zu schnüffeln. Ein ideales Geschenk für jemanden, der zur Zeit eine schwierige Phase durchmacht.

Geranie

(Pelargonium graveolens)

Die Essenzen der Geranie sind bekannt als Anti-Insektizid sowie in der Kosmetikindustrie. Ihre ätherischen Öle sind gut zur Hautpflege geeignet, da sie die Produktion von Hautfett wieder ins Gleichgewicht bringen können. Durch ihre antiseptische und keimtötende Wirkung helfen 2 bis 3 Tropfen im Gurgelwasser gut gegen Halsschmerzen und bei Entzündungen im Mundbereich. Dank ihrer harntreibenden Wirkung und der Stimulationsfähigkeit des lymphatischen Systems ist die Geranie ein guter Helfer für den Organismus, um Körperflüssigkeiten auszuscheiden. Auf emotionaler Ebene fördert die Geranie die Harmonie und das Stimmungsgleichgewicht, sodass Unwohlsein, Beklemmung und negative Gedanken einfach verschwinden.

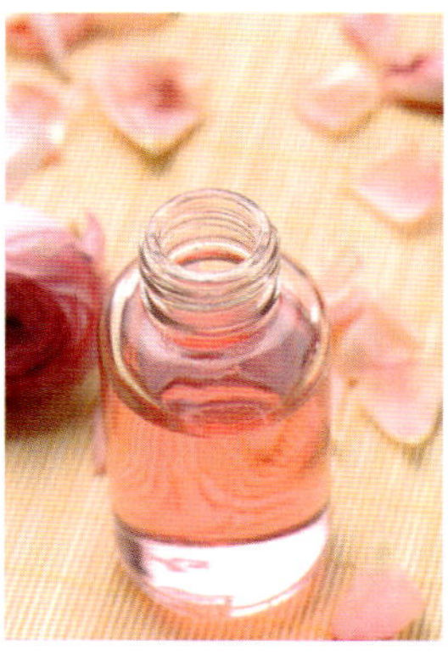

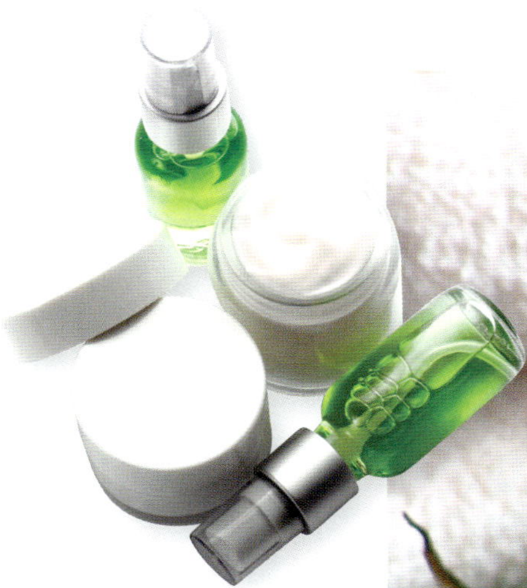

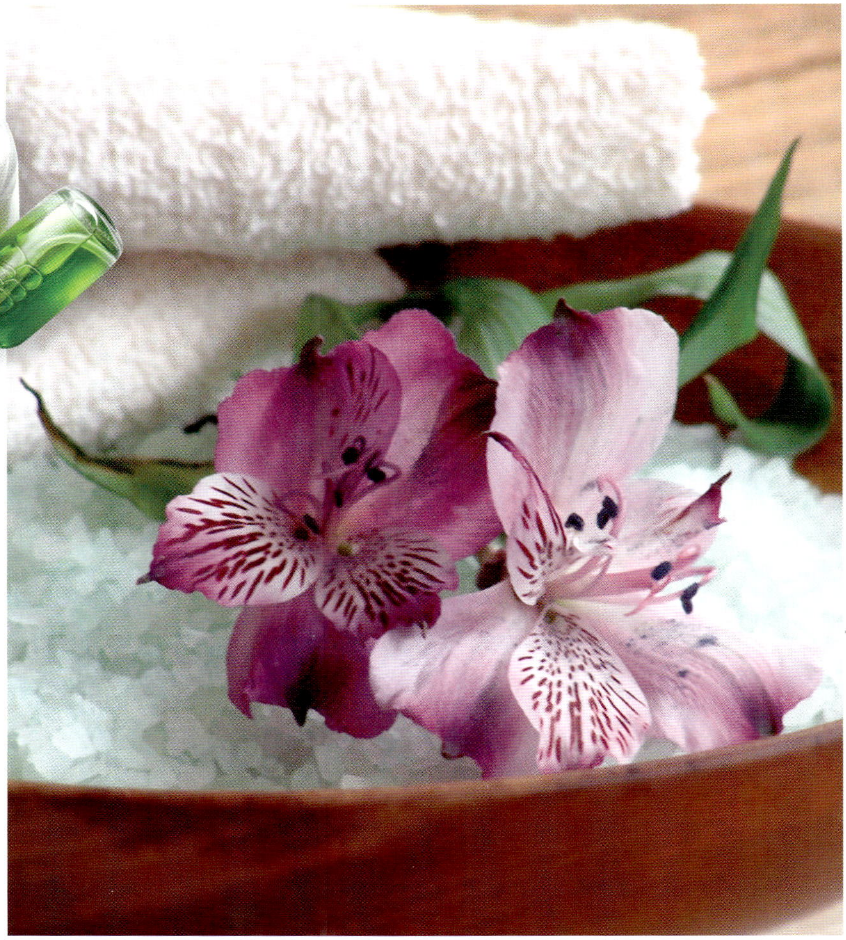

Um sich hübsch zu fühlen, muss man nicht viel Zeit und Geld in Kosmetikartikel investieren. Einige tägliche Gesten und Zutaten, die die Natur uns bereitlegt, können die besten Freunde unserer Schönheit werden. Natürlich bedarf jedes Körperteil einer bestimmten Pflege, um sich von der besten Seite zeigen zu können. Finden Sie heraus, welche die natürlichsten Behandlungen sind, um die Haut, das Haar, die Hände ... und den ganzen Körper zu verwöhnen, und wie man seine ganz eigenen Produkte zu Hause herstellen kann.
Alles, um den Momenten der eigenen Pflege in einen unvergesslichen Moment zu wandeln. Ohne zu vergessen, dass wir uns, um gut auszusehen, auch von innen pflegen müssen.

Beruhigendes Tonikum

- 1 Löffel Kamille
- 250 ml Wasser

Brühen Sie einen Kamillentee auf und lassen Sie ihn 5 Minuten ziehen. Einmal durchsieben und abkühlen lassen, bis er Zimmertemperatur erreicht hat. Um die beruhigende und entlastende Wirkung auf der Haut zu erzielen, am besten einen in den Tee getauchten Wattebausch leicht auf die Haut auftupfen.

Das Beste für die Haut

Der erste Schritt, um die Haut gesund, frisch und gut in Form zu halten, ist die Reinigung. Das tägliche und richtige Waschen entfernt Staub, Make-up und Schmutz, es verhindert, dass sich die Talgdrüsen verstopfen und somit auch die Bildung von Mitessern. Am besten seift man sich mit einer Art Rasierpinsel ein, spült sich mit lauwarmen Wasser ab und tupft sich mit einem Handtuch trocken. Zum Schluss trägt man eine tonische Lotion auf. Je nach Hauttyp gibt es verschiedene Reinigungsprodukte: Bei trockener Haut nimmt man am besten eine Creme, z. B. mit Avocado, während eine fettige Haut ein klärendes Gel bevorzugt, z. B. mit Gurke. Danach kommt die Hydratation. Das Ziel: Wasser, das die Oberhaut verliert, wieder zurückzugewinnen. Gleichzeitig dient sie dazu, die Haut neu zu strukturieren – dank ihrer Wirkstoffe, wie Vitamine, Mineralien und Spurenelemente. Nicht zu vergessen sei es, die Haut zu nähren. Hierbei helfen reichhaltige Cremes wie Nachtcremes oder Regenerierungscremes.

Lotion gegen Fett

- 3 Teelöffel gehackte Minze
- 2 Teelöffel Apfelessig
- 1 l destilliertes Wasser

Man füllt die Minze zusammen mit dem Apfelessig in eine Flasche und lässt die Mischung mindestens eine Woche, gut verschlossen, einweichen. Nach dieser Woche das Ganze filtern und das destillierte Wasser hinzufügen.

Neben der täglichen Pflege können wir unserer Haut auch wöchentlich etwas Gutes tun: Peeling und Gesichtsmasken. Durch ein wöchentliches Peeling kann sich die Oberhaut erneuern, es säubert und entfernt sanft unreine und tote Zellen. Nach dem Peeling ist das Beste für die Haut eine Maske, die jedoch drei Voraussetzungen erfüllen sollte: Sie sollte schmierig sein, genug Haftbarkeit besitzen und einfach zu entfernen sein. Banane, Avocado, Honig, Ei, Joghurt, Weizenkeime und sogar Kopfsalat sind nur einige der Zutaten aus dem Vorratsraum, die für eine Maske geeignet sind.

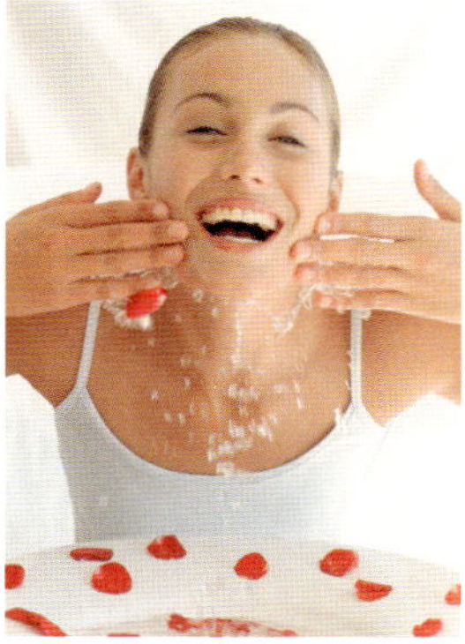

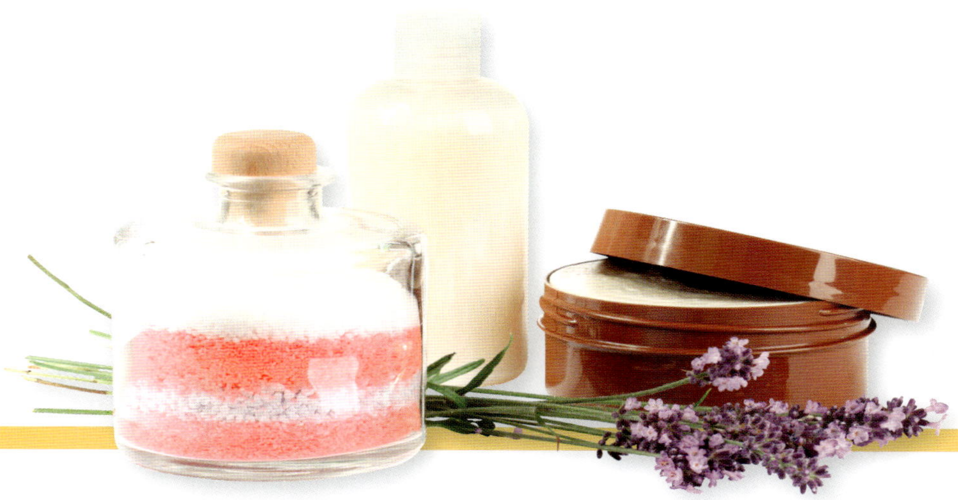

Augen- und Lippenpflege

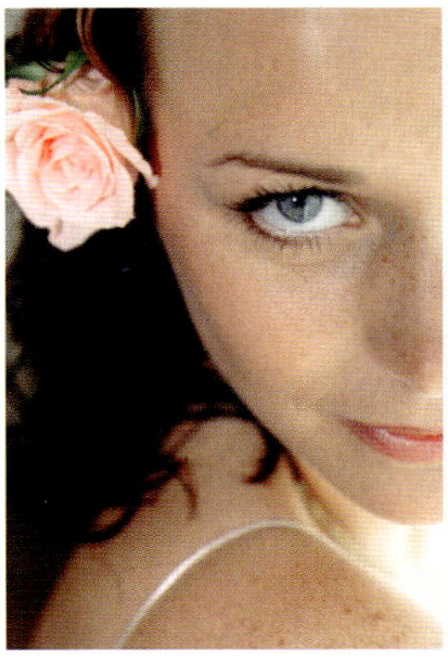

Bei der Gesichtswäsche sollte man vorsichtig mit den Augen und der Augenzone umgehen, da die Haut dort sehr fein und empfindlich ist. Daher ist es empfehlenswert, zum Abschminken dieser Zonen ein spezielles Produkt, das eine allergische Reaktion vermeidet, anzuwenden. Zum Auftragen nutzt man etwas Watte und streicht sanft von oben über das Lid und die oberen Wimpern bis an die innere Seite des Auges. Jetzt kann man eine Creme oder ein Gel zur Vorbeugung oder Linderung von Tränensäcken, Augenringen, Fältchen usw. anwenden. Das Produkt tupft man leicht mit der Fingerkuppe auf die Fläche, sowohl morgens als auch abends. Eine einfache Methode, um die Augen zu entlasten und Tränensäcke verschwinden zu lassen, besteht darin, einfach etwas Wasser mit grobem Salz aufzukochen, ein Baumwolltuch darin durchweichen und 10 Minuten auf die betroffene Zone zu legen. Beruhigende Produkte auf pflanzlicher Basis, wie Ringelblume, Malve oder Kamille, bekämpfen die Schwerfälligkeit und Spannung, die durch Müdigkeit verursacht werden.

So wie die Augen brauchen auch die Lippen eine besondere Pflege. Da sie keine Talgdrüsen haben, neigen sie dazu, auszutrocknen und rissig zu werden, besonders bei Kälte und Wind, und benötigen daher einen extra Schutz. Somit empfiehlt es sich, mehrmals am Tag eine Feuchtigkeitscreme oder einen Lippenbalsam anzuwenden. Hier hilft es, die Lippen mit Honig einzuschmieren und dann mit Avocado abzureiben oder sie mit ein paar Tropfen Olivenöl vor dem Schlafengehen einzumassieren.

Ringelblumencreme für die Lippen

Um die Lippen zu befeuchten und glätten, gibt es nichts Besseres, als einen Ringelblumenaufguss zu kochen, ihn zu sieben und kaltzustellen. Man lässt dann einen Löffel Sheabutter im Wasserbad zerschmelzen, fügt einen Löffel Aprikosenkernöl hinzu und danach den Aufguss. Füllen Sie dann alles in eine gut verschlossene Flasche und schütteln Sie die Mischung, bis alles gut emulgiert ist. Bevor Sie die Creme verwenden, gut abkühlen lassen.

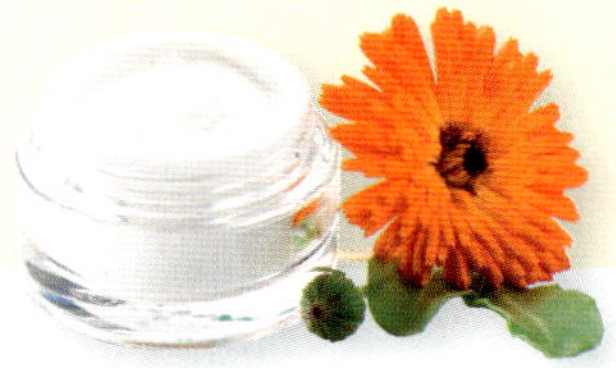

Anwendung von Tee

Eine guter Tipp zur Entspannung der Augen und gegen das Anschwellen der Augenzone: Die aufgebrühten und später ausgewrungenen Teebeutel in das Eisfach legen und später für einige Minuten auf den Augenlidern betten.

Augenberuhigungsmittel aus Kamille

Um müde Augen zu beruhigen, reicht ein Aufguss aus Fenchel, Petersilie und Kamille (Kamille bezeichnet man als die beste Heilpflanze zum Glätten, Beruhigen und Abschwellen der Augen). Wenn der Aufguss lauwarm ist, kann man ihn mit Kompressen auf die Augen auftragen.

Das Beste fürs Haar

Das Haar benötigt genauso viel Aufmerksamkeit wie die Haut, auch wenn wir es meist nur waschen, mit irgendeinem Shampoo, sei es gut oder nicht gut fürs Haar. Hier verhält es sich ebenso wie mit der Gesichtswäsche, ob das Haar eher trocken, fettig oder normal ist. Also ist die Pflegemethode jeweils unterschiedlich. Generell sollte man jedoch das Haar mit lauwarmem Wasser, nicht zu heiß, waschen und das Shampoo mit einer kleinen, kreisenden Massage auftragen. Es ist nicht wichtig, ob das Shampoo doll schäumt oder nicht; pure und bessere Produkte schäumen oft kaum. Wenn sie aus Joghurt, Eigelb, Rosmarin und Salbei sind, um so besser. Danach sollte man das Haar gut auswaschen und mit kaltem Wasser die Prozedur beenden. Massiert man es vor dem Ausspülen mit Apfelessig ein, glänzt es mehr. Einen Konditioner sollte man bei trockenem Haar einmal die Woche anwenden, alle 15 Tage bei normalem Haar und nicht mehr als einmal im Monat bei fettigem Haar. Zum Schluss ist es wichtig, das Haar nicht zu oft zu föhnen, sondern so oft es geht an der Luft trocknen zu lassen. Weiterhin sollte man die Spitzen alle zwei Monate schneiden lassen und Bürsten oder Kämme aus Naturhaar verwenden, um das Haar nicht kaputt zu machen. Ebenso ist es empfehlenswert, chemische Färbungen durch natürliche zu ersetzen, so gibt es Hennafarben, frei von Ammoniak und anderen aggressiven Substanzen.

Rosmarinshampoo für fettige Haare

- 1 Teelöffel neutrales Shampoo
- 1 Eigelb
- 3 Tropfen ätherisches Rosmarinöl

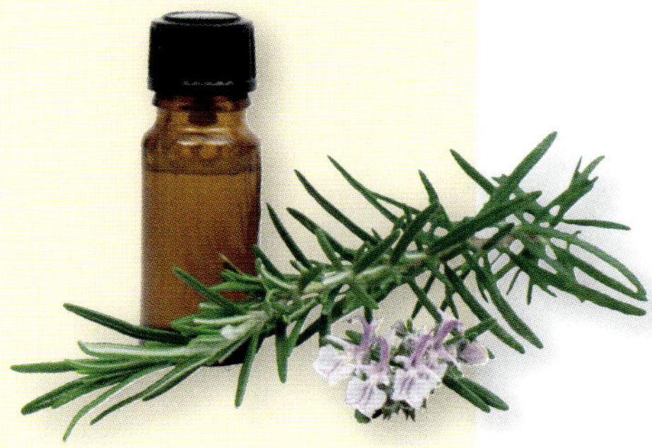

Alle Zutaten gut mischen und aufschlagen, bis sie eine cremige Konsistenz haben. Das Shampoo auftragen und wie üblich in das Haar einmassieren. Den Rest Shampoo nicht aufbewahren, da es sich nicht lange hält.

Proteinshampoo aus Salbei

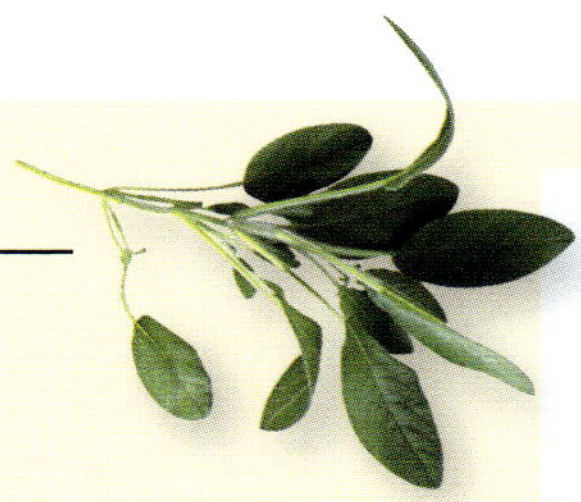

- 30 g Salbei
- 1 l Wasser
- 1 Glas neutrales Shampoo
- 2 Eier

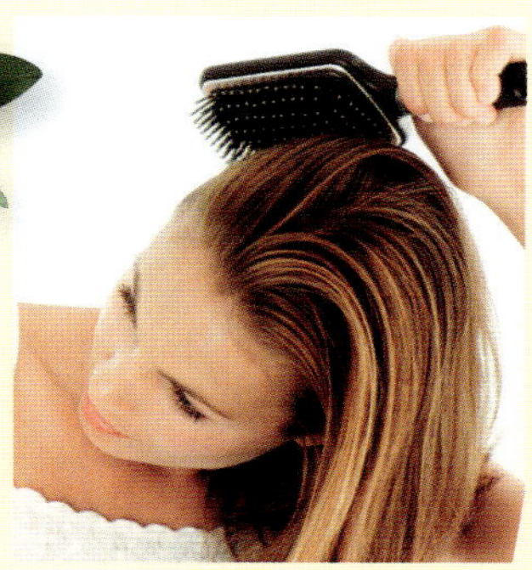

Man macht einen Salbei-Aufguss und siebt diesen. Danach stellt man die Mischung auf den Herd und schmelzt das Shampoo darin unter ständigem Rühren. Wenn es abgekühlt ist, die Eier hinzufügen und gut vermischen. Abfüllen und einen ganzen Tag lang ruhen lassen. Vor der Anwendung gut schütteln.

Für einen straffen Körper

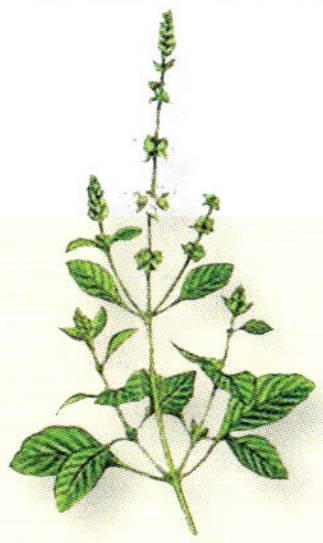

Körperöl aus Basilikum

- 2 Handvoll Basilikumblüten
- 1 l Mandelöl

Die Basilikumblüten 2 Monate lang im Öl einweichen, sodass sie gut abgedeckt sind und nicht herausragen. Danach filtern Sie das Öl und trennen es von den Blüten, ohne sie kaputt zu machen. Das Öl behält den Basilikum-Duft über mehrere Monate.

Für die Hautpflege am ganzen Körper sind die Pflanzen ausnahmslos ihr bester Freund. Sie sind feuchtigkeitsspendend, sänftigend und nähren die Haut, wenn sie es braucht, auf angenehme Art und Weise, ob in Form von Creme, Lotion, Öl, Körperlotion oder ins Badewasser hineingibt (wie das geht, erklären wir in einem anderen Abschnitt dieses Kapitels).

Körperlotion aus Rosen

- 2 l Rosenwasser
- 250 ml Rosmarintee
- 2 Esslöffel Benzoe-Tinktur
- 1/2 Teelöffel ätherisches Rosenöl

Man vermischt das Rosenwasser mit dem Rosmarintee und unter stetigem Rühren fügt man das Benzoe hinzu. Als Letztes das Rosenöl hineingeben, um die Lotion zu parfümieren.

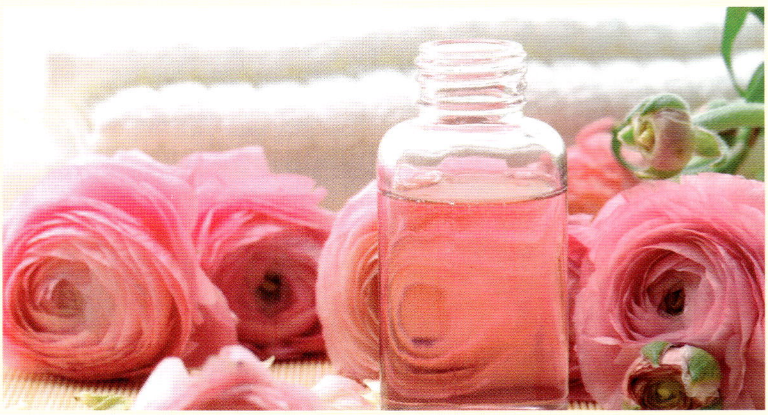

Keine Spur von Cellulite

Meist sind die Bein-, Bauch- und Pozonen von der Cellulite befallen. Diese entsteht durch eine Ansammlung von Fetten, Toxinen und Wasser. Die fetthaltigen Zellen vergrößern und deformieren sich, bis die Symptome an der oberen Hautschicht sichtbar werden: unansehnliche Orangenhaut. Dieses Problem, wie viele andere, sollte man von vielen Seiten her bekämpfen: Ernährung, Sport, Heilpflanzen und – warum auch nicht – Bäder, Cremes, Umschläge und Masken, die man extern anwendet und auf den betroffenen Zonen einwirken lässt. Die effektivsten Naturrezepturen sind die, mit folgenden Inhaltsstoffen: Koffein, Efeu- und Ginkoextrakt, sowie Algen, Birkenblätter, indische Kastanien ... Auch empfehlenswert sind Massagen mit ätherischen Ölen wie Zitrone, Wacholder, Orange und Zypressen, denen eine Anticellulite-Wirkung nachgesagt wird.

Hände und Füße wie neu

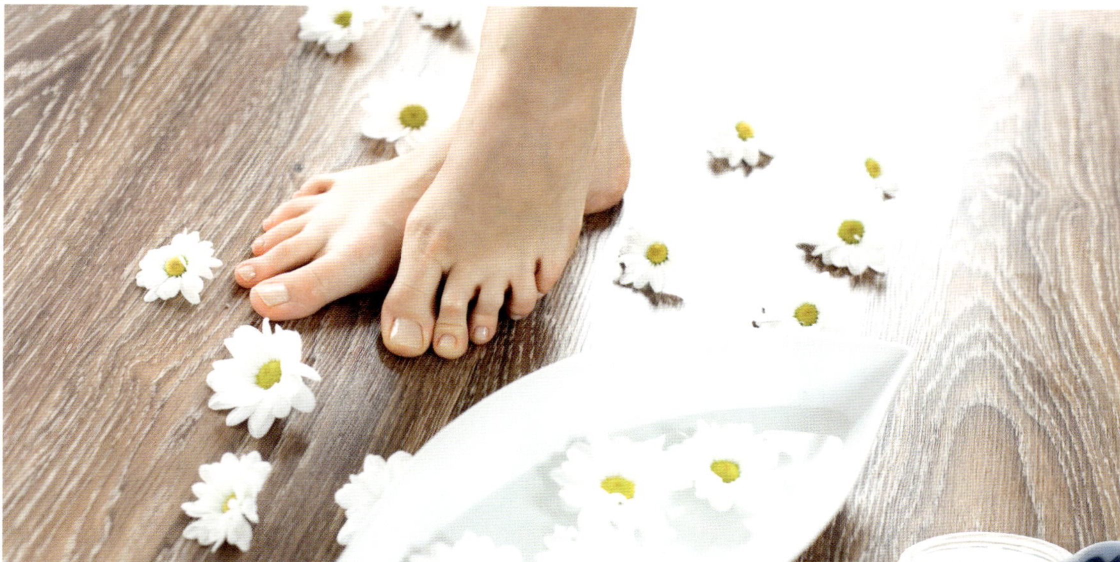

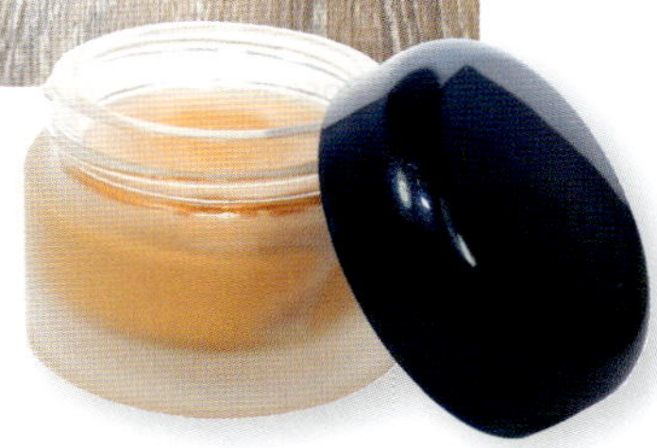

Die Hände sind stets allen Wetterbedingungen, Wasser, Seife, Spülmittel, etc. ausgesetzt. Somit ist es kein Wunder, dass sie schneller Zeichen von Alterung und weniger Pflege aufweisen – alle anderen Körperteile sind schließlich besser geschützt. Wenn man die Hände wäscht, sollte man keine sehr starken Seifen nutzen: Seifen wie Kokos oder Mandel sowie alkalische Seifen beschädigen den pH-Wert der Haut und können die Haut austrocknen, spröde machen oder röten. Es ist auch wichtig, der Haut täglich mit einer natürlichen Creme Feuchtigkeit zu verleihen, z. B. mithilfe von Kakaobutter oder Mandelöl. Cremt man die Hände abends mit einer leichten Massage ein und zieht die Nacht über einen Baumwollhandschuh an, ist der Effekt am nächsten Morgen nicht zu übersehen. Die Nägel sollte man regelmäßig schneiden und feilen und nicht abknabbern. Um sie zu waschen, stärken und ihnen eine gute Farbe zu verleihen, versuchen Sie einmal, die Nägel mit Zitronenschale ein- bzw. abzureiben.

Da wo der Winter die schwierigste Zeit für die Nägel ist, leiden die Füße meist im Sommer aufgrund erhöhter Schweißbildung, Schlaffheit, Schwerfälligkeit ... Außerdem entziehen wir ihnen die Socken, Strumpfhosen und Stiefel und da möchte man, dass sie in Sandalen gut aussehen. Hierfür ist das A und O eine gute Hygiene: täglich waschen, besonders zwischen den Zehen, und gut abtrocknen, da feuchte Überreste Pilzbildung fördern. Dann die Fersen vorsichtig feilen, um Hornhaut zu beseitigen und den Fuß geschmeidig zu machen. Für gesunde und hübsche Füße sollte man ihnen mit Sheabutter oder Avocadoöl Feuchtigkeit verleihen.

Interessant für den Kulturbeutel

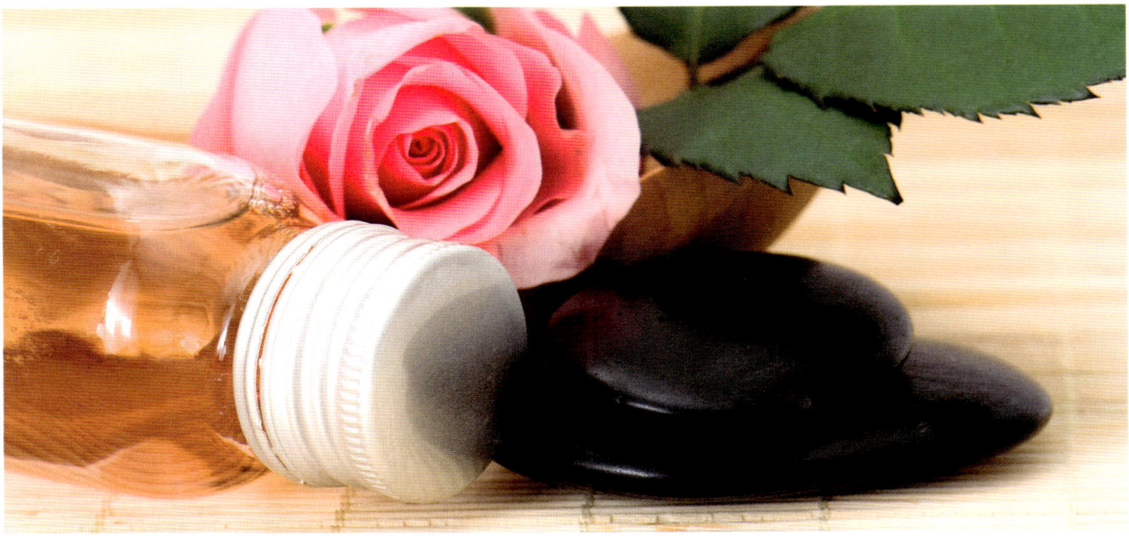

Avocado

(Persea americana)

In Mexiko und Guatemala hat man die Avocado schon lange angepflanzt, bevor die Spanier sich dort ansiedelten. Diese Köstlichkeit und Delikatesse nährt und verschönert Haut und Haar, egal, ob man die Frucht oder ihr Öl verwendet. Um das Öl zu gewinnen, lässt man die Früchte ausreifen, bis sie richtig moderig sind. Man kocht sie dann mit Wasser und das überschüssige Öl fischt man mit einem Löffel heraus. Später filtert man es, um eventuelle Unreinheiten zu beseitigen. Das Öl reibt man auf die Haut oder auch Kopfhaut ein. Die externe Anwendung stimuliert die Kollagenbildung und stellt einen guten Balsam für die Haut dar. Ideal, um Ekzeme, Hautrisse und Irritationen zu behandeln. Sie ist ein gutes Heilmittel, um die Haut jung, feucht und faltenfrei zu halten: Vor dem Schlafengehen eine Maske mit dem Avocadofruchtfleisch auftragen und sie eine halbe Stunde lang auf dem Gesicht einwirken lassen. Man kann auch das Öl verwenden. Beide Mittel helfen gegen Pickel und Flecken und auch bei Schwangerschaftsstreifen. Von den weichmachenden und feuchtigkeitsspendenden Eigenschaften des Avokadoöls kann man durch viele Cremes für Haut und Haar profitieren.

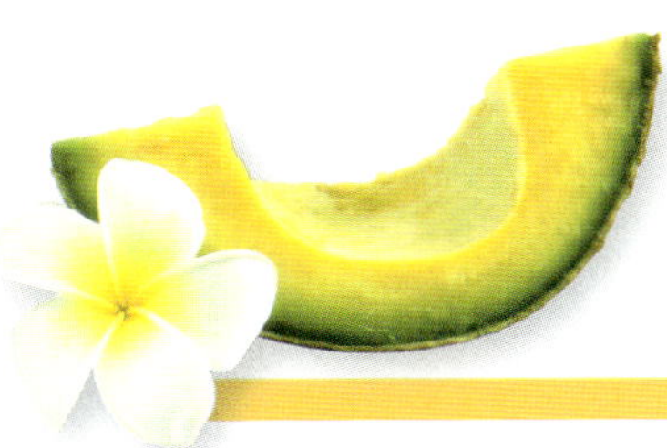

Wein-Rose

(Rosa rubiginosa)

Dieses Öl hat eine wundervolle Farbe, orangegelb bis rötlich, und einen angenehm, weichen Duft, der charakteristisch für die Samen ist. Sehr auffällig ist ihr Tretinoingehalt (Vitamin-A Säure), dem man die hautregenerierende Wirkung zu verdanken hat, aber auch die Reichhaltigkeit, an mehrfach ungesättigten Transfettsäuren, denen sie ihre besondere kosmetische Wirkung zuschreiben kann. Somit gewinnt sie erfolgreich den Kampf gegen Streifen und der Hautdehydratation aller Hauttypen, besonders der trockenen. Bei Schwangeren zum Beispiel empfiehlt man leichte Massagen auf der Brust und am Bauch, während der letzten 3 Monate, um die Bildung von Schwangerschaftsstreifen zu verhindern. Nach der Anwendung ist die Haut weicher, fühlt sich frischer an und man erkennt einen neuen Glanz. Sie hilft auch dabei, Falten, Lachfalten, Brandnarben und Narben zu reduzieren und vermindern. Man hat bislang auch gute Resultate bei der Behandlung der Schuppenflechte erzielt.

Echter Eibisch

(Althaea officinalis)

Der wichtigste Teil des Eibisch ist die Wurzel: Sie ist reich an Pflanzenschleim. Man nutzt jedoch auch die Blätter und Blüten der Pflanze. Innerlich angewendet beruhigt der Eibisch den Husten, kann den Glukosespiegel leicht reduzieren und wirkt abführend. Aber nicht nur oral eingenommen, sondern dank des Pflanzenschleims, der das Wasser gut einbehalten kann, ist seine äußerliche Anwendung zur Pflege für trockene Haut sehr nützlich. Trockene Haut benötigt eine bessere Hydratation, um die Textur zu verbessern und zum Glänzen zu bringen. Der Eibisch hat auch eine entzündungshemmende und beruhigende Wirkung und wird somit auch bei Furunkeln, Ekzemen und Insektenstichen angewendet. Hierzu ein paar Blätter zerstoßen und den gewonnenen Saft mit einer Kompresse auf die betroffene Zone legen.

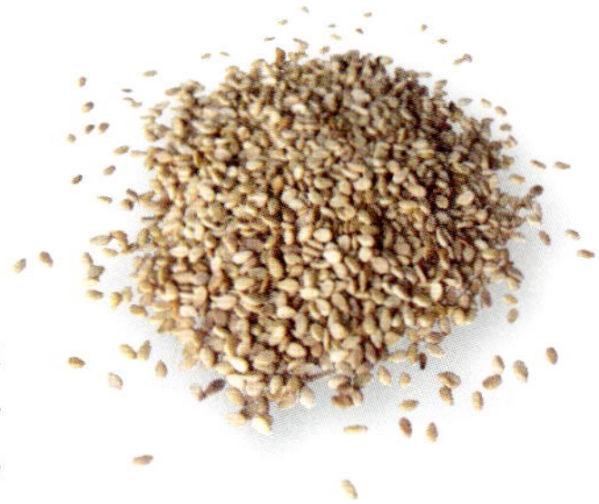

Sesamöl

(Sesamum indicum)

Erhält man durch das Kaltpressen von Sesamsamen und sollte man nicht raffiniert kaufen, um all seine Wirkstoffe ausnutzen zu können. Das Öl dient der Revitalisierung der Haut, daher wendet man es oft bei schlaffer und weicher Haut an. Auch bei sehr trockenem Haar oder Schuppen auf der Kopfhaut wird es gerne in Form von einer Haarkur angewendet. Letztlich erforscht man seine Wirkung als UVB-Lichtschutzfilter. Wenn man also zusammenfasst, dass es das Bräunen unterstützt, der Haut dennoch Feuchtigkeit spendet, haben wir jetzt den Erfolgsschlüssel für den Sommer gefunden.

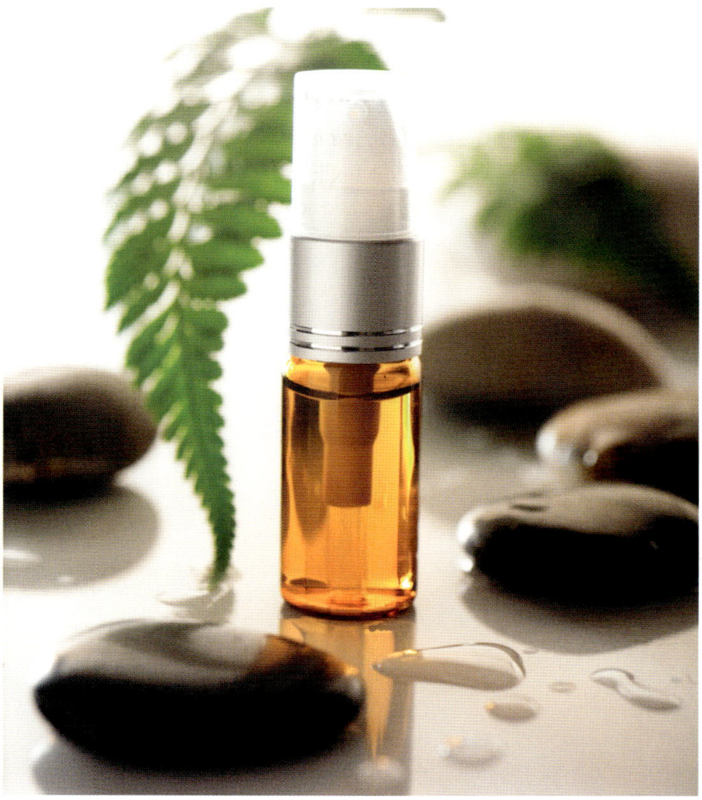

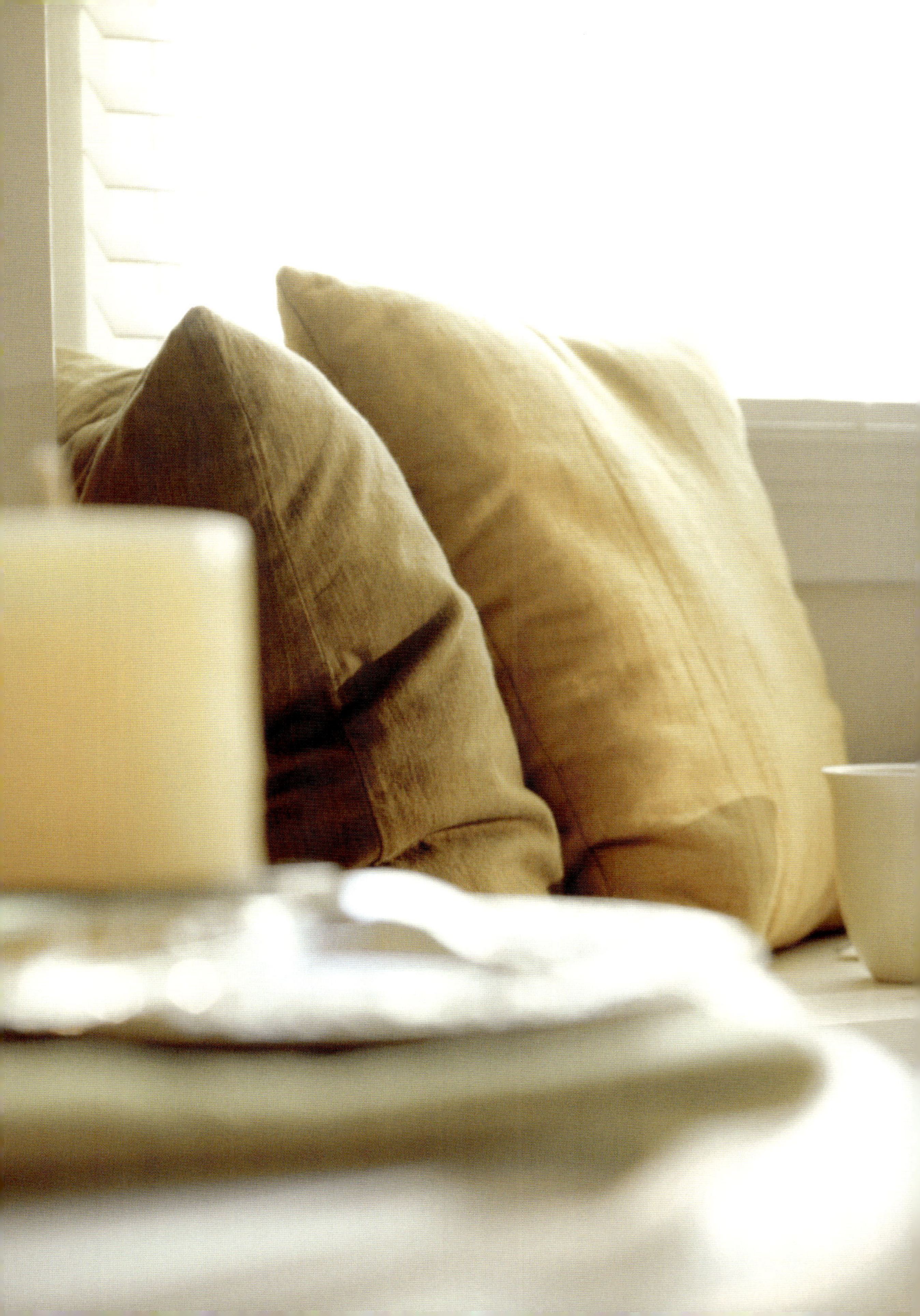

Für die Gesundheit

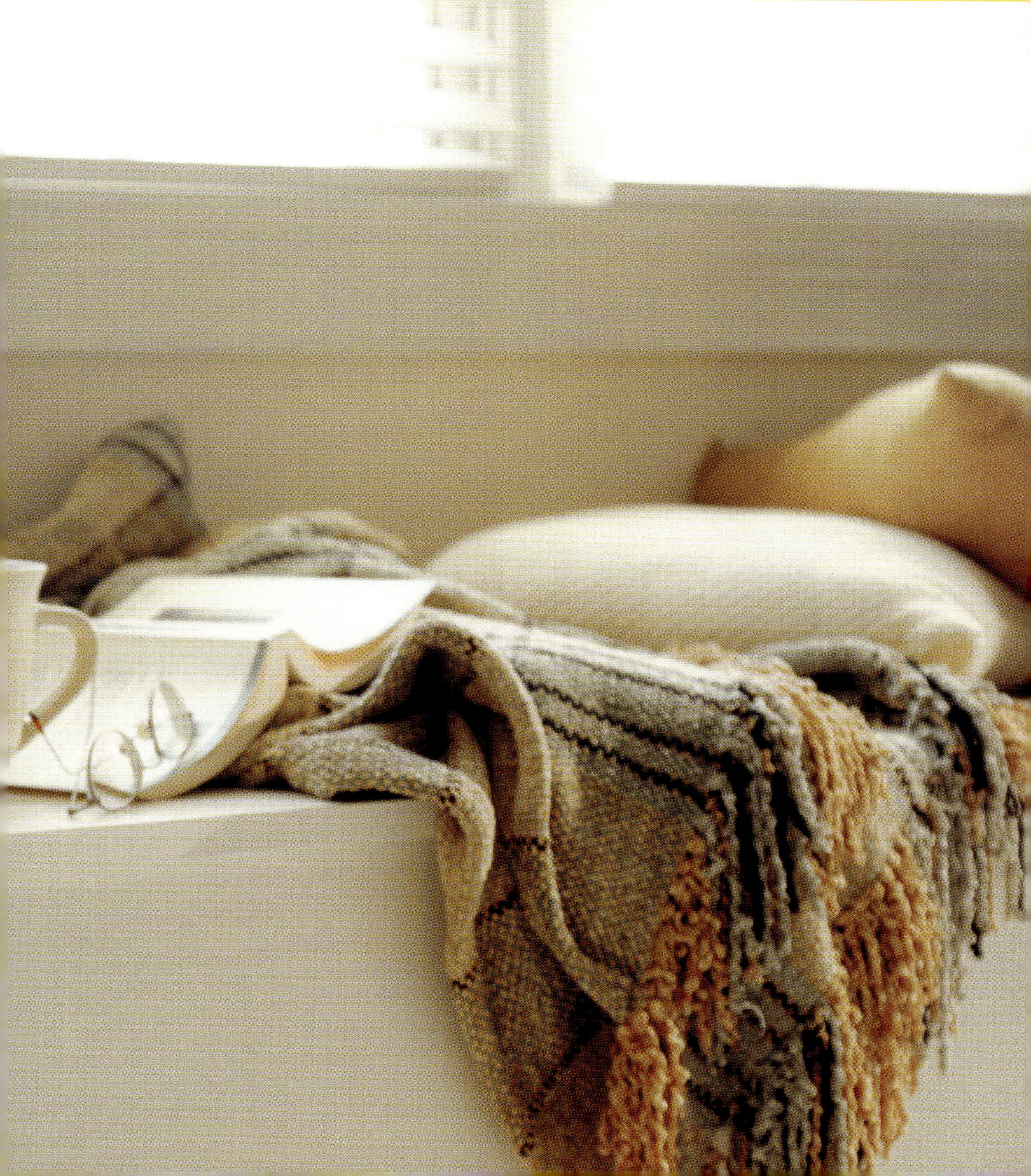

Mit vielen Wirkungen

Entspannung

Jeder von uns litt schon einmal unter Nervosität, Reizbarkeit oder Stress, manche von uns sogar unter Depressionen oder Angstzuständen. Zum Glück hält die Natur einige Pflanzen mit beruhigender Wirkung bereit – einzigartig, um uns zu entspannen und um das verlorene Gleichgewicht zurückzugewinnen.

Anregung

Um gegen die Müdig- und Kraftlosigkeit in unserer Gesellschaft anzukämpfen, ist der Gebrauch von Heilpflanzen, mit stärkender Wirkung auf das zentrale Nervensystem, ein sehr nützliches Arzneimittel. In bestimmten Momenten oder als Hilfe in besonders schweren Situationen können sie zu einem guten Begleiter werden.

Hemmung von Entzündungen (antirheumatisch)

Heilpflanzen bei Behandlungen vieler Entzündungen, besonders bei Rheuma, werden durch die positive Wirkung immer häufiger angewendet und stellen eine gute Alternative zu den klassischen Entzündungshemmern dar, so zum Beispiel treten weniger Nebenwirkungen auf. Insbesondere älteren Personen kommt dies zugute.

Befreiung der Atemwege

Von der kleinen Erkältung bis hin zur Bronchitis sind Erkrankungen der Atemwege die häufigsten in allen Altersklassen. Um sie zu heilen, können wir stets auf Heilpflanzen zurückgreifen. Ihre Wirksamkeit ist widerlegt und oft nachhaltiger als die anderer Medikamente. Und: Sie haben weniger Nebenwirkungen.

Verdauung anregen

Verdauungsprobleme sind an der Tagesordnung bei: ungeregelten Mahlzeiten, unausgewogener Ernährung, Stress. Sie führen zu einer Magenschwere, Magenverstimmung, Blähungen oder Verstopfung. Zur Abhilfe gibt es hierzu einige Heilpflanzen mit den unterschiedlichsten Wirkungen: appetitanregend, blähungstreibend und verdauungsanregend.

Kreislauf anregen

Die Natur hat für uns einige Heilpflanzen bereitgestellt, um die Venen und Arterien für einen besseren Blutkreislauf zu stärken und zu kräftigen. Daher sind Heilpflanzen ein hilfreiches Mittel bei Krampfadern und Hämorrhoiden, um nur einige der Kreislaufbeschwerden zu nennen, die uns belasten.

Schutz für die Leber

Neben einer gesunden Ernährung, bei der man insbesondere ein Übermaß an toxischen Substanzen und zu viel Alkoholkonsum vermeiden sollte, können auch Heilpflanzen zu einer besseren Verdauung beitragen, da ihre Wirkung die Leberfunktion stimuliert und diese bei mangelnder Funktion oft der Auslöser von Verdauungsproblemen ist.

Schutz für die Nieren

Die Entzündungen der Harnwege, die Wasseransammlung und Nierensteine sind einige der Nierenleiden, die mithilfe der Heilpflanzen mit harntreibender und reinigender Wirkung erfolgreich zu behandeln sind. Sehr hilfreich ist es auch, stets reichlich Wasser zu trinken.

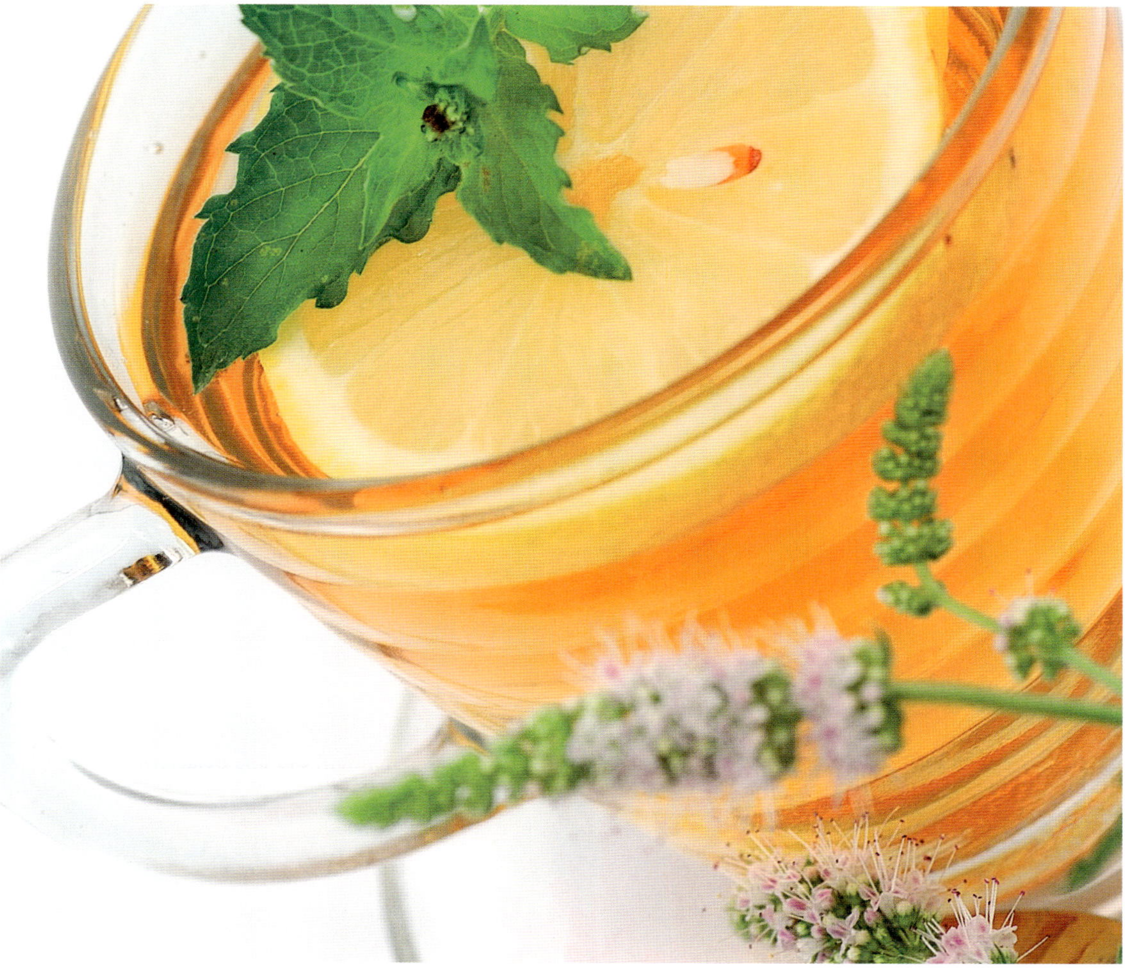

Für die Haut

Schon ewig nutzt man Pflanzen zum Erhalt und Verschönern der Haut. Die feuchtigkeitsspendenden, erweichenden und vernarbenden Eigenschaften vieler Pflanzen sind tatsächlich sehr wirkungsvoll, um die Haut zu pflegen, ohne sie anzugreifen.

Immunsystem stimulieren

Um Winterviren vorzubeugen, als Hilfe für Personen im Genesungszustand oder zur Unterstützung für Kinder und ältere Personen sind Heilpflanzen mit Immunsystem stimulierender Wirkung sehr nützlich. Sie helfen, das Abwehrsystem gegen Infektionen und andere Krankheiten zu stärken und es ist die natürlichste Vorgehensweise, um einer Grippe, Erkältung oder ähnlichem Leiden vorzubeugen.

Für die Augen und den Mund

Auch bei üblichen Beschwerden wie Zahnschmerzen oder einer Bindehautentzündung stellt uns die Natur einige Pflanzen zur Linderung bereit. Auf den folgenden Seiten werden wir die drei Pflanzen einmal erörtern, die hierfür am häufigsten verwendet werden und am sichersten sind.

Kalifornischer Klatschmohn

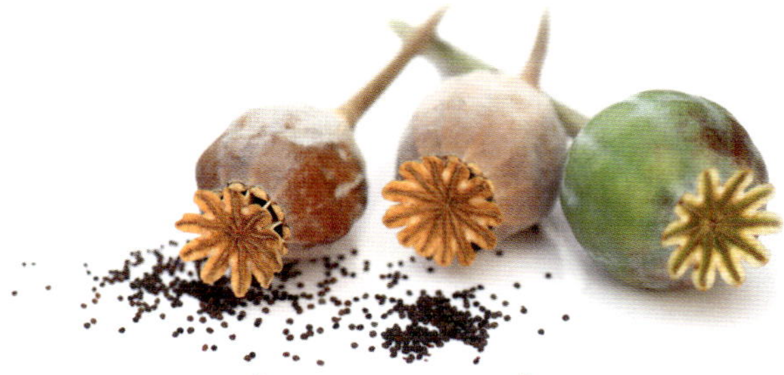

(Eschscholzia californica)

Erleichtert das Ein- und Durchschlafen

Dieser Mohntyp stammt ursprünglich aus Kalifornien und wurde traditionell von den nordamerikanischen Indianern als Schmerz- und Beruhigungsmittel angewandt. So wurde er auch unter der kalifornischen Landbevölkerung bekannt. In Europa wurde der Klatschmohn im 19. Jahrhundert als Zierpflanze eingeführt.

Wann nimmt man ihn ein?

Der kalifornische Klatschmohn hat eine stark hypnotisierende und beruhigende Wirkung, die den Schlaf einleiten lässt. Die Einschlafzeit wird verkürzt, man geht weniger verkrampft an das Einschlafen heran und die Qualität des Schlafs wird deutlich verbessert. Man gerät nicht in Abhängigkeit und kann morgens leicht aufwachen. Klatschmohn wirkt auch Ängsten entgegen, ist stark im Kampf gegen Stress sowie Beklemmungen, reduziert Beschwerden aufgrund exzessiver Emotionalität, und sowohl bei Erwachsenen als auch bei Kindern werden nervöse Anspannungen gelöst. Dieser Klatschmohn besitzt auch eine antidepressive Wirkung, und dank der krampflösenden Eigenschaften wird er zum Lindern von Krämpfen und Schmerzen, die einen im Schlaf begleiten, eingesetzt. Zuletzt lindert er dank der beruhigenden Wirkung auch das Jucken von Nesselausschlag.

Einnahmeform

In der Regel findet man ihn pulverisiert in Kapseln, entweder die äußersten Spitzen der Pflanze oder das Trockenextrakt. Die empfohlene Tagesdosis für Erwachsene liegt bei ein bis zwei Kapseln (je nach Hersteller), dreimal täglich. Die Kapseln nimmt man zusammen mit einem Glas Wasser ein und die letzte Dosis sollte eine halbe Stunde vor dem Schlafengehen eingenommen werden.

Anwendungsgebiete

Einzeln

Sicher und angenehm ist es, die schon dosierten Kapseln einzunehmen. Doch auch ein Aufguss kann helfen, Magen-Darm-Krämpfe aufgrund nervöser Anspannungen zu lindern.

In Kombination

Aufguss zum Schlafen: Man nehme zu gleichen Teilen kalifornischen Klatschmohn, Passionsblume und Melisse. Einen Esslöffel davon mit einer Tasse Wasser aufkochen und ziehen lassen. Vor dem Schlafengehen heiß trinken.

Aufguss gegen Juckreiz: Man mischt in einer Tasse einen Teelöffel kalifornischen Klatschmohn und einen Teelöffel Minze, fügt kochendes Wasser hinzu und lässt es 10 Minuten ziehen. Dann lauwarm mit einem Tuch auf die Haut auftragen.

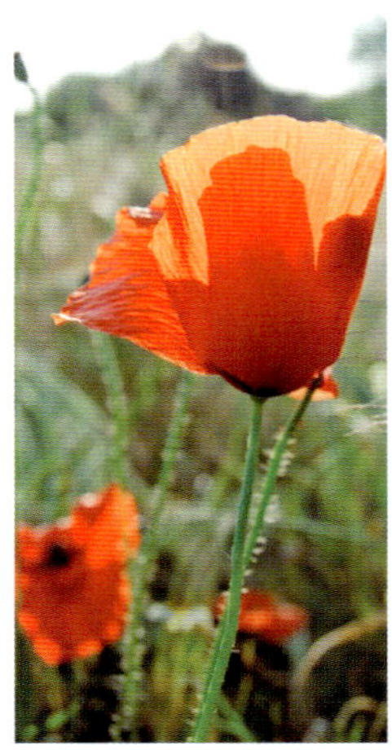

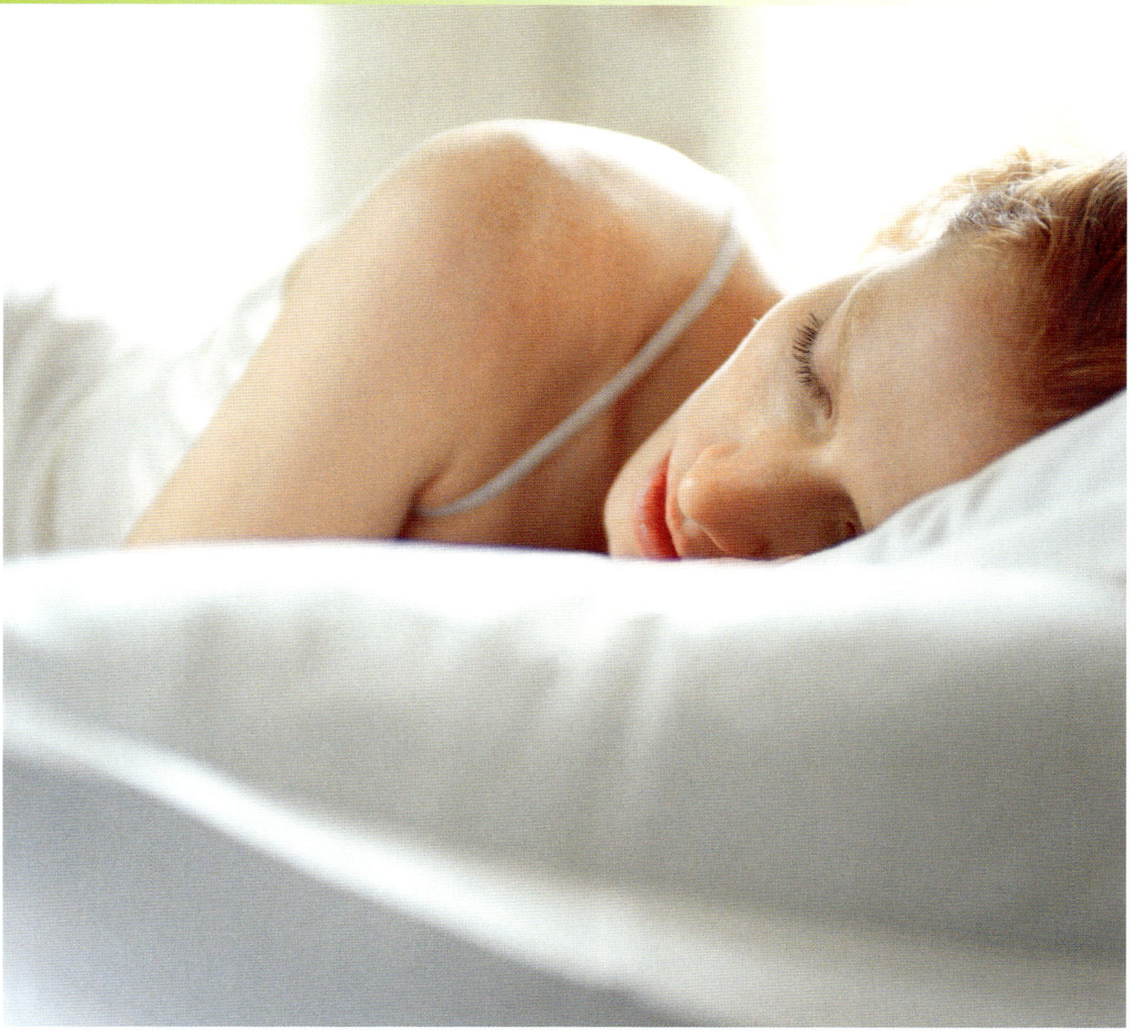

Vorsichtsmaßnahmen
Nicht in der Schwangerschaft, Stillzeit und in keinem Fall bei Grünem Star (da er den intraokularen Druck erhöhen kann) anwenden.
Sollte man noch fahren müssen, sei auch Vorsicht geboten, da er Schläfrigkeit verursachen kann und man sollte ihn nicht mit anderen Beruhigungsmitteln mischen, da die Wirkung sich erhöhen kann.

Kurzbeschreibung
Einjähriges Kraut. Aus dem Stiel wachsen die Blätter, fast fadenförmig, und die großen kelchartigen Blüten schließen sich nachts und wenn keine Sonne da ist. Die Farbe variiert von Gelb bis Rot, je nach Art.

Wo wächst er?
Es handelt sich um eine Pflanze, die aus trockenem, sandigem Boden in Kalifornien stammt, sich dem europäischen Boden angepasst hat, weshalb sie dort später auch als Zier- und Heilpflanze eingeführt wurde.

Ernte
Man nutzt nur den oberirdischen Teil der Pflanze und erntet diesen zur Blütezeit.

Zusammensetzung
In der Zusammensetzung des kalifornischen Klatschmohns fallen besonders der Gehalt von Alkaloiden, Flavonoiden und Carotinen auf.

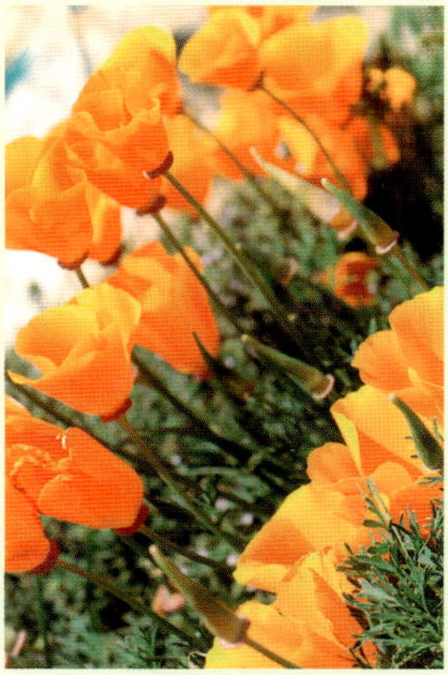

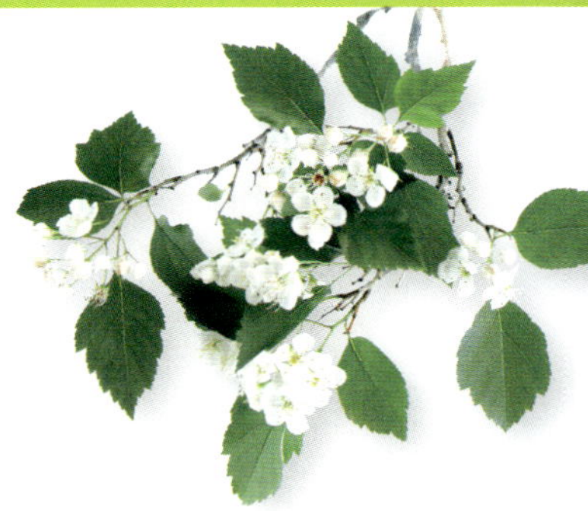

Weißdorn

(Crataegus monogyna)

Stärkt das Herz und beruhigt die Nerven

Im alten Griechenland glaubte man, Weißdorn habe eine belebende Wirkung auf Ziegen, woher auch der Wissenschaftliche Name Crataegus, „starke Ziegen", stammt. Der Weißdorn galt aber auch als eine Art Symbol für Schutz und Reinheit, weshalb man ihn auf das Hochzeitsbett und Wiegen gelegt hat, um die bösen Geister zu vertreiben.

Wann nimmt man ihn ein?

Aufgrund seiner angstlösenden und entkrampfenden Wirkung sowie seines bemerkenswerten, herzstärkenden Effektes nennt man ihn auch „Baldrian des Herzens". Er kann den Herzrhythmus regulieren und mindert bestehende Arrhythmien. Dies macht den Weißdorn zu einem sehr wirksamen Heilmittel bei Beklemmungen, Nervosität und Stress, mit Symptomen wie Herzdruck, Atemschwierigkeiten, Herzrasen und -klopfen. Insbesondere wird es bei Schlaflosigkeit durch Nervosität verschrieben. Zudem hat diese Pflanze auch einen harntreibenden Effekt und ist gut dafür geeignet, den Blutdruck zu regulieren.

Einnahmeform

Man kann die Pflanzen getrocknet oder klein geschnitten kaufen, nach Gewicht oder in Beuteln zur Anwendung für Tees und Aufgüsse, in Kapseln und als Flüssigextrakt (Tropfen). Man findet sie auch häufig in Verbindung mit anderen beruhigenden Pflanzen, so z. B. mit Baldrian oder Linde, um gegen Stress, Beklemmung und nervlich bedingte Leiden zu wirken. Diese Mischungen werden in Teebeuteln, aber auch als Tabletten verkauft. Kauft man diese Produkte, ist es immer wichtig, Beschreibung gut durchzulesen, um das Produkt korrekt einzunehmen und zu dosieren.

Anwendungsgebiete

Einzeln

Tee zum Lindern von Beklemmungen: Man füllt einen Teelöffel der getrockneten oder kleingehackten Pflanze in eine Tasse und füllt diese mit kochendem Wasser auf. 10 Minuten ziehen lassen und filtern. Der Tee kann mit Zucker oder Honig gesüßt werden und man trinkt davon bis zu drei Tassen am Tag.

In Kombination

Schlaftee: Man mischt zu gleichen Teilen Weißdorn, Orangenblüte, Passionsblüte und Linde. Von dieser Mischung füllt man einen Teelöffel in eine Tasse mit kochendem Wasser. Danach 10 Minuten ziehen lassen und filtern, und warm eine halbe Stunde vor dem Schlafengehen trinken. Trinkt man über den Tag verteilt drei Tassen, kann die Mischung auch gegen Beklemmungen helfen.

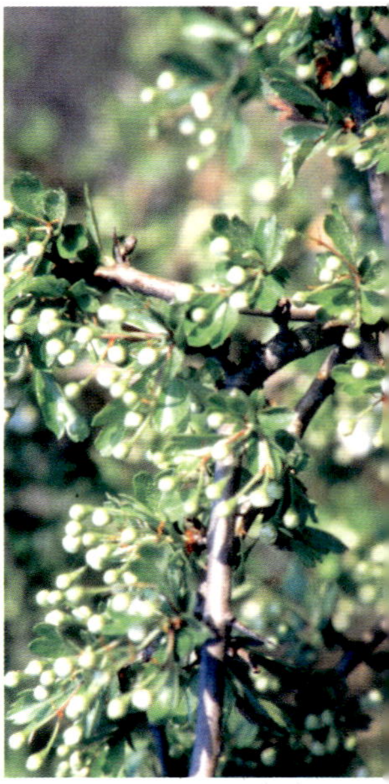

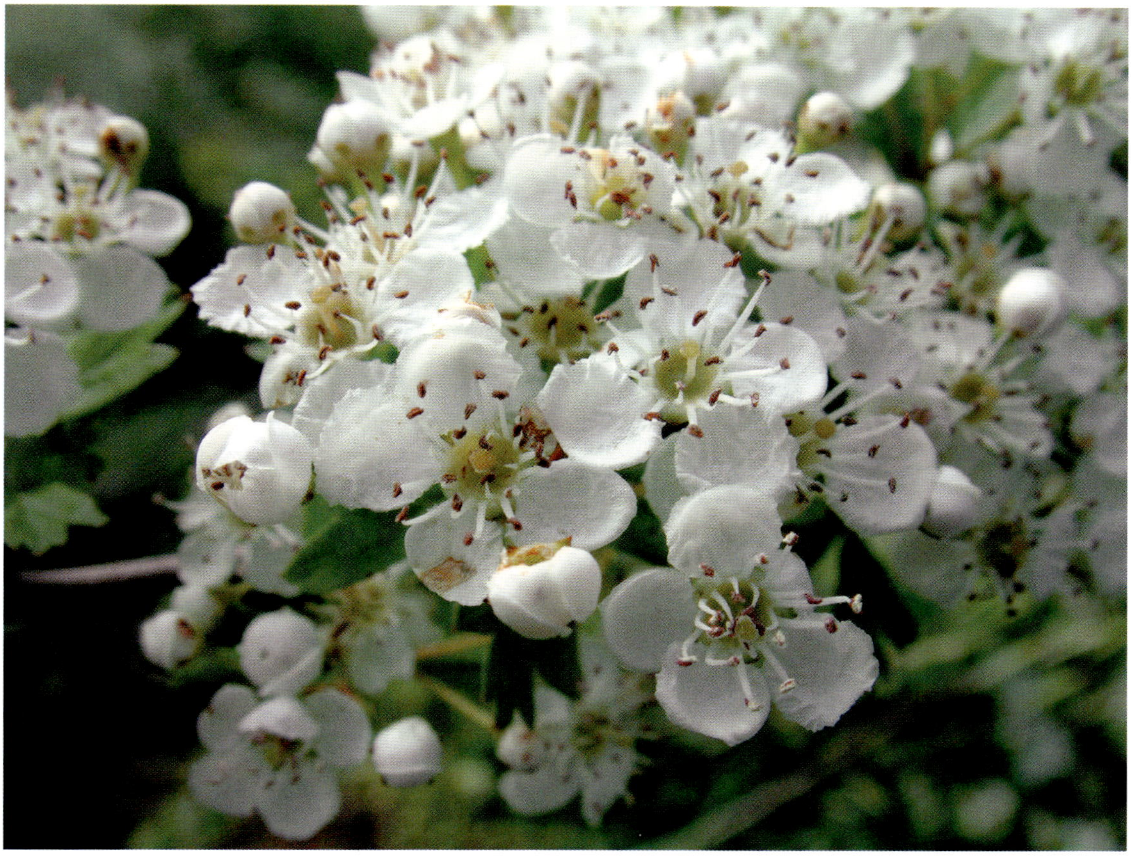

Vorsichtsmaßnahmen
Man sollte Weißdorn keinen Kindern unter 12 Jahren oder Schwangeren verabreichen.
Bei Bluthochdruck oder Koronarkrankheiten, also auch, wenn Sie noch weitere Medikamente einnehmen (insbesondere für das Herz), sollte man die Pflanze nur unter ärztlicher Aufsicht verwenden.

Kurzbeschreibung
Weißdorn ist ein stacheliger Strauch, wächst bis zu 2 bis 4 Meter hoch und ist laubabwerfend. Die weißen Blüten sind klein und aromatisch und die roten Früchte essbar.

Wo wächst er?
Man findet ihn in europäischen Wäldern, auch wenn er in Amerika heimisch ist. Er wächst wild an Bächen und Berghängen, Anhöhen und am Rand von Ackerböden.

Ernte
Man nutzt die Blätter, Blüten und Früchte. Die Blätter und Blüten erntet man zwischen Mai und Juli und die Früchte zwischen September und Oktober. Man muss sie schnell im Schatten trockenlegen, um sie später in einem luftdichten Behälter an einem frischen und dunklen Ort zu lagern.

Zusammensetzung
In der chemischen Zusammensetzung fallen die Flavonoide, Tannine, Triterpene, Esteroide, Amine und ätherischen Öle auf.

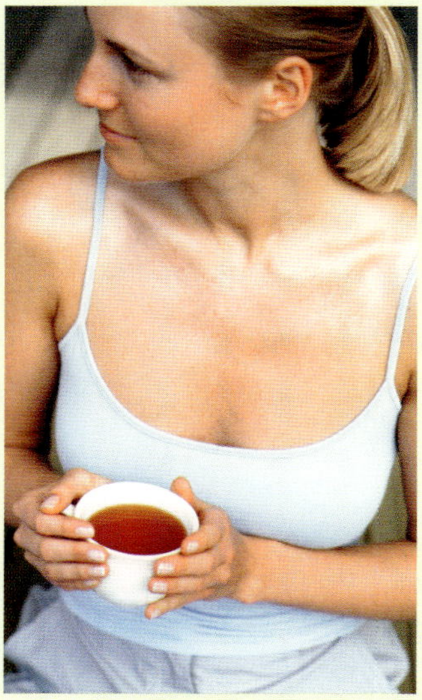

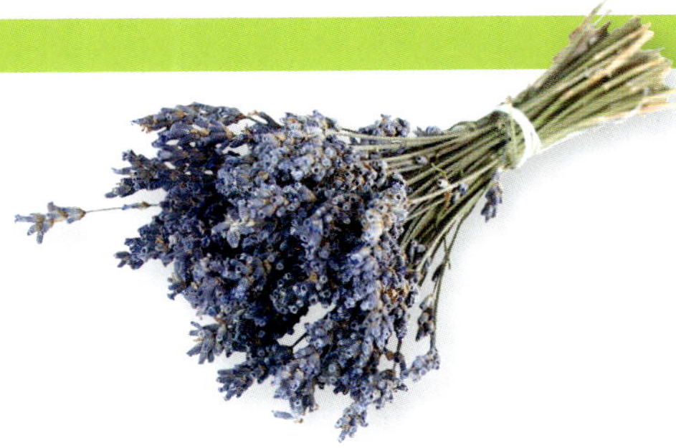

Lavendel

(Lavandula angustifolia)

Sein unverwechselbares Aroma hilft beim Einschlafen

Während des romanischen Reichs haben die angesehenen Bewohner Lavendel in ihr Badewasser getan und trugen einen Strauss an ihrer Kleidung, um Insekten fernzuhalten und ein leichtes, angenehmes Aroma abzugeben. Nicht umsonst ist es eine der meist verwendeten Heilpflanzen in der Kosmetik und Aromatherapie. Lavendel parfümiert das Umfeld und hält Motten fern, und hängt man kleine gefüllte Säckchen mit getrocknetem Lavendel, alleine oder gemischt mit anderen Kräutern, in den Kleiderschrank, duftet dieser gut und erfrischend.

Wann nimmt man ihn ein?

Dank seiner beruhigenden und ausgleichenden Wirkung auf das zentrale Nervensystem vermindert er Beklemmungen, nervlich bedingte Reizbarkeit und Stress. Lavendel ist ein wirksames Heilmittel gegen Schlaflosigkeit, da er das Einschlafen fördert. Er mindert die motorische Aktivität und macht somit eine natürliche Erholung möglich.

Außerdem ist er verdauungsfördernd, blähungstreibend und entkrampfend, sodass er Verdauungsprobleme lindert und überflüssige Gase im Darmbereich beseitigt. Auf der anderen Seite ist sein ätherisches Öl in der externen Anwendung sehr effektiv bei Muskelschmerzen und lindert rheumatische Beschwerden, sowohl Gelenk- als auch Muskelschmerzen. Er wirkt auch antiseptisch, vernarbend und hilft somit bei der Heilung von entzündeten Wunden und Verbrennungen, und gegen das Jucken von Insektenstichen.

Einnahmeform

Normalerweise findet man die Blüten getrocknet oder kleingehackt vor, fertig zum Aufbrühen eines Tees (einen Teelöffel pro Tasse Wasser alle 8 Stunden) oder als ätherisches Öl (1–4 Tropfen alle 8 Stunden). Man erhält Lavendel jedoch auch in Kombination mit anderen beruhigenden oder verdauungsfördernden Pflanzen als fertige Mischung zum Aufbrühen eines Tees.

Anwendungsgebiete

Einzeln

Entspannungs- und Verdauungstees: Einen Teelöffel der Pflanze in eine Tasse und mit kochendem Wasser auffüllen. Nach 10 Minuten filtern und nach den Mahlzeiten trinken. Körper und Geist bei einem Bad mit aufgegossenem Tee und ätherischen Ölen entspannen.

In Kombination

Nerventee: Ein sehr wirkungsvoller Arzneitee. Man nimmt 3-mal täglich eine Tasse mit zu gleichen Teilen Lavendel und anderen beruhigenden Pflanzen wie Linden- oder Passionsblüten. Zur Verdauungsförderung mischt man den Lavendel am besten mit Kamille, Minze oder Anis und trinkt die Mischung nach den Mahlzeiten.

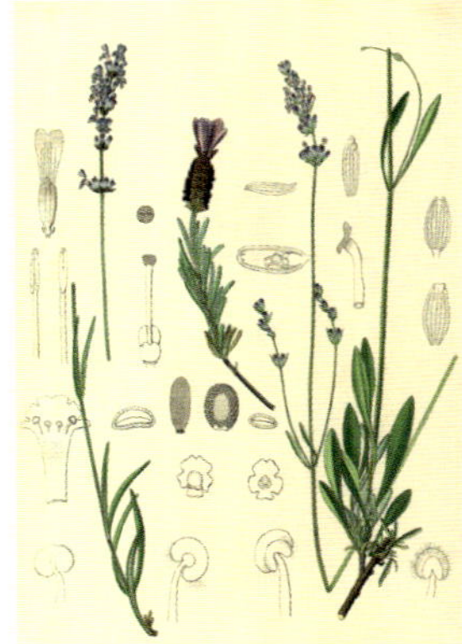

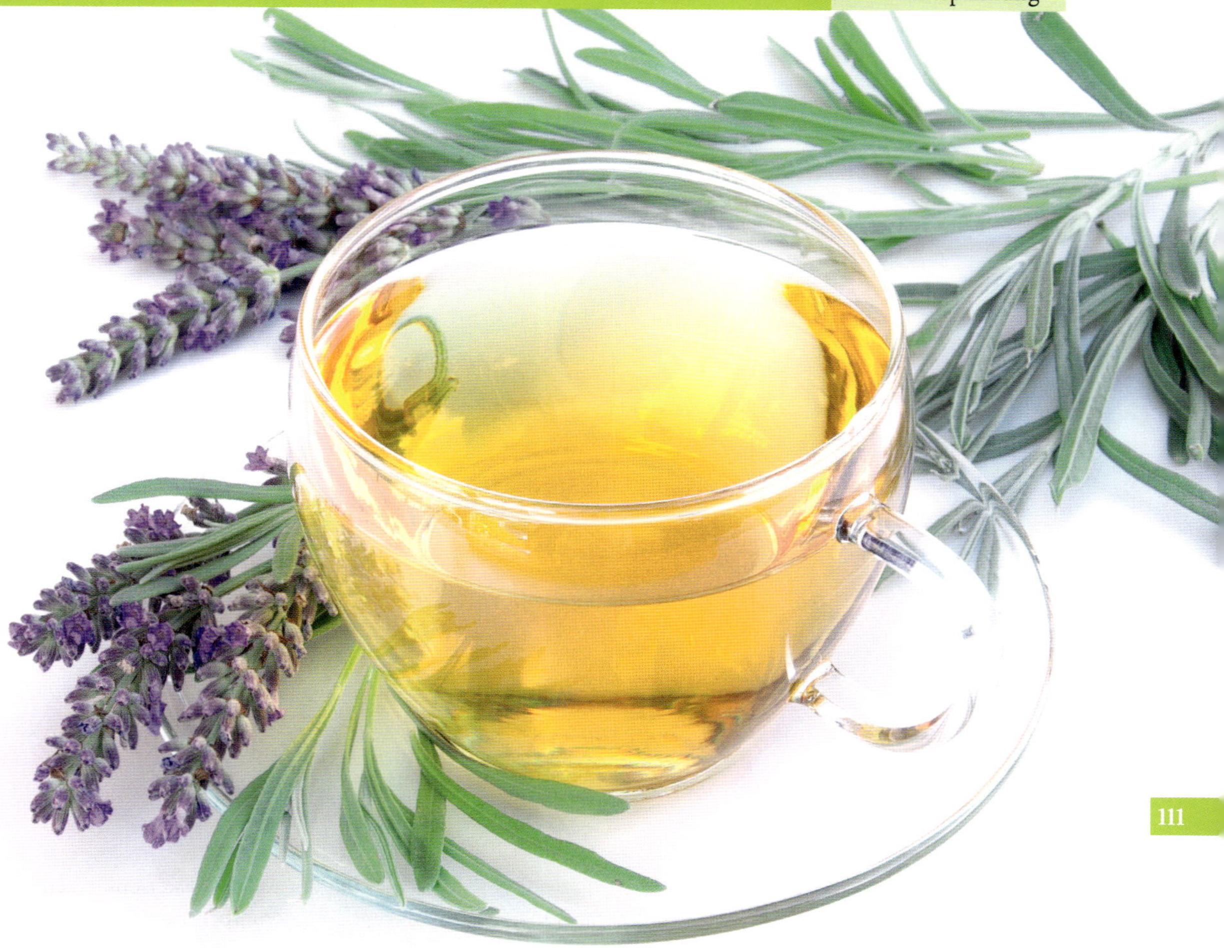

Vorsichtsmaßnahmen
In der Schwangerschaft, Stillzeit, bei Gastritis und Magen-Darmgeschwüren ist die Anwendung kontraindiziert. Das ätherische Öl sollte bei Kindern mit Vorsicht anwendet werden. Generell ist aufgrund der möglichen Neurotoxizität darauf zu achten, es nicht über einen längeren Zeitraum oder in einer zu hohen Dosis anzuwenden.

Kurzbeschreibung
Lavendel ist ein Strauch, der bis zu 60 cm hoch wächst. Er hat gräulichgrüne und schmal-längliche Blätter. Seine violetten Blüten sind klein, vereinen sich zu einem Blütenstand und sind sehr aromenreich.

Wo wächst er?
Neben dem Anbau wächst er wild in kalkhaltigen, trockenen und sonnigen Gebieten im Süden Europas.

Ernte
Er blüht im Sommer. Den Blütenstand und die Blätter, die man zu therapeutischen Zwecken nutzt, erntet man zwischen Juli und August. Sie trocknet man im Schatten bei unter 35 °C, da eine höhere Temperatur die Essenz verändern und die Pflanze ihre Wirksamkeit verlieren würde.

Zusammensetzung
Auffallend ist das ätherische Öl, aber außerdem beinhaltet der Lavendel Tannine, phenolische Säuren, Flavonoide, Triterpene und Esteroide.

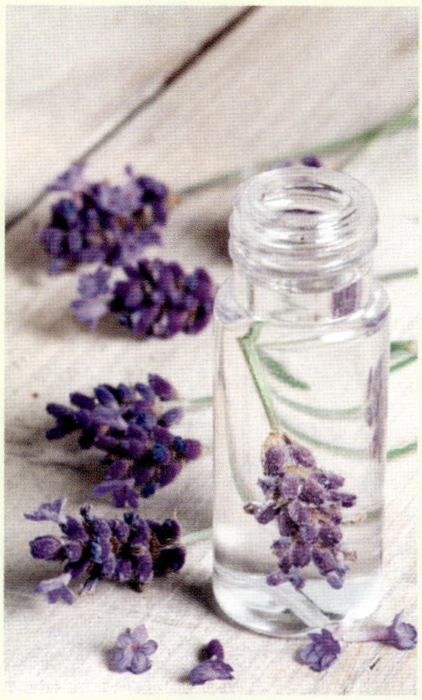

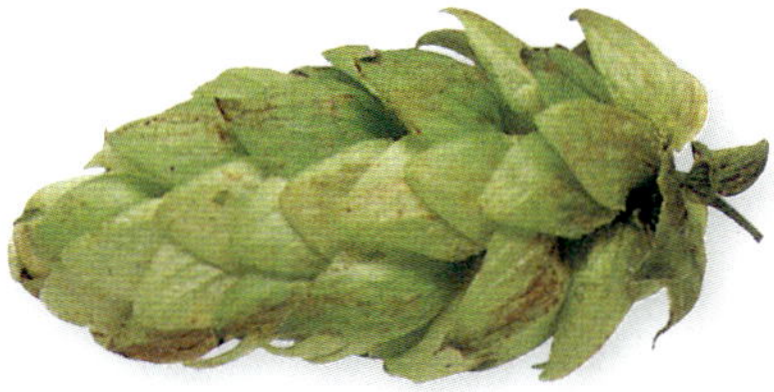

Hopfen

(*Humulus lupulus*)

Bringt das Gemüt ins Gleichgewicht

Ein traditionelles Heilmittel, um einschlafen zu können: Auf einem Kissen, gefüllt mit Hopfenzapfen, zu schlafen. Denn seit dem Altertum gilt der Hopfen als Beruhigungspflanze. Neben seinen medizinischen Eigenschaften, wird er jedoch auch seit dem Mittelalter zur Herstellung von Bier verwendet. Dem Hopfen verdankt das Bier seinen besonderen Geschmack und sein Aroma.

Wann nimmt man ihn ein?

Die medizinische Anwendung dieser Pflanze konzentriert sich hauptsächlich auf ihre beruhigende Wirkung. Hopfen wird bei Unruhe und nervlicher Anspannung verschrieben oder aber auch um dem Unbehagen durch Beklemmungen vorzubeugen. Durch das traditionelle Bierbrauen wurde die Unschädlichkeit im Prinzip belegt und auch für den gesunden sowie Schönheitsschlaf ist er eine gute Alternative. Kopfschmerzen, verursacht durch körperlichen Druck, sowie Verdauungsbeschwerden wie Darmkrämpfen etc. beugt er wirksam vor. In Form von Tee ist der Hopfen ein gutes appetit- und verdauungsanregendes Mittel und hat auch eine leicht östrogene Wirkung.

In der externen Anwendung wird der Hopfen als Wundheilmittel und Antiseptikum gelobt; sowohl ideal gegen Akne als auch zur Verbesserung von Ekzemen und Dermatitis.

Einnahmeform

Man findet ihn nur getrocknet und kleingeschnitten zur Verarbeitung in Tees, meist jedoch in Mischungen mit anderen schmerzlindernden Pflanzen. Die Wirkstoffe des Hopfen erhält man außerdem in vordosierten Kapseln (Dosierung je nach Hersteller), als Flüssigextrakt (0,5 ml auf 3 Tageseinnahmen verteilt) und als Tinktur (2,5 ml auf 3 Tageseinnahmen verteilt). Die letzten beiden Einnahmeformen empfehlen sich bei Schlaflosigkeit: Es empfiehlt sich, eine Ration vor dem Schlafengehen einzunehmen.

Anwendungsgebiete

Einzeln

Entspannungstee: Einen Teelöffel Hopfen in einer Tasse mit kochendem Wasser aufgießen. 10–15 Minuten ziehen lassen und filtern. Man kann den Tee mit Zucker oder etwas Honig süßen. Man trinkt 3 Tassen am Tag, eine Tasse davon vor dem Schlafengehen.

In Kombination

Man kann den Hopfen mit anderen Pflanzen verbinden, so z. B. mit Baldrian, Linde oder Lavendel, um das Einschlafen zu vereinfachen. Bei einer schlechten Verdauung durch Nervosität empfiehlt sich die Kamille.

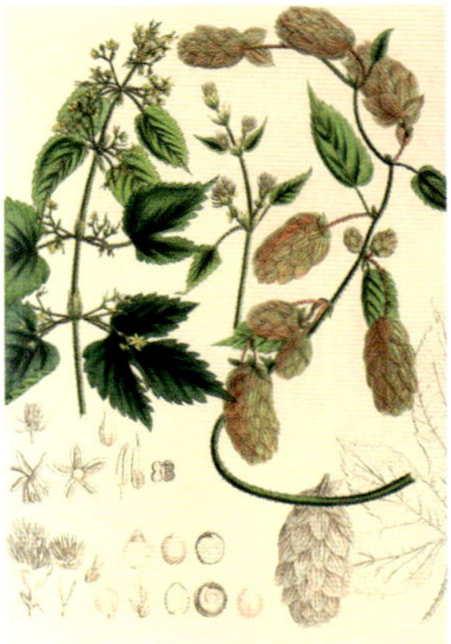

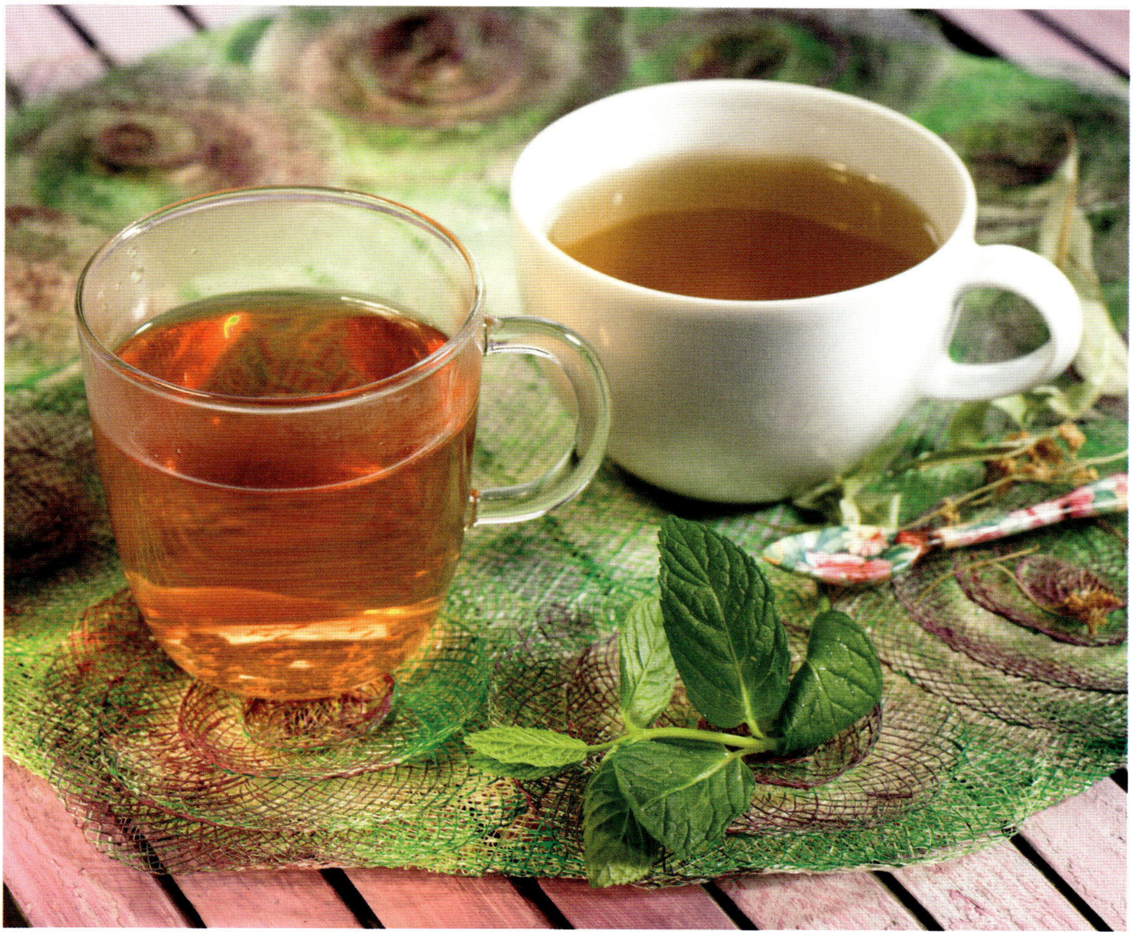

Vorsichtsmaßnahmen
Auch wenn es sich hierbei um eine Pflanze ohne irgendwelche Nebenwirkungen in der therapeutischen Behandlung handelt, kann eine zu hohe Dosis zu Übelkeit und Erbrechen führen. Ebenso ist die Anwendung in der Schwangerschaft und Stillzeit kontraindiziert.

Kurzbeschreibung
Es ist eine mehrjährige Kletterpflanze, die sich aufgrund ihrer Schlingarme an allem festklammert. Die weiblichen Blüten stehen in zapfenförmigen, ährigen Blütenständen zusammen.

Wo wächst er?
Er stammt aus den feuchten, kalten Gebieten Europas und wächst wild an Hecken, am Unterholz und an Waldrändern oder an Flüssen.

Ernte
Man nutzt die Zapfen (des weiblichen Blütenstands) und erntet sie von Sommerende bis Herbst. Die Zapfen werden im Schatten getrocknet und in luftdichten Behältern – maximal ein Jahr – aufbewahrt.

Zusammensetzung
Die Hauptwirkstoffe sind Phoroglucine, ätherische Öle, phenolische Säuren, Tannine und Flavonoide.

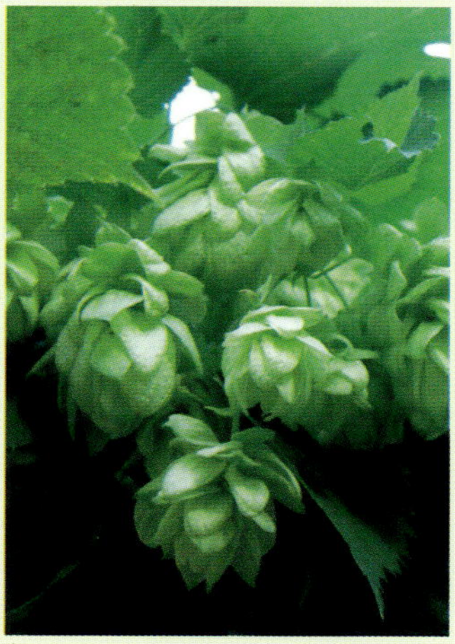

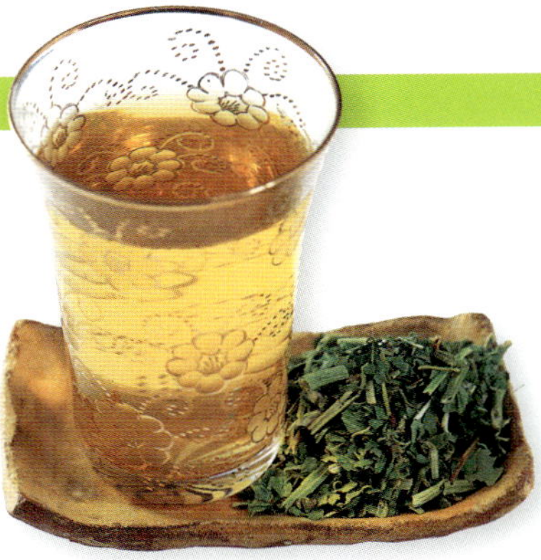

Passionsblume

(Passiflora incarnata)

Der beste Freund gegen Stress

Sie besticht durch ihre hübsche Blüte, die die europäischen Kolonisten der neuen Welt an die Passion Christus erinnerte. Später wurde sie in Europa als Zierblume eingeführt, bis Ende des 19. Jahrhunderts ihre schmerzlindernde Wirkung erkannt wurde.

Wann nimmt man sie ein?

Sie ist eines der besten Heilmittel, um Nervosität und Beklemmungen zu lindern und der Schlaflosigkeit vorzubeugen, denn ihre beruhigende Wirkung entspannt Nerven und Muskeln. In persönlichen oder berufsbedingten Stressphasen empfiehlt sich die Einnahme der Passionsblume. Außerdem lindert sie Schmerzen bei psychosomatischen Krankheiten und mindert Reizbarkeit, die mit den Wechseljahren oder dem prämenstruellen Syndrom einhergehen kann. Sie wird auch bei Schlafstörungen verschrieben, um den Schlaf auf natürliche Art und Weise zu fördern und eine nächtliche Ruhe zu gewähren – auch bei Kindern und älteren Personen.
Ihre entkrampfende Wirkung ist sehr hilfreich, um Muskel- und Darmverspannungen zu vermeiden, die durch Nervosität ausgelöst werden.

Einnahmeform

Meist findet man die Passionsblume in Kapseln oder Tabletten, pur oder mit anderen Beruhigungspflanzen. Die Dosis wird vom Hersteller angegeben. Man kann den Wirkstoff direkt aus der getrockneten oder zerkleinerten Pflanze, als Tee zubereitet, ziehen (1 Teelöffel pro Tasse), oder in Flüssigextrakt (2 ml alle 8 Stunden) sowie in einer Tinktur (0,5–2 ml alle 8 Stunden) vorfinden. Ebenso können Sirup und andere Aufbereitungen mit beruhigender Wirkung den Wirkstoff enthalten. Er eignet sich sowohl für Kinder als auch für Erwachsene.

Anwendungsgebiete

Einzeln

Tee zur Linderung von Ängsten: Fügen Sie einer Tasse kochendem Wasser einen Teelöffel Passionsblume hinzu. 10 Minuten ziehen lassen und filtern. Je nach Geschmack mit Zucker oder Honig süßen und täglich 3 Tassen, alle 8 Stunden, einnehmen.

In Kombination

Man kann die Heilkräutertees auch in Verbindung mit anderen Pflanzen aufbrühen. Mit Lavendel, Melisse und Baldrian zum Einschlafen, zur Stresslinderung und gegen Beklemmungen oder Darmkrämpfe. Hierfür ist eine Mischung mit anderen Pflanzen wie Orangenblüte, Johanniskraut, Kamille und Lindenblüte auch empfehlenswert.

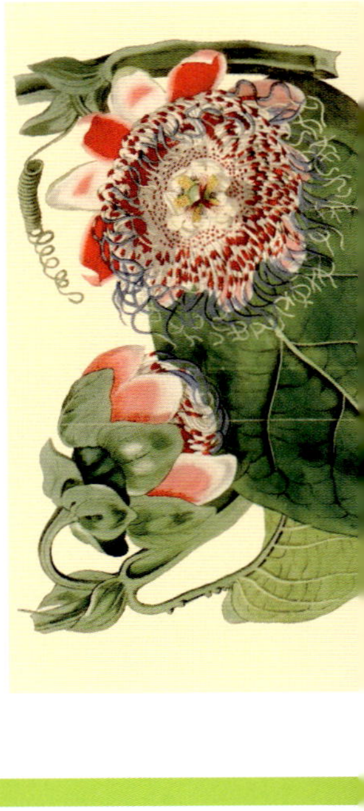

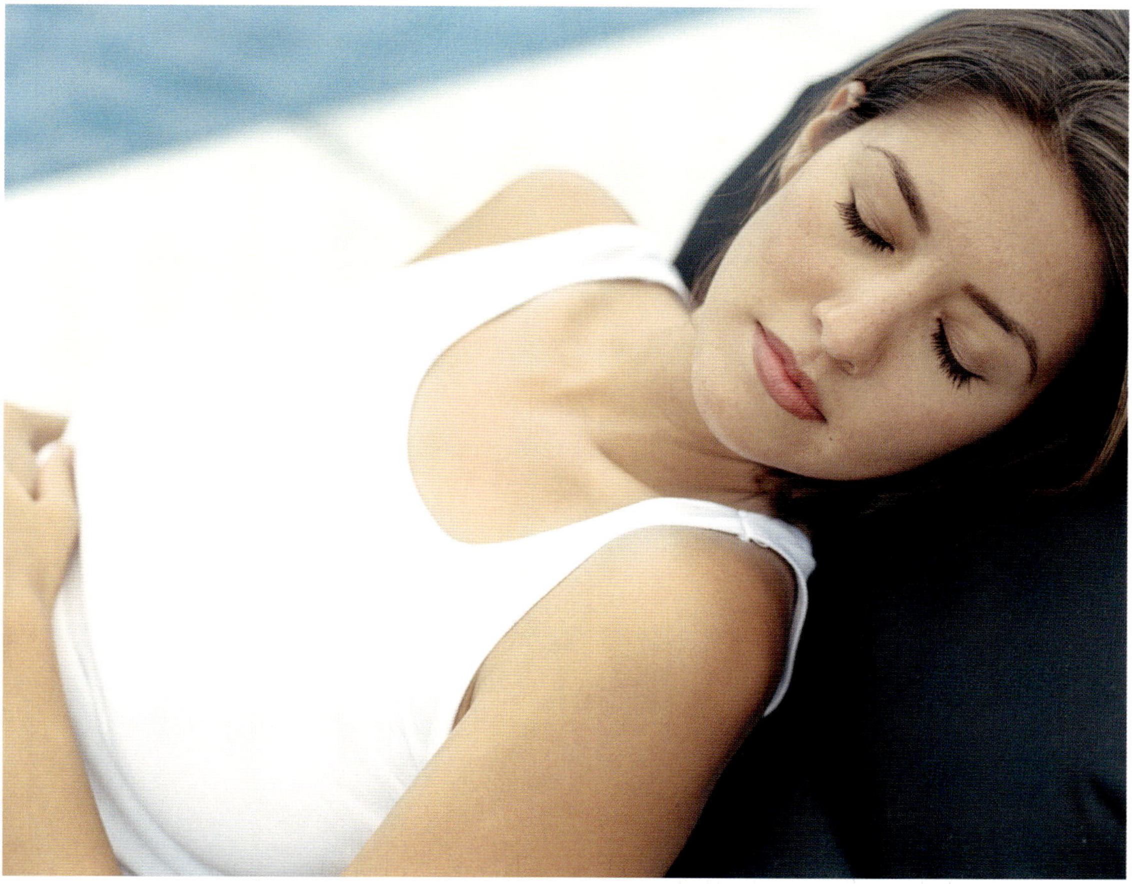

Vorsichtsmaßnahmen
Nimmt man die empfohlene Dosis ein, ist es eine sichere Pflanze. Trotzdem ist die Anwendung in der Schwangerschaft und Stillzeit kontraindiziert. Man sollte sie nicht in Verbindung mit anderen Medikamenten einnehmen, da ihre Wirkung erhöht werden könnte.

Kurzbeschreibung
Die Passionsblume ist eine Kletterpflanze und bekannt für ihre wunderschönen weißen und radiärsymmetrischen Blüten.

Wo wächst sie?
Sie stammt aus Nordamerika und wächst spontan in trockenen und tonhaltigen Gebieten, die besonders reich an Nährstoffen und Sonneneinstrahlung sind.

Ernte
Man nutzt den oberirdischen Teil der Pflanze, den Stiel, die Blätter und auch manchmal die Blüten. Geerntet werden sie in der Blütezeit zwischen Juli und Oktober. Dann trocknet man sie und bewahrt sie in licht- und feuchtigkeitsdichten Behältern auf.

Zusammensetzung
In der chemischen Zusammensetzung sind besonders auffällig: Flavonoide, phenolische Säuren, Kumarine, Esteroide, ätherische Öle und Spuren von Alkaloiden.

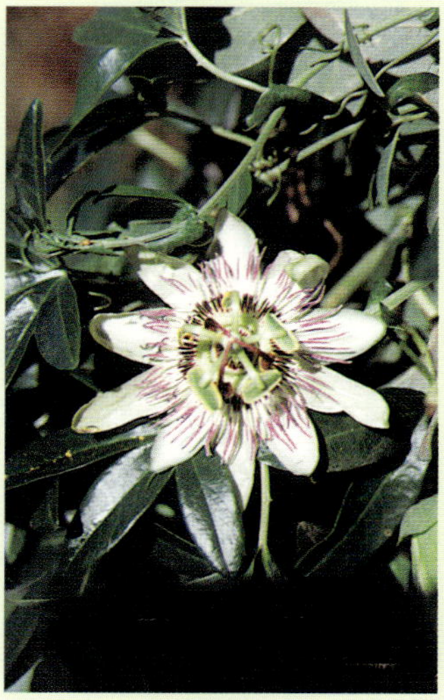

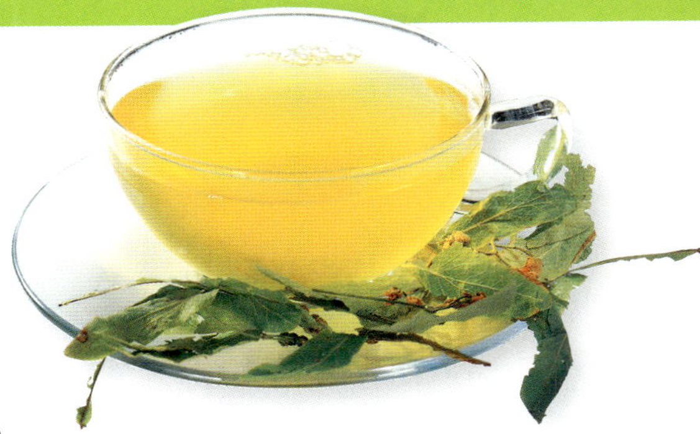

Linde

(*Tilia cordata*)

Beruhigt und lindert den Husten

Linden sind schlichte und elegante Bäume und scheinen uns in ein ruhigeres und gelasseneres Leben einladen zu wollen. In den Ländern Mittel- und Nordeuropas sind sie ein Symbol von Familienzusammengehörigkeit. Zudem bieten sie einen natürlichen Sonnenschutz, da sie im Sommer ihre Umgebung erfrischend halten können und im Winter einem kaum die Sonne nehmen. Ihre Anwendung zur Beruhigung stammt aus der Renaissance und heutzutage ist sie eine der meist verwendeten Heilpflanzen überhaupt.

Wann nimmt man sie ein?

Die Linde wendet man meist zur Beruhigung an. Sie ist daher bei Beklemmungen und Nervosität ein gutes und sicheres Mittel, um die Nerven zu beruhigen. Sie ist außerdem eine gute Einschlafhilfe, mit dem Vorteil, dass man am nächsten Morgen nicht unter Schläfrigkeit oder Suchteffekten leidet.

Da sie keine Nebenwirkungen aufweist, wird sie bei nervösen, oder Kindern mit Einschlafproblemen, hin und wieder gerne angewendet.

Da die Linde – bei Kindern und Erwachsenen – husten- und schleim- sowie krampflösende Eigenschaften vorweist, kann sie den Husten bei entzündeten Schleimhäuten lindern und bei Fieber während einer Erkältung die Schweißbildung fördern.

Gerne wird sie auch als Diuretikum und bei Magendarmbeschwerden angewendet.

Bei der externen Anwendung schützt sie die Haut vor Wind, Kälte oder Sonne und aufgrund ihrer sänftigenden Wirkung wird sie bei Ekzemen und Hautirritationen gerne verschrieben.

Einnahmeform

Meist findet man sie zur Zubereitung von Tees (1 Teelöffel pro Tasse) getrocknet oder kleingehackt, nach Gewicht oder in fertigen Beuteln. Lindenextrakt kann sowohl alleine als auch in verschiedenen Mischungen, meist zur Beruhigung oder als Mittel bei Erkältungen und Schnupfen, eingenommen werden. Der Wirkstoff ist auch erhältlich in Kapseln, Flüssigextrakt (2 ml alle 12 Stunden) und als Tinktur (10 ml alle 12 Stunden).

Anwendungsgebiete

Einzeln

Beruhigungstee: Einen Teelöffel (circa 2 g pro Tasse) der getrockneten Pflanze aufbrühen. 5 bis 10 Minuten ziehen lassen und filtern. Heiß trinken – und zwar bis zu 3-mal am Tag. Der Tee beruhigt die Nerven und vor dem Schlafengehen bietet er eine gute Einschlafhilfe.

In Kombination

Husten- und schleimlösender Tee: Man mischt zu gleichen Teilen Linde, Thymian, Königskerze, Lungenkraut und Malve. Einen Teelöffel dieser Mischung mit einer Tasse kochendem Wasser aufgießen. 10 Minuten ziehen lassen und filtern. Bei Bedarf mit Zucker oder Honig süßen und 3 Tassen der Mischung am Tag trinken.

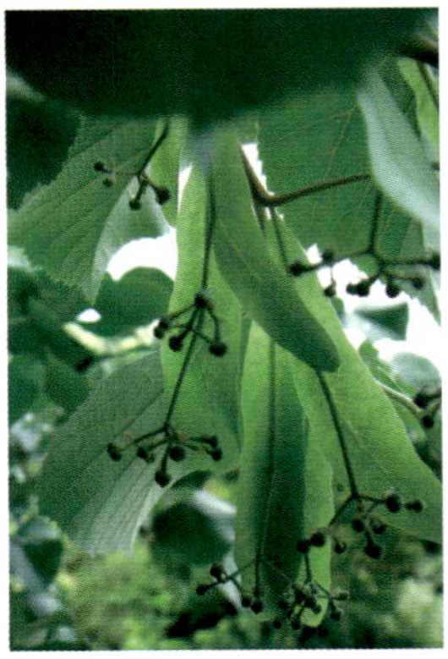

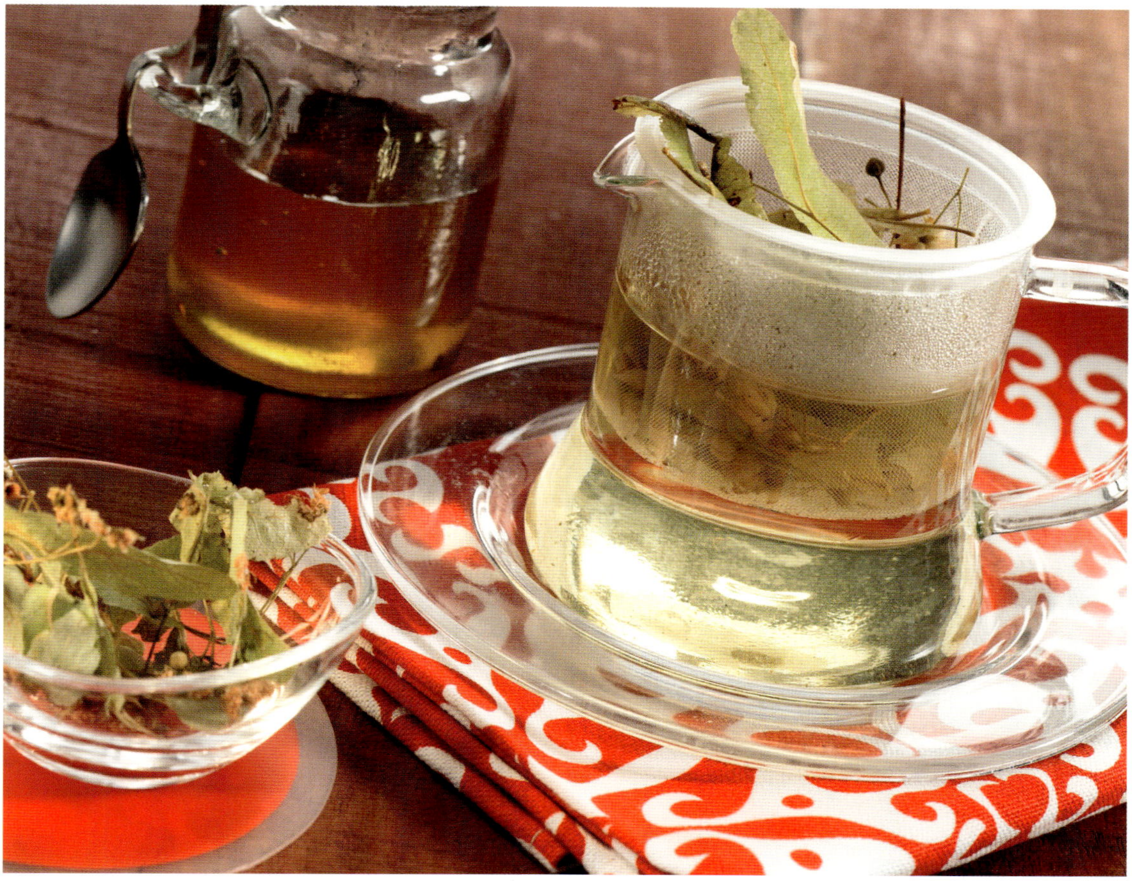

Vorsichtsmaßnahmen
Die Pflanze weist keinerlei Giftwirkungen auf und kann deshalb sogar von den ganz Kleinen unter uns eingenommen werden.

Kurzbeschreibung
Die Linde ist ein hübscher, langlebiger Laubbaum und wächst bis zu 30 m hoch. Ihre kronförmigen Blätter haben einen zackigen Umriss und sind vorne dunkelgrün und auf der Blattunterseite silbergrün. Die duftenden Blüten sind grünlich gelb und wachsen in der Blütezeit gebündelt.

Wo wächst sie?
Sie wächst in Gebirgsgegenden mit kaltem und feuchtem Klima, wie in Buchen-, Ahorn- und Ebereschenwäldern. Im Mittelmeerraum wird sie eher angepflanzt.

Ernte
Die Blüten und Deckblätter nutzt man in der Phytotherapie und sie werden in der Trockenzeit, wenn zwei Drittel davon geöffnet sind, geerntet. Sie werden an einem gut belüfteten Ort getrocknet und in gut geschlossenen und lichtdichten Behältern aufbewahrt.

Zusammensetzung
Auffallend ist der Inhalt von: Pflanzenschleim, Flavonoiden, ätherischem Öl, Tannin und phenolischen Säuren.

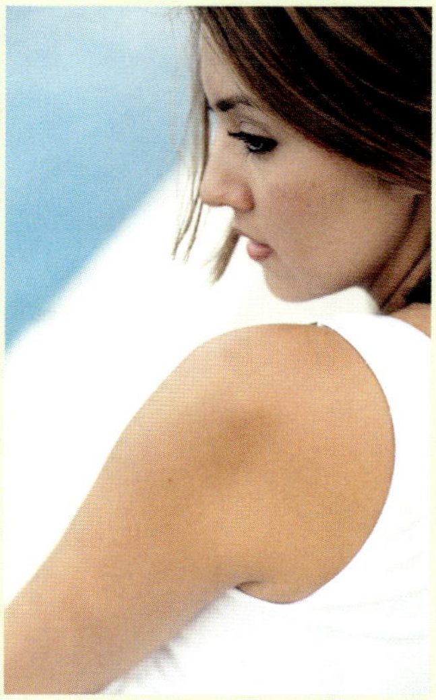

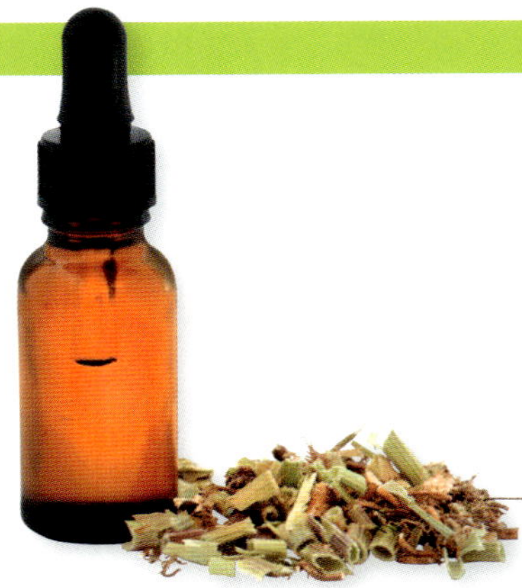

Baldrian

(Valeriana officinalis)

Bringt das Nervensystem ins Gleichgewicht

Baldrian kennt man seit den alten Griechen, wo er bereits als Beruhigungsmittel verwendet wurde. Seither wurde er stets für medizinische Zwecke genutzt, und heute ist es die Pflanze, über die es die meisten Studien gibt, um die beruhigende Wirkung zu beweisen.

Wann nimmt man ihn ein?

Auch wenn man nicht genau weiß, welchen Wirkstoffen die Wirkung zu verdanken ist, weiß man sicher, dass Baldrian die Nerven beruhigt, den Blutdruck senkt, die Muskulatur entspannt und gut fürs Einschlafen und die Schlafqualität ist. Ebenso wirkt er krampflösend, was die beruhigende Wirkung bestärkt und somit Stress und Beklemmungen lindert. Auch ist er hilfreich, um nervlich bedingten Kopfschmerzen vorzubeugen, Beschwerden durch das prämenstruelle Syndrom oder die Wechseljahre zu lindern und schmerzhafte Magenkrämpfe zu vermeiden.

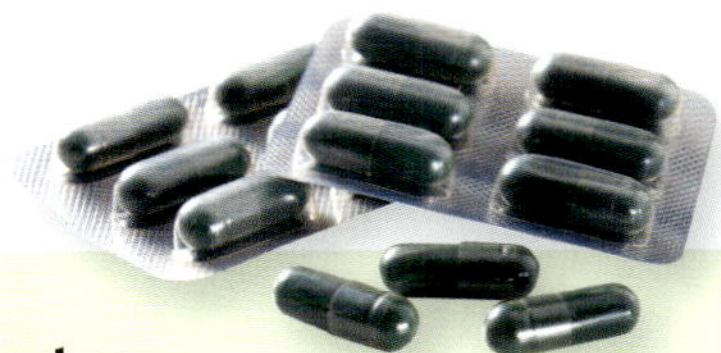

Wissenswertes

Man sollte die Kapseln oder Tabletten mit einem Glas Wasser mindestens 2 Stunden vor dem Schlafengehen einnehmen, denn manchmal kann Baldrian auch paradoxe Wirkungen mit sich bringen, wie nervliche Überreizbarkeit, gefolgt von Angst und Schlaflosigkeit.

Einnahmeform

Aufgrund seines unangenehmen Aromas und Geschmacks erhält man Baldrian meist in Kapseln oder Tabletten, alleine oder mit anderen Beruhigungspflanzen. Nichtsdestotrotz erhält man ihn auch als Pflanze, getrocknet oder gehackt, nach Gewicht oder in fertigen Beuteln zum Aufbrühen von Tees, als Flüssigextrakt (2–3 ml 3-mal täglich) und als Tinktur (1–3 ml 3-mal täglich).

Anwendungsgebiete

Einzeln

Entspannungstee: Man füllt einen Teelöffel der Wurzel in eine Tasse kochendes Wasser. 10 Minuten ziehen lassen und filtern. Mit Zucker oder Honig süßen, um den Geschmack zu übertönen. Um Beklemmungen zu lindern, 3 Tassen täglich trinken; um gegen Schlaflosigkeit vorzugehen, eine Tasse mindestens eine Stunde vor dem Schlafengehen zu sich nehmen.

In Kombination

Einschlaftee: Zu gleichen Teilen mischt man Baldrian, Passionsblume und Weißdorn. In eine Tasse mit kochendem Wasser einen Teelöffel der Mischung hineingeben, 10 Minuten ziehen lassen, filtern und heiß eine Stunde vor dem Schlafengehen trinken. Besonders wirksam, wenn die Schlaflosigkeit auf Beklemmungen und Stress zurückzuführen ist.

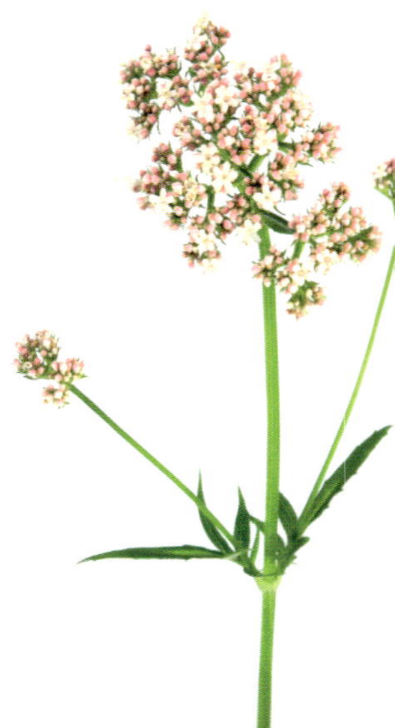

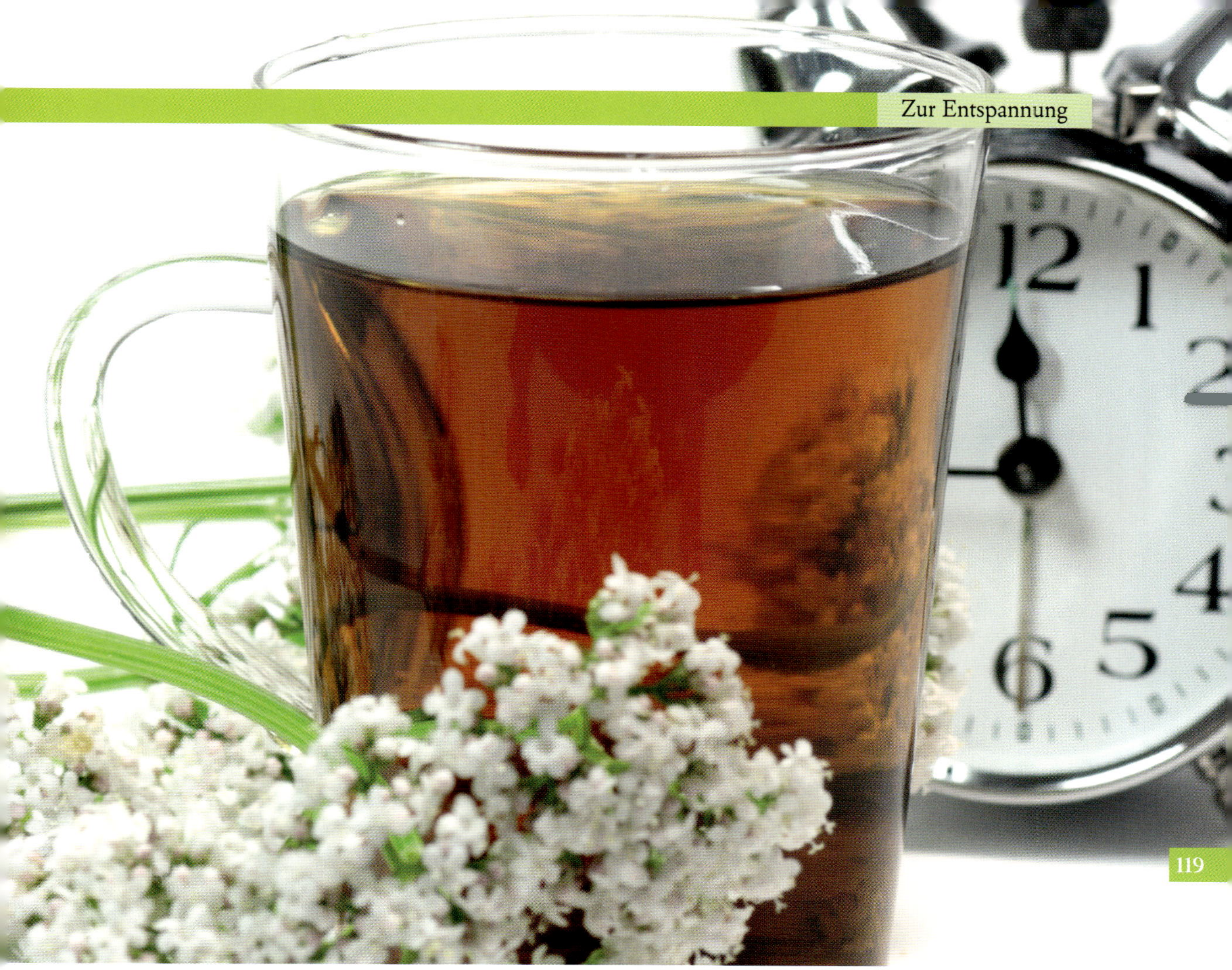

Vorsichtsmaßnahmen
Auch wenn es sich um eine ziemlich sichere Pflanze handelt, sollte man sie nicht über einen längeren Zeitraum einnehmen und bei einer Leberinsuffizienz mit Vorsicht behandeln. Auf der anderen Seite sollten auch Schwangere, stillende Mütter und Kinder unter 12 Jahren sie mit Vorsicht einnehmen, da es nicht genügend Studien darüber gibt, die die Sicherheit garantieren.

Kurzbeschreibung
Diese Pflanze kann 50 bis 100 cm hoch wachsen, ist robust und nicht verzweigt. Die oberen Blätter weisen einen kürzeren Blattstiel auf und die weiß-rosa Blüten wachsen in Gruppen. Die Wurzel hat einen unangenehmen Geruch, wenn sie getrocknet ist, frisch hingegen riecht sie überhaupt nicht.

Wo wächst er?
Er wächst in feuchten Wäldern, an Flussbetten und auf Wiesen fast überall in Europa.

Ernte
Man nutzt den unterirdischen Teil der Pflanze (Wurzeln, Wurzelstöcke und Ausläufer) und erntet diese zu Herbstanfang. Sie werden an einem gut belüfteten Ort getrocknet und in licht- und feuchtigkeitsdichten Behältern gelagert.

Zusammensetzung
Seine Hauptwirkstoffe sind Iridoide (auffallend sind die Valepotriate), ätherisches Öl, Sesquiterpene, Lignane, phenolische Säuren, Esteroide, Tannine und Spuren von Alkaloiden.

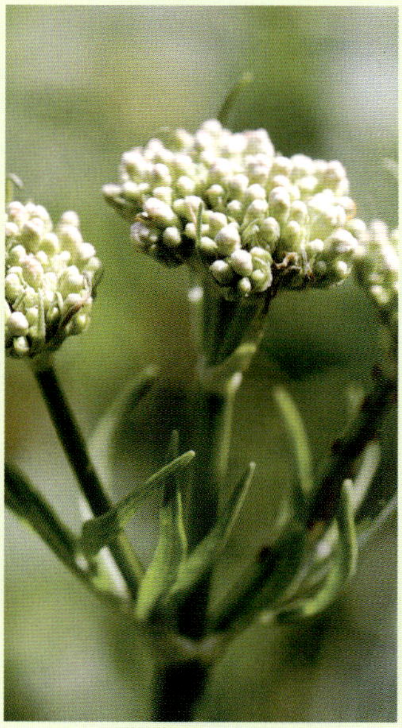

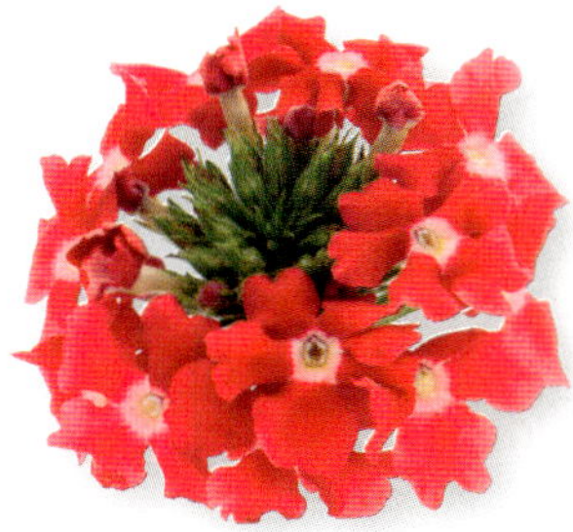

Eisenkraut

(Verbena officinalis)

Ideal, um Ängste zu bekämpfen

Bekannt als Zauberkraut wurde das Eisenkraut traditionell in der europäischen Magie angewandt. Sowohl Griechen und Römer, als auch die alten Kelten nannten sie eine heilige Pflanze, die einen vor allem Bösen schützen kann. Traditionell sollte man das Eisenkraut am längsten Tag im Jahr ernten, wenn man weder Sonne noch Mond am Himmel sieht.

Wann nimmt man es ein?

Aufgrund der beruhigenden Wirkung auf das zentrale Nervensystem wird er meist zur Bekämpfung von Beklemmungen, Nervosität und Schlaflosigkeit verschrieben. Es wird auch bei nervlich- oder menstruationsbedingter Migräne sowie auch bei stressbedingter Appetit- und Lustlosigkeit angewendet.
Außerdem beruhigt es die Atemwege und verhindert trockenen Husten. Ein Aufguss aus Eisenkraut, als Getränk oder Gurgelwasser, lindert eine Angina und Halsschmerzen. Auch der Appetit und die Produktion von Magensäften kann angeregt werden und somit wird eine bessere Verdauung gewährleistet. Es ist ein gutes Diuretikum und wird bei Wasseransammlungen und Nierenleiden angewendet.
In der externen Anwendung ist es ein adstringierendes Mittel, hilfreich zur Heilung von kleinen Wunden und Verbrennungen.

Einnahmeform

Hierzulande kein übliches Mittel, aber man kann es einzeln oder in Pflanzenmischungen zur Aufbereitung von Tees finden (1 Teelöffel pro Tasse). Auch erhältlich als Flüssigextrakt (2–4 ml alle 8 Stunden) und als Tinktur (5–10 ml alle 8 Stunden).

Anwendungsgebiete

Einzeln

Entspannungstee: In eine Tasse kochendes Wasser einen Teelöffel der Pflanze hinzufügen. Lassen Sie das Ganze 5 bis 10 Minuten ziehen und filtern Sie es anschließend. Um die Nerven zu beruhigen, reicht eine Tasse am Tag.

In Kombination

Heilkräutertee gegen Stress und Angst: Man mischt, zu gleichen Teilen, Eisenkraut, Passionsblume und Hafer. Einen Teelöffel der Mischung in eine Tasse mit kochendem Wasser hineingeben und 10 Minuten ziehen lassen. Danach filtern und heiß trinken. Man nimmt zwei Tassen pro Tag zu sich.

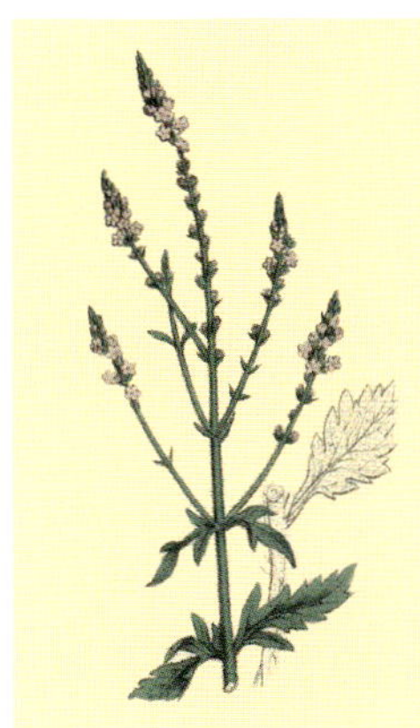

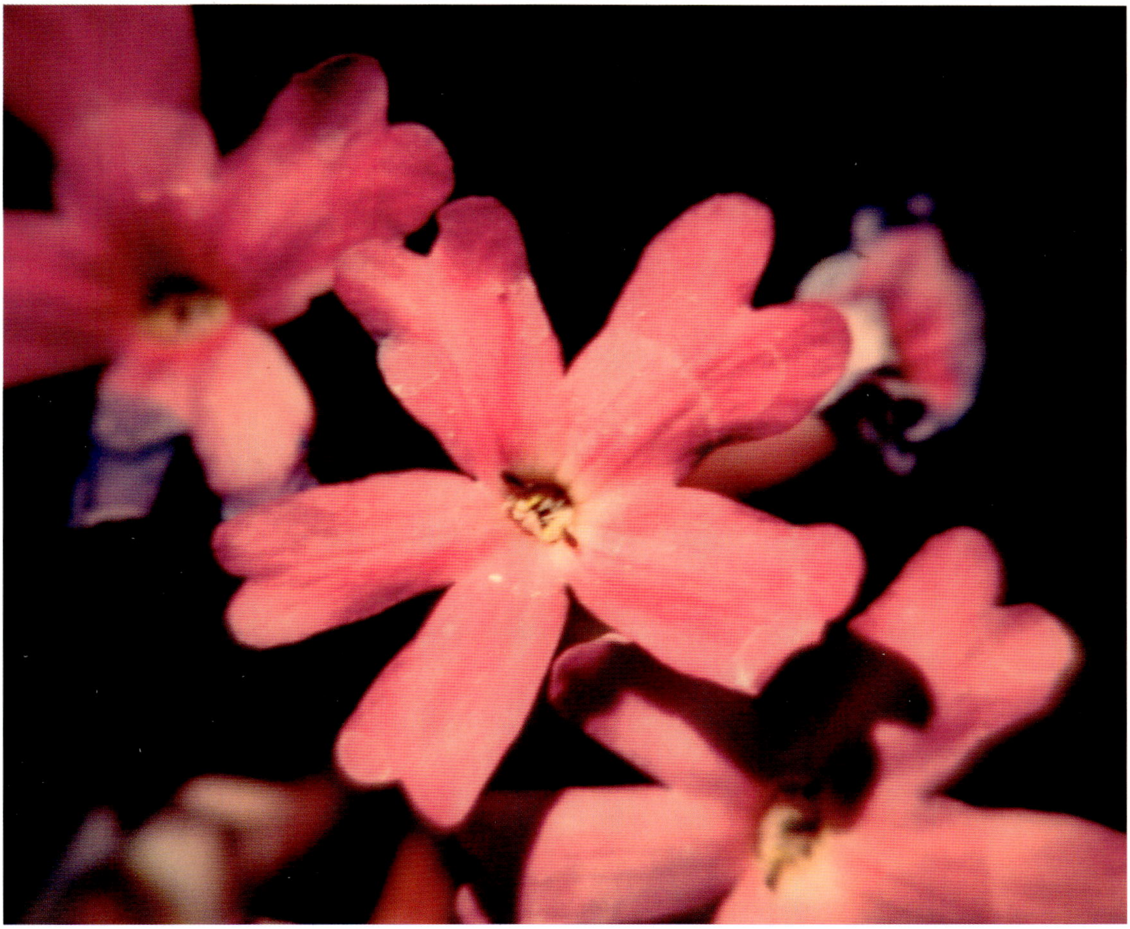

Vorsichtsmaßnahmen
Es gibt keine Nebenwirkungen, jedoch ist die Einnahme bei Schwangeren, stillenden Müttern und Kleinkindern nicht empfehlenswert. Zusammen mit weiteren Beruhigungsmedikamenten und Alkohol sollte man es nicht verwenden, da die Wirkung verstärkt werden kann.

Kurzbeschreibung
Eine krautartige Pflanze, die wenig auffällt und 1 m hoch wachsen kann. An den geraden Stielen wachsen die lanzenförmigen Blätter gegenüberliegend. Die kleinen Blüten sind veilchenblau und bilden eine Ähre.

Wo wächst es?
Es ist ein Unkraut und wächst weltweit in milden Gebieten.

Ernte
Zu therapeutischen Zwecken nutzt man die blühenden Spitzen und erntet sie am Anfang der Blütezeit (im Sommer) oder spätestens im Herbst. Sie werden gut belüftet im Schatten getrocknet, bei natürlicher Wärme, und dann in feuchtigkeitsdichten Behältern gelagert.

Zusammensetzung
Auffallend ist der Inhalt von Iridoiden, Flavonoiden und Ableitungen vom Phenylpropan.

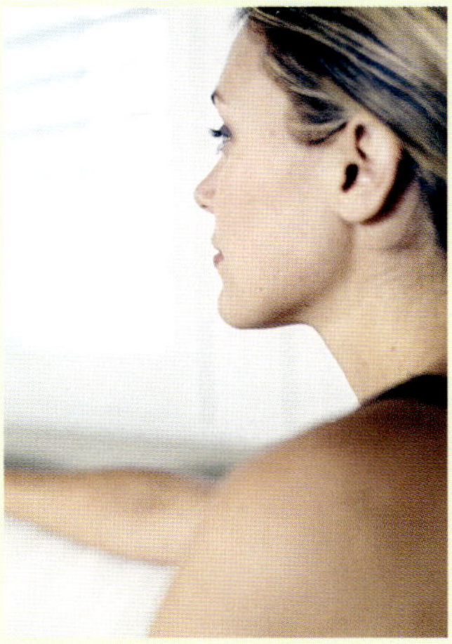

Damiana

(Turnera diffusa)

Tonikum und Aphrodisiakum

Aufgrund ihres angenehm aromatischen Geschmacks verwendet man die Damiana in Mexiko als Teeersatz. Sie hat auch einen guten Ruf als Aphrodisiakum. Tatsächlich haben besonders die Maya diese Pflanze schon genutzt, um die sexuelle Potenz zu steigern und um somit den Akt als solchen zu verbessern. Zusätzlich jedoch wird sie traditionell als Diuretikum, Abführmittel und gegen Kopfschmerzen verwendet.

Wann nimmt man sie ein?

Die Damiana stärkt und stimuliert das Nervensystem. Sie bekämpft Müdigkeit und spendet einem Energie und Kraft, ohne dabei den Anwender aufzudrehen, wie manch andere Aufputschmittel es tun. Ihre Wirkung ist sanft und macht nicht abhängig. Sie ist eine große Hilfe bei Kraftlosigkeit und Jahreszeitenbedingter Mattigkeit durch weniger Sonnenlicht. Oft begleitet von Traurigkeit, Desinteresse, weniger Lust auf Sex und Konzentrationsschwächen. Sie wird auch bei psychologisch bedingter Impotenz angewendet. Die Kombination aus harntreibender und antibakterieller Wirkung macht die Damiana zu einem guten Heilmittel bei Blasenentzündungen und anderen Harninfektionen. Da sie die Urinproduktion steigert, ist sie auch nützlich, um Nierensteinen vorzubeugen. Diese Pflanze hat ebenso einen leicht abführenden Effekt, welcher einem Abführmittel gleichkommt, wenn man sie in exzessiver Dosierung einnimmt.

Einnahmeform

Man kann sie getrocknet und gehackt zur Zubereitung von Tees finden (1 Teelöffel pro Tasse). Sie ist auch in Kapseln oder Tabletten (Dosierung vom Hersteller) und als Tinktur (2–3 ml 3-mal täglich) erhältlich.
Die Damiana ist meist wirkungsvoller in Verbindung mit anderen Kräutern mit ähnlichen oder ergänzenden Wirkungen.

Anwendungsgebiete

Einzeln

Energietee: Einen Teelöffel mit den getrockneten Blättern der Pflanze in einer Tasse mit kochendem Wasser auffüllen. 10 bis 15 Minuten ziehen lassen und filtern. Um stets ein gutes Gemüt zu wahren, kann man bis zu 3 Tassen am Tag trinken.

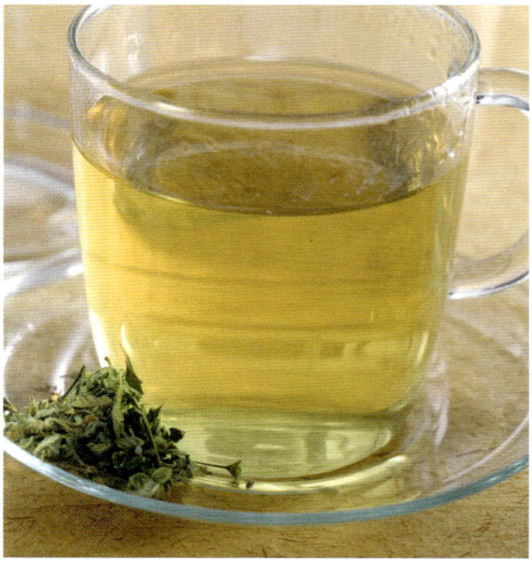

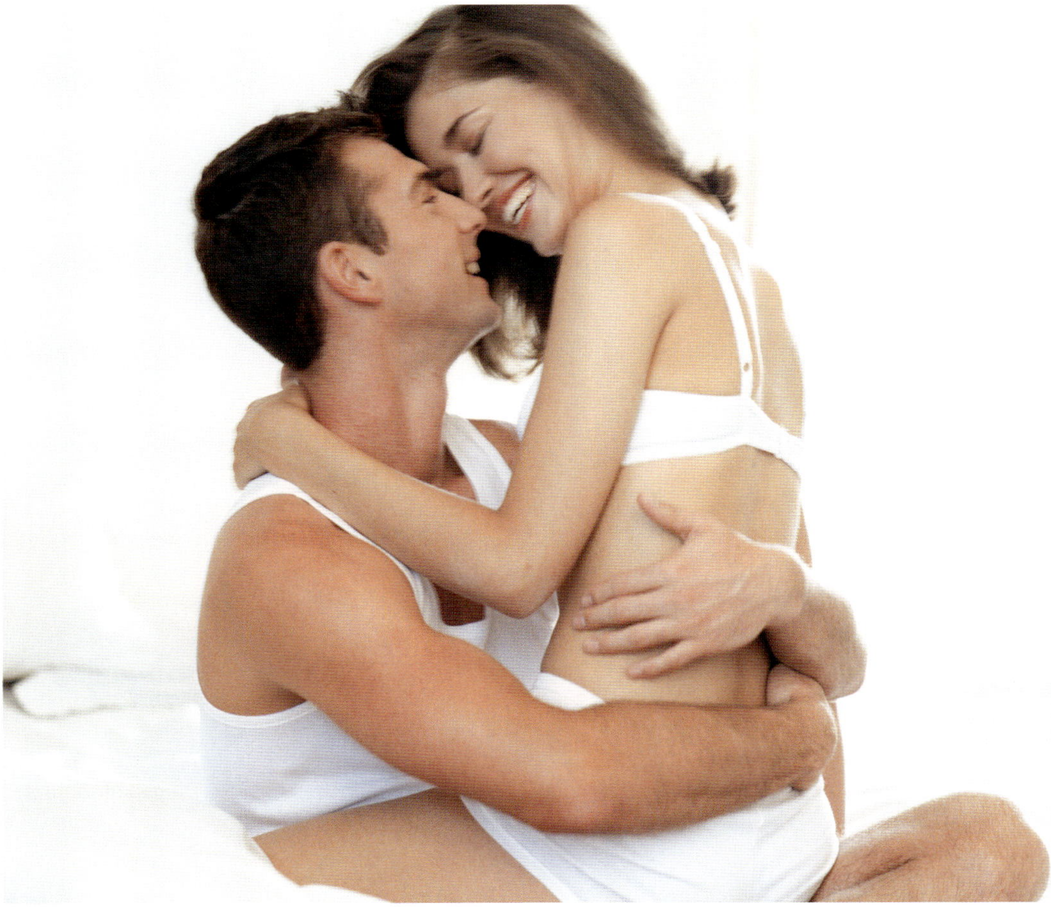

Vorsichtsmaßnahmen
Hält man sich an die empfohlene Dosierung, gibt es keine Nebenwirkungen, jedoch ist sie bei Schwangeren und stillenden Müttern kontraindiziert.
Auch bei Bluthochdruck, Herzkrankheiten, Ängsten, Nervosität und Schlaflosigkeit sollte man sie nicht anwenden und auch nicht mit anderen Aufputschmitteln einnehmen.

Kurzbeschreibung
Sie ist ein Strauch von bis zu 2 m. Die kleinen Blätter sind gezackt und sehr hell auf der Blattunterseite. Die Blüten sind klein, blau oder gelb, und blühen am Ende des Sommers.

Wo wächst sie?
Sie wächst in trockenen Gebieten der amerikanischen Tropen, ist Teil der trockenen Gebüsche und wächst sowohl am Meeresspiegel als auch auf 2000 Metern Höhe.

Ernte
Zur Arzneimittelnutzung erntet man die Blätter, wenn sie anfängt zu blühen. Sie werden in der Sonne getrocknet und in gut verschlossenen und lichtdichten Behältern aufbewahrt.

Zusammensetzung
Auffallend ist der Gehalt von ätherischem Öl, Tanninen und einfachen Phenolen.

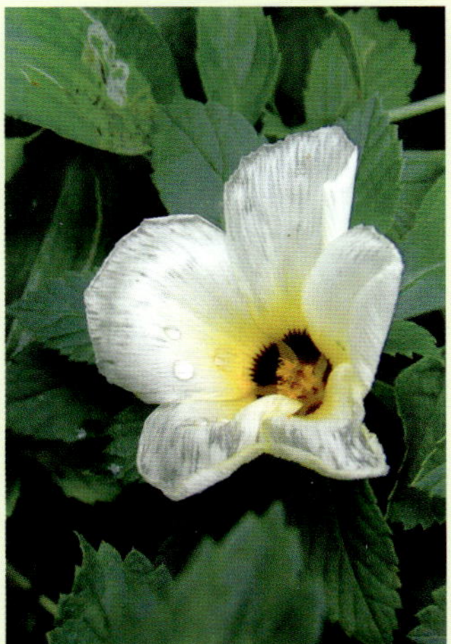

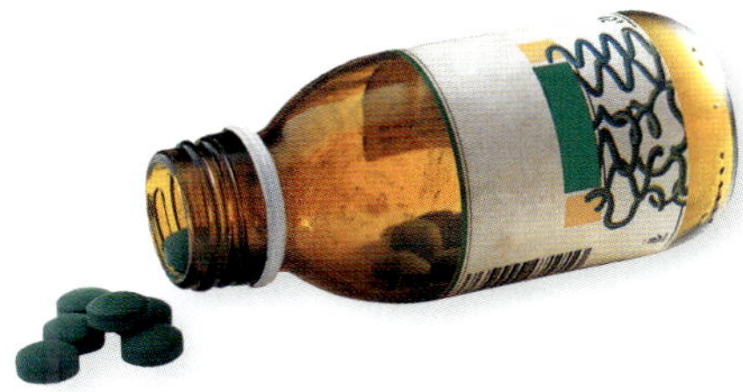

Spirulina

(Spirulina maxima)

Nährstoffkonzentrat

Die Spirulina ist zwar eine Alge, die eher spontan in mexikanischen Salzseen und auf dem afrikanischen Kontinent wächst, aber sie ist einfach zu ernten. Es gibt historische Aufzeichnungen der spanischen Eroberer, die uns daran erinnern, dass bereits die Azteken sie ernteten, um sie als Nahrungsquelle zu nutzen.

Wann nimmt man Sie ein?

Man nutzt sie dank ihres hohen Nährwertes als Kräftigungsmittel. Sie hilft dem Organismus – bei körperlicher Anstrengung und Mangelerscheinungen, durch schlechte Ernährung – wieder zu Kräften zu kommen. Somit ist sie ein gutes Mittel, um die Genesung zu verstärken und wenn man gerade etwas gemütsschwach ist.

Sie ist nicht nur reichhaltig an Chlorophyll, Folsäure, Eisen und Vitamin B12, sondern ist auch gut für die Bildung von roten Blutkörperchen und wirkt gegen Blutarmut. Auch wegen des Gehalts an verschiedenen B-Vitaminen und Mineralen, wie Eisen, Magnesium und Zink, bezeichnet man sie als gutes Mittel um Haut, Nägel und Haar zu stärken und schützen.

Zudem ist sie sehr reich an Pflanzenschleim und wird somit auch zur Gewichtsabnahme verschrieben. Sie vermittelt ein sogenanntes „Völlegefühl", wodurch sich der Appetit verringert und man am Ende weniger isst. Ebenso hat sie nicht nur eine mechanisch abführende Wirkung, die bei chronischen Verstopfungen sehr wertvoll sein kann, sondern zusätzlich erweicht und lässt einen schleimigen Stuhlgang abklingen, weshalb sie bei Gastritis und Magen-Darmgeschwüren gern verschrieben wird.

Einnahmeform

Die Spirulina gibt es überall, ob als Kapseln, Tabletten oder Pulver. Je nachdem haben sie unterschiedliche Dosierungsangaben, die vom Hersteller aufgeführt werden. Am besten jedoch sucht man einen Spezialisten auf, der einem eine angemessene Dosierung erstellt.

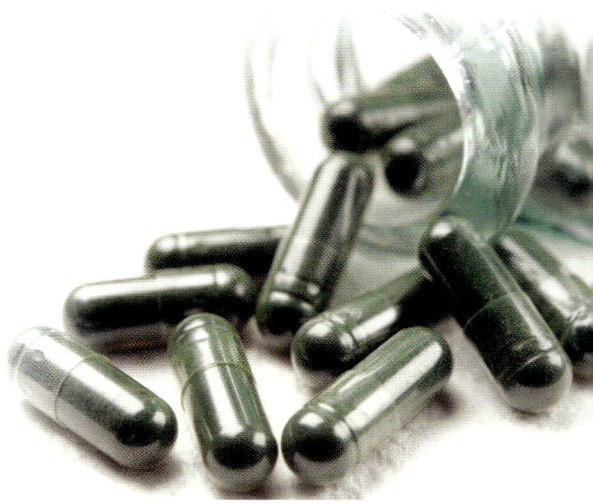

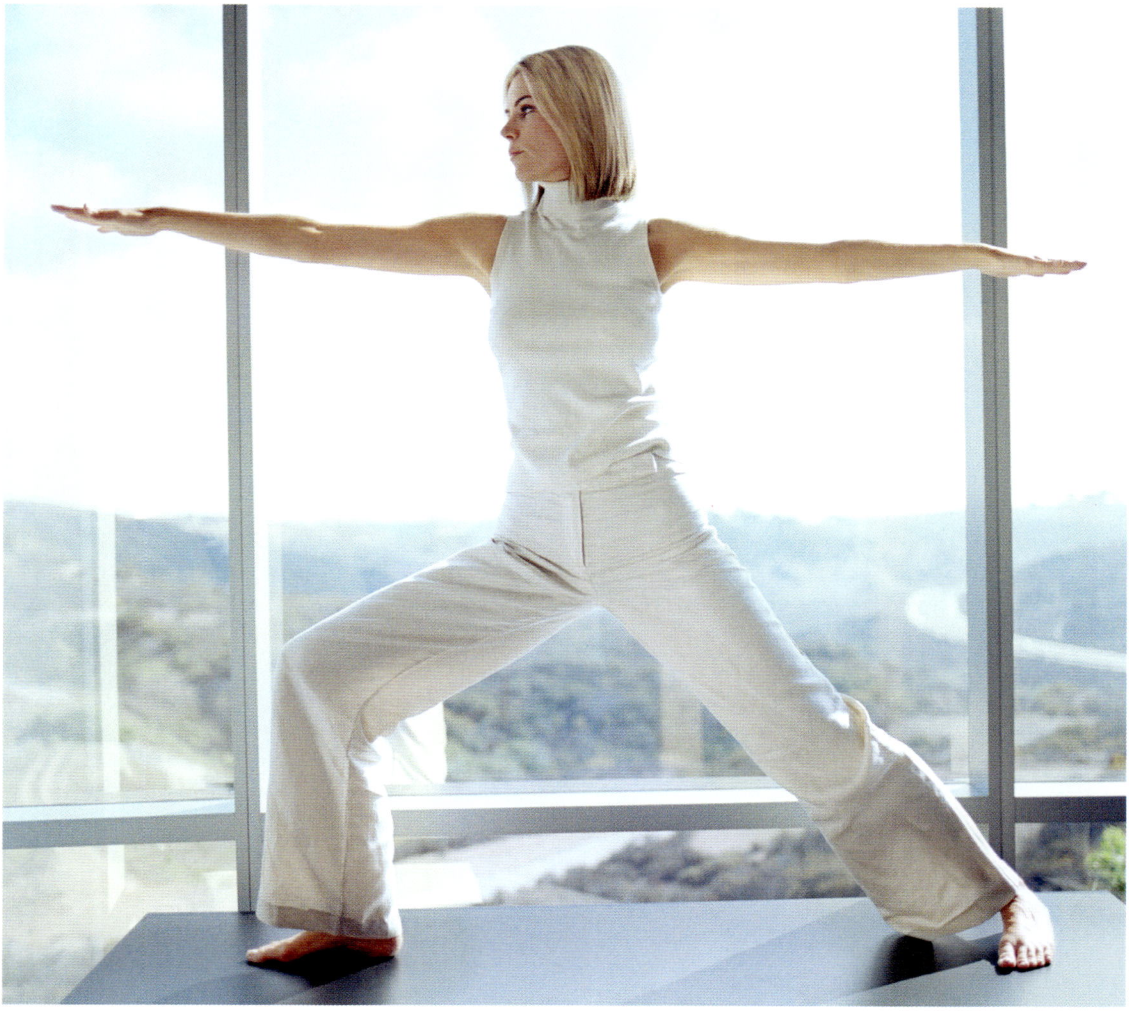

Vorsichtsmaßnahmen
Sie ist nicht giftig, jedoch zur Sicherheit ist die Anwendung in der Schwangerschaft und Stillzeit nicht zu empfehlen.

Kurzbeschreibung
Es handelt sich um eine mehrzellige Pflanze mit spiralförmigem Thallus und einer schönen grün-blauen Farbe.

Wo wächst sie?
Sie wurde in mexikanischen Seen entdeckt, wächst und vermehrt sich aber in Gewässern mit alkalischem pH-Wert. Mittlerweile wird sie auch in vielen Ländern gezüchtet.

Ernte
Das ganze Jahr über.

Zusammensetzung
Auffallend ist der Gehalt an Proteinen und Aminosäuren, Pflanzenschleim, ungesättigten Fettsäuren, Vitaminen und Mineralsalzen (insbesondere Jod).

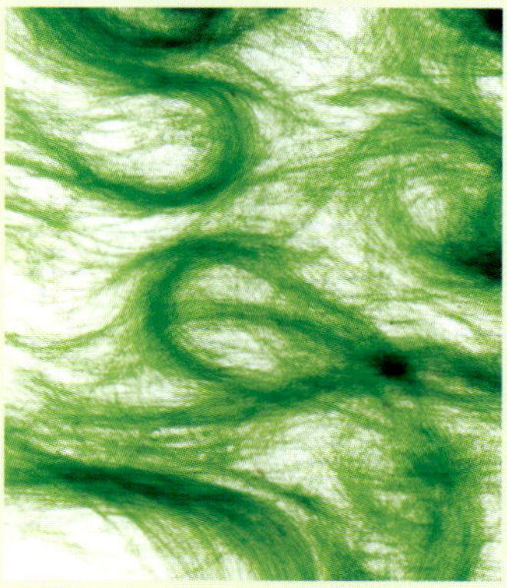

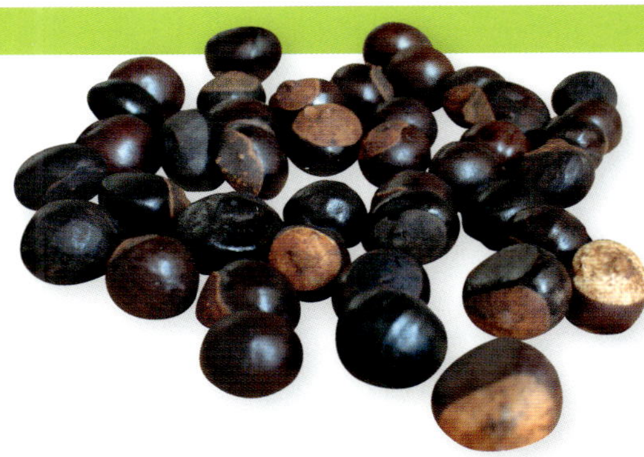

Guarana

(Paullinia cupana)

Bringt die Vitalität zurück

Die brasilianischen Einwohner nutzen das Guarana seit Menschen Gedenken. Sie glaubten, es sei eine magische Frucht, um Darmkrankheiten zu heilen und verlorene Kräfte, schnell und sicher, wiederzugewinnen. Sogar heute wird bestätigt, dass das Guaranapulver viele Krankheiten heilen kann. Klar ist hingegen, dass die Limonaden und Energy Drinks, die Guarana enthalten, einen aufputschen, stimulieren und die Müdigkeit verschwinden lassen.

Wann nimmt man es ein?

Aufgrund des Koffeingehalts und anderer Stimulanzen regt das Guarana das zentrale Nervensystem an, und hilft einem, länger wach zu bleiben und aktiver zu sein. Als Tonikum ist es ein gutes Mittel bei körperlicher Müdigkeit, Kraftlosigkeit, Erschöpfung und Lustlosigkeit. Zudem wirkt Guarana als Diuretikum und Bronchospasmolytikum.

Die stärkenden und stimulierenden Eigenschaften des Guarana scheinen auch das Ausscheiden von Fett aus dem Körper zu beschleunigen. Aus diesem Grund, und der harntreibenden Wirkung, wird sie oft als Zusatz bei Diäten und im Kampf gegen Cellulite verwendet. Auf der anderen Seite bewirken Diäten der Gewichtskontrolle oft auch Müdigkeit, wobei Guarana ein hilfreiches Mittel ist, sowohl die körperliche als auch mentale Vitalität zurückzugewinnen.

Einnahmeform

Man erhält Guarana als Pulver (1 g pro Tag) oder in Form von Kapseln. Die Dosierung wird vom Hersteller angegeben. Es gibt sie auch in Trinkampullen und Präparaten, gemischt mit anderen stimulierenden Pflanzen. Man findet Guarana auch auf dem Markt der Kosmetika in Cremes und Gels gegen Cellulite.

Die empfohlene Dosis von 1 g Pulver pro Tag sollte man nicht überschreiten. Täglich nach den Mahlzeiten 3-mal einnehmen. Hierbei sollte man die letzte Tagesdosis am späten Nachmittag, einige Stunden vor dem Einschlafen, einnehmen.

Die Anwendung ist bei Herzrhythmusstörungen, Bluthochdruck, Schlaflosigkeit, Magen-Darmbeschwerden, Gastritis, Schilddrüsenüberfunktion, in der Schwangerschaft und Stillzeit sowie bei Kindern unter 12 Jahren kontraindiziert. Man sollte auch bedenken, dass man Guarana nicht in Verbindung mit anderen Aufputschmitteln wie Ginseng, Kaffee, Matetee etc. einnimmt. Da sie auch Schlaflosigkeit und Nervosität hervorrufen kann, sollte man sie nicht vor dem Schlafengehen einnehmen.

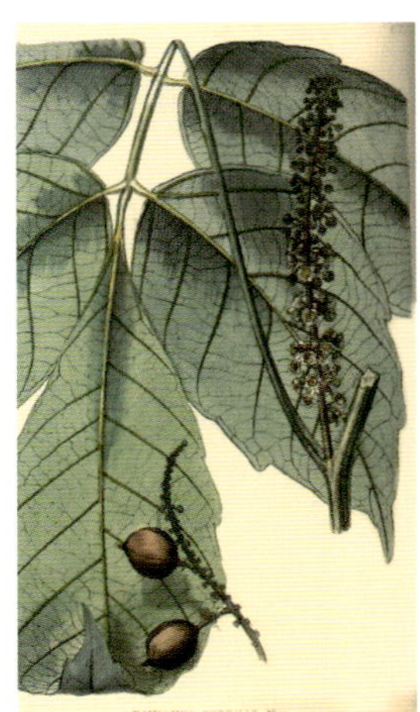

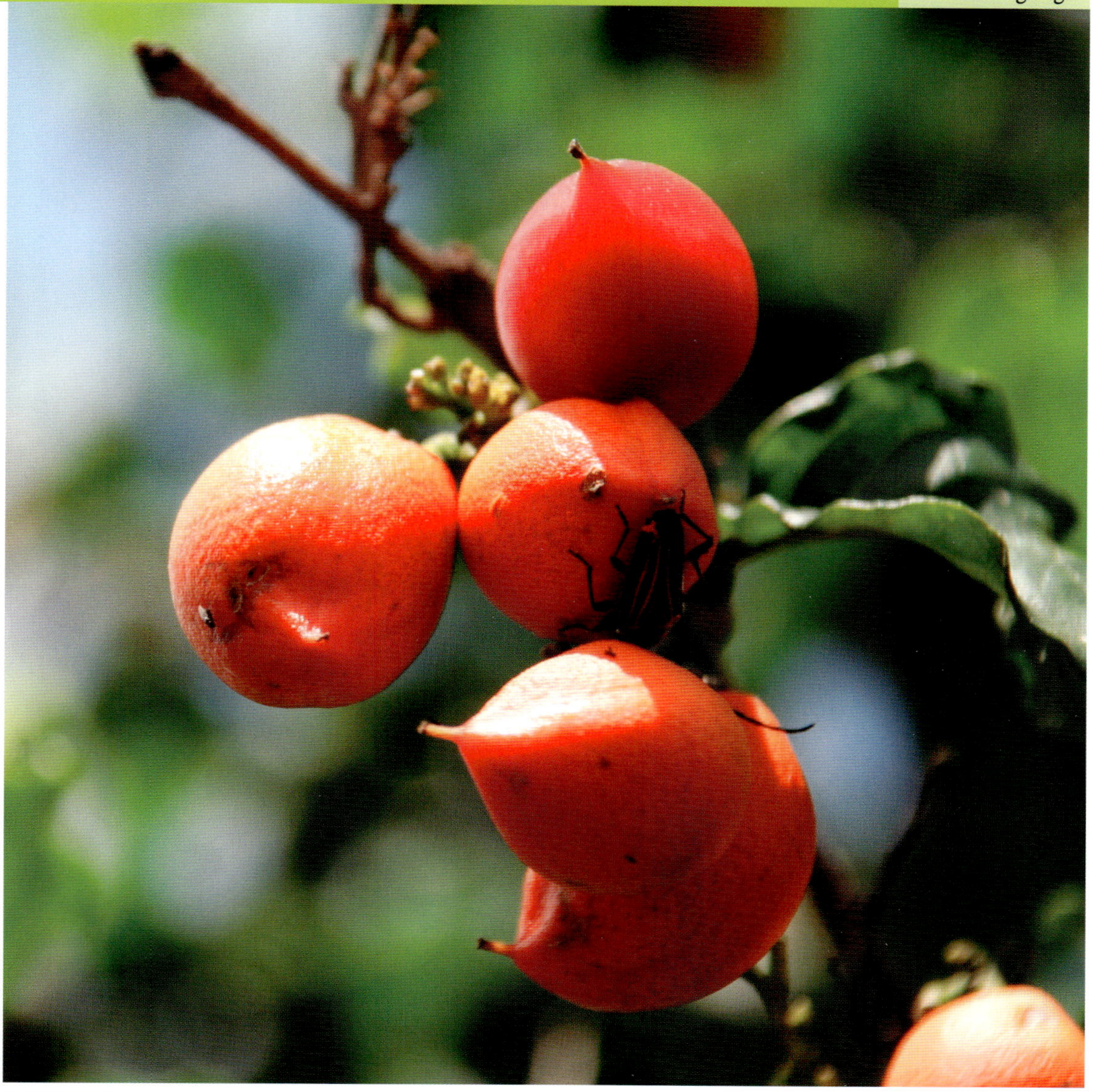

Kurzbeschreibung
Guarana ist ein Strauch mit seltsamen Früchten. Sie sind klein und rund, und haben eine rot- oder orangefarbene Schale, die, wenn die Früchte reifen, das weiße Fleisch und den schwarzen Kern sichtbar werden lassen. Sie sehen dann aus wie Augen.

Wo wächst es?
Es stammt aus Amazonien und wird im brasilianischen Gebiet zwischen Manaus und dem Fluss Maú angepflanzt.

Ernte
Traditionell wird nach der Ernte der Früchte den Samen ihr Tegment abgezogen, sie werden dann geröstet und gemahlen. Das Pulver wird für medizinische Zwecke verwendet.

Zusammensetzung
Sie enthält eine Substanz ähnlich wie Koffein (guaraína), weitere Stimulanzen (Koffein, Theobromin, und Theophyllin), Tannine und Saponine.

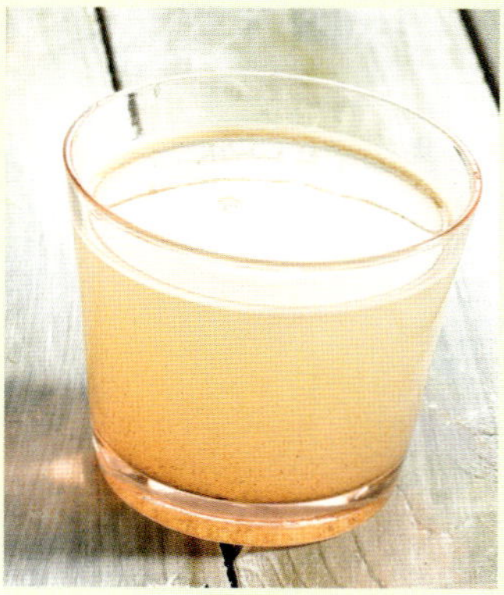

Johanniskraut

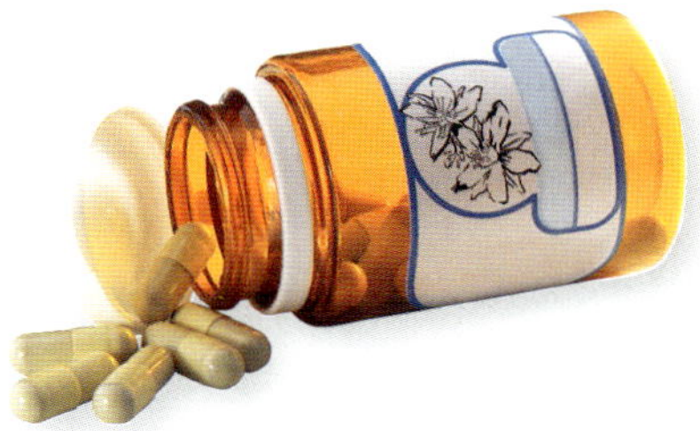

(Hypericum perforatum)

Ein Mittel zur Steigerung des Lebensgefühls

Johanniskraut ist eine der bekanntesten Heilpflanzen aus dem klassischen Altertum, bekannt aus der griechischen und römischen Epoche. Man nimmt an, der Name stammt aus dem Griechischen „Hyperikon" (über einer Erscheinung). Dieser Begriff bezieht sich auf die Tugend, böse Geister vertreiben zu können, was einen sehr hohen Stellenwert im Mittelalter hatte. Ebenso wurde sie ans Dach gehängt, um Blitze und Feuer fernzuhalten. Man glaubte auch, dass man das Johanniskraut am frühen Morgen zur Zeit der Sommersonnenwende ernten müsse, damit es über diese magischen Fähigkeiten verfügt.
Den Begriff „perforatum" verdankt Johanniskraut seinen Blättern, die mit durchsichtigen Öldrüsen besetzt sind. Betrachtet man diese kleinen Öffnungen gegen das Licht, sieht die Pflanze wie perforiert aus.

Wann nimmt man es ein?

Traditionell wurde das Johanniskraut zum Heilen von Wunden, Harnentzündungen und bei Problemen des Nervensystems angewendet. Heute wird es jedoch meist in der Behandlung von leichten Depressionen angewendet, oft begleitet von Vergesslichkeit, Konzentrationsschwäche, Müdigkeit und Schlaflosigkeit. Die Wirkung zeigt sich mindestens zwei Wochen nach Behandlungsbeginn. Neben der positiven, antidepressiven Wirkung ist Johanniskraut ein guter Angstlöser, verbessert den Schlaf und verringert Stress und Beklemmungen. In der externen Anwendung hilft es, dank der antiseptischen, entzündungshemmenden und vernarbenden Wirkung, auch oberflächliche Wunden und leichte Verbrennungen zu heilen.

Einnahmeform

Am einfachsten und sichersten ist es, Kapseln oder Tabletten zu kaufen. Auch die äußersten Spitzen erhält man getrocknet und gehackt zur Zubereitung von Tees (1 Teelöffel pro Tasse); als Tinktur (2–4 ml alle 8 Stunden) und als Flüssigextrakt (2–4 ml alle 8 Stunden). Es gibt aber auch Trinkampullen und Präparate, gemischt mit ähnlich wirkenden Pflanzen.

Anwendungsgebiete

Einzeln

Tee gegen Depressionen: Einen Teelöffel des Krauts in einer Tasse kochendes Wasser füllen. 10 Minuten ziehen lassen, filtern und je nach Geschmack mit etwas Honig oder Zucker süßen. Bis zu drei Tassen dürfen Sie täglich trinken.

In Kombination

Arzneitee gegen Depressionen mit Schlaflosigkeit: Zu gleichen Teilen Johanniskraut, Heidekraut, Baldrian, Linde und Andorn vermischen. Einen Teelöffel der Mischung in einer Tasse Wasser aufkochen, auf leichter Flamme 2 Minuten kochen lassen und 5 Minuten ziehen lassen, filtern und nach dem Abendbrot trinken.

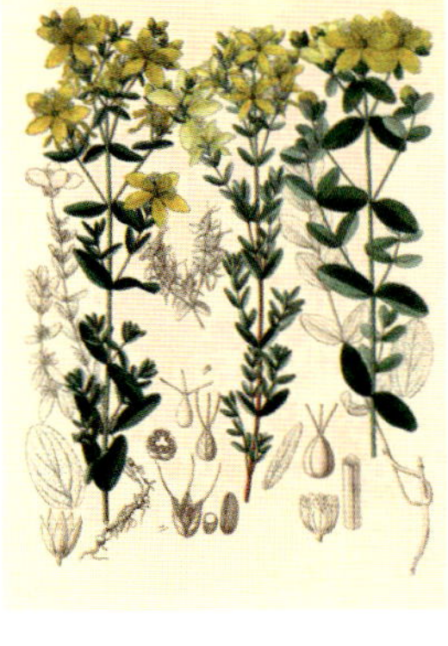

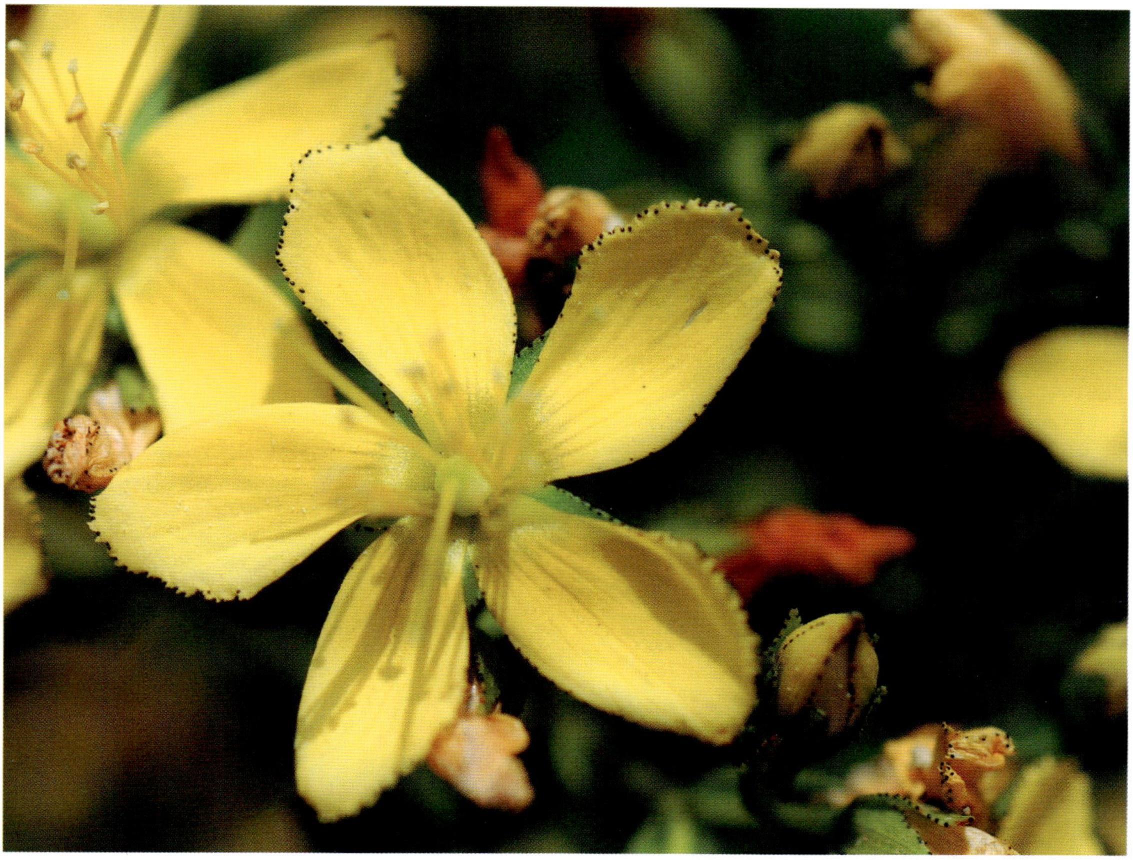

Vorsichtsmaßnahmen
Die Anwendung ist in der Schwangerschaft und Stillzeit kontraindiziert. Vor der Anwendung von Johanniskraut mit anderen Medikamenten ist es wichtig, einen Spezialisten zu konsultieren. Nimmt man Johanniskraut ein, sollte man sich aufgrund der Photosensibilität nicht der Sonne aussetzen.

Kurzbeschreibung
Eine mehrjährige Pflanze von 30 bis 60 cm Höhe. Gerade Stiele, die Blätter haben unzählige lichtdurchlässige Punkte, welche sie perforiert erscheinen lassen. Die Blüten mit 5 Blütenblättern sind gelb.

Wo wächst es?
Johanniskraut ist auf der ganzen Welt verteilt. Es wächst auf Weiden, Gräsern, Wegrändern und hellen Wäldern.

Ernte
Für medizinische Zwecke erntet man die äußersten, blühenden Spitzen zwischen Juni und August. Man trocknet sie sofort im Schatten und bewahrt sie schließlich in dunklen, luftdichten Glasbehältern, an einem frischen und trockenen Ort auf.

Zusammensetzung
Von den vielen Wirkstoffen fallen besonders auf: Flavonoide, Xanthone, phenolische Säuren, Tannine, Triterpene, Carotine, Esteroide und ätherisches Öl.

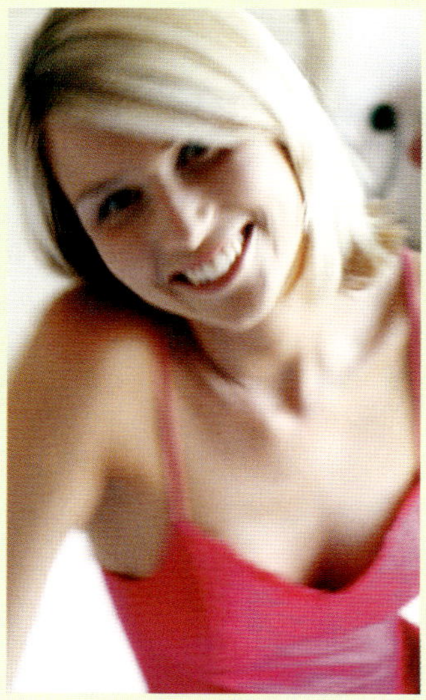

Kolanuss

(Cola nitida)

Schon immer hat man in Afrika die Samen der Kolanuss zerkaut, um mental fit zu sein und gegen Müdigkeit anzukämpfen. Heutzutage spielt die frische Kola eine wichtige Rolle in tropischen Gesellschaften, denn neben der Anwendung gegen Müdigkeit stellt sie eine wichtige wirtschaftliche Quelle dar. Riesenmengen der Colaproduktion werden zur Herstellung von Erfrischungsgetränken genutzt.

Wann nimmt man sie ein?

Ein starkes Tonikum und Aufputschmittel, körperlicher und geistiger Natur, mit lang andauernder Wirkung gegen Müdigkeit. Steigert die Aufmerksamkeit, geistige Schnelligkeit und die Gedankengänge. Ein gutes Mittel in der Genesungsphase, in Situationen lang andauernder Erschöpfung und um die Leistung von Sportlern zu steigern. Man wendet sie auch an, um Kraftlosigkeit und Ängste zu mindern.
Zudem hat sie eine harntreibende Wirkung und beugt deshalb Wasseransammlungen vor. Ebenso hilfreich ist sie bei Kopfschmerzen.

Einnahmeform

Man kann die Nuss als Ganzes erhalten (2–6 g am Tag), als Trockenextrakt (0,2–0,7 g am Tag), als Flüssigextrakt (bis zu 30 Tropfen 2-mal täglich) und in Kapselform (1–2-mal täglich).

Anwendungsgebiete

Einzeln

Die Nuss im Ganzen kann man langsam zerkauen oder einen Tee damit aufbrühen, den man nach dem Essen trinkt.
Man kann auch einen Colawein herstellen. Hierzu weicht man 50 g der pulverisierten Samen in 250 g Alkohol (zur inneren Anwendung geeignet) für ein paar Tage ein. Danach fügt man 700 ml Wein hinzu und lässt dies dann 3 Monate ruhen. Filtern und 3 Gläschen am Tag als einfaches Tonikum trinken.

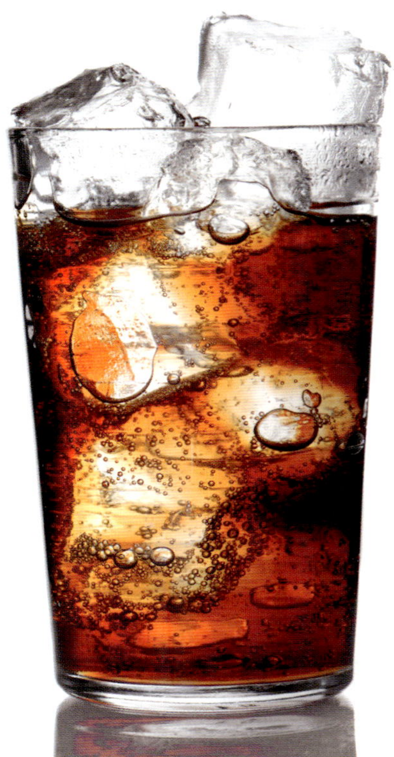

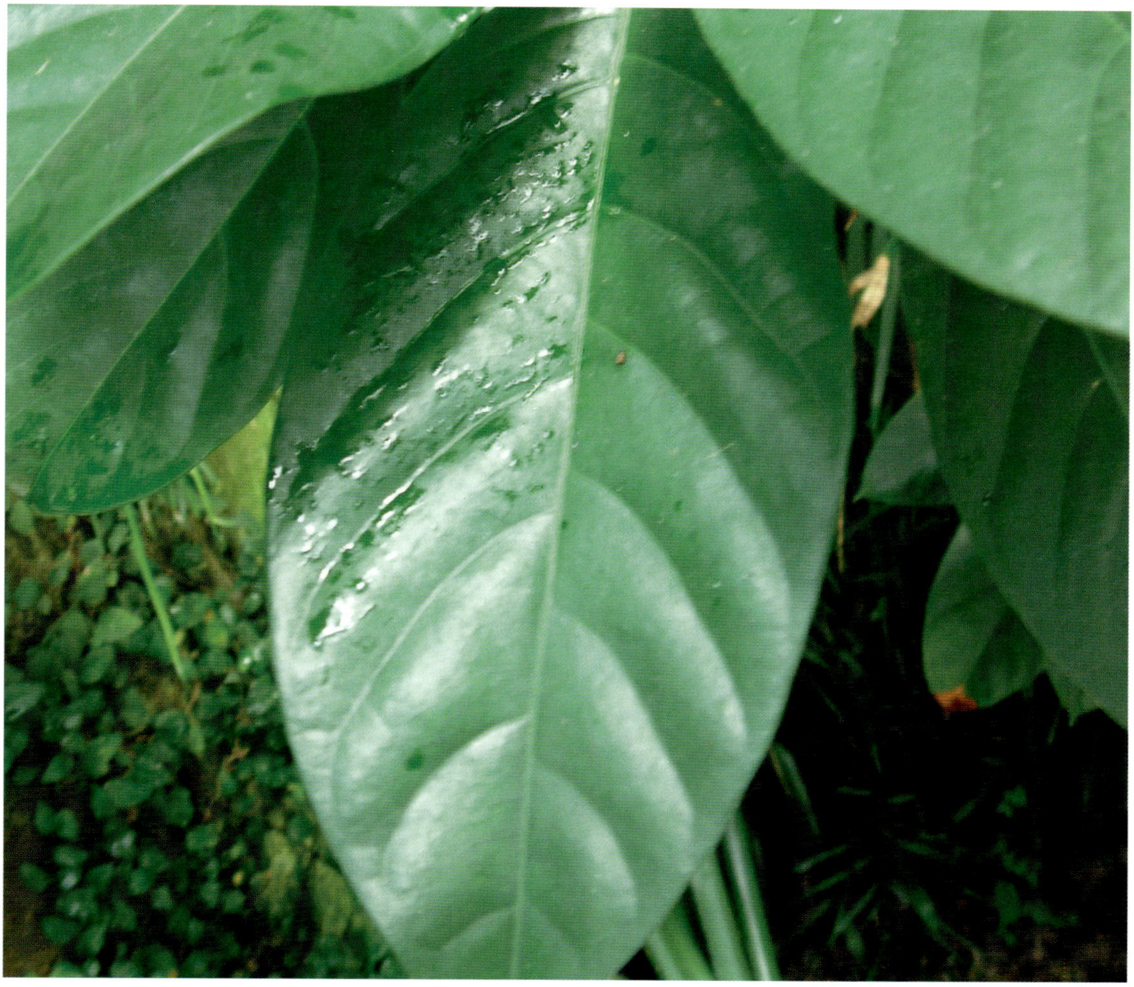

Vorsichtsmaßnahmen
Im Falle von Schlaflosigkeit, Angst und Nervosität ist die Anwendung kontraindiziert. Auch in der Schwangerschaft, Stillzeit und bei Kindern unter 12 Jahren, ebenso wie bei Geschwüren, Bluthochdruck, Arrhythmien und Schilddrüsenüberfunktion sollte man sie nicht anwenden.

Kurzbeschreibung
Es handelt sich um einen großen Baum, den man daran erkennt, dass seine Blüten keine Krone haben und in Grüppchen an kleinen Büscheln in den Blätterachseln wachsen.

Wo wächst sie?
Sie stammt aus dem tropischen Afrika und anderen Ländern mit tropischem Klima.

Ernte
Man nutzt die Samen ohne Tegmente.

Zusammensetzung
Auffallend ist der Gehalt an Koffein, Theophyllin und Thepbromin. Zudem enthält es Tannine, Kohlenhydrate, Lipide und Mineralsalze.

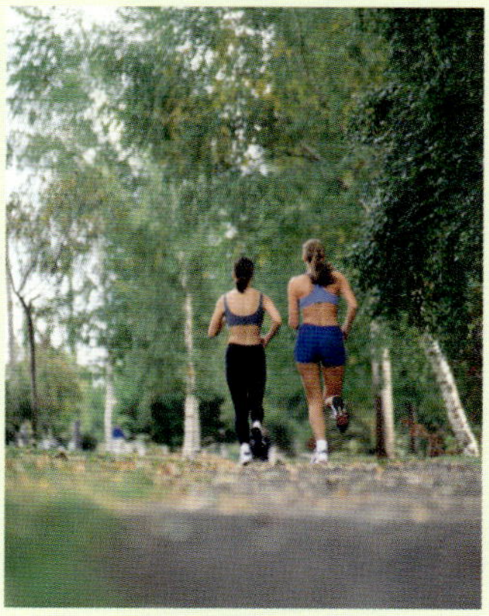

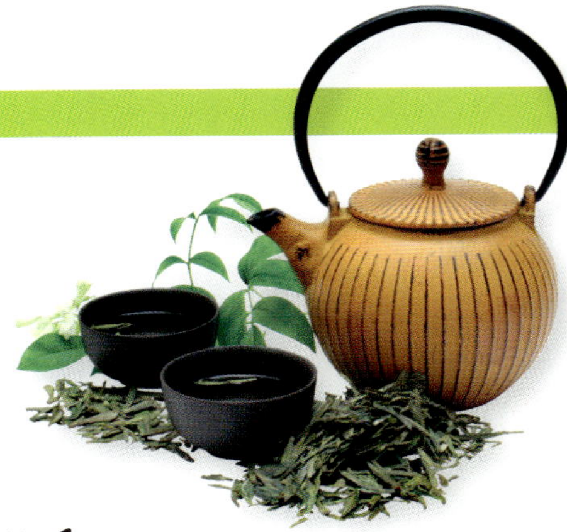

Grüner Tee

(Camellia sinensis)

Ein stimulierendes Antioxidationsgetränk

Der Grüne Tee ist eines der ältesten Getränke der Welt, und laut einer chinesischen Legende wurde er durch Zufall vor 4000 Jahren von einem Kaiser entdeckt. Seither blieb der Grüne Tee das Lieblingsgetränk in asiatischen Ländern (China, Japan und Indien) und entwickelte sich nicht nur zu einem gesellschaftlichen Ritual, sondern wurde auch in der traditionellen Medizin verwendet. Heutzutage wird er von mehr als einem Drittel der Weltbevölkerung getrunken und ist eines der meistgetrunkenen Getränke nach dem Wasser.

Wann nimmt man ihn ein?

Der Tee ist sehr bekannt für seine Wirkung auf das zentrale Nervensystem. Er stimuliert den Stoffwechsel und steigert die Wachsamkeit und das Kraftvermögen. Diese Eigenschaften machen ihn zu einem guten Mittel gegen körperliche und mentale Erschöpfung und Kraftlosigkeit.

Er stärkt Muskulatur und Atmung, weitet Bronchien und ist somit ein gutes Mittel gegen Bronchitis und Asthma. Zudem steigert er die Magensäfte, was zu besserer Verdauung führt und als Diuretikum hilft er, Wasseransammlungen zu vermeiden.

Er wird bei Diäten von Übergewichtigen gerne verschrieben, denn er erleichtert nicht nur das Ausscheiden von Flüssigkeiten, sondern auch Fette werden schneller verbrannt, während er durch seine stimulierende Wirkung gleichzeitig Erschöpfungen bekämpft, die durch kalorienarme Kost erscheinen.

Ebenso senkt er den Cholesterinspiegel im Blut und hat eine besondere oxidationshemmende und antibiotische Wirkung. In der externen Anwendung nutzt man den Grünen Tee zur Reduzierung von Fettansammlungen (Cellulite), als Creme oder Gel, welche man täglich anwenden sollte, um eine vielversprechende Wirkung erzielen zu können.

Einnahmeform

Neben der bekanntesten Anwendung als Tee (1 Teelöffel pro Tasse) findet man ihn auch in Kapseln mit seinem Trockenextrakt oder den Blättern in Pulverform vor. Man kann auch Flüssigextrakt (2,5 ml alle 8 Stunden), Tropfen oder Trinkampullen kaufen. Zudem ist der Grüne Tee Teil zahlreicher Präparate zum Einnehmen, um abzunehmen und zur äußeren Anwendung als Creme oder Gel gegen Cellulite.

Anwendungsgebiete

Einzeln

Stimulierender Tee: Einen Teelöffel in eine Tasse kochendes Wasser füllen. 2 Minuten ziehen lassen und filtern. Für harntreibende Zwecke 5 Minuten ziehen lassen. In beiden Fällen kann man 3 Tassen täglich trinken.

In Kombination

Revitalisierungstee: Man mischt zu gleichen Teilen Grünen Tee, Melisse und wilde Rosenstrauchfrüchte. Einen Teelöffel der Mischung mit einer Tasse kochendem Wasser auffüllen und 10 Minuten ziehen lassen. Filtern und eine Tasse nach dem Essen trinken. Ein gutes Mittel, um bei Kraftlosigkeit Energie zurückzugewinnen.

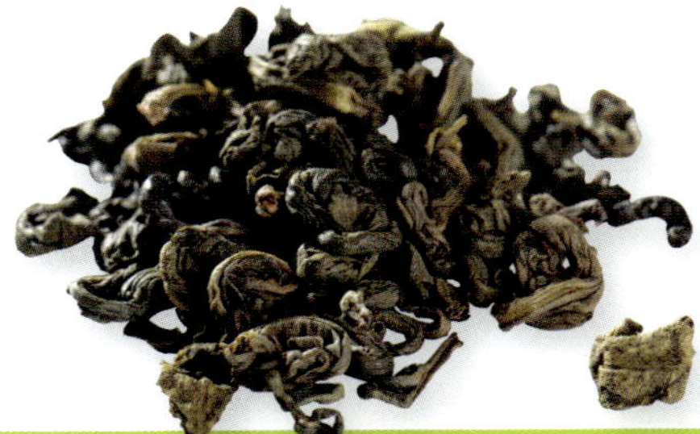

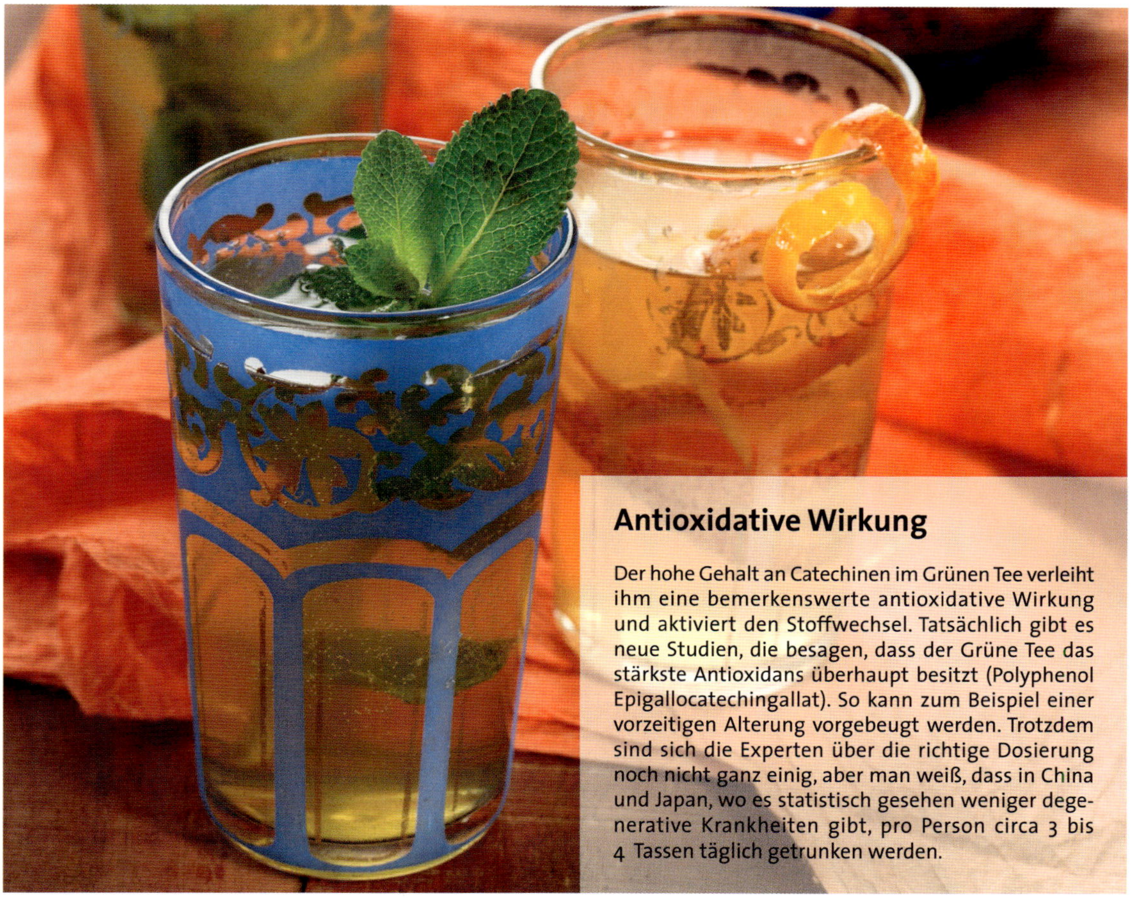

Antioxidative Wirkung

Der hohe Gehalt an Catechinen im Grünen Tee verleiht ihm eine bemerkenswerte antioxidative Wirkung und aktiviert den Stoffwechsel. Tatsächlich gibt es neue Studien, die besagen, dass der Grüne Tee das stärkste Antioxidans überhaupt besitzt (Polyphenol Epigallocatechingallat). So kann zum Beispiel einer vorzeitigen Alterung vorgebeugt werden. Trotzdem sind sich die Experten über die richtige Dosierung noch nicht ganz einig, aber man weiß, dass in China und Japan, wo es statistisch gesehen weniger degenerative Krankheiten gibt, pro Person circa 3 bis 4 Tassen täglich getrunken werden.

Vorsichtsmaßnahmen
Man sollte den Grünen Tee meiden bei: Bluthochdruck, Herzrhythmusstörungen, Gastritis, Darmgeschwüren, Epilepsie, Schilddrüsenüberfunktion, Schwangerschaft, Stillzeit und Kindern unter 12 Jahren. Zudem erschwert er die Aufnahmen von Eisen in der Ernährung und sollte somit bei Blutarmut gemieden werden. Zu viel Grüner Tee kann auch Schlaflosigkeit und Beklemmungen hervorrufen.

Kurzbeschreibung
Er ist ein mehrjähriger Strauch, sehr verzweigt und wächst bis zu 10 m hoch.

Wo wächst er?
Er stammt aus dem Norden Indiens und dem Süden Chinas. Er pflanzt sich durch die Samen fort und wächst auf nassem Boden in warmem Klima.

Ernte
Man nutzt die Blätter, die erst geerntet werden, wenn die Pflanze 3 Jahre alt ist. Danach erntet man 3-mal jährlich.

Zusammensetzung
Auffallend ist der Gehalt von Koffein, Theophyllin und Thepbromin. Zudem enthält er Tannine, Flavonoide, phenolische Säuren, organische Säuren, Saponine und ätherisches Öl.

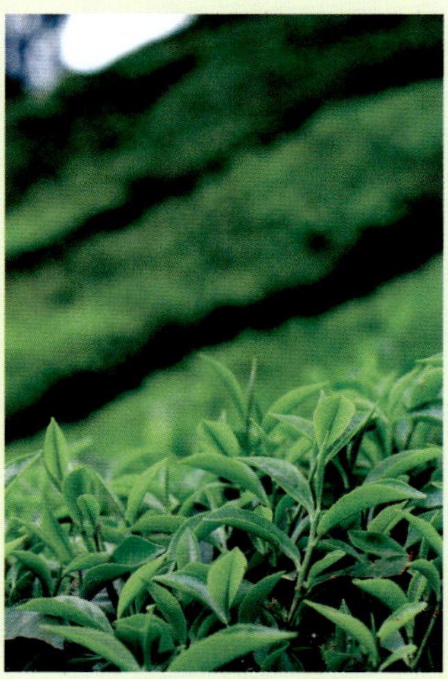

Kanadisches Berufkraut

(Conyza canadensis oder Erigeron canadensis)

Effizientes Antirheumatikum

Kanadisches Berufkraut, auch Katzenschweif genannt, ist in den USA und im südlichen Kanada beheimatet. Auch im europäischen Raum kommt es in milderen Klimazonen bereits vermehrt vor. Die eingeborenen Indianer Nordamerikas nutzen das Kanadische Berufkraut aufgrund seiner medizinischen Wirkung seit Menschengedenken. Traditionell wurde es bei zu starken Monatsblutungen angewendet.

Wann nimmt man es ein?

Diese Pflanze hat sowohl eine harntreibende als auch entzündungshemmende Wirkung. Daher wird sie gerne als Zusatzmittel bei Rheuma und Arthrose verwendet, um die Gelenkschmerzen zu lindern. Neben der Wirkung als Antirheumatikum beugt sie Gicht vor und die harntreibende Wirkung trägt zur Resorption bei Ödemen bei. Zudem findet Kanadisches Berufkraut bei Blasenentzündung, Atemwegs- und Durchfallerkrankungen Anwendung. Auch wer von Hämorrhoiden, zu hohen Blutzuckerwerten und Wechseljahresbeschwerden geplagt ist, dem kann das Kraut eine Hilfe sein.

Einnahmeform

Die Pflanze erhält man getrocknet und kleingehackt zur Zubereitung von Tees oder Abkochungen (2 Teelöffel pro Tasse) sowie als Flüssigextrakt (1–2,5 ml alle 8 Stunden). Allerdings ist es üblich, Kanadisches Berufkraut pulverisiert in Kapseln einzunehmen (Dosierung nach Hersteller).

Anwendungsgebiete

Einzeln

Tee gegen Rheumaschmerzen: Einen Esslöffel der getrockneten Pflanze in einer Tasse mit kochendem Wasser auffüllen. 10 Minuten ziehen lassen und filtern. Um Gelenkschmerzen zu lindern, kann man bis zu drei Tassen täglich nach den Hauptmahlzeiten trinken.

In Kombination

In Verbindung mit Teufelskralle und schwarzem Johannisbeerstrauch wird seine Wirkung gegen Rheumaschmerzen verstärkt.

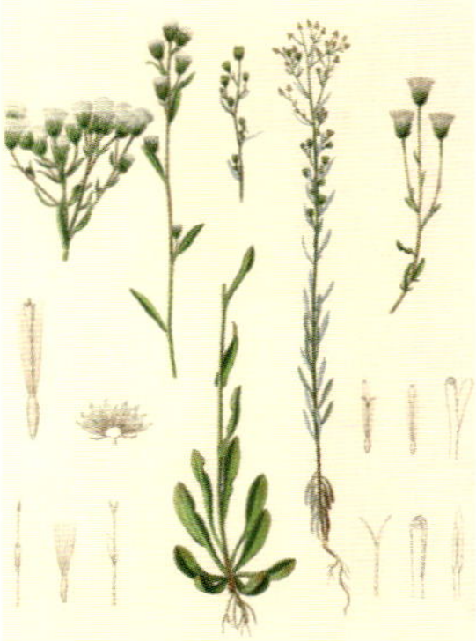

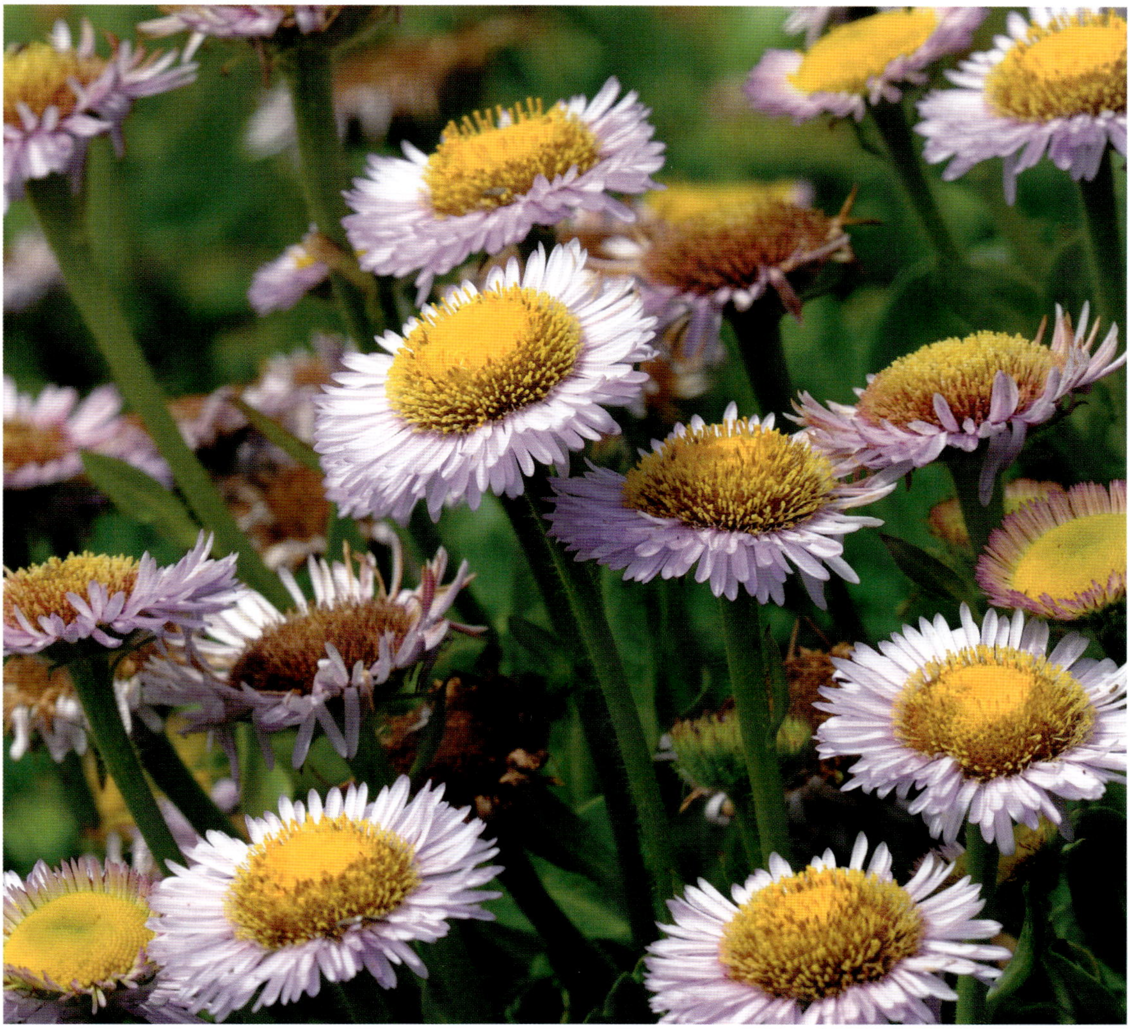

Vorsichtsmaßnahmen
Die Anwendung ist bei Schwangeren, in der Stillzeit und bei Kindern kontraindiziert.

Kurzbeschreibung
Diese Pflanze wird bis zu 1 m hoch. Sie hat einen feinen, spindelförmigen Wurzelstock, aus dem ein gerader, dunkelgrüner Stiel ragt. Die Blätter sind gestielt, verlaufen lineal oder lanzettenförmig und die kleinen Blütenköpfchen vereinen sich zu Büscheln.

Wo wächst es?
Es stammt aus Nordamerika.

Ernte
Für medizinische Zwecke nutzt man die blühenden Enden.

Zusammensetzung
Es enthält ätherisches Öl, Tannine und Polyine.

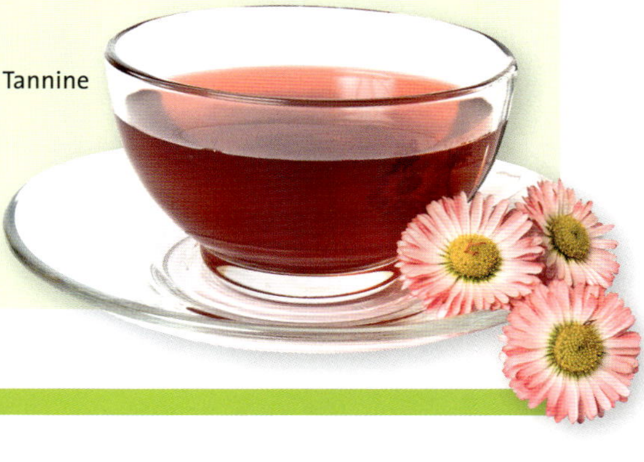

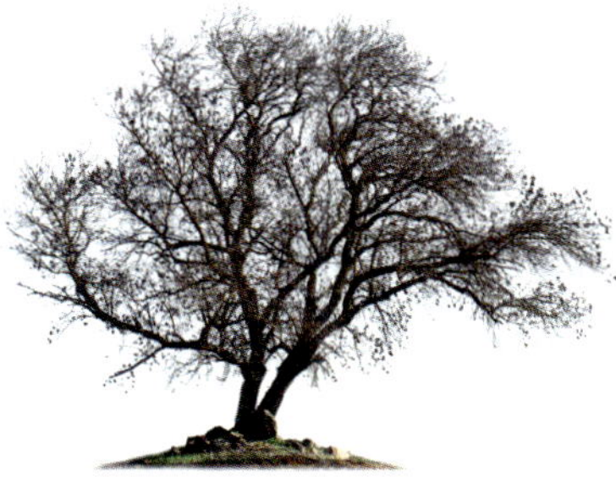

Esche

(Fraxinus excelsior)

Beruhigt Gelenkschmerzen

In der skandinavischen Mythologie verteidigt eine große Esche die Welt: Ihre Äste ragen in den Himmel, ihr Stamm in die Erde und ihre Wurzeln ins Wasser. Tatsache ist, dass ihr Holz – dank der Wasserdichte, Biegsamkeit und Bruchresistenz – in der Herstellung von Booten und Ruderbooten und sogar von Werkzeuggriffen und -stielen immer mehr geschätzt wird. Schließlich weist die Esche nicht nur ein gutes Holz vor, sondern auch ihre Rinde und Blätter verfügen über wertvolle medizinische Wirkstoffe.

Wann nimmt man sie ein?

Traditionell hat man sie zur Linderung von Rheumaschmerzen (Muskeln und Gelenke) verwendet. Heute ist nicht nur ihre entzündungshemmende Wirkung, sondern auch ihr harntreibender Effekt belegt. Dies erleichtert die Ausscheidung von Harnstoffen und Salzen der Harnsäure, zusammen mit dem Urin. Daher nutzt man die Esche mit großem Erfolg als Arzneimittel bei Rheuma, Gicht und anderen Schmerzen, die durch Entzündungen entstehen. Steigert man die Urinausscheidung, ist es wichtig, Ödeme zu vermeiden und Nierensteinen vorzubeugen. Ebenso handelt es sich, dank ihres Gehalts an Pflanzenschleim und Mannitol, um eine Pflanze mit leicht abführender Wirkung. Das macht sie wirksam bei Verstopfungen, 24 Stunden nach der Anwendung.

Einnahmeform

Meist findet man die Pflanzenwirkstoffe in pulverisierter Form in Kapseln (Dosierung je nach Hersteller), jedoch kann man sie auch getrocknet und kleingehackt erhalten, entweder für Abkochungen (10–30 g pro Liter Wasser, 1–2 Tassen pro Tag), als Flüssigextrakt (0,5–1,5 ml alle 8 Stunden) oder als Tinktur (2,5–5 ml alle 8 Stunden).

Anwendungsgebiete

Einzeln

Abkochung gegen Gicht: 1–2 Teelöffel in einer Tasse Wasser ein paar Minuten kochen lassen. Dann 15 Minuten ziehen lassen und filtern. Bis zu 3 Tassen täglich trinken, am besten nach den Mahlzeiten.

In Kombination

Tee gegen Rheumaschmerzen: Man mischt zu gleichen Teilen Esche, schwarzen Johannisbeerstrauch, Brennnessel, Mädesüß und Ortosifon. Einen Esslöffel der Mischung in eine Tasse kochendes Wasser geben und 10 Minuten ziehen lassen. Filtern und alle 8 Stunden eine Tasse trinken. Dieser Tee lindert Rheuma- sowie Gichtschmerzen.

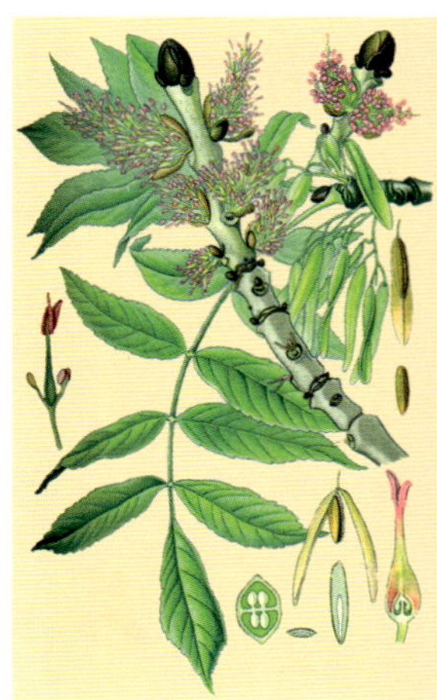

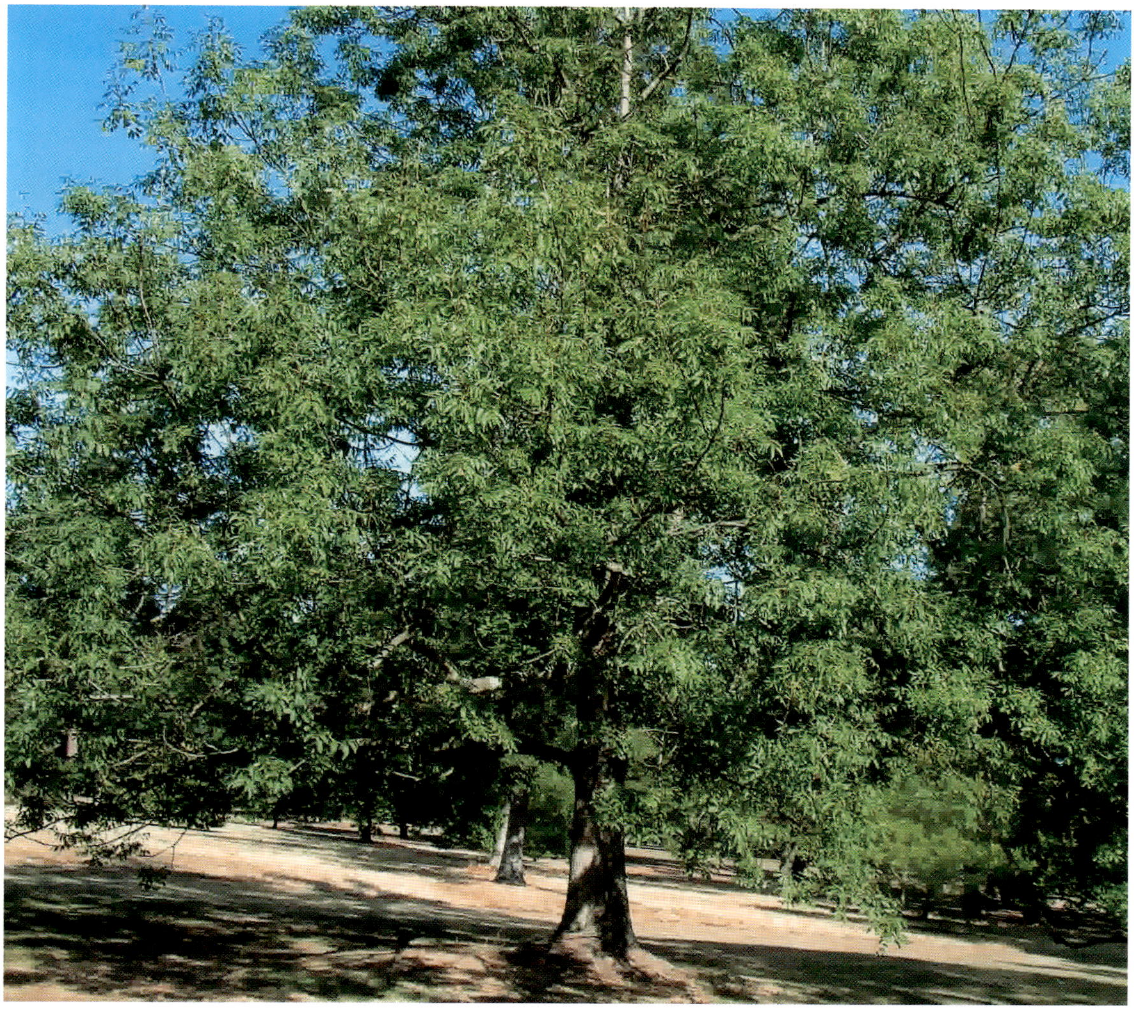

Vorsichtsmaßnahmen
Ihre Anwendung ist bei jeglicher Art von Darmbeschwerden, in Schwangerschaft, Stillzeit und bei Kleinkindern kontraindiziert.
Bei Nieren- und Herzschwäche sollte vor der Anwendung ein Spezialist aufgesucht werden.

Kurzbeschreibung
Es handelt sich um einen großen Baum mit gräulich glatter Rinde. Die Blätter sind oval und zackig und die Blüten wenig ansehnlich.

Wo wächst sie?
Sie stammt aus Europa und wächst sowohl in Wäldern und atlantischen Feuchtgebieten, als auch an Ufern von Wasserläufen.

Ernte
Man verwendet die Blätter und die Rinde.

Zusammensetzung
Sie enthält Flavonoide, Kumarin, organische Säuren, Inositol, Pflanzenschleim, phenolische Säuren, Iridoide und reichlich Mannitol.

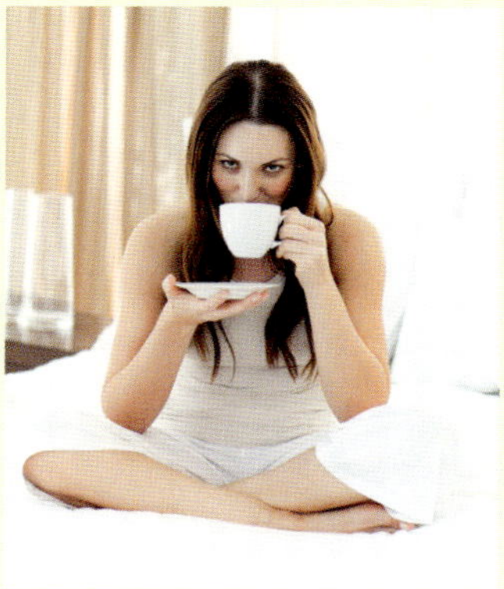

Schwarze Johannisbeere

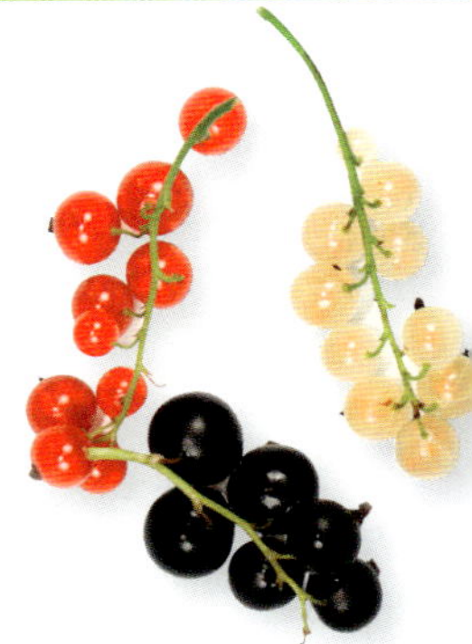

(Ribes nigrum)

Harntreibend und entzündungshemmend

Ursprünglich stammt sie aus Nordeuropa und ist sehr bekannt für ihre leckeren schwarzen Früchte. Jedoch ist sie in der Phytotherapie eher wegen ihrer medizinischen Eigenschaften geschätzt: Ihre Blätter wirken harntreibend und entzündungshemmend. Man verwendet sie traditionell zur Schmerz- und Entzündungslinderung von Insektenstichen.

Wann nimmt man sie ein?

Die Blätter des schwarzen Johannisbeerstrauchs haben eine wichtige entzündungshemmende und antirheumatische Wirkung auf den rheumatischen Prozess im Allgemeinen gesehen. Ohne die Nachteile, die so manch andere allopathische Medikamente hervorrufen. Die entzündungshemmende, verbunden mit der starken harntreibenden Wirkung macht sie zu einem Arzneimittel, das auch bei Gichtbehandlungen von Vorteil ist und auch die Harnausscheidung z. B. bei Blasenentzündungen erhöht. Ebenso ist sie ein guter Zusatz in Behandlungen zur Gewichtsabnahme, um etwaige Wasseransammlungen zu vermeiden.

Auf der anderen Seite hat diese Pflanze eine entkrampfende Wirkung und ist in der Lage, krampfartigen Husten zu lindern. Sie besitzt außerdem adstringierende Eigenschaften, die wiederum gut zum Unterbinden von Durchfall sind. Die Früchte hingegen weisen eine antioxidantische Wirkung auf und schützen und stärken die Gefäße. Sie steigern die Kapillarresistenz und vermindern die Durchlässigkeit der Venenwände und sind somit sehr wirksam bei Krampfadern und Hämorrhoiden.
Zudem ist besonders auffällig, dass sie die Mikrozirkulation der Netzhaut und die Sehstärke verbessert, und somit meist bei Netzhautentzündungen oder Nachtblindheit angewendet wird.

Einnahmeform

Meist erhält man ihre Blätter getrocknet und kleingeschnitten zur Zubereitung von Tees (2–4 g pro Tasse). Man verwendet sie auch in Kapselform (Dosierung nach Hersteller) und als Sirup (5–10 ml alle 8 Stunden). Ebenso findet man sie oft in Teemischungen als Diuretikum und Entzündungshemmer. Die Früchte hingegen verzehrt man eher frisch oder trinkt sie als Saft.

Anwendungsgebiete

Einzeln

Harntreibender Tee: 2–3 Teelöffel der getrockneten Blätter in eine Tasse kochendes Wasser füllen. 10 Minuten ziehen lassen und filtern. Man trinkt mehrmals am Tag eine Tasse, um die Diurese zu erhöhen und rheumatische Leiden zu mindern.

In Kombination

Harntreibender Tee für Gelenkschmerzen: Zu gleichen Teilen mischt man Löwenzahn, schwarze Johannisbeerbeere und Teufelskralle. Von dieser Mischung 1–2 gut gefüllte Teelöffel in eine Tasse geben und mit kochendem Wasser auffüllen. 10 Minuten ziehen lassen und filtern. Man kann bis zu drei Tassen am Tag nach den Mahlzeiten trinken.

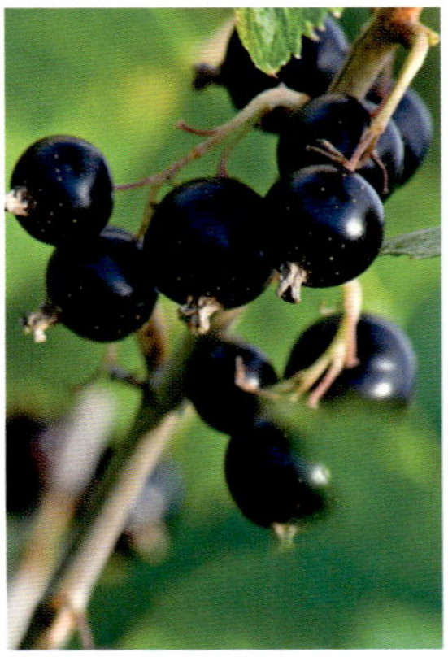

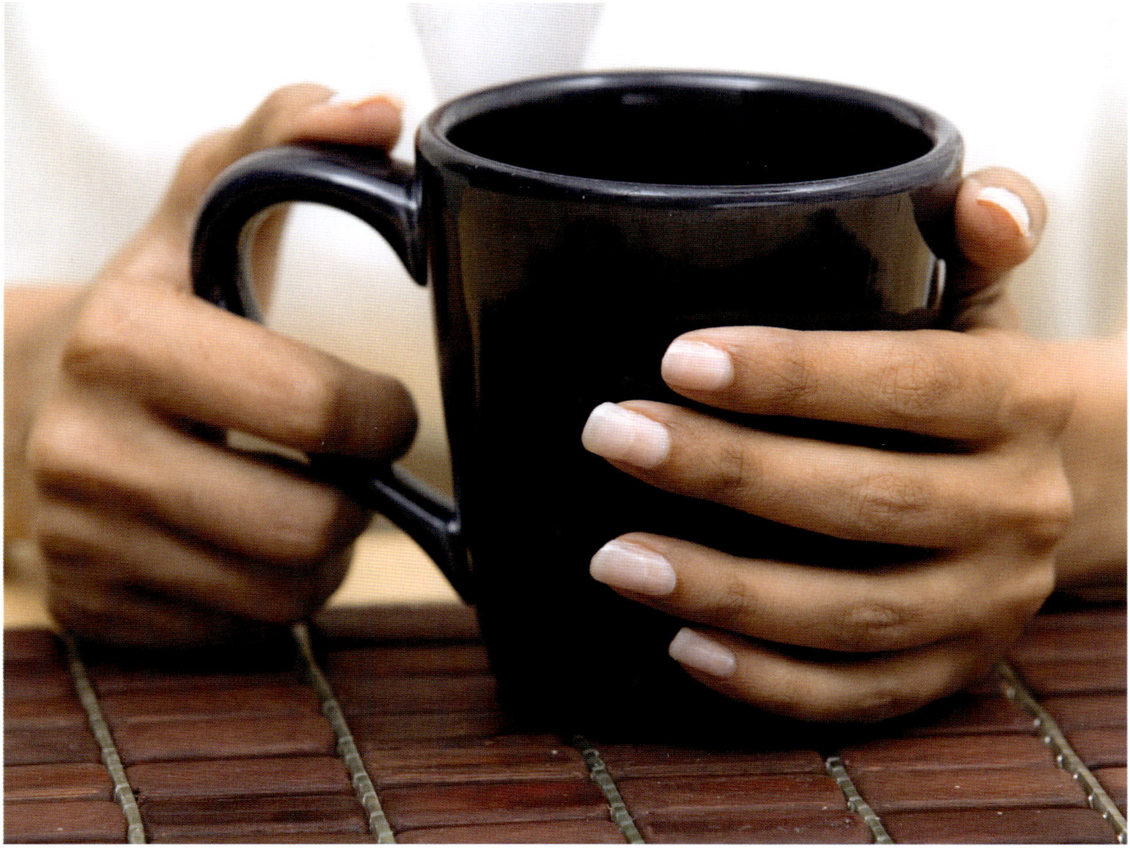

Vorsichtsmaßnahmen
Die Anwendung der Blätter ist in Schwangerschaft, Stillzeit und bei Kleinkindern kontraindiziert. Bei Nieren- und Herzinsuffizienz oder Bluthochdruck sollte vor der Anwendung ein Spezialist aufgesucht werden.

Kurzbeschreibung
Sie ist ein mehrjähriger Strauch, der bis zu 2 m hoch wachsen kann. Die Zweige sind hart und die Blätter gestielt, gezackt und haben unzählige harzige Drüsen auf der Blattunterseite. Die Blüten wachsen in engen Büscheln und die Früchte sind dunkle, kleine Beeren.

Wo wächst sie?
Sie wächst meist in Mittel- und Osteuropa, wird jedoch auch in milden Gebieten angepflanzt.

Ernte
Man nutzt die Blätter und Früchte und erntet diese zwischen Juli und August. Die Blätter werden schattengetrocknet und zerstückelt in Glasbehältern, gut verschlossen und lichtdicht, aufbewahrt.

Zusammensetzung
Die Blätter enthalten ätherisches Öl, Flavonoide, Tannine und organische Säuren. Die Früchte enthalten neben den Flavonoiden auch Anthocyane, phenolische Säuren, organische Säuren, Vitamin C und auch Mineralsalze.

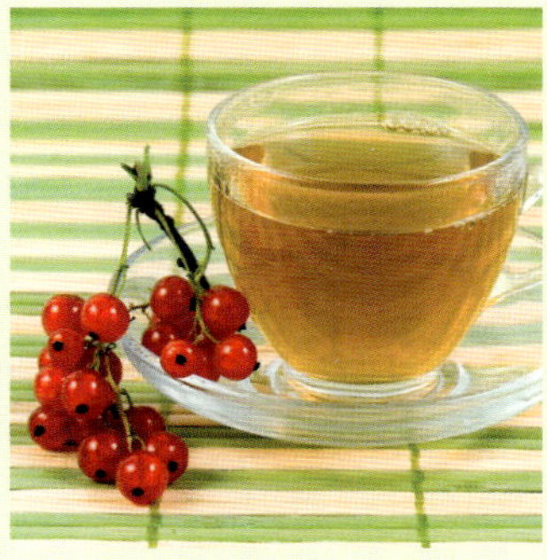

Teufelskralle

(Harpagophytum procumbens)

Eine natürliche Alternative bei Arthritis und Arthrose

Schmerzen, Steifheit und Bewegungsverlust sind Folgen rheumatischer Erkrankungen, insbesondere bei Personen über 65 Jahren. Und obwohl diese Erkrankungen enorm häufig auftreten, gibt es kaum ein wirksames Mittel, um die Schmerzen effektiv zu lindern. Allerdings ist die Teufelskralle eine gute natürliche Alternative, um die Schmerzen zu kontrollieren. Als Zusatzelement allophatischer Behandlungen hilft sie, den Entzündungsprozess zu bremsen und weist weit weniger Nebenwirkungen auf.

Wann nimmt man sie ein?

Die Teufelskralle hat schmerzlindernde, entzündungshemmende und antiarthritische Eigenschaften. Sowohl in der inneren als auch externen Anwendung ist sie ein effizientes Mittel, um chronische Entzündungen rheumatischer Herkunft zu verbessern und die dadurch entstehenden Schmerzen zu lindern. Sie lindert auch Rückenschmerzen (Hals-Rücken-Lende) und Sehnenscheidenentzündungen. Sie ist eine gute Alternative zu synthetischen Entzündungshemmern, da diese meist bei längerer Anwendung unangenehme Nebenwirkungen mit sich bringen.
Ebenso wirkt die Teufelskralle appetitanregend und hilft, die Verdauung zu verbessern. Sie stimuliert die Produktion und Ausschüttung der Galle und verdaut somit Fette besser. Außerdem trägt sie zur Senkung des Cholesterinspiegels im Blut bei und verfügt über eine leicht abführende Wirkung.

Einnahmeform

Üblich ist der Verkauf der pulverisierten Pflanze in Kapseln oder Tabletten. Dies liegt an dem eher bitteren Geschmack der Pflanze und macht die Einnahme somit erträglicher. Trotzdem verwendet man auch häufig die Wurzel getrocknet oder gehackt für Ausgüsse und als Flüssigextrakt (1,5 ml alle 8 Stunden). Ebenso findet man sie in antirheumatischen Teemischungen.

Anwendungsgebiete

Einzeln

Antirheumatische Mazeration: Man füllt 4,5 g der Wurzel in einen Behälter mit 300 ml Wasser und lässt dies bei Zimmertemperatur 8 Stunden ruhen. Danach filtern und im Laufe des Tages 3 Rationen trinken.

In Kombination

Um die antirheumatische Wirkung zu erhöhen, kombiniert man die Teufelskralle oft mit Silber-Weide und Ortosifon. Ein guter Arzneitee zur Schmerzlinderung bei Arthritis und Gicht besteht z. B. aus einem Teil Silber-Weide, einem Teil Ortosifon und 2 Teilen Teufelkralle. Einen Teelöffel davon in einer Tasse kochendem Wasser 10 Minuten ziehen lassen, filtern und mit Honig süßen. Man kann 3 Tassen täglich nach den Mahlzeiten trinken.

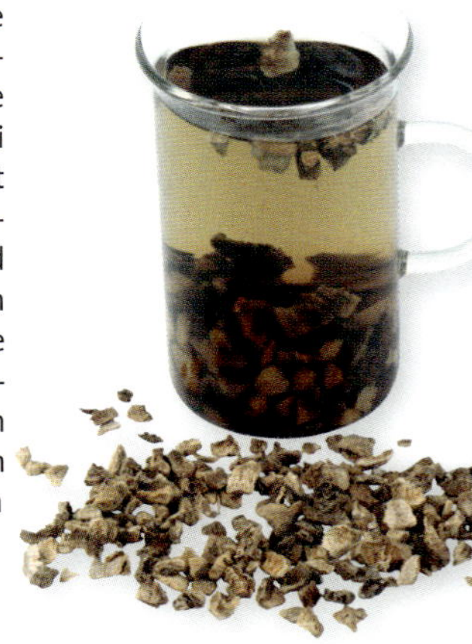

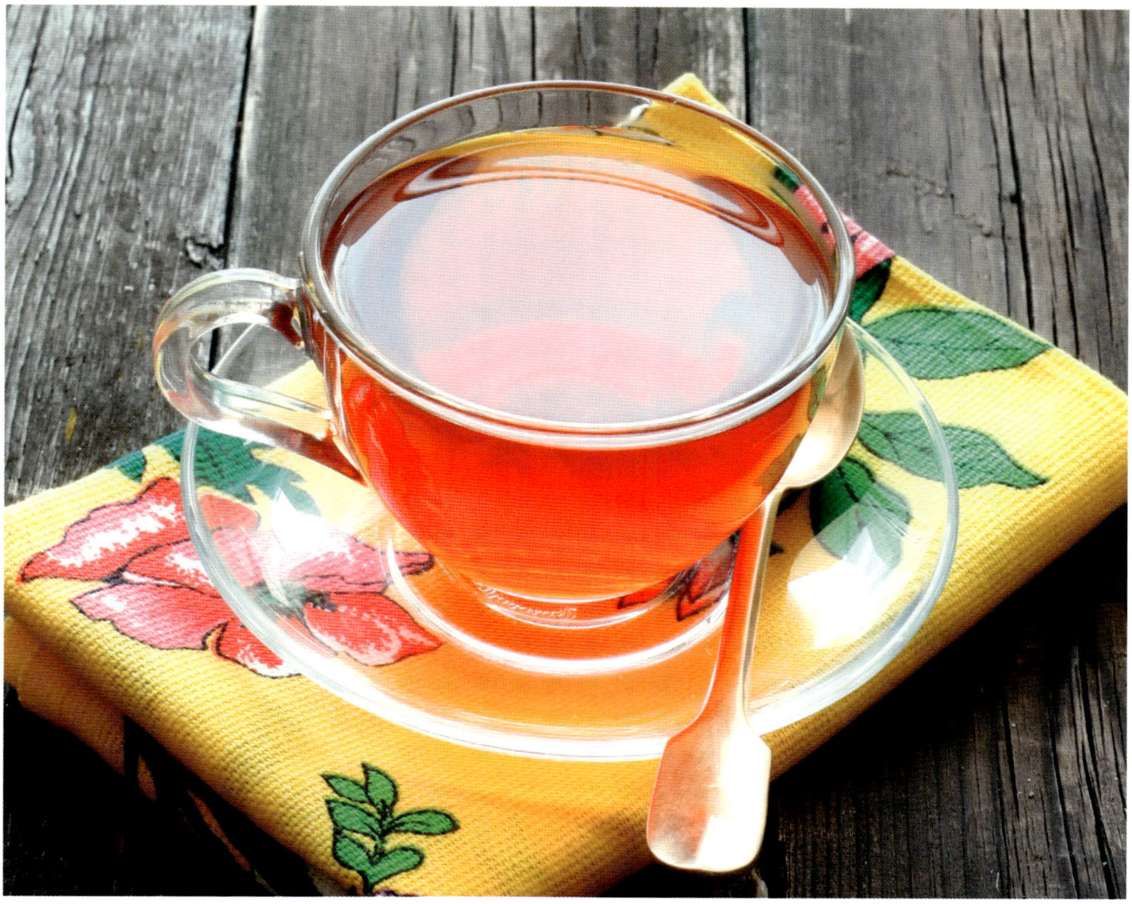

Vorsichtsmaßnahmen
Die Anwendung ist bei peptischer Ulcera, Gastritis und Gallenstörungen kontraindiziert. Auch in der Schwangerschaft, Stillzeit und bei Kleinkindern ist die Einnahme nicht zu empfehlen.

Kurzbeschreibung
Es handelt sich um eine Kriechpflanze, die durch ihre vereinzelten purpurfarbenen Blüten auffällt. Die Blätter sind fest und fleischig und die Frucht, die unterirdisch wächst, ist stachelig und holzig. Die Hauptwurzel ist knollenförmig und sehr lang. Von ihr aus laufen die Nebenwurzeln, mit furchtbar bitterem Geschmack.

Wo wächst sie?
Sie stammt aus Südafrika und wächst in sandigen, lehmhaltigen Gebieten.

Ernte
Man wendet die Nebenwurzeln an. Sie werden von geschulten Personen geerntet und nach dem Trocknen in kleine Stücke geschnitten. Diese bewahrt man in gut verschlossenen, licht- und feuchtigkeitsundurchlässigen Glasbehältern auf.

Zusammensetzung
Sie enthält Iridoide, Flavonoide, phenolische Säuren, Triterpene und Steroide.

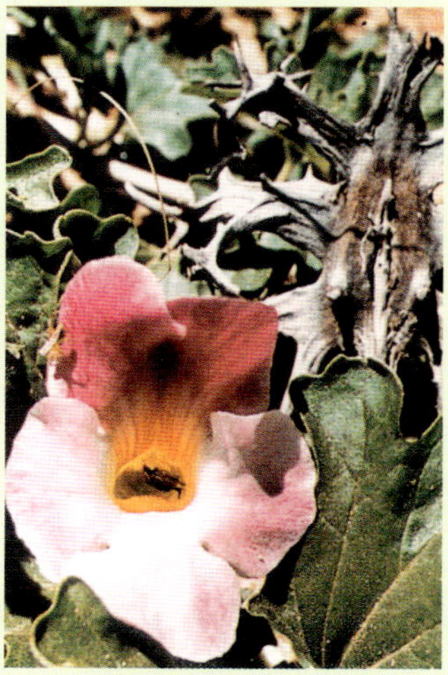

Silber-Weide

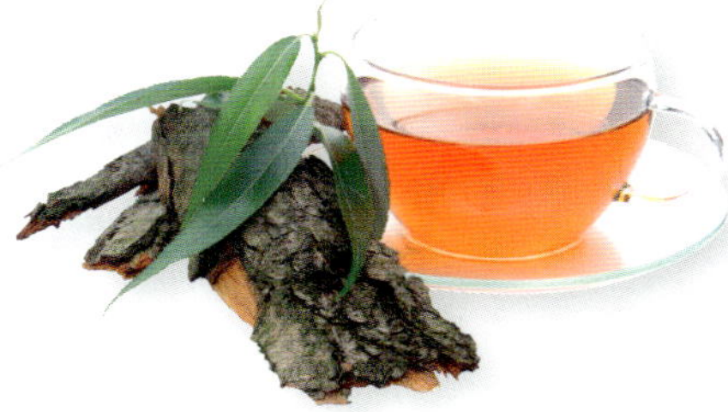

(*Salix alba*)

Wirksam gegen Schmerzen

Diese Pflanze wurde im Laufe der Jahrhunderte in China, im alten Griechenland und im europäischen Mittelalter verwendet. Sogar die alten Indianer Amerikas nutzten sie bereits gegen Kopfschmerzen, Fieber und Muskelleiden. 1882 isolierte man erstmals das Salicin von der Pflanze, eine Substanz, die zur Salicylsäure-Herstellung benötigt wurde. Es ist genau dieser Wirkstoff, der Schmerzen und Fieber senkt, aber auch in der Lage ist, Warzen zu entfernen. Somit wurde der Wirkstoff nochmals abgeändert (diesmal aus Mädesüß), um Acetylsalicylsäure herzustellen – den Hauptwirkstoff in Aspirin.

Wann nimmt man sie ein?

Das Salicin hat fiebersenkende, schmerzstillende, antirheumatische und antiseptische Eigenschaften. Ein perfekt natürliches Arzneimittel gegen leichte fieberhafte Krankheiten, wie Erkältungen oder grippale Infekte, Kopfschmerzen und entzündungsabhängige Schmerzen. Es hilft auch bei rheumatischen Beschwerden (Muskel und Gelenke), Rückenschmerzen und Sehnenscheidenentzündungen.
Das Interesse der Medizin wächst stetig und man beginnt, die Silber-Weide als gute Alternative zu Aspirin anzusehen.

Einnahmeform

Die Rinde bildet einen Teil in einigen antirheumatischen Verbindungen, jedoch findet man meist die Wurzel der Teufelskralle in Kapseln oder Tabletten. Auch sind sie oft Bestandteil von Teemischungen gegen Erkältungen und Grippe.
Einzeln findet man die Silber-Weide getrocknet und gehackt zur Abkochung (2 Teelöffel pro Tasse), als Flüssigextrakt (1–2 ml alle 8 Stunden) und als Tinktur (5–8 ml alle 8 Stunden). Bei der Verwendung von Kapseln ist die Dosierungsempfehlung des Herstellers zu beachten.

Anwendungsgebiete

Einzeln

Als schmerzstillende Abkochung: 1–2 Teelöffel in einer Tasse Wasser ein paar Minuten kochen lassen. 5 Minuten oder länger ziehen lassen und filtern. Man kann bis zu 4 Tassen täglich trinken, vorzugsweise nach den Mahlzeiten.

In Kombination

Abkochung gegen Schmerzen: Man mischt einen Teil der Blüten des Mädesüß, einen Teil Weidenblüten und 2 Teile Silber-Weidenrinde. Von dieser Mischung zwei Teelöffel in einer Tasse Wasser ein paar Minuten aufkochen. Weitere 15 Minuten ziehen lassen und filtern. Man kann nach dem Essen bis zu 2 Tassen täglich trinken.

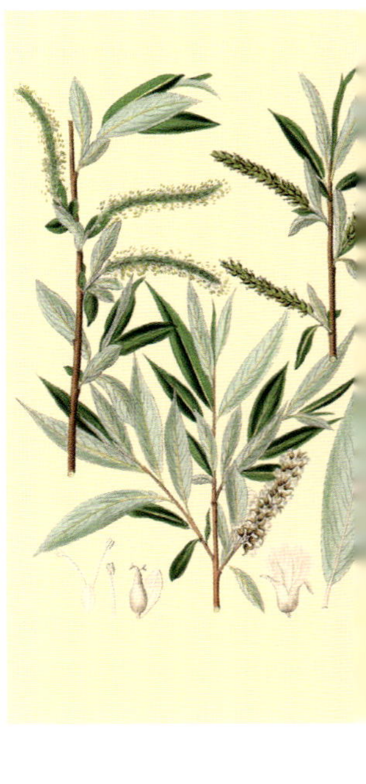

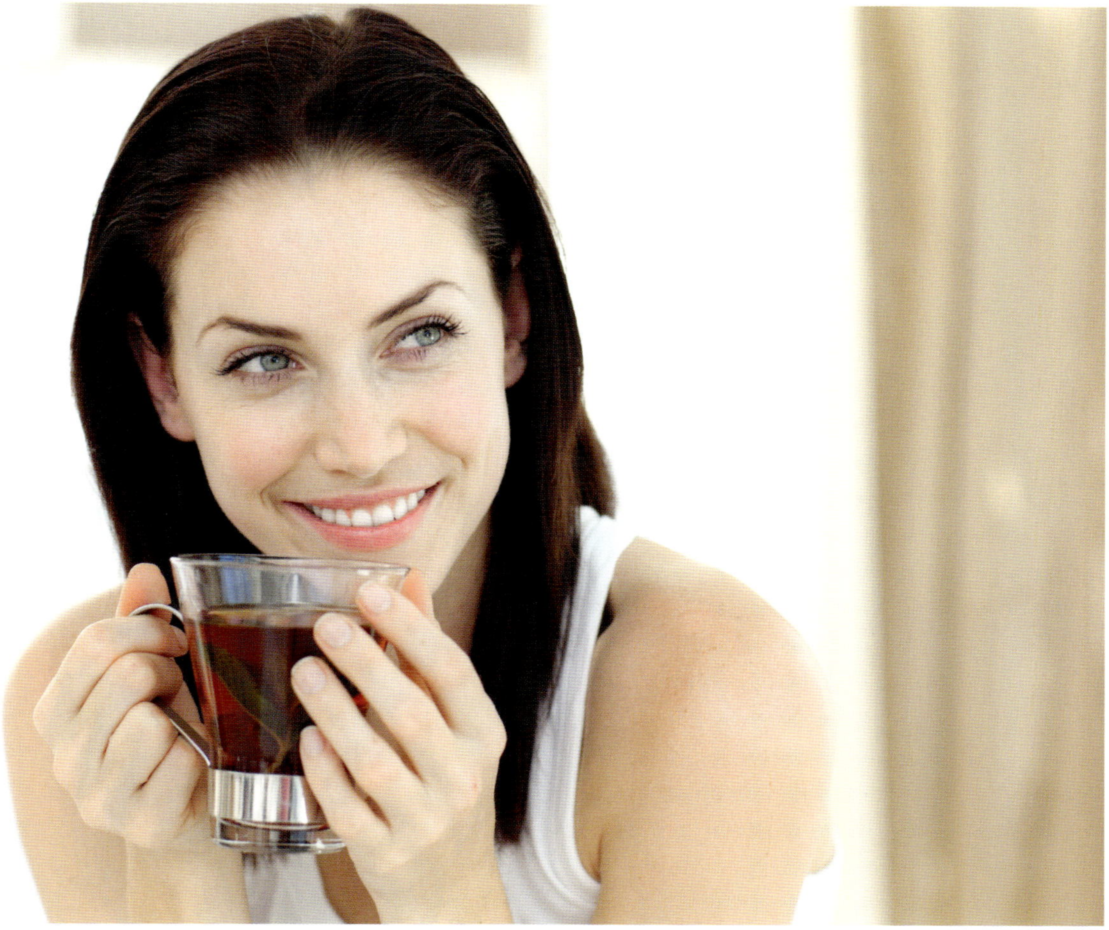

Vorsichtsmaßnahmen
Nicht anzuwenden ist Silber-Weide bei Salicinallergien, Gastritis, peptischer Ulcera, Asthma und bei Kindern unter 16 Jahren. Ebenso wenig in der Schwangerschaft und Stillzeit.

Kurzbeschreibung
Der Laubbaum kann eine Höhe von bis zu 20 Metern erreichen. Die Blätter haben eine gezackte Umrandung und sind silbergrau. Die Stammrinde ist grünlich und glatt bei jüngeren und rissig bei älteren Bäumen.

Wo wächst sie?
Sie wächst in lauwarmen und feuchten Gebieten und verträgt keine extremen Temperaturen.

Ernte
Man verwendet die Rinde der 2 bis 3 Jahre alten Äste. Man trocknet sie – getrennt vom holzigen Teil – einige Tage lang im Schatten und bewahrt sie dann in gut verschlossenen und licht- und feuchtigkeitsundurchlässigen Behältern auf.

Zusammensetzung
Sie enthält einfaches Phenol (auffallend durch Salicin), Tannine und Flavonoide.

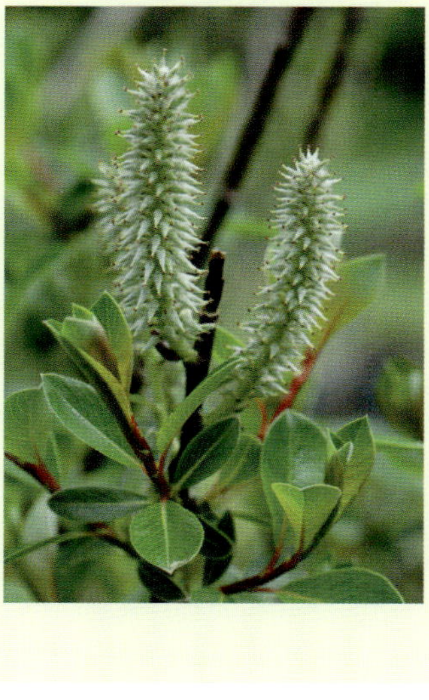

Mädesüß

(*Filipendula ulmaria*)

Hilft im Kampf gegen Rheuma

Auch „Königin der Wiesen" genannt, verwendet man diese hübsche Pflanze seit dem 14. Jahrhundert, um rheumatische Beschwerden zu lindern. Ebenso wie bei der Silber-Weide entnahm man ihr erst Salicin, das über eine fiebersenkende Wirkung verfügt, und stellte später das Aspirin her. Tatsächlich stammt der Name „Aspirin" vom lateinischen Wort Spiraea ulmaria ab.

Wann nimmt man es ein?

Einige der Wirkstoffe verwandeln sich in abgeleitetes Salicin, wenn sie vom Stoffwechselprozess abgebaut wurden. Salicin weist entzündungshemmende, fiebersenkende sowie schmerzlindernde Eigenschaften auf. Zudem hat Mädesüß eine auffallende Wirkung als Diuretikum. Sie erleichtert also die Ausscheidung von Harnsäure und Harnstoffen. Deshalb wird dieses Mittel auch hauptsächlich gegen Muskel- und Gelenkrheumatismus und Gicht angewendet. Es ist auch effektiv bei Grippe und Fieber oder um Ödeme zu vermeiden (Wasseransammlungen) sowie der Bildung von Nierensteinen vorzubeugen.
Außerdem verfügt Mädesüß über eine gewisse gerinnungshemmende Wirkung, die dazu beiträgt, Thromboembolien vorzubeugen. Man sollte aufpassen, wenn man bereits mit anderen Gerinnungshemmern behandelt wird.

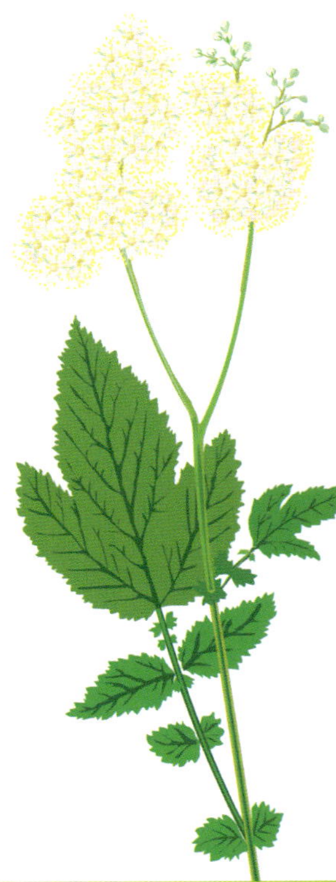

Einnahmeform

Hauptsächlich findet man diese Pflanze in Verbindung mit anderen in Präparaten als Antirheumatikum (Mischungen für Tees, Kapseln und Tabletten). Man kann sie jedoch auch einzeln kaufen, getrocknet und kleingehackt zur Zubereitung von Tees (1 Teelöffel pro Tasse), als Flüssigextrakt (2–3 ml alle 8 Stunden) und als Tinktur (2–4 ml alle 8 Stunden).

Anwendungsgebiete

Einzeln

Antirheumatischer Tee: Einen Teelöffel der getrockneten Pflanzenspitzen in einer Tasse kochendem Wasser 10 Minuten ziehen lassen. Filtern und nach den Mahlzeiten einnehmen.

Abkochung zur äußeren Anwendung: 25 g Mädesüß in 1 Liter Wasser 15 Minuten lang köcheln lassen. Filtern und zum Badewasser hinzufügen (nicht länger als 10 Minuten). Lindert rheumatische Muskel- und Gelenkschmerzen.

In Kombination

Bei rheumatischen Behandlungen wirkt Mädesüß gut in Verbindung mit Teufelskralle, Johannisbeerstrauch und Weidenrinde.

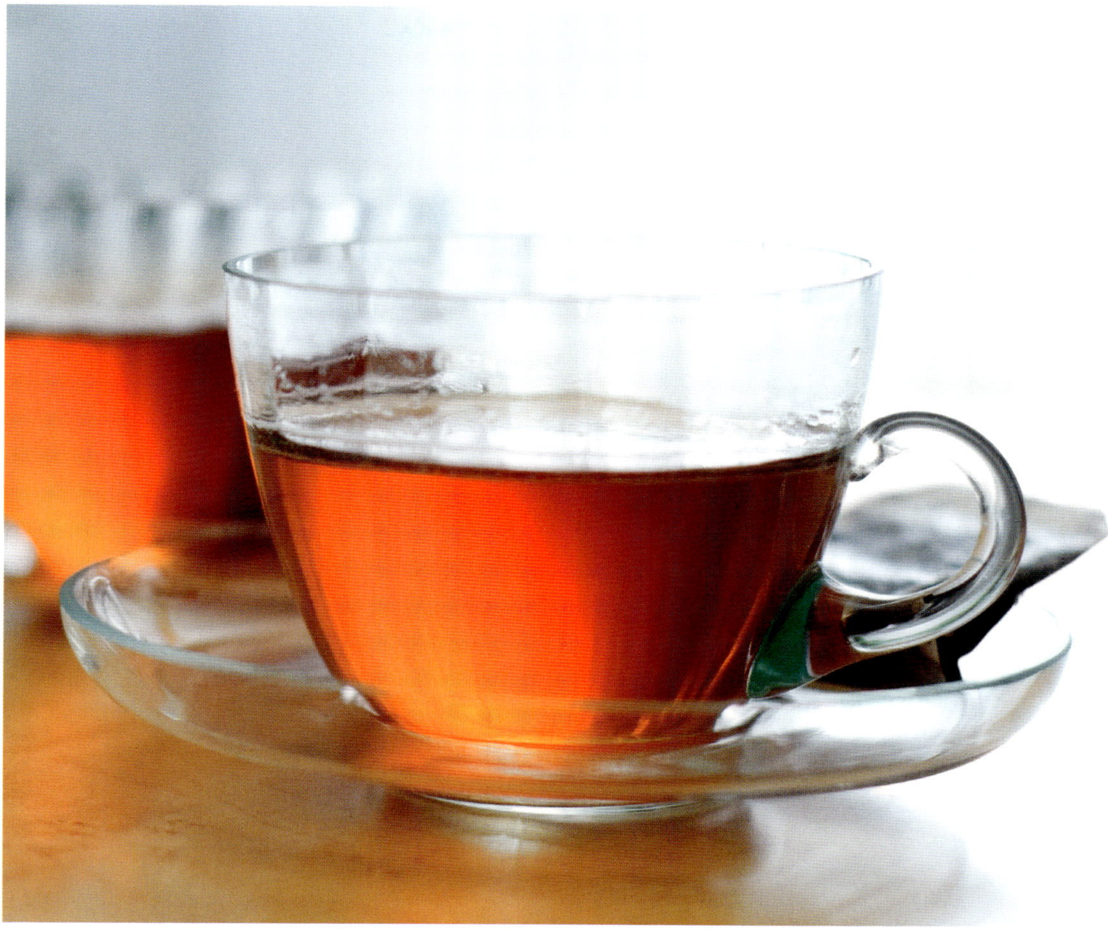

Vorsichtsmaßnahmen
Die Anwendung ist bei Saliconallergien, peptischer Ulcera, Gastritis, in der Schwangerschaft, Stillzeit und bei Kleinkindern kontraindiziert. Bei Asthma oder Gerinnungsbeschwerden sollte vorher ein Spezialist aufgesucht werden.

Kurzbeschreibung
Die krautige Pflanze wächst bis zu 2 m hoch. Die Blätter liegen sich gegenüber und sind gestielt, mit gezackter Umrandung. Die kleinen weißlichen Blüten versammeln sich an der Spitze.

Wo wächst sie?
Mädesüß stammt aus Europa und wächst auf feuchten Wiesen am Rand von Wasserläufen.

Ernte
Man verwendet die äußersten Blüten und erntet sie im Sommer, wenn die Blüten noch nicht ganz geöffnet sind. Dann werden sie baldmöglichst im Schatten getrocknet.

Zusammensetzung
Auffallend in der Zusammensetzung sind ihr ätherisches Öl, phenolische Säuren, Flavonoide, Anthocyane und Tannine.

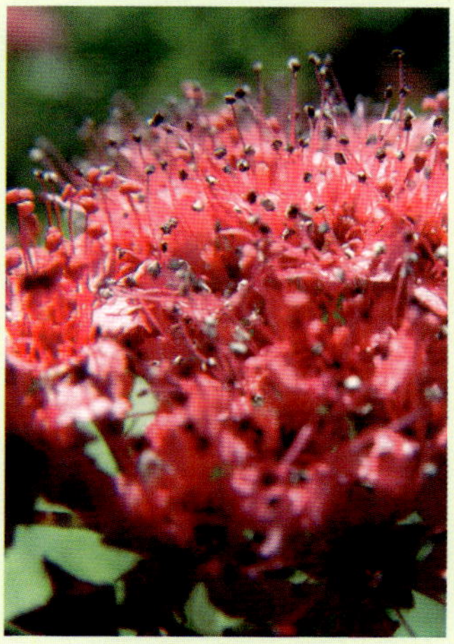

Eukalyptus

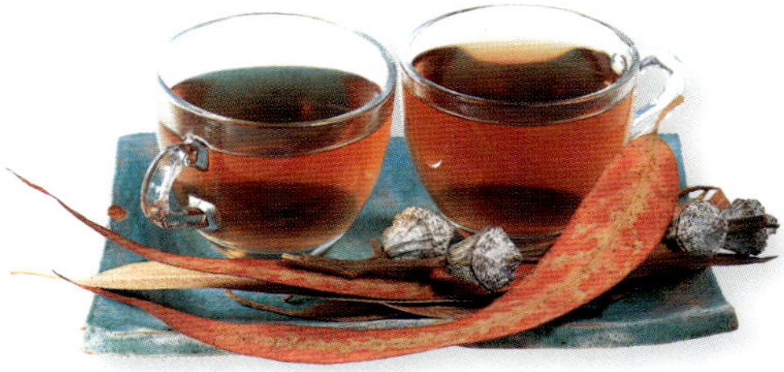

(Eucalyptus globulus)

Balsam für die Lunge

Einer der höchsten Bäume der Welt mit Ursprung in Australien. Er wurde Ende des 19. Jahrhunderts in Europa eingeführt, um Sumpfgebiete trockenzulegen, denn aufgrund seiner Größe saugt er jede Menge Wasser auf. Allerdings versetzt er auch den Boden mit Säure und lässt somit keine Pflanzen um sich herum wachsen.

Wann nimmt man ihn ein?

Seine Blätter, frisch oder getrocknet, haben eine schleimlösende, entkrampfende, antiseptische und leicht fiebersenkende Wirkung. Dies macht sie zu einem guten Arzneimittel bei allen Beschwerden der Atemwege, besonders bei Erkältungen, Rachenentzündungen und Bronchitis. Die antiseptische Wirkung verdankt er seinem Anteil an ätherischem Öl und auch wenn er hauptsächlich in den Atemwegen wirkt, spricht er auch auf den Harn- und Geschlechtsapparat an und wird deshalb gerne auch bei Blasenentzündungen angewendet.
In der örtlichen Anwendung ist er ebenso wirksam, um Muskel- und Gelenkschmerzen zu lindern, Wunden zu heilen und als Gurgelwasser lindert er außerdem noch Mund- und Rachenschmerzen.

Einnahmeform

Es gibt unzählige Präparate aus Eukalyptus. Die üblichen sind Tees (nach Gewicht oder in Beuteln), Inhalationen, Tinkturen (10–12 ml alle 12 Stunden), Elixiere und Sirup, Flüssigextrakt (2–3 ml alle 12 Stunden) und das ätherische Öl (0,3–0,6 g alle 24 Stunden). Man kann auch Kapseln aus zermahlenen Blättern erhalten. Das ätherische Öl des Eukalyptus ist auch Bestandteil von vielen Salben und Einreibemitteln, von Inhalationsgeräten, Medikamenten gegen Zahnfleisch-, Mund- und Rachenschmerzen, Mundspülungen etc.

Anwendungsgebiete

EINZELN

Schleimlösender Arzneitee: Eine Tasse kochendes Wasser über einen Teelöffel der getrockneten Blätter gießen. Abdecken und 10 Minuten ziehen lassen. Filtern und nach Bedarf mit Honig oder Zucker süßen. Bis zu 3 Tassen täglich, warm und frisch aufgekocht, genießen.

IN KOMBINATION

Hustenlindernder Arzneitee: Man mischt zu gleichen Teilen Eukalyptus, Königskerze, Thymian und Wegerich. Von dieser Mischung einen Teelöffel in einer Tasse mit kochendem Wasser auffüllen. Abgedeckt 10 Minuten ziehen lassen und filtern. Alle 8 Stunden eine heiße Tasse trinken – das lindert die Symptome bei Erkältungen.

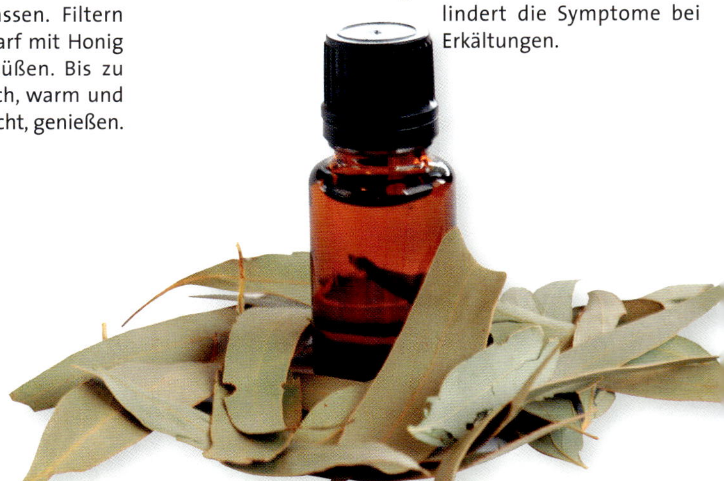

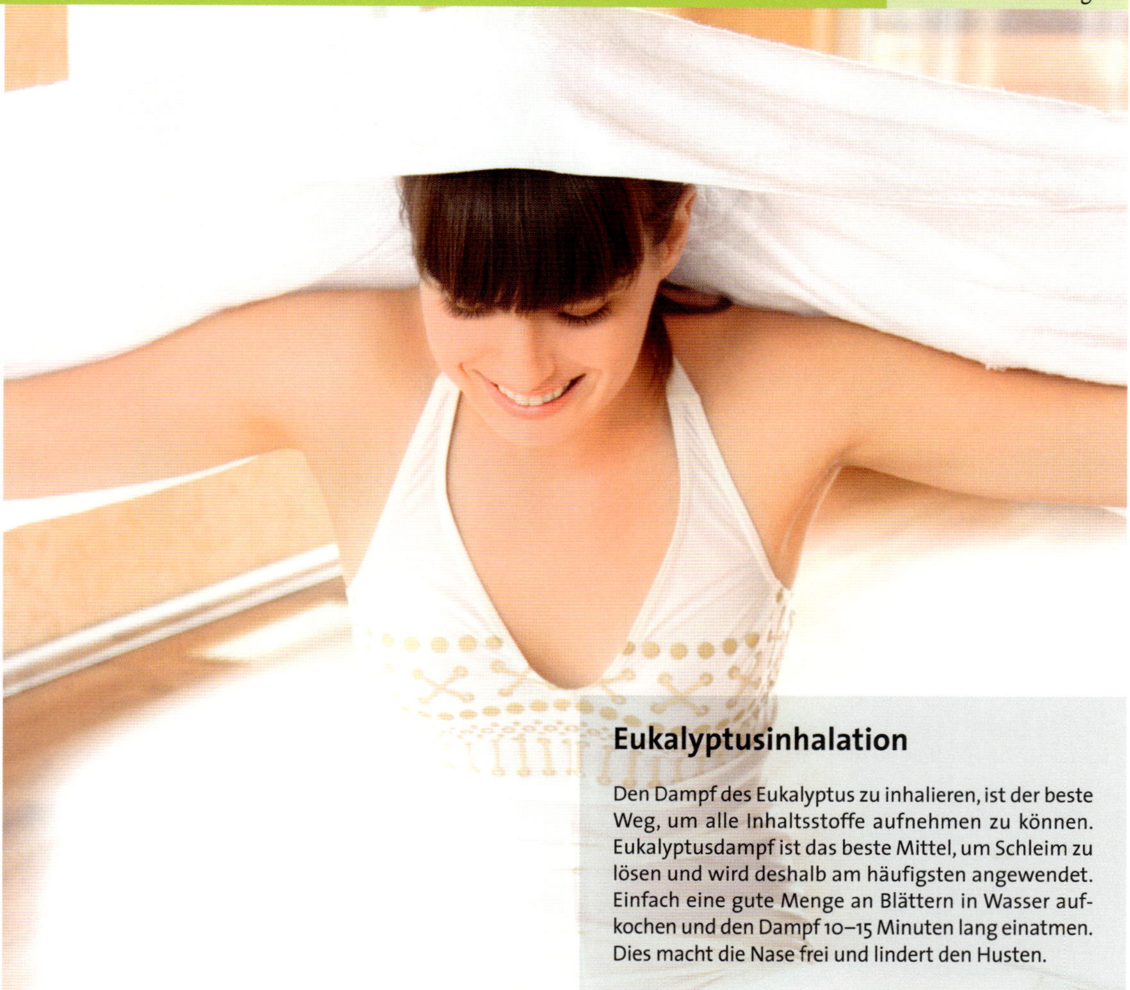

Eukalyptusinhalation

Den Dampf des Eukalyptus zu inhalieren, ist der beste Weg, um alle Inhaltsstoffe aufnehmen zu können. Eukalyptusdampf ist das beste Mittel, um Schleim zu lösen und wird deshalb am häufigsten angewendet. Einfach eine gute Menge an Blättern in Wasser aufkochen und den Dampf 10–15 Minuten lang einatmen. Dies macht die Nase frei und lindert den Husten.

Vorsichtsmaßnahmen
Die Anwendung ist bei peptischer Ulcera, Gastritis, in der Schwangerschaft und Stillzeit kontraindiziert. Bei Leberinsuffizienz sollte ein Spezialist aufgesucht werden. Das ätherische Öl sollte man bei Kindern mit Vorsicht anwenden und die empfohlene Dosis nicht überschreiten. Aufgrund der Toxizität sollte Eukalyptus auch nicht über einen längeren Zeitraum oder in zu hoher Dosierung anwendet werden.

Kurzbeschreibung
Er ist ein sehr hoher Baum. In Europa ist er 30 m hoch, in Australien und Amerika sogar bis zu 100 m. Der Stamm ist glatt, die immergrünen Blätter sind lanzenförmig.

Wo wächst er?
Er wurde in Europa und Amerika in milden Klimaregionen angepflanzt und dort eingewöhnt. Er bevorzugt feuchte und sumpfige Gebiete und erträgt keine starke Kälte.

Ernte
Man verwendet die älteren Blätter der Äste und erntet diese das ganze Jahr über.

Zusammensetzung
Besonders auffallend ist sein ätherisches Öl. Außerdem enthält er Wirkstoffe wie Flavonoide, Triterpene, Tannine und phenolische Säuren.

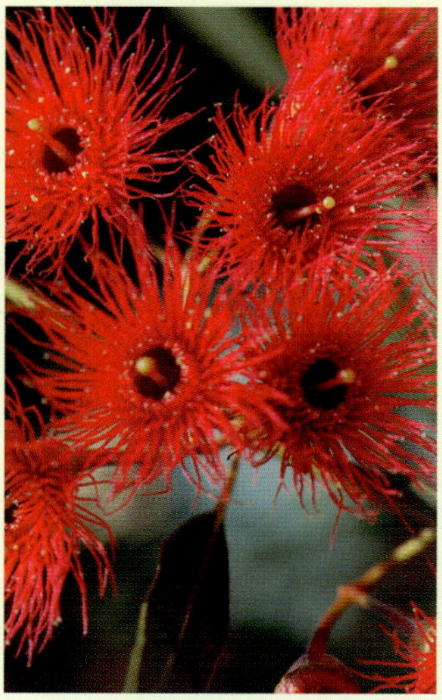

Königskerze

(Verbascum thapsus)

Lindert und beruhigt den Husten

Die hustenlindernde Wirkung dieser Pflanze mit Honiggeruch kannte man schon bei den alten Griechen. In Rom verwendete man die gelben Pigmente der Blüten, um das Haar aufzuhellen. Die samtigen Blätter wurden als Wundverband zum Heilen von Wunden eingesetzt und die Stiele, getrocknet und eingefettet, als Öllampendocht.

Wann nimmt man sie ein?

Sie hat sowohl eine schleimlösende, hustenlindernde, entkrampfende als auch schweißtreibende Wirkung und wird somit insbesondere bei Beschwerden wie trockenem Husten, Rachen- und Kehlkopfentzündungen, Bronchialkatarrhen und Asthma angewendet. Hierbei beruhigt die Königskerze den Husten und glättet und befeuchtet die Atemschleimhäute.

Aufgrund ihres hohen Anteils an Pflanzenschleim reguliert sie ebenfalls die Darmbewegung und wirkt somit gegen Verstopfungen. In der äußeren Anwendung hat sie erweichende Eigenschaften (glättet und hydriert das Gewebe) und lindert somit Frostbeulen, Hautirritationen, Insektenstiche und Hämorrhoiden.

Einnahmeform

In der Regel findet man sie meist getrocknet und gehackt, nach Gewicht oder in Beuteln, zur Zubereitung von Tees (1 Teelöffel pro Tasse) und als Zutat in Mischungen für die Behandlung der Atemwege. Man erhält sie in Kapseln, was einfach und sicher ist, da die Wirkstoffe hier wohldosiert sind, als Tinktur (7,5–10 ml alle 12 Stunden) und als Flüssigextrakt (1,5–2 ml alle 8 Stunden).

Anwendungsgebiete

Einzeln

Erkältungstee: Einen Teelöffel der Pflanze in einer Tasse mit kochendem Wasser auffüllen. 10 Minuten ziehen lassen und filtern. Bei Bedarf mit Zucker oder Honig süßen und eine heiße Tasse alle 8 Stunden trinken.

In Kombination

Hustenarzneitee: Man mischt zu gleichen Teilen Eibisch, Eukalyptus und Königskerze. Einen Teelöffel der Mischung in einer Tasse mit kochendem Wasser auffüllen, 10 Minuten ziehen lassen und filtern. Bei Bedarf süßen. Um Erkältungssymptome zu lindern, kann man alle 8 Stunden eine heiße Tasse trinken.

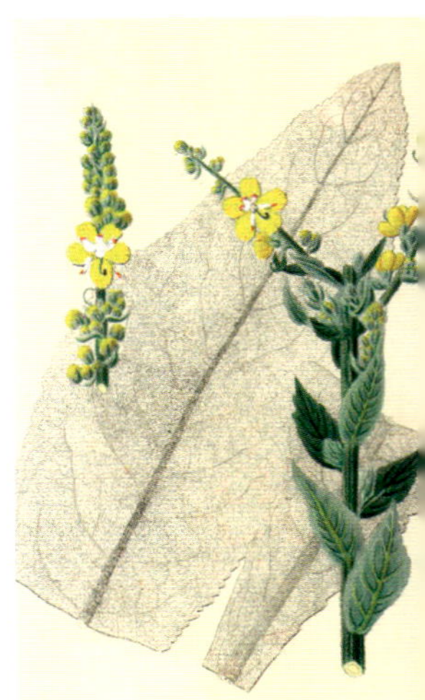

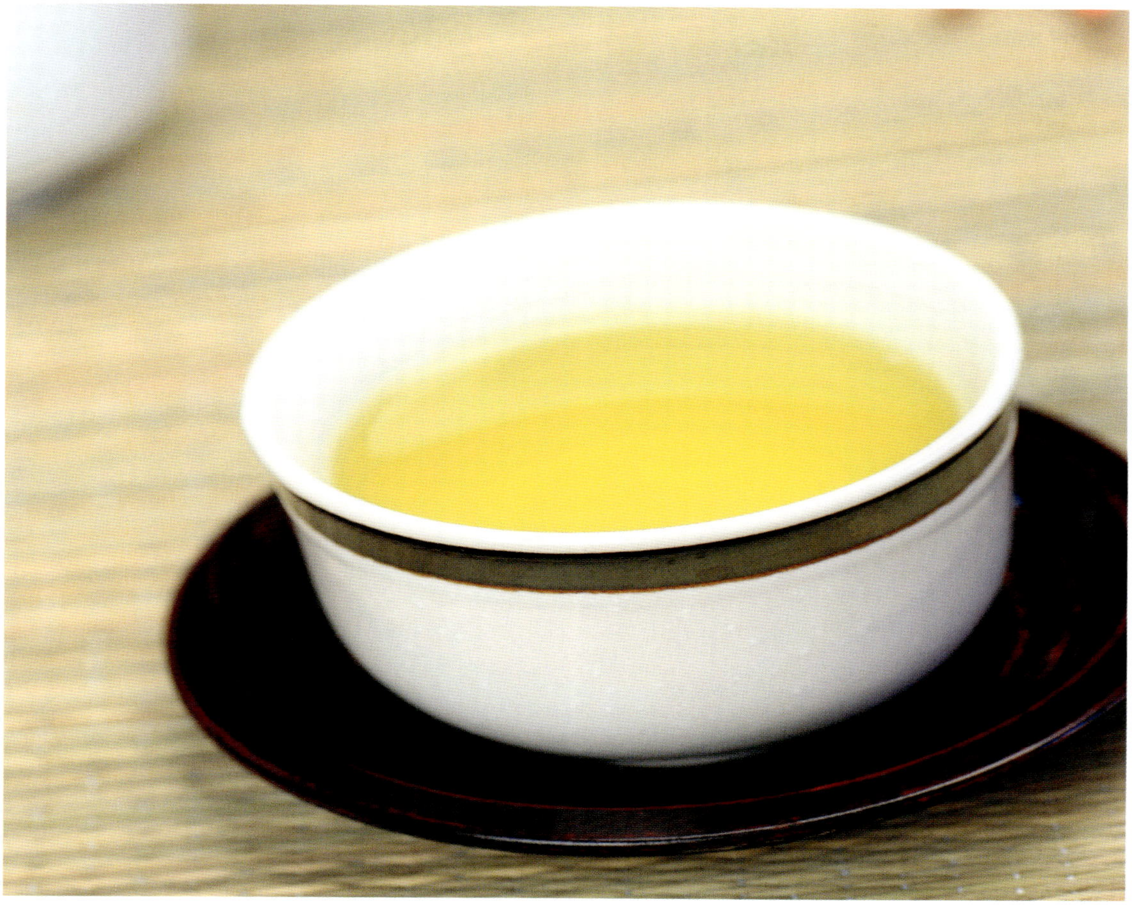

Vorsichtsmaßnahmen
Sie ist nicht giftig, aber während der Schwangerschaft und Stillzeit kann aufgrund fehlender Studien die Anwendung nicht empfohlen werden.

Kurzbeschreibung
Die Königskerze ist eine Kräuterpflanze und wächst bis zu 1,5 m hoch. Die Blätter sind groß und „plüschartig“ wegen den vielen wolligen Härchen. Die Blüten sind gelb und wachsen aus dicken Ähren.

Wo wächst sie?
Sie wächst in steinigen Gebieten, auf trockenen Wiesen und dürren Gebieten europaweit.

Ernte
Man verwendet die Blüten und manchmal auch die Blätter der Königskerze. Man erntet sie zwischen Juli und September und sollte sie schnellstmöglich trocknen: In der Sonne oder mit künstlicher Wärme (bei 35–40 °C). Wenn sie Feuchtigkeit abbekommen, werden sie braungrau und verlieren ihre Wirkstoffe. Man bewahrt sie in gut verschlossenen, luft- und feuchtigkeitsundurchlässigen Behältern auf.

Zusammensetzung
Unter den Wirkstoffen findet man Pflanzenschleim, Flavonoide, Iridoide, phenolische Säuren, Saponine, einfache Zucker und Steroide.

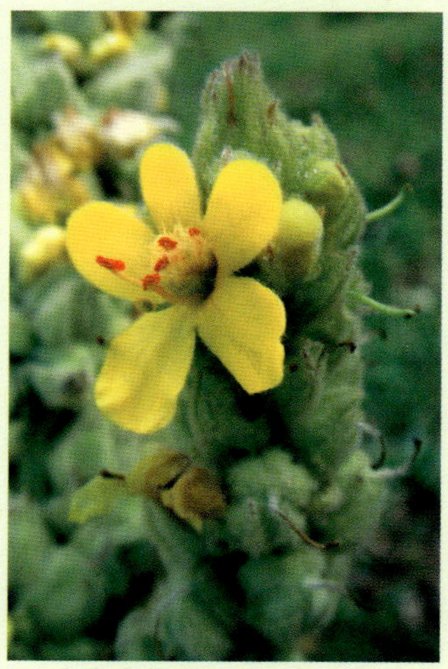

Großer Wegerich

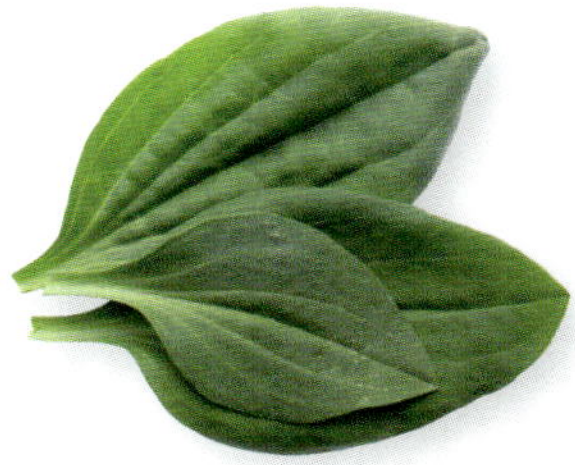

(Plantago major)

Natürliches Abführ- und Lösemittel

Sein Name „Plantago" bezieht sich auf die Form seiner Blätter. Er gehört zur Familie der Wegerichgewächse und wird seit der klassischen Antike zu medizinischen Zwecken verwendet. Heute wird er nicht nur als hustenstillendes Mittel eingesetzt, sondern auch, um die Haut zu hydrieren und geschmeidig zu machen.

Wann nimmt man ihn ein?

Dank seines Pflanzenschleims wirkt der Wegerich beruhigend auf schleimige Atemwege, erweicht sie und hydriert sie gegen den Husten. Das macht ihn zu einem guten Hustenstiller, der außerdem schleimlösend wirkt. Er ist auch entzündungshemmend und lipidsenkend. Ebenso sind Mundwässer auf Teebasis gut zum Beruhigen von Rachenentzündungen im Mundbereich. Dank seiner Reichhaltigkeit an Pflanzenschleim hilft er außerdem bei chronischen Verstopfungen und gegen Durchfall. Auf der anderen Seite verleiht ihm der Pflanzenschleim in der äußeren Anwendung eine erweichende und hauthydrierende Wirkung. Daher verwendet man ihn auch, um Wunden, Verbrennungen und Insektenstiche zu heilen. So wirken auch Breiumschläge aus den kleingehackten Blättern oder Umschläge, die in Tee getränkt sind, schützend und feuchtigkeitsspendend bei trockener und kaputter Haut.

Einnahmeform

Man erhält die äußersten Spitzen der Pflanze getrocknet und gehackt zur Zubereitung von Tees einzeln (1 Teelöffel pro Tasse) oder in Verbindung mit anderen Pflanzen in Teemischungen zur Behandlung gegen Erkältungen oder Husten. Man erhält sie auch in Kapselform (1–2-mal täglich).

Anwendungsgebiete

Einzeln

Wegerichtee: Einen Teelöffel der Pflanze in einer Tasse mit kochendem Wasser auffüllen. 10 Minuten ziehen lassen und filtern. Trinkt man alle 8 Stunden eine Tasse, kann man eine gute Wirkung bei trockenem Husten, Bronchitis und üblichen Erkältungen erzielen. Zudem weist er einen leicht abführenden Effekt auf.

In Kombination

Schleimlösender Arzneitee: Man mischt zu gleichen Teilen Wegerich, Thymian, Eibisch und Eukalyptus. Von dieser Mischung einen Teelöffel mit einer Tasse kochendem Wasser aufgießen. 10 Minuten ziehen lassen und filtern. Drei heiße Tassen pro Tag trinken. Dies ist ein sowohl husten- und schleimlösendes als auch antiseptisches Mittel und wirkt gut bei Erkältungen.

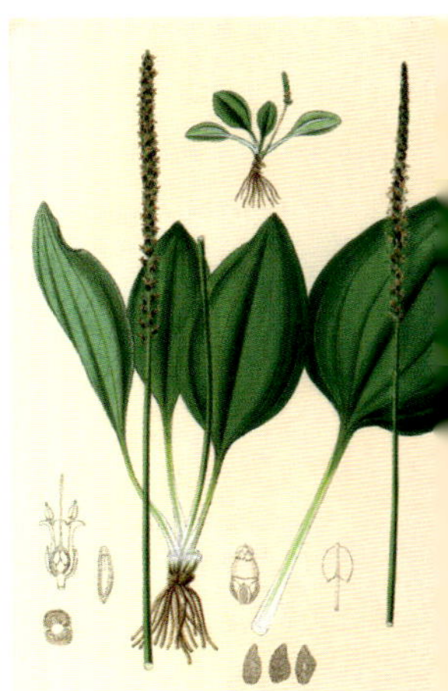

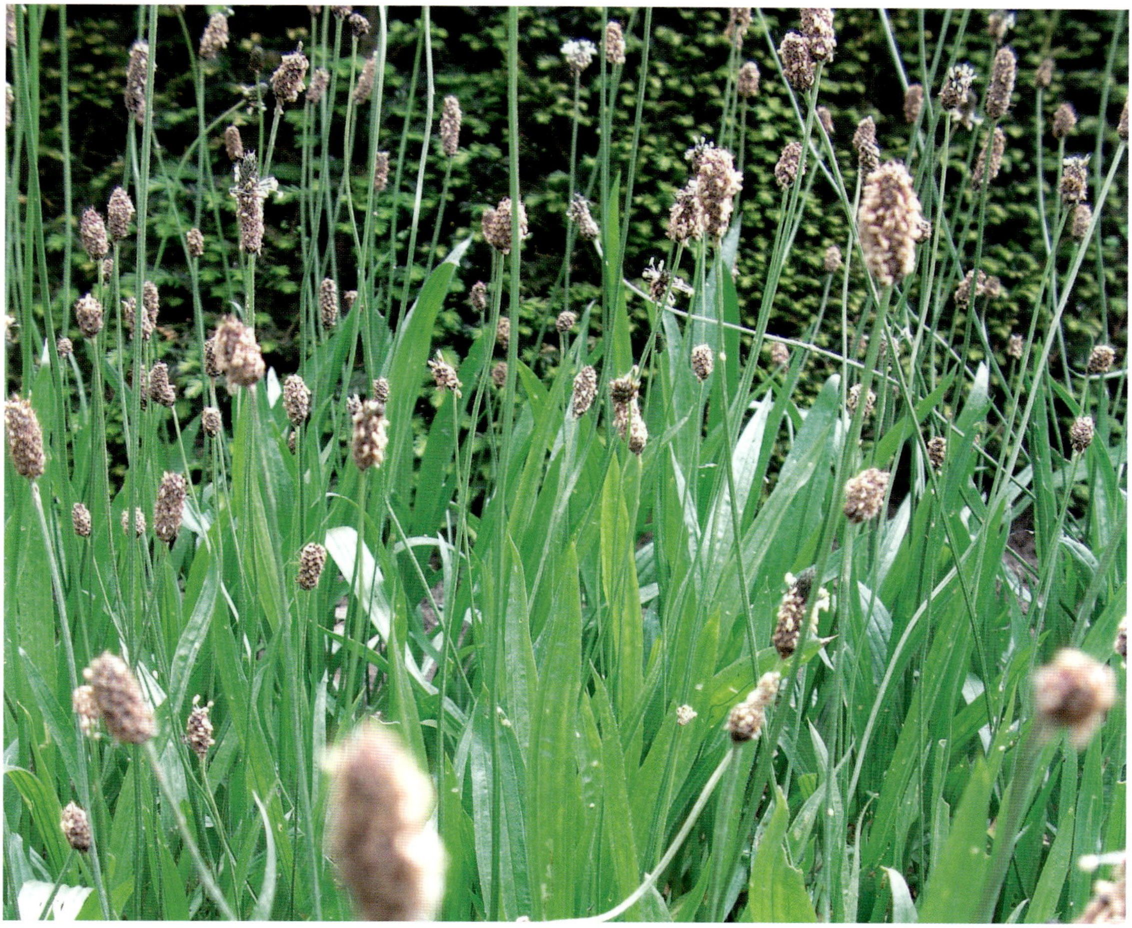

Vorsichtsmaßnahmen
Sicheres Heilmittel, ohne Toxizität, jedoch sollte man bei Schwangeren, in der Stillzeit und bei Kleinkindern vorsichtig mit der Verwendung sein.

Kurzbeschreibung
Es handelt sich um eine mehrjährige Kräuterpflanze mit dickem Stiel und circa 60 cm Höhe. Aus dem Stiel wächst die basisbildende Rosette, umgeben von großen, breiten Blättern, die an eine Fußspur erinnern. Die kleinen, weißen oder purpurfarbenen Blüten entstehen in Gruppen an der Ähre. Die Frucht hat viele kleine Samen.

Wo wächst er?
Er wächst überall an feuchten Orten wie Gemüsebeeten und Anhöhen.

Ernte
Man verwendet die blühenden Spitzen und erntet sie zum Ende des Frühlings. Man trocknet sie im Schatten und bewahrt sie in gut verschlossenen, luft- und feuchtigkeitsundurchlässigen Behältern auf.

Zusammensetzung
Auffallend ist der Gehalt an Pflanzenschleim, Pektinen, Tanninen, Flavonoiden, phenolischen Säuren, Triterpenen, Mineralsalzen und Saponinen.

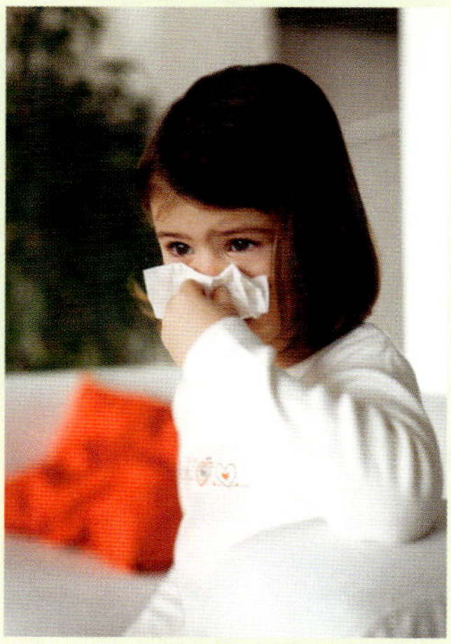

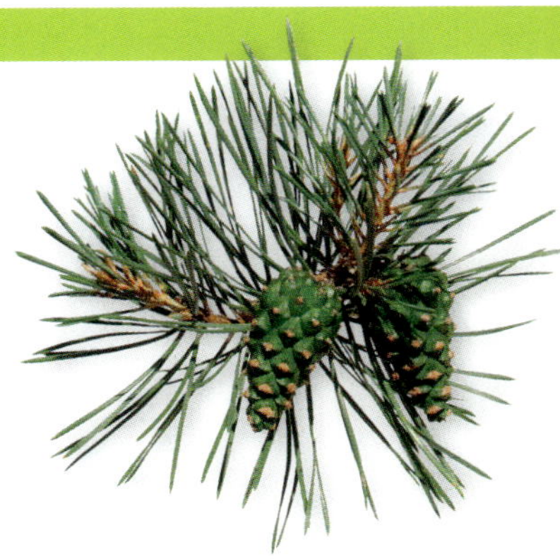

Waldkiefer

(Pinus sylvestris)

Hilfe bei Infektionen

Ihre Knospen geben einen anziehenden und charakteristischen Geruch ab, der bereits den hohen Gehalt an ätherischem Öl verrät. Und genau dieses Öl verleiht der Kiefer die balsamische und antiseptische Wirkung. Daher ist sie ein gutes Mittel für Personen, die oft von Atemwegsinfektionen betroffen sind.

Wann nimmt man sie ein?

Ihre schleimlösende Wirkung ist dem großen Anteil an ätherischem Öl zu verdanken. Dieses wirkt direkt auf dem Deckgewebe der Bronchien und erhöht die bronchialen Absonderungen, sie werden verflüssigt und somit einfacher ausgeschieden. Zusammen mit der antiseptischen Wirkung, besonders aktiv in den Atemwegen, ist die Waldkiefer als Arzneimittel ein Muss gegen winterliche Atemwegsinfektionen, zum Lindern von Erkältungen, Bronchitis und Pharyngitis, und zum Beruhigen von trockenem Husten. Der antiseptische Effekt hat auch Wirkung auf die Nieren. Obwohl sie hier nicht oft angewendet wird, hilft die Kiefer bei Urininfektionen, wie einer Blasenentzündung. In der äußeren Anwendung wirkt ihr ätherisches Öl als Hautreizmittel und somit zum Lindern und Abklingen von rheumatischen Beschwerden.

Einnahmeform

Meist nutzt man sie zur Inhalation aus den getrockneten, gehackten Teilen der Pflanze (2 Esslöffel auf 1 Liter Wasser), welche man ebenso zur Teezubereitung nutzen kann (1 Teelöffel pro Tasse). Es gibt sie auch in Kapseln und in Erkältungsteemischungen. In der äußeren Anwendung ist das ätherische Öl sehr verbreitet, aber auch ein Tee aus den Knospen macht sich sehr gut im Badewasser. Die Waldkiefer ist auch als Creme und Gel erhältlich.

Anwendungsgebiete

Einzeln

Inhalation: Man nimmt 2 Esslöffel der Pflanze auf 1 Liter kochendes Wasser. Anstatt Knospen kann man auch ätherisches Öl verwenden. Dann den Kopf über den Behälter halten und den Dampf inhalieren.

Bäder: Dank der entzündungshemmenden und balsamischen Wirkung sehr gut, um rheumatische Schmerzen zu lindern. Man kocht eine Handvoll Knospen in 2 Litern Wasser für 30 Minuten ab. Dann filtert man es und fügt es dem Badewasser hinzu. Die Knospen kann man ansonsten auch durch ätherisches Öl ersetzen.

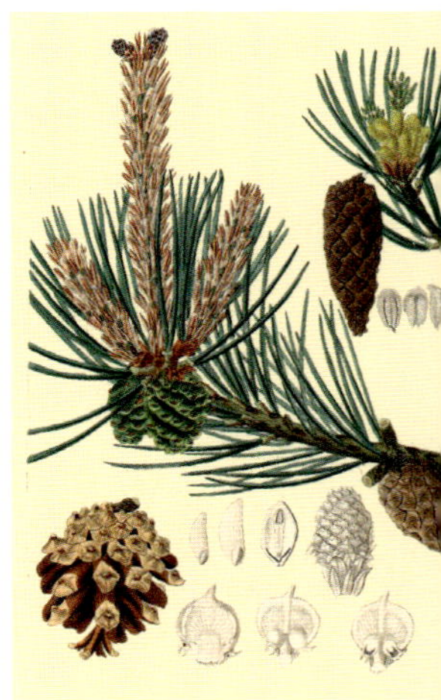

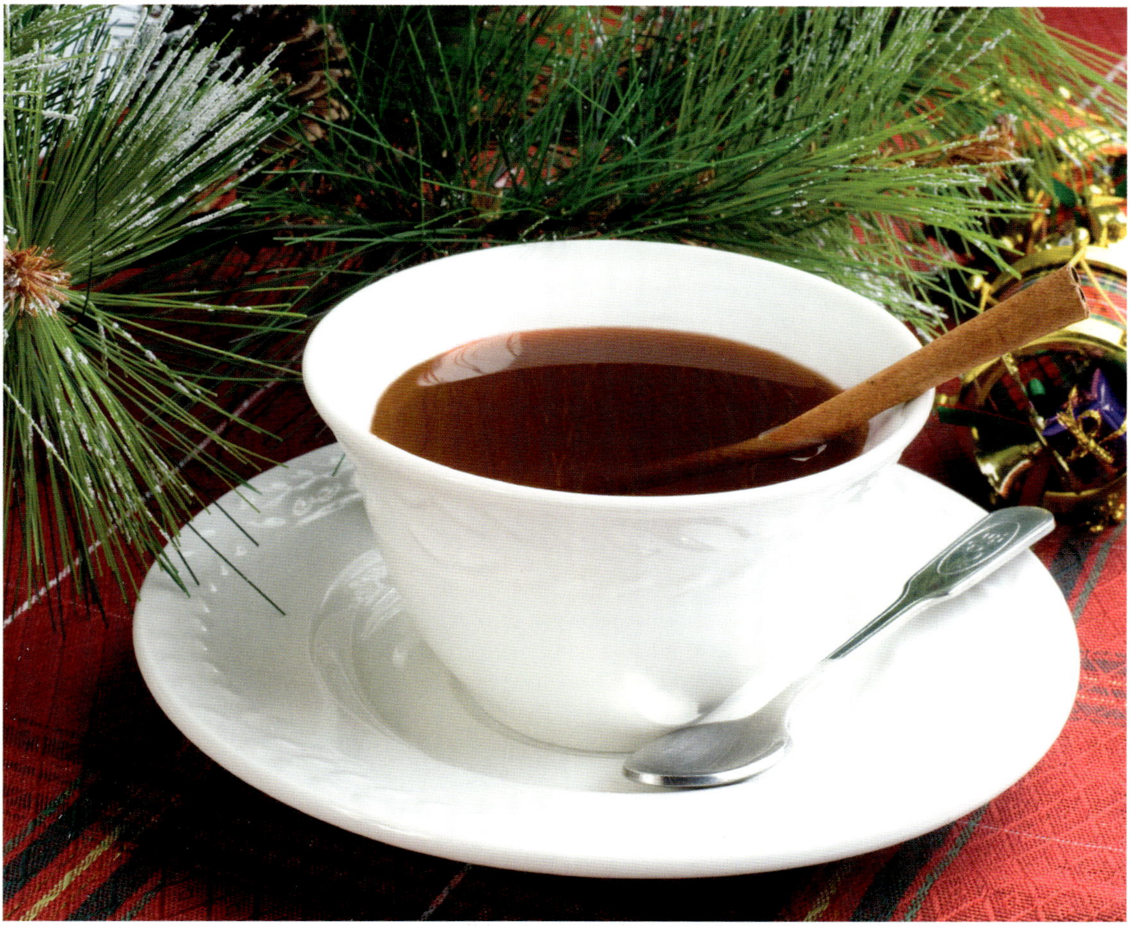

Vorsichtsmaßnahmen
Die Anwendung des ätherischen Öls ist in der Schwangerschaft, Stillzeit und bei Kindern unter 6 Jahren kontraindiziert. Ebenso sollte man bei Asthma vorsichtig sein, da es eine Verengung der Bronchien verursachen kann.

Kurzbeschreibung
Ein Baum von 10–30 m Höhe mit geradem, zylinderförmigem Stamm. Die Blätter sind nadelförmig, gerade und grünbläulich und wachsen gepaart ineinander verflochten. Der männliche Blütenstand ist schwefelgelb und der weibliche bringt die Zapfen.

Wo wächst sie?
Sie stammt ursprünglich aus Eurasien und wächst in Küstengebieten und auf Anhöhen in Nordeuropa sowie in hohen Bergregionen am Mittelmeer.

Ernte
Man verwendet die Knospen, die Rinde und das Harz. Zur Ernte bedarf es geschulten Personals.

Zusammensetzung
Auffallend ist der Gehalt an ätherischem Öl, Bitterstoffen, Harz und Vitaminen.

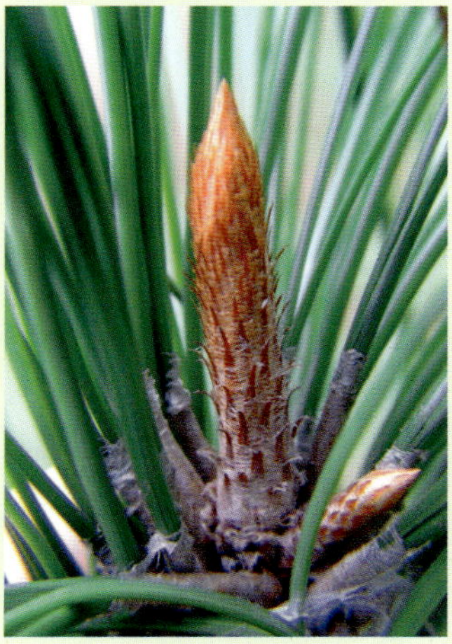

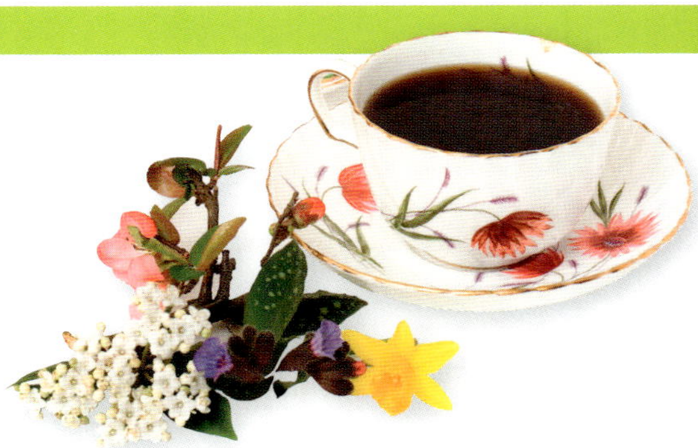

Lungenkraut

(Pulmonaria officinalis)

Beruhigt Hals- und Rachenirritationen

Diese Pflanze – reich an Pflanzenschleim und Allantoin – ist bei rechtzeitiger Anwendung hervorragend gegen Heiserkeit, Husten und Halsschmerzen. Dem Lungenkraut verdankt man eine schnelle, progressive Linderung, da es die Atemwege reinigt und sie vor einer Infektion schützt.

Wann nimmt man es ein?

Durch die sanfte, aber effektive schleimlösende Wirkung beruhigt es den trockenen Husten und Halsschmerzen. Man wendet es auch bei Magen-, Darm- und Harnwegsbeschwerden an.
In der äußeren Anwendung spendet es, dank der erweichenden Wirkung, der Haut Feuchtigkeit und macht sie geschmeidig. Durch den Allantoingehalt wird auch die Hautregeneration und somit die Heilung oder Vernarbung von Wunden beschleunigt. Verbindet man diese beiden Eigenschaften, macht es das Lungenkraut zu einem entzündungshemmenden und vernarbenden Heilmittel zur Heilung von Hautverletzungen und Verbrennungen. In der Abbildung unten rechts sieht man den Aufbau einer Lungenkrautpflanze.

Einnahmeform

Hauptsächlich verwendet man die Pflanze getrocknet und gehackt zur Zubereitung von Tees (2 Teelöffel pro Tasse) und Abkochungen. Außerdem findet man sie auch in Verbindung mit ähnlichen Pflanzen in einigen Präparaten gegen Erkältung, Grippe und Atemwegserkrankungen.

Anwendungsgebiete

Einzeln

Arzneitee für die Brust: Einen Teelöffel der Pflanze in einer Tasse kaltem Wasser aufkochen und 2 Minuten köcheln lassen. 5–10 Minuten ziehen lassen und filtern. Als schleimlösenden Arzneitee in kleinen Schlucken trinken, heiß und mit Honig gesüßt. Mehrmals am Tag.

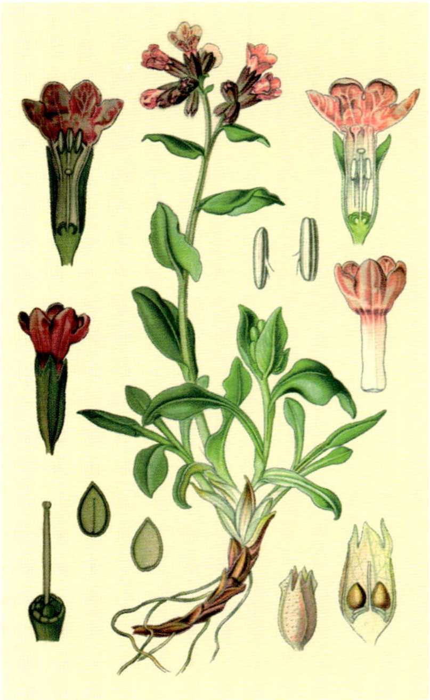

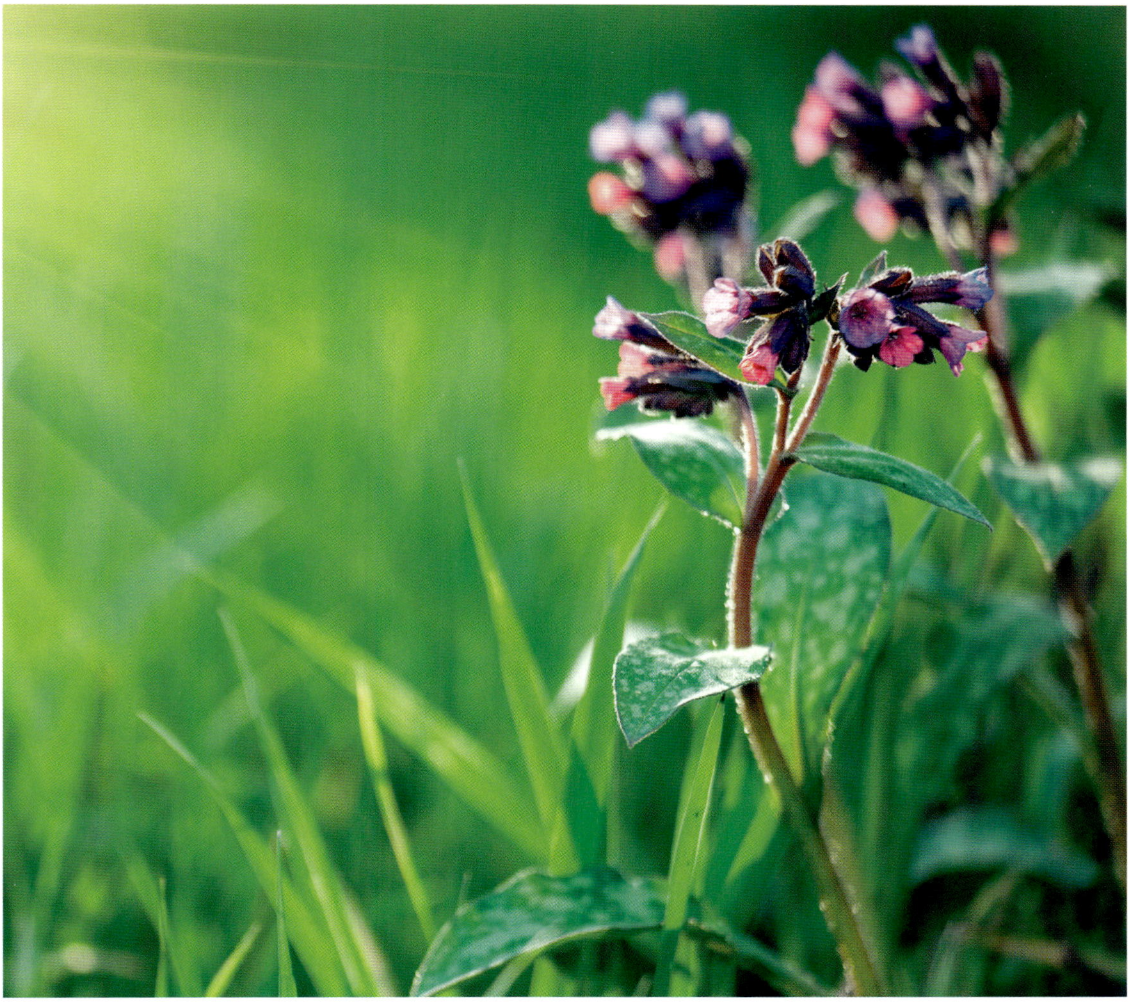

Vorsichtsmaßnahmen
Generell ist es kein giftiges Heilmittel, aber aufgrund fehlender Studien ist die Anwendung in der Schwangerschaft und Stillzeit nicht zu empfehlen.

Kurzbeschreibung
Das Lungenkraut wächst 15–30 cm hoch. Die Stängel sind gerade, hellgrün und rau behaart. Die relativ großen Rosettenblätter verfügen über einen langen Blattstiel und die Blüten, blau und violett, wachsen gruppiert und kelchförmig.

Wo wächst es?
Es stammt ursprünglich aus Europa.

Ernte
Man verwendet die äußersten Spitzen.

Zusammensetzung
Auffallend ist der Gehalt an Pflanzenschleim, phenolischen Säuren, Flavonoiden, Mineralsalzen, Allantoin und Tanninen.

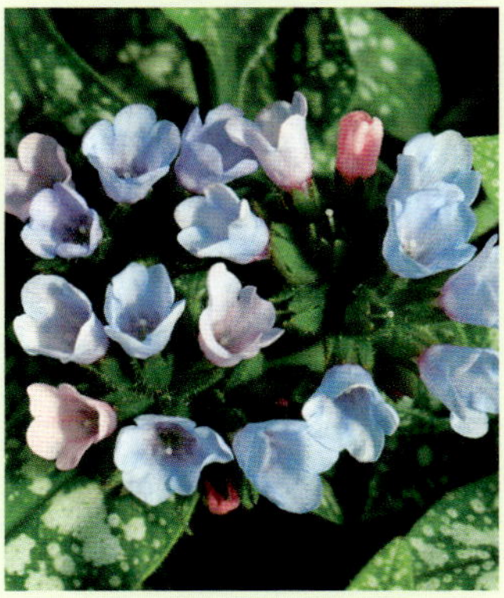

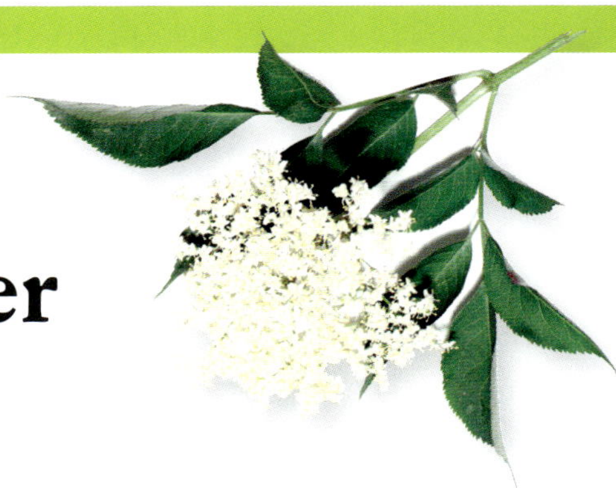

Schwarzer Holunder

(Sambucus nigra)

Sehr wirksam bei Erkältungen

Die Griechen stellten aus seinen hohlen Ästen die Sambuké her, ein Musikinstrument, von dem auch der Name abstammt. Seine Früchte wurden schon seit Menschengedenken als Nahrung verwendet und auch heute werden daraus leckere Marmeladen und Säfte hergestellt. Allerdings sollte man ihn nicht mit dem Zwerg-Holunder verwechseln; sie stammen zwar aus der gleichen Familie, jedoch sind diese Früchte hochgradig giftig.

Wann nimmt man ihn ein?

Er erhöht und verflüssigt die bronchialen Absonderungen und ermöglicht somit ein einfacheres Ausscheiden. Da er auch starkes Schwitzen auslöst (schweißtreibend) und die Urinausscheidung erhöht (harntreibend), hat er eine reinigende und befreiende Wirkung, die wiederum zum Lindern von Erkältungen und Katarrhen, besonders bei fieberhaften Erkrankungen, empfehlenswert ist. Auch trockenen Husten beruhigt er und aufgrund der abführenden Wirkung hilft er bei Verstopfungen.
Seinen frisch gewonnenen Saft verwendet man bekannterweise bei Hüftproblemen und anderen Gelenkschmerzen. Allerdings nutzt man den Saft, in sehr hoher Dosierung, auch als Abführmittel.

Einnahmeform

Hauptsächlich verwendet man den Holunder getrocknet und kleingehackt zur Zubereitung von Tees (1–2 Teelöffel pro Tasse), aber man erhält ihn auch als Flüssigextrakt (1,5–3 ml alle 8 Stunden) und Tinktur (2,5–7,5 ml alle 8 Stunden).

Anwendungsgebiete

EINZELN

Schweißtreibender Tee: 10 g des Holunders ein paar Minuten in kaltem Wasser einweichen. Dann das Ganze aufkochen und kurz köcheln lassen. 10 Minuten ziehen lassen und filtern. Gegen Fieber nimmt man alle 8 Stunden eine Tasse. Fügt man etwas Zitronensaft hinzu, kann die Wirkung verstärkt werden.

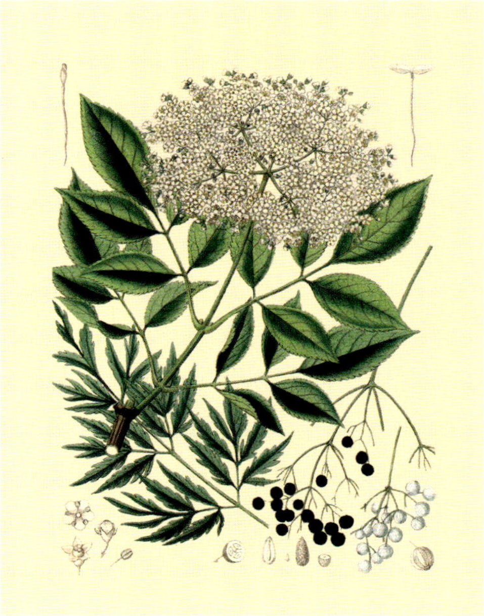

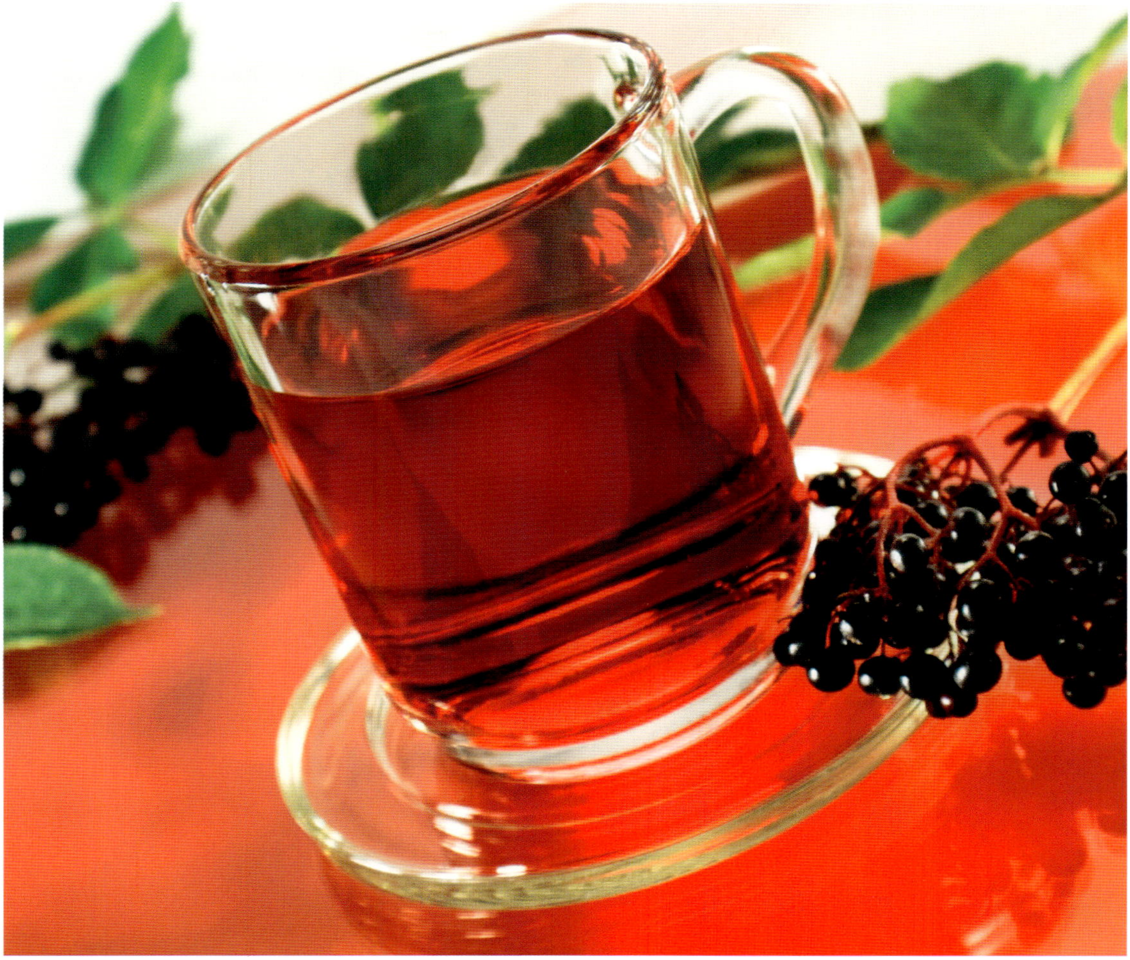

Vorsichtsmaßnahmen
Es handelt sich nicht um ein giftiges Heilmittel. Aufgrund von fehlenden Studien, die die sichere Einnahme garantieren, empfiehlt sich die Anwendung jedoch nicht bei Schwangeren und in der Stillzeit.

Kurzbeschreibung
Holunder ist ein großer Busch, sehr verzweigt und wächst bis zu 7 m hoch. Er besitzt gezackte Laubblätter, die oben matt grün und auf der Blattunterseite grünblau sind und weiße Blüten wachsen an Dolden. Die Früchte sind schwarz oder violett und ergeben einen roten Saft.

Wo wächst er?
Er wächst an Wegrändern, Flussufern und Wäldern in ganz Europa.

Ernte
Man kann die Rinde, die Blätter, die Wurzeln und den Blütenstand verwenden, am meisten benutzt man jedoch die Früchte. Die Rinde erntet man im Frühling, die Blätter im Sommer und die Blüten am Ende des Frühlings.

Zusammensetzung
Auffallend ist der Gehalt an Flavonoiden, ätherischem Öl, Triterpenen, phenolischen Säuren, Mineralsalzen, Pflanzenschleim, Pektinen und Tanninen.

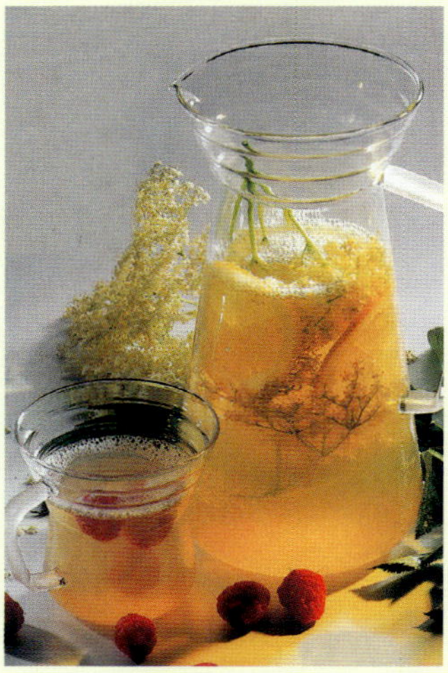

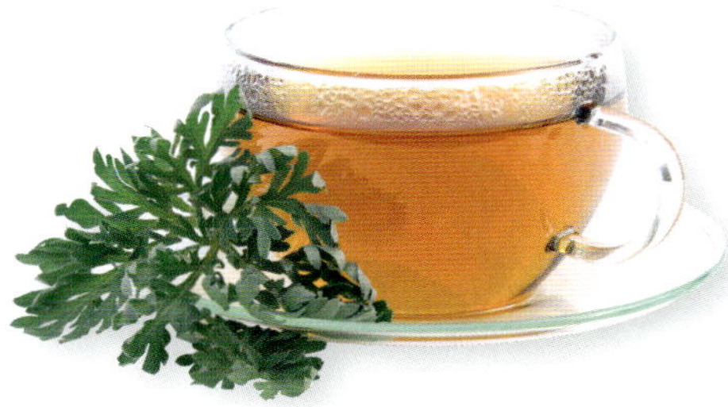

Wermutkraut

(Artemisia absinthium)

Appetitanregend und gut für den Magen

Man kennt Wermutkraut schon ewig und es waren die Griechen, die zu Ehren von Artemis, Göttin der Fruchtbarkeit, dem Kraut ihren Namen verliehen. Diese Pflanze wurde schon immer aufgrund ihrer vielseitigen Heilungseigenschaften angewendet – hauptsächlich wegen der appetit- und verdauungsanregenden Wirkung. Man verwendet Wermutkraut in der Herstellung von Weinen und Likören, so zum Beispiel bei dem bekannten Wermut und Absinth. Allerdings können diese Getränke bei Missbrauch auch starke Vergiftungen hervorrufen.

Wann nimmt man es ein?

Dank seiner Bitterstoffe regt es den Appetit bei Appetitlosigkeit an. Zudem hat es eine stärkende Wirkung auf den Verdauungsapparat und lindert Verdauungsprobleme bei Mangel an Magensäften.

Er ist dank seiner wurmabtreibenden Wirkung ein gutes Mittel gegen Darmparasiten und wirkt auch als Emmenagogum, um den Menstruationszyklus zu regulieren. Traditionell wenden ihn meist Frauen mit starken Menstruationsunregelmäßigkeiten und -schmerzen an.

Die Anwendung der Heilmittel ist nicht gesundheitsschädlich, wie es im Falle der daraus hergestellten Liköre sein kann, andererseits verhindert der sehr bittere Geschmack die Einnahme im Übermaß.

In der äußeren Anwendung ist das Wermutkraut ein gutes Antiseptikum und Insektizit. Trägt man eine Abkochung als Lotion auf die Haut auf, werden Insekten ferngehalten und getrocknet in Stoffsäckchen im Kleiderschrank ist es ein gutes Hausmittel gegen Motten.

Einnahmeform

Meistens verwendet man es getrocknet und gehackt für die Zubereitung von Tees (1 Teelöffel pro Tasse Wasser), als Flüssigextrakt (1–2 ml alle 8 Stunden) und als Tinktur (10–30 Tropfen alle 8 Stunden).

Anwendungsgebiete

Einzeln

Appetit- und verdauungsanregender Tee: 3 Esslöffel der Pflanze in einem Liter Wasser 15 Minuten kochen lassen. 5 Weitere Minuten ziehen lassen und filtern. Vor den Mahlzeiten 2 oder 3 Tassen täglich trinken, um den Appetit anzuregen oder nach den Mahlzeiten zur Förderung der Verdauung.

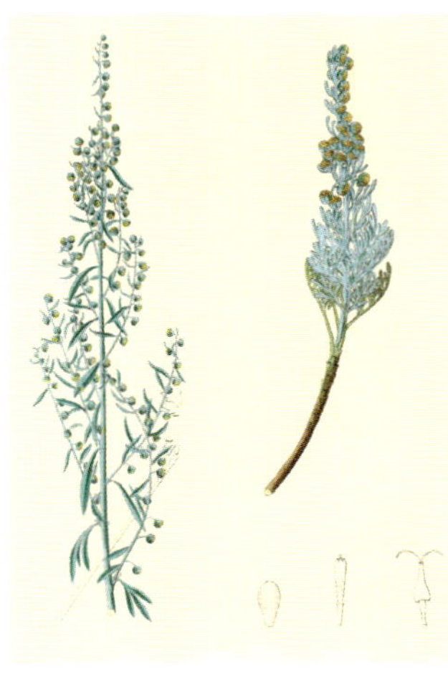

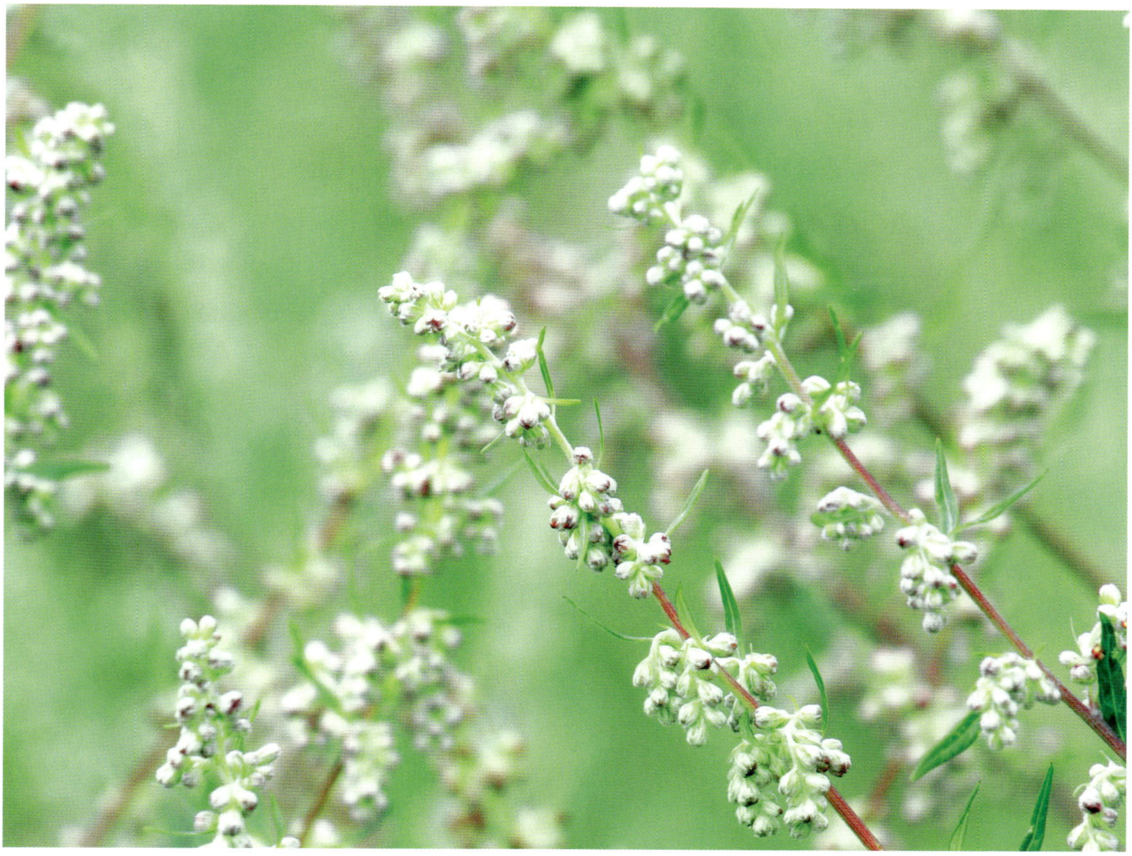

Vorsichtsmaßnahmen
Die Anwendung ist nicht empfohlen bei Epileptikern, in der Schwangerschaft und Stillzeit und bei Kindern unter 12 Jahren. Nicht über einen längeren Zeitraum einnehmen und nicht die empfohlene Dosis überschreiten.

Kurzbeschreibung
Eine mehrjährige Pflanze, sehr verzweigt, wächst bis zu 1 m hoch. Die Blätter sind auf der Oberseite grün-gräulich und an der Unterseite grün-silber. Die Blüten sind wie kleine gelb-grüne Köpfchen aneinander gruppiert.

Wo wächst es?
Es wächst in Süd- und Mitteleuropa, im nördlichen Afrika und in Asien.

Ernte
Man verwendet die Blätter und Blütenteile und erntet diese vor der Blütezeit. Nach dem ersten Jahr kann man es zweimal pro Jahr ernten, jeweils zum Sommer- und zum Winteranfang.

Zusammensetzung
Auffallend ist der Gehalt an ätherischem Öl mit stark bitterem Geschmack, dessen Hauptkomponente Thujon ist. Außerdem enthält es Lactone, Flavonoide, Tannine, phenolische Säuren, Vitamine und Mineralsalze.

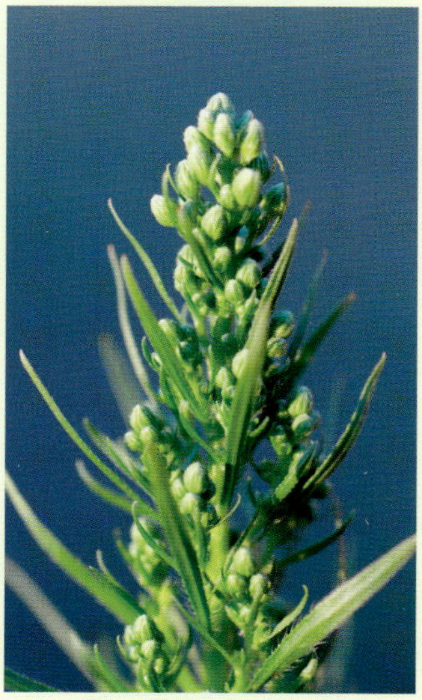

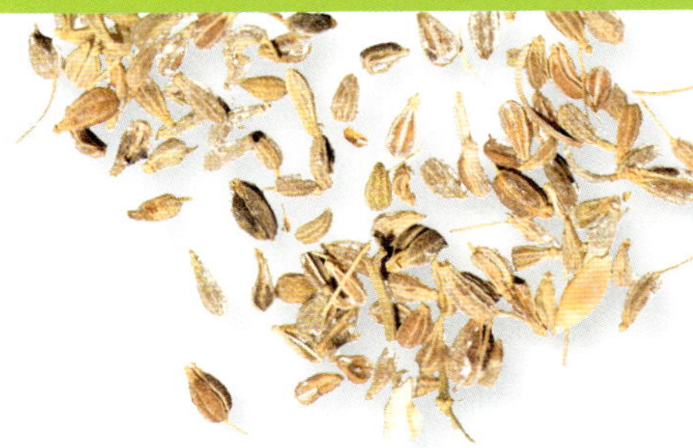

Anis

(Pimpinella anisum)

Das beste Gewürz für die Verdauung

In den alten Mittelmeerkulturen wurde er bereits zu medizinischen Zwecken und auch zum Würzen von Speisen und Getränken verwendet. Heute hat sich das Anwendungsgebiet nicht groß verändert: Anis verwendet man zum Würzen in der Bäckerei und Konditorei, in manchen Currys und Meeresfrüchte-Gerichten, zur Herstellung von Likören und als wirksames Mittel bei einer schweren Verdauung.

Wann nimmt man ihn ein?

Da der Anis sehr blähungstreibend wirkt, ist er ein gutes Mittel, um Gase im Darm zu verringern. Dies zusammen mit der Magen-Darm entkrampfenden Wirkung macht den Anis zu einem angenehmen Mittel für Groß und Klein, um die Symptome schwerer Verdauungen zu lindern. Außerdem verhindert er auch Mundgeruch.
Aber auch als Schleimlöser und Antiseptikum wird Anis gerne zur Behandlung von trockenem Husten, Bronchitis und Pharyngitis verschrieben. Die Milchproduktion bei stillenden Müttern wird durch ihn erhöht und er reguliert den Menstruationszyklus.
Allerdings sei gesagt, dass die Anisschnäpse nicht dieselbe Wirkung haben wie die Tees, sondern eher das Gegenteil. Zu viel davon empfiehlt sich auf der einen Seite wegen des hohen Alkoholgehalts nicht und auf der anderen Seite kann es nervlich bedingte Störungen auslösen.

Einnahmeform

Traditionell verwendet man ihn getrocknet, nach Gewicht oder in Beuteln, zur Zubereitung von Tees (1 Teelöffel pro Tasse). Sein ätherisches Öl (0,1 ml täglich auf 3 Einnahmen verteilt) wird auch sehr häufig verwendet. Oft findet man Anis in Teemischungen für eine bessere Verdauung und auch als Zusatz in besonderen Präparaten (als Pulver) zum Lindern von Koliken und anderen Verdauungsproblemen von Babys und Kleinkindern.

Anwendungsgebiete

Einzeln

Blähungstreibender Tee: Einen halben Teelöffel in einer Tasse mit kochendem Wasser auffüllen. 10 Minuten ziehen lassen und filtern. Eine Tasse des Tees, nach den Mahlzeiten, schmeckt gut und verhindert Gase und Krämpfe im Darmbereich, die zu einer schlechten Verdauung führen.

In Kombination

Verdauungsarzneitee: Man mischt zu gleichen Teilen Anis, Fenchel und Melisse. Einen Teelöffel dieser Mischung in einer Tasse mit kochendem Wasser auffüllen. 10 Minuten ziehen lassen und filtern. Am Tag kann man bis zu 3 Tassen nach den Mahlzeiten trinken.

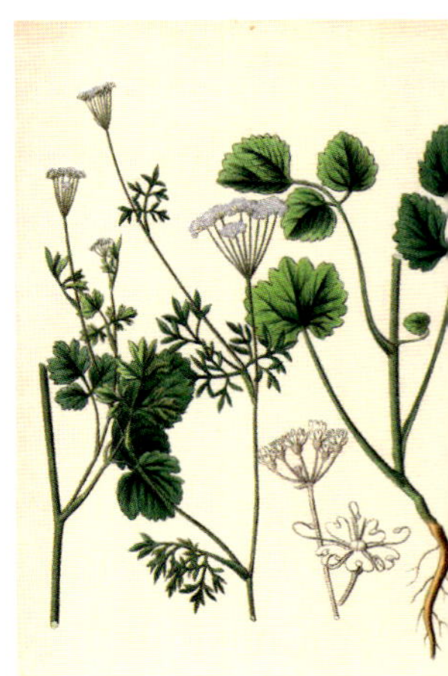

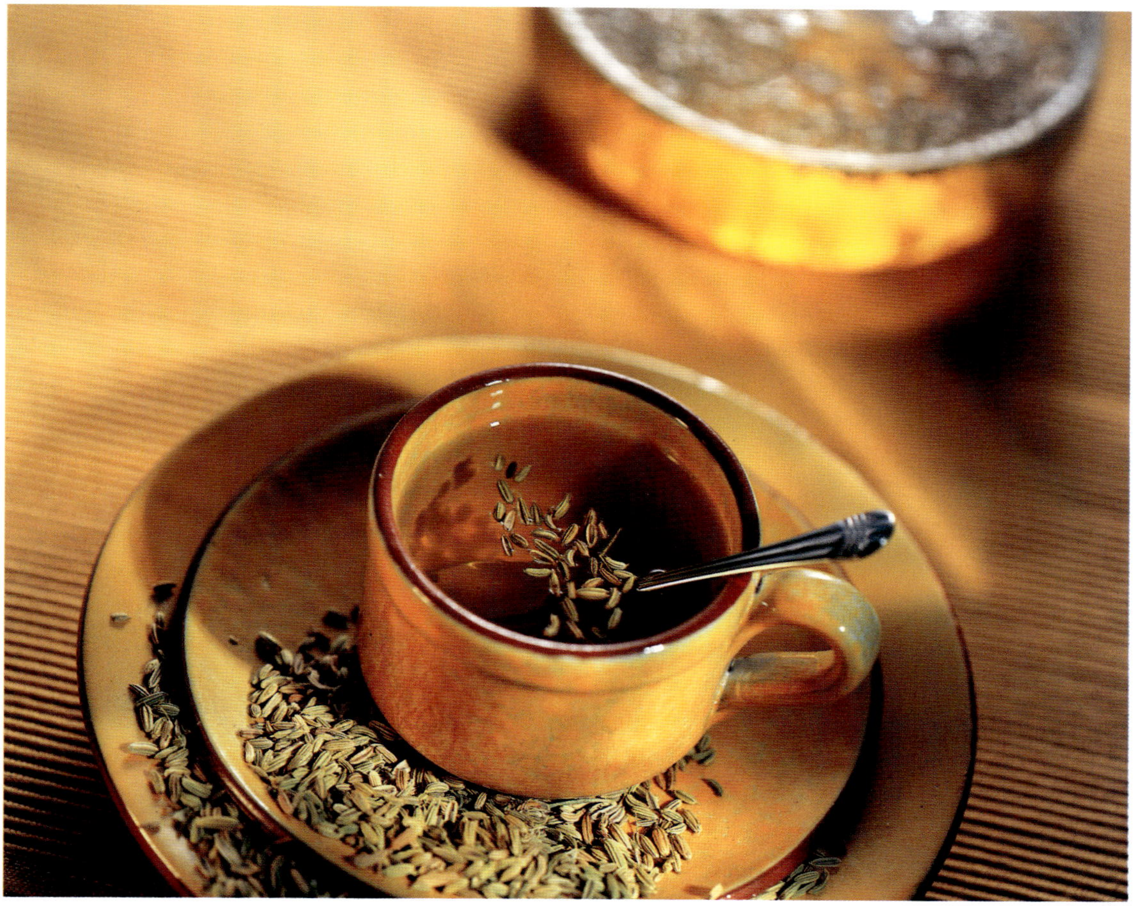

Vorsichtsmaßnahmen
Nicht zu empfehlen während der Schwangerschaft und Stillzeit. Ebenso wenig empfohlen ist die Anwendung des ätherischen Öls bei Kindern unter 6 Jahren und Epileptikern. Gewarnt wird außerdem vor der Einnahme über einen längeren Zeitraum oder in zu hoher Dosierung.

Kurzbeschreibung
Die Krautpflanze wird zwischen 50 bis 80 cm hoch. Die Blätter sind dunkelgrün und die weißen Blüten wachsen gruppiert an kleinen Sträußchen. Die Frucht ist ein ovales Körnchen mit sehr chakteristischem Aroma.

Wo wächst er?
Der Anis wächst wild in Ägypten, Griechenland und im Mittelorient, aber er wird auch in warmen Mittelmeergebieten angepflanzt.

Ernte
Man verwendet die Früchte und erntet sie zwischen Juli und August, wenn sie eine hellbraune Farbe annehmen.

Zusammensetzung
Auffallend ist der Gehalt an ätherischem Öl, er enthält aber auch Flavonoide, phenolische Säuren, Kumarine und Triterpene.

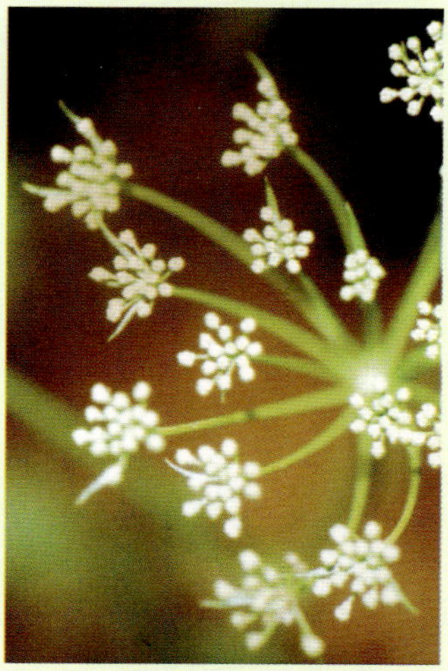

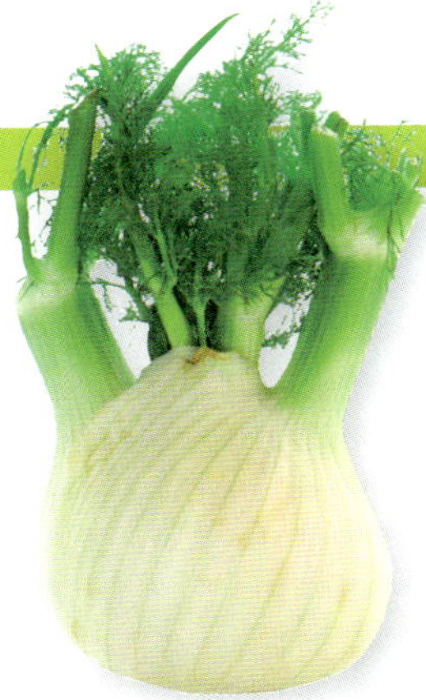

Fenchel

(Foeniculum vulgare)

Blähungen ade!

Im Mittelalter hängte man am Vorabend zur Sonnenwende ein Büschel Fenchel an die Eingangstür, um böse Geister zu vertreiben. Fenchel galt als magische Pflanze und fähig, Hexenzauber auszulöschen.
In der typischen mediterranen Küche verwendet man die Knolle als Gemüse und die Stiele und Blätter zum Aromatisieren. Die getrockneten Früchte nutzt man nicht nur als Gewürz, sondern auch für medizinische Zwecke.

Wann nimmt man ihn ein?

Auffallend ist seine Fähigkeit, das Verdauungssystem in Einklang zu bringen. Er stimuliert die Verdauung und hat eine starke blähungstreibende Wirkung, die überflüssige Gase im Darmbereich (der Grund für Aufgeblähtheit und Blähungen) auflöst. Ebenso wirkt er entkrampfend. Besonders oft wird er daher bei Darmverkrampfungen angewendet, z. B. bei Koliken von Babys und Kleinkindern.
Ebenso verflüssigt er Schleim in den Atemwegen, wirkt antiseptisch und ist somit ein gutes Arzneimittel zur Linderung von Husten und Bronchitis.

Einnahmeform

In der Regel findet man Fenchel in Kapseln und Tabletten, als Flüssigextrakt (1–3 ml vor den Mahlzeiten), als Tinktur (5–15 ml vor den Mahlzeiten), als Sirup und ätherisches Öl (0,1–0,6 ml alle 24 Stunden).
Ebenso ist er in vielen Teemischungen zu finden (Verdauungstee, blähungstreibender Tee, Abführtee), sowie schleimlösenden Präparaten. Allerdings ist der Fenchel alleine in Tees nicht empfehlenswert, da die Frucht im ganzen Stück keine Wirkung hat und zerstoßen in Teebeuteln zu schnell ihre Wirkung verliert.

Anwendungsgebiete

Einzeln

Verdauungstee: 1–3 Teelöffel der Frucht zerkleinern und in einer Tasse mit kochendem Wasser auffüllen. Für etwa 10 Minuten ziehen lassen und filtern. Um Magen-Darm-Beschwerden zu lindern, 3-mal täglich nach den Mahlzeiten eine frisch aufgebrühte Tasse trinken. Für Babys und Kleinkinder kann man etwas Tee in die Milchflasche mischen.

In Kombination

Blähungslösender Tee: Man mischt zu gleichen Teilen Anis, Melisse und Fenchel. Einen Teelöffel von der Mischung in einer Tasse mit kochendem Wasser auffüllen. Ungefähr 10 Minuten ziehen lassen und dann filtern. Beruhigt Magen-Darm-Verkrampfungen und befreit von überflüssigen Gasen.

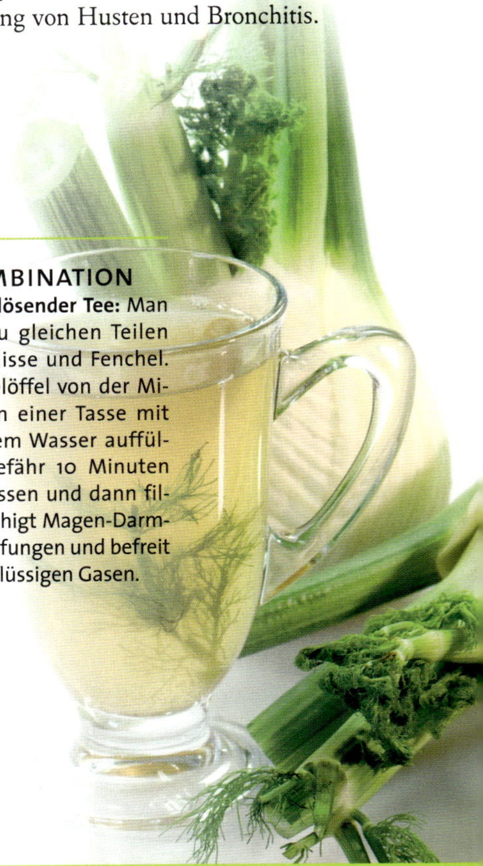

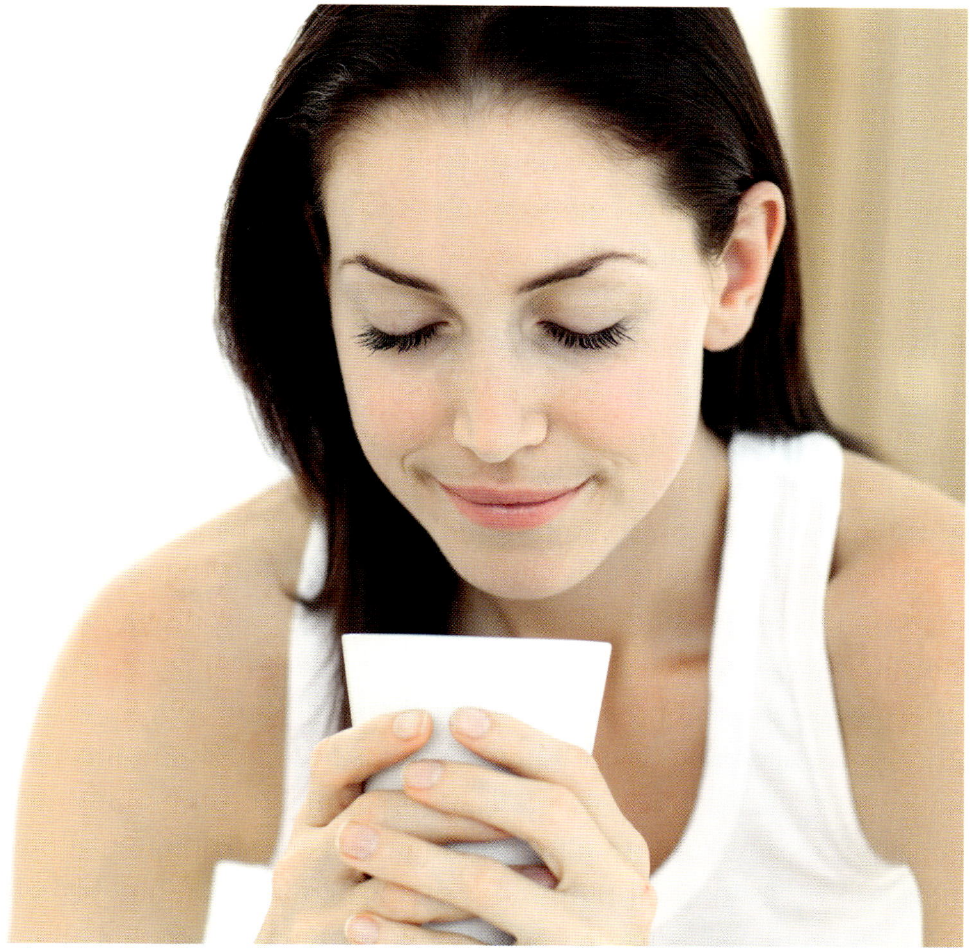

Vorsichtsmaßnahmen
Nicht zu empfehlen während der Schwangerschaft und Stillzeit. Das ätherische Öl sollte bei Babys, Kleinkindern und Epileptikern nicht angewendet werden. Da es toxisch wirkt, sollte man es ebenfalls nicht länger als zwei Wochen und nicht in zu hoher Dosierung anwenden.

Kurzbeschreibung
Eine krautige Pflanze, die über 1,5 m hoch wachsen kann. Fenchel ist sehr aromatisch, mit federigen Blättern und doppeldoldigem Blütenstand.

Wo wächst er?
Meist wächst er im Straßengraben, an Wegesrändern, unbepflanzten Feldern und in küstennahen Gebieten.

Ernte
Für medizinische Zwecke verwendet man die Früchte und erntet diese ab Juli. Man kann sie leicht im Schatten trocknen. Danach in gut verschlossenen, licht- und feuchtigkeitsundurchlässigen Behältern nicht länger als 1 Jahr aufbewahren.

Zusammensetzung
Er beinhaltet ätherisches Öl, Kumarinen und Flavonoiden.

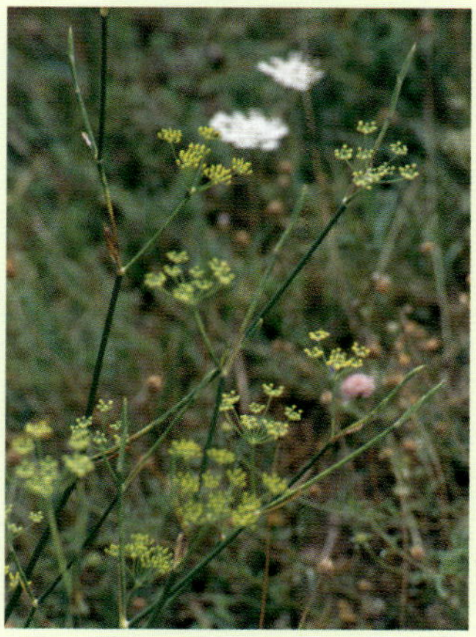

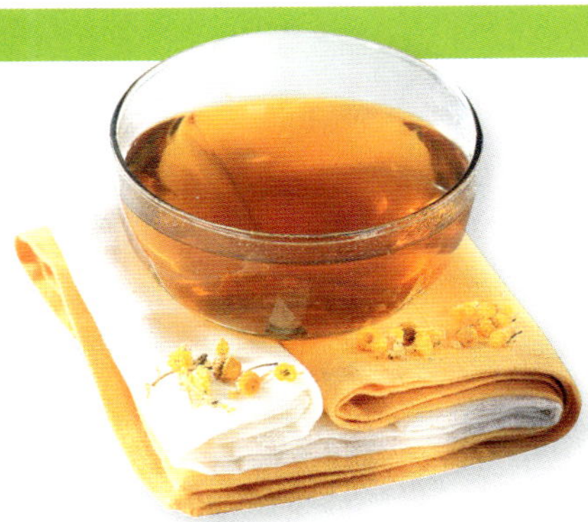

Kamille

(Matricaria chamomilla)

Balsam für die Verdauung

Schon unsere Großeltern haben sie verwendet und auch heute wird kaum eine Pflanze öfter benutzt als die Kamille. Ihr Tee mit sanftem und aromatischem Geschmack wird am meisten von allen getrunken und ist ideal nach einem schweren und kalorienreichen Essen. Die Eigenschaften dieser Pflanze kannte man schon im alten Ägypten, wo sie als heilige Pflanze galt. Diese Verehrung wurde auch bei den Griechen und Römern aufrecht erhalten.

Wann nimmt man sie ein?

Die Kamille kombiniert eine verdauungsstimulierende Eigenschaft mit einer Wirkung als natürliches Schmerzmittel, was sie zu einem idealen Arzneimittel zum Lindern nervlich bedingter Verdauungsstörungen, begleitet von Bauchschmerzen und Magen-Darm-Krämpfen, macht. Ebenso ist sie eine gute Lösung bei Koliken, sie hilft gegen Durchfall, lindert das Gefühl des Unwohlseins, der Übelkeit und beugt dem Erbrechen vor. Auch bei Magenverstimmungen und bei Lebensmittelvergiftungen wird sie oft angewendet.

Besonders hilfreich ist sie nach schnellen, reichhaltigen und schweren Mahlzeiten, da sie das Völlegefühl verringert und das Anhäufen von Gasen und Blähungen verhindert. Wegen ihrer schmerzlindernden Wirkung beruhigt sie auch die Nerven und das Gemüt. Daher ist sie ein gutes Mittel dafür, Kindern und Babys beim Einschlafen zu helfen, Regelschmerzen und Übelkeit in der Schwangerschaft einzudämmen sowie auch Migräne und Reizbarkeit zu lindern. Die Kamille verfügt über eine erweichende, beruhigende und antiseptische Wirkung und lindert in der äußerlichen Anwendung Hautirritationen, Ekzeme und Stiche.

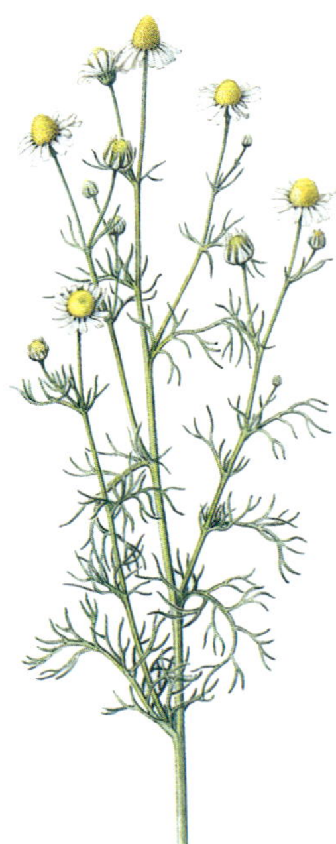

Einnahmeform

Meist findet man die Blüten getrocknet zur Zubereitung von Tees (1½ Teelöffel pro Tasse Wasser), aber auch als Tinktur (15 ml alle 8 Stunden), als Flüssigextrakt (3 ml alle 8 Stunden) und als ätherisches Öl, das meist zur externen Anwendung verwendet wird.

Anwendungsgebiete

Einzeln

Verdauungstee: 2 Minuten lang 1½ Teelöffel der Blüten in Wasser köcheln lassen. Filtern und 10 Minuten ruhen lassen. Gut heiß und nach den Mahlzeiten trinken, damit sich das Essen setzen kann, die Übelkeit verschwindet und ein Erbrechen verhindert wird.

In Kombination

Blähungstreibender Tee: Man mischt zu gleichen Teilen Kamille, Melisse, Minze, Baldrian und Kümmel. Auf eine Tasse Wasser kommt ein Teelöffel der Mischung. Es empfiehlt sich, eine Tasse nach den Mahlzeiten zu trinken.

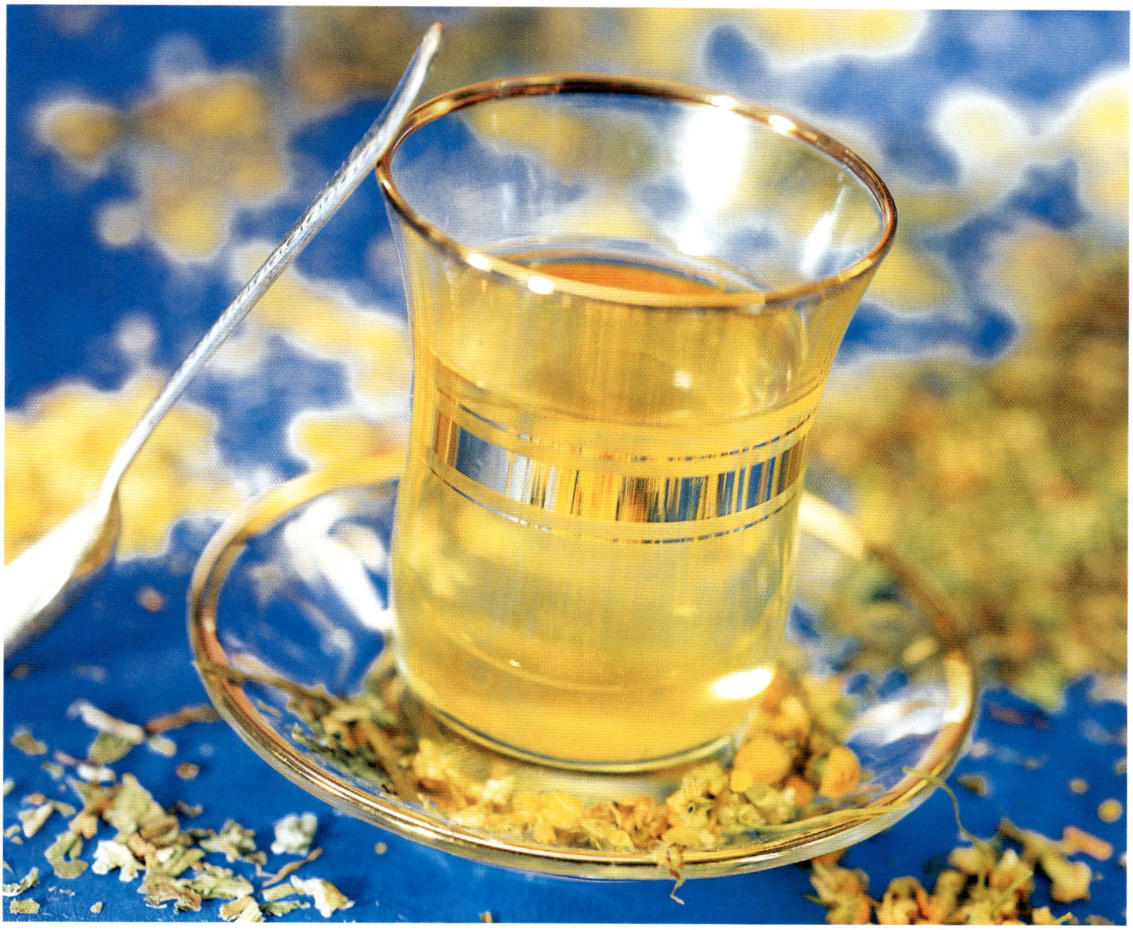

Vorsichtsmaßnahmen
Auch wenn die Kamille nicht giftig ist, kann eine zu lange Anwendung oder ein zu hoher Gehalt an Blüten Verdauungsstörungen und Erbrechen hervorrufen. Das ätherische Öl sollte bei Kindern unter 6 Jahren, Personen mit Atemwegsallergien oder Überempfindlichkeit weder zur inneren noch äußeren Anwendung verwendet werden.

Kurzbeschreibung
Die Kamille ist eine kleine Kräuterpflanze, einjährig und verzweigt. Sie hat kleine, weiße Blütenblätter mit gelbem Kern – genauso wie die Margerite.

Wo wächst sie?
Sie wächst in trockenen, sonnigen Gebieten und an Wegesrändern und Feldern, fast europaweit.

Ernte
Man erntet sie im Frühling, verwendet die äußersten Blütenstände und bewahrt diese in geschlossenen Behältern auf. Normalerweise wächst sie wild, man kann sie aber auch problemlos ohne viel Pflege anpflanzen.

Zusammensetzung
Die Kamille enthält ätherisches Öl, Flavonoide, Pflanzenschleim, phenolische Säuren und Tannine.

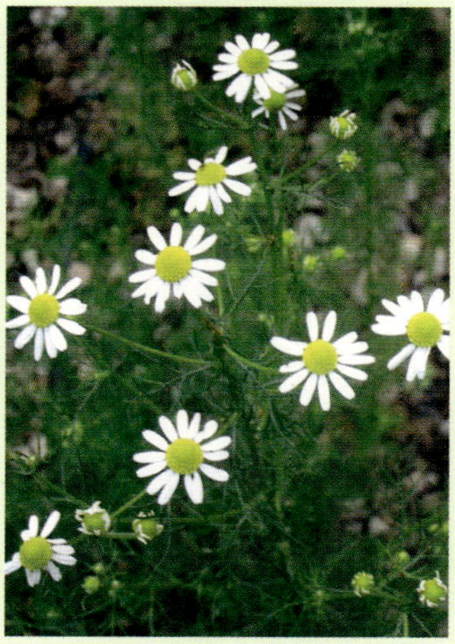

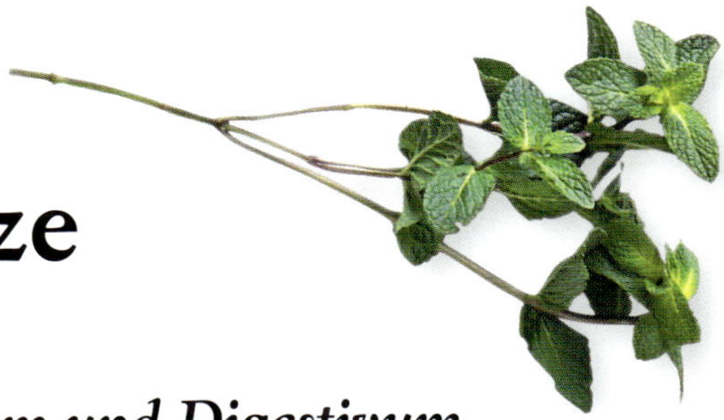

Pfefferminze

(Mentha piperita)

Erfrischendes Tonikum und Digestivum

Es gibt unzählige Arten der Pfefferminze, und obwohl sie sich untereinander kreuzen, behalten alle ihre medizinische Wirkung. Genauer gesagt kennt man die Pfefferminze seit dem 17. Jahrhundert, als man durch Kreuzungen in England die grüne Minze entwickelte. Dank ihres scharfen Geschmacks und des intensiven und erfrischenden Aromas kann man sie frisch oder getrocknet verwenden. Es handelt sich um eine sehr vielfältige Pflanze, die nicht nur als Gewürz in der Küche, sondern auch in der Medizin immer mehr Anklang findet.

Wann nimmt man sie ein?

Wir haben es mit einer Pflanze zu tun, die gerne für eine gute Verdauung verwendet wird, denn: Sie steigert die Magensaftabsonderungen, was die Verdauung stärkt und erleichtert; sie erleichtert die Verdauung von Fetten, weil sie die Gallenproduktion erhöht; sie wirkt blähungstreibend und entkrampfend, besonders im Magen-Darm-Bereich. Aus all diesen Gründen wird sie bei Gastritis und Aerophagie und zur Linderung von krampfartigen Darmschmerzen angewendet. Auch in Verbindung mit anderen Entspannungskräutern trägt sie hervorragend zur Schmerzlinderung bei. Das ätherische Öl der Pfefferminze verwendet man auch zur Inhalation (niemals bei Kindern!) bei Atemwegsbeschwerden, zum Befreien der Atemwege, als Antiseptikum und Schleimlöser. Auch in der äußeren Anwendung wirkt es als Hautreizmittel und somit als Antirheumatikum. Ebenso wirksam ist die Pflanze bei Nesselausschlag und Insektenstichen, da sie erfrischt und den Juckreiz hemmt.

Einnahmeform

Die Blätter verwendet man getrocknet und gehackt für Tees (1 Teelöffel pro Tasse) und Abkochungen. Auch erhältlich als Flüssigextrakt (2 ml 2–3-mal am Tag), Tinktur (10 ml 2–3-mal am Tag) und ätherisches Öl (oral: 0,2 ml einmal täglich und extern: 5–15 Tropfen mehrmals täglich). Minze erscheint in Mischungen zur Verdauungsregelung, gegen Blähungen und zum Abführen. Die Essenz ist Teil vieler pharmazeutischer Präparate.

Anwendungsgebiete

Einzeln

Tee bei Verdauungsbeschwerden: In eine Tasse mit kochendem Wasser einen Teelöffel der Blätter hinzufügen. 10 Minuten ziehen lassen und filtern. Drei Tassen täglich, frisch gebrüht und heiß trinken. Möglichst nach den Mahlzeiten.

In Kombination

Blähungstreibender Tee: Man mischt 50 g Ysop, 50 g Orangenblüten und 100 g Minze. Einen Teelöffel der Mischung mit einer Tasse kochendem Wasser auffüllen. 10 Minuten ziehen lassen und filtern. Trinkt man diese Mischung nach den Mahlzeiten, wird die Bildung von Gasen während der Verdauung verhindert.

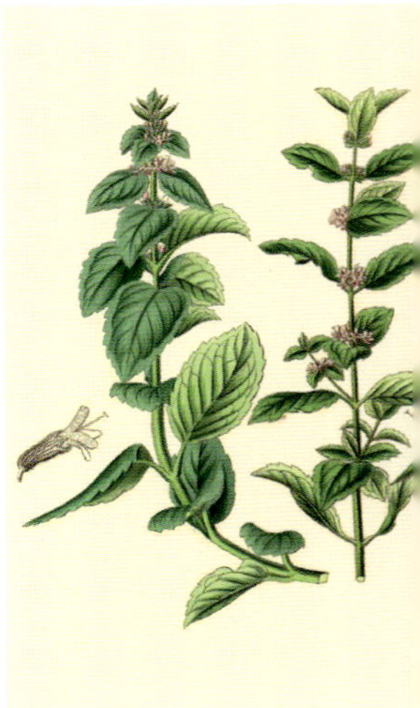

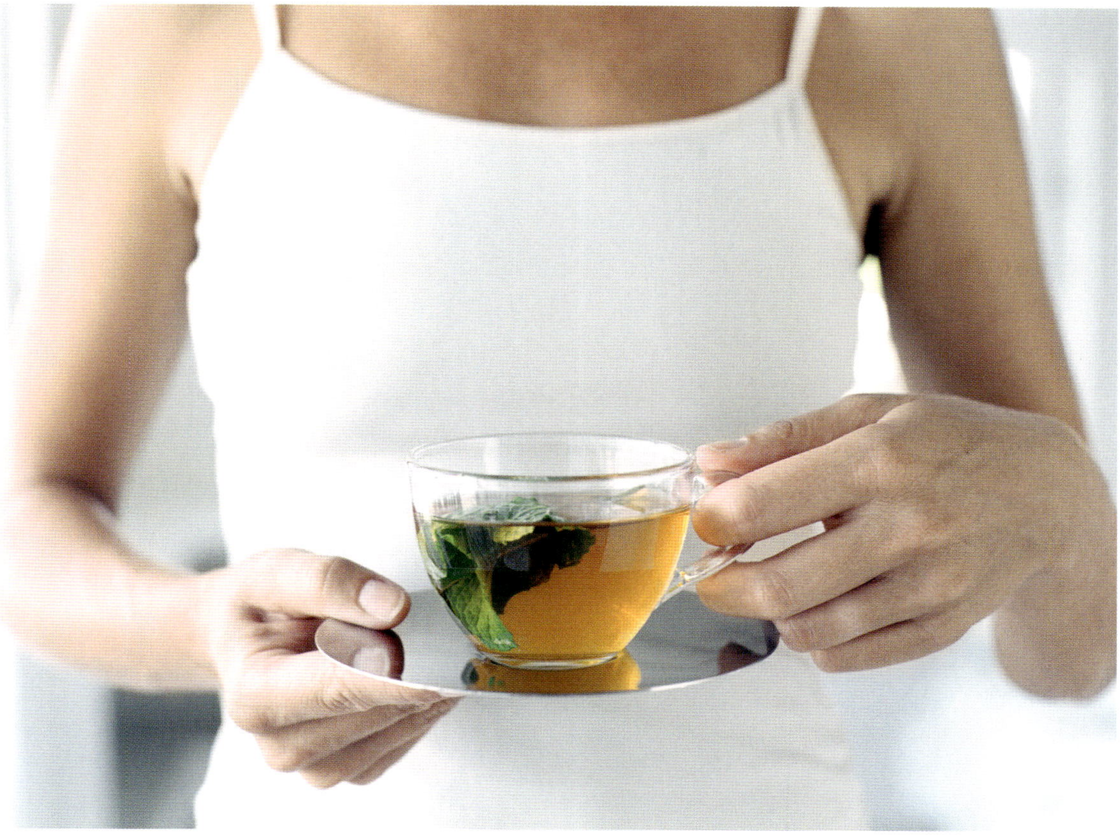

Vorsichtsmaßnahmen
Die Anwendung ist bei Patienten mit Gallenobstruktion kontraindiziert. Bei Gallensteinen ist vor der Anwendung ein Spezialist aufzusuchen. Das ätherische Öl sollte bei Kindern mit Vorsicht angewendet werden. Niemals die empfohlene Dosis überschreiten und niemals im Gesicht anwenden!

Kurzbeschreibung
Kräuterpflanze von bis zu 80 cm Höhe. Die Blätter sind gestielt und gezackt und die Blüten des Lippenblütlers stehen in endständigen Ähren. Sie hat einen intensiven und erfrischenden Geruch.

Wo wächst sie?
Die Minze wächst in allen Klimas, aber bevorzugt etwas feuchte Böden und obwohl sie Sonne verträgt, ist sie lieber im Halbschatten.

Ernte
Man verwendet die Blätter sowohl frisch als auch getrocknet. Kurz vor der Blüte, Ende Mai bis Ende Juli, werden sie geerntet. Zum Herbstanfang kann man sie erneut ernten. Man trocknet sie im Schatten an einem belüfteten Ort, ohne sie zu sehr aufeinander zu häufen. Später werden sie in licht- und feuchtigkeitsundurchlässigen Behältern aufbewahrt.

Zusammensetzung
Auffallend ist der Gehalt an ätherischem Öl. Zudem enthält sie Flavonoide, phenolische Säuren und Triterpene.

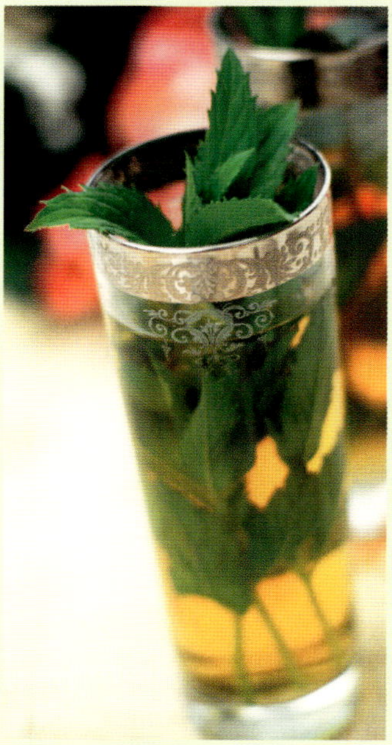

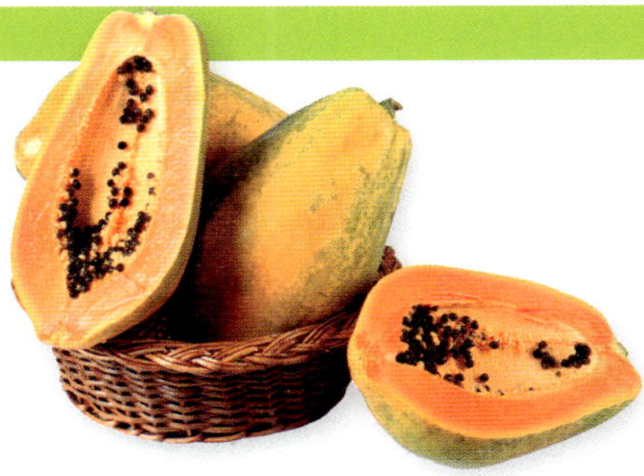

Papaya

(Carica papaya)

Verarbeitet die Proteine und stimuliert die Abwehrstoffe

Sowohl die Früchte als auch die Enzyme, die sie enthält, kennt und verwendet man seit vielen Jahren aufgrund ihrer therapeutischen Wirkung. Neben dem medizinischen Interesse ist die Papaya jedoch auch ein gern gesehenes Lebensmittel – als Gemüse (unreife Früchte), als Frucht (reife Früchte) und in der Lebensmittelindustrie, um Fleisch zarter zu machen.

Wann nimmt man sie ein?

Ihre proteolytischen Enzyme (wie Papaina) lösen schnell Proteine auf, was deren Verdauung erleichtert. Daher nutzt man sie auch bei schweren und langsamen Verdauungen, bei Verdauungen, die Gase produzieren, oder wenn man einfach zu viel gegessen hat.
Dank der wurmtötenden Eigenschaft ist sie auch bei Magen-Darm-Parasiten ein gutes Heilmittel. Ebenso bestätigten erst kürzlich Studien ihre immunstimulierende Wirkung, die sehr wichtig für die natürlichen Abwehrstoffe des Organismus ist.

In der äußerlichen Anwendung machen die entzündungshemmende und proteolytische Wirkung sie zu einem effizienten Mittel bei Cellulite. Sie trägt auch zur schnelleren Vernarbung von Wunden und Hautverletzungen bei.
Auf der anderen Seite verwendet man das Papaina in Therapien bei Bandscheibenvorfällen, indem man das Papaina direkt in den Kern der beschädigten Bandscheibe injiziert.

Einnahmeform

Neben der Frucht kann man die Papaya in Kapseln und als Trockenextrakt erhalten. Zudem ist das Papaina Teil vieler pharmazeutischer Spezialpräparate.

Anwendungsgebiete

Einzeln

Man kann die Kapseln nach den Mahlzeiten einnehmen, aber auch auf die frische Frucht zurückgreifen, z. B. als Nachtisch. Da sie sehr reich an Betakarotin und Vitamin C ist und obwohl sie kaum Papaina enthält, trotzdem die Verdauung fördert, ist sie somit für alle Personen mit Verdauungsbeschwerden ein hervorragendes Mittel.

Traditionelle Anwendung

In Amerika wird sie hauptsächlich gegen Darmparasiten und gegen Durchfall verwendet. Traditionell wurden die Blätter in der Behandlung gegen Malaria angewendet. Den Milchsaft (Latex) der Blätter verwendet man gegen Falten und bei Schuppenflechte.

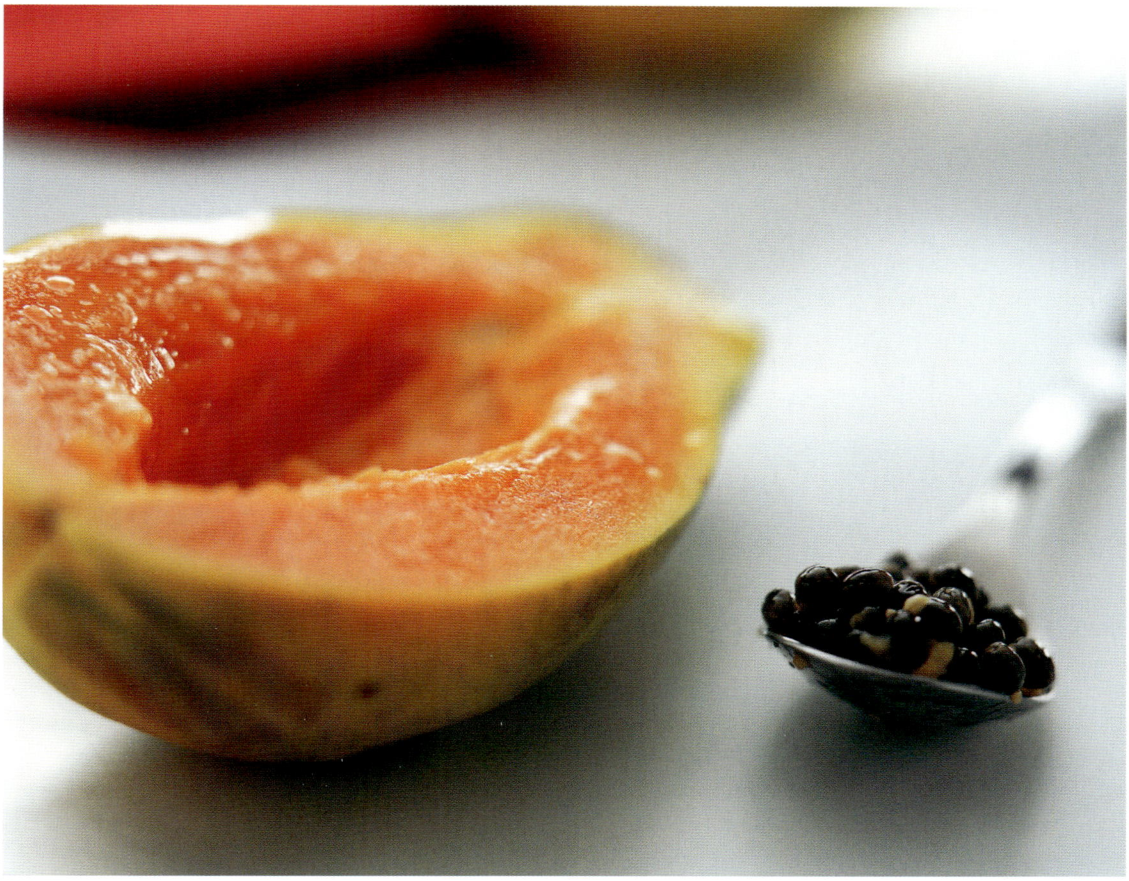

Vorsichtsmaßnahmen
Auch wenn sie nicht giftig ist, sollte man sie vorsichtshalber in der Schwangerschaft und bei Kleinkindern nicht verwenden.

Kurzbeschreibung
Sie ist ein großer Strauch (3–10 m hoch) mit fleischigem, gräulichem Stamm. Die Blätter sind um den Stamm angeordnet und die Früchte sind riesengroße Beeren, eiförmig und je nach Reifestadium werden sie orangegelb.

Wo wächst sie?
Vermutlich stammt sie aus Peru, jedoch meinen viele Autoren, sie hätte ihren Ursprung in Zentralamerika. Derzeit wird der Großteil in tropischen Gebieten angepflanzt.

Ernte
Für medizinische Zwecke verwendet man den Milchsaft (Latex), den man durch einen Einschnitt der Früchte vor der Reife und auch aus den Blättern erhält.

Zusammensetzung
Auffallend ist der Gehalt proteolythischer Enzyme wie das Papaina. Ebenso enthält sie Kohlenhydrate, Proteine, organische Säuren, Vitamine und Mineralsalze.

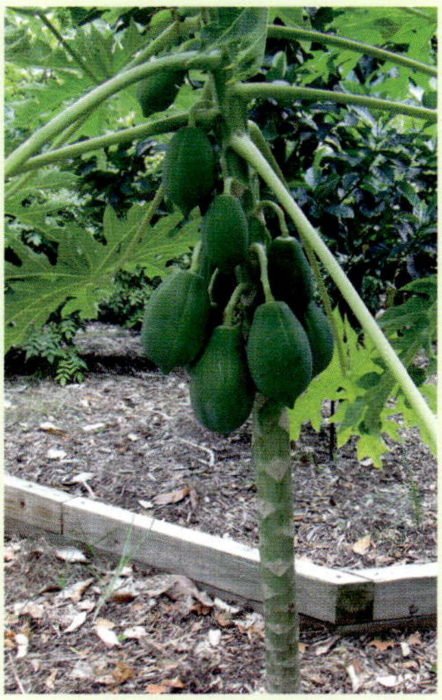

Hirtentäschelkraut

(Capsella bursa-pastoris)

Stoppt den Blutfluss und normalisiert den Menstruationszyklus

Der Name wird von der Tatsache abgeleitet, dass die Früchte wie die Taschen früherer Hirten geformt sind. Schon immer wurde die Pflanze zum Stoppen des Blutflusses verwendet und trotz des unangenehmen Geschmacks ist sie bis heute eines der besten Mittel dafür.

Wann nimmt man es ein?

Es ist blutstillend und gefäßverengend, wobei es in der oralen Anwendung gut zum Regulieren des extremen Menstruationsblutflusses geeignet ist und dafür, Nasenbluten vorzubeugen. In der äußerlichen Anwendung, in Form von Kompressen, ist es auch antiseptisch und somit gut zum Heilen von kleinen blutenden Hautwunden.

Ebenso wird es bei Personen mit niedrigem Blutdruck empfohlen, besonders bei sehr schlanken Frauen. Zudem wirkt es harntreibend und ist daher bei Blasenentzündungen hilfreich.

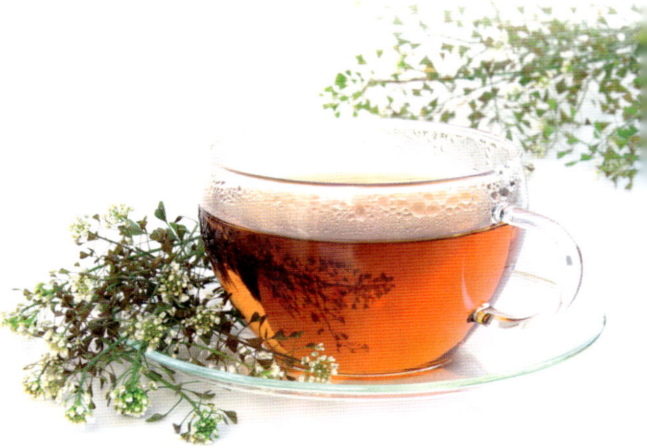

Einnahmeform

Man erhält das Hirtentäschelkraut einzeln, gestückelt (trocken und gehackt) zur Zubereitung von Tees (2–4 g pro Tasse), jedoch meist findet man es in Teemischungen, gemeinsam mit weiteren Heilpflanzen zur Behandlung von Menstruationsbeschwerden.

Anwendungsgebiete

Einzeln

Tee zum Stoppen des Blutflusses: 2–3 Teelöffel der Pflanze in eine Tasse mit kochendem Wasser füllen. 10–15 Minuten ziehen lassen und filtern. Am besten nach den Mahlzeiten und nicht öfter als 3-mal täglich einnehmen. Bleibt der Blutfluss beständig, konsultieren Sie einen Spezialisten.

In Kombination

Tee gegen extreme Menstruationsblutungen: Man mischt zu gleichen Teilen Hirtentäschel, Zypresse, Bitterorange und Dornmyrte. Einen Esslöffel der Mischung in kochendes Wasser füllen und 10 Minuten ziehen lassen. Filtern und mit Zucker oder Honig süßen. Eine Tasse alle 8 Stunden nach den Mahlzeiten trinken.

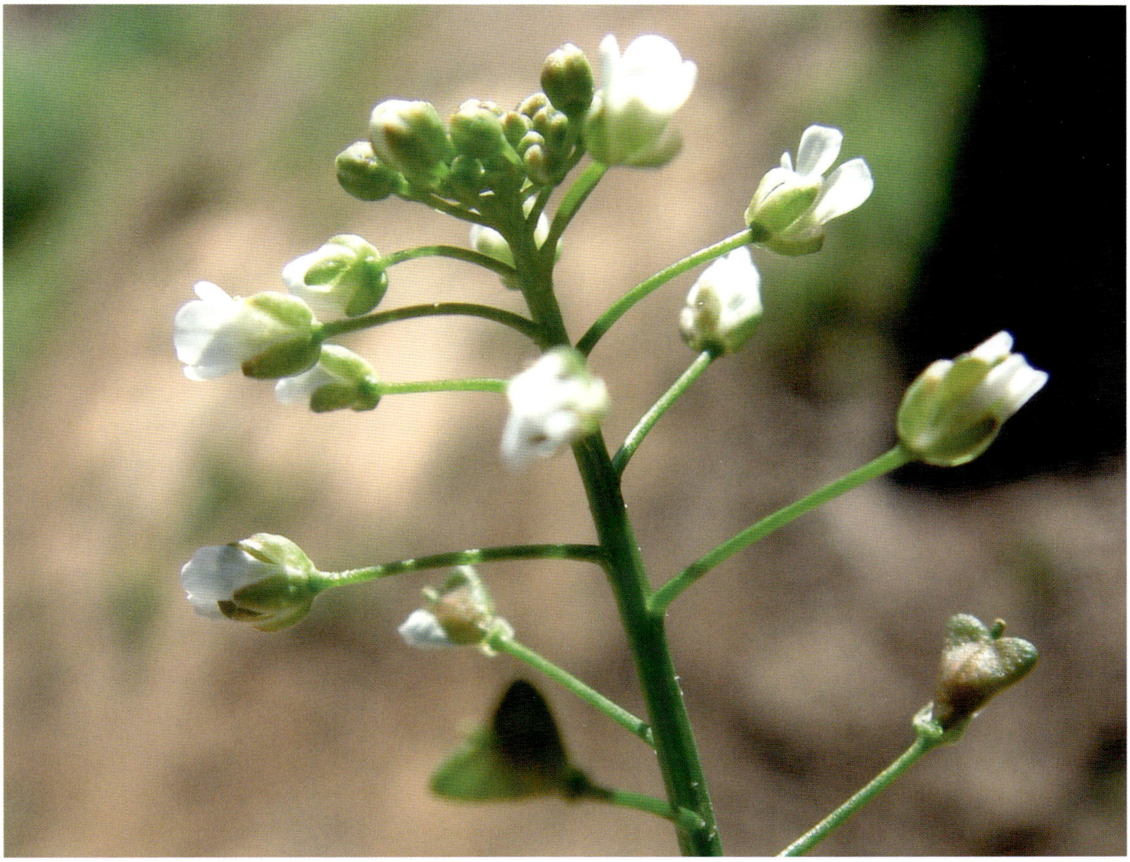

Vorsichtsmaßnahmen
Die Anwendung ist bei Personen mit Bluthochdruck und in der Schwangerschaft nicht empfohlen.

Kurzbeschreibung
Diese einjährige Pflanze wächst bis zu 50 cm hoch. Die Blätter formen eine Rosette dicht am Boden. Die Blüten sind klein und weiß. Das Hauptmerkmal der Pflanze ist die Frucht: dreieckig und platt, mit einem etwas salzigen Geschmack. Die Frucht erinnert an die Taschen der früheren Hirten, woher die Pflanze auch ihren Namen hat.

Wo wächst es?
Es wächst in allen möglichen Gebieten, wo Menschen tätig sind, auf angebauten Feldern, an Wegesrändern und alten Mauern (man bezeichnet es als „Unkraut").

Ernte
Man verwendet nur die oberirdischen Teile des Hirtentäschelkrauts. Es blüht praktisch das ganze Jahr über, auch wenn man es verstärkt im Frühling sieht. Frisch geerntet, trocknet man es an einem gut belüfteten Ort und bewahrt es später in gut verschlossenen und feuchtigkeitsundurchlässigen Glasbehältern auf.

Zusammensetzung
Auffallend ist der Gehalt an Aminen (Tyramin, Histamin und Cholin), Alkaloiden, Flavonoiden, Saponinen, organischen Säuren und ätherischem Öl.

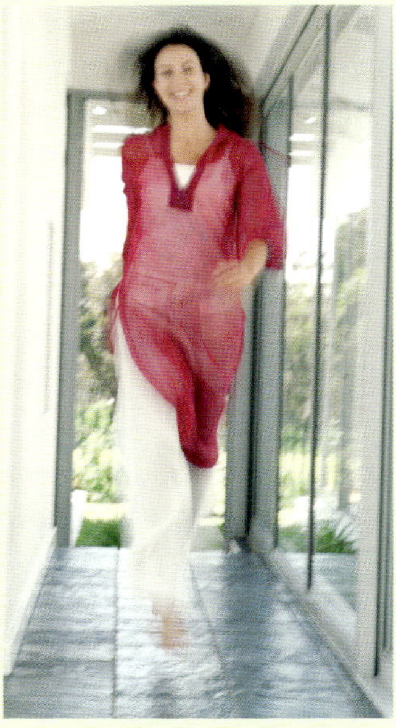

Rosskastanie

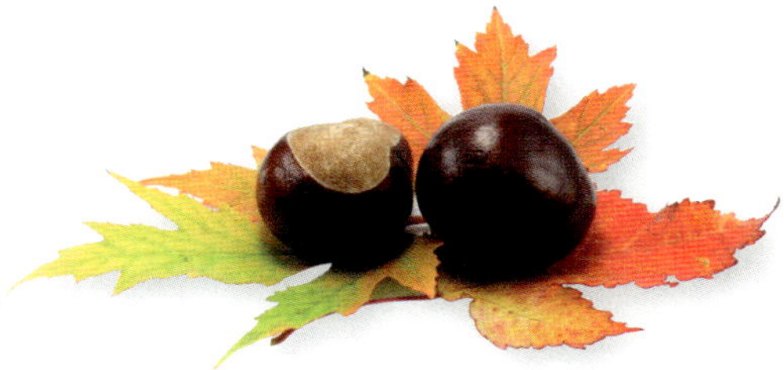

(Aesculus hippocastanum)

Hilft bei Krampfadern

Im Grunde ist der alte Glaube sehr merkwürdig: Damals glaubten die alten Landleute, dass es nur einiger Rosskastanien in der Tasche bedarf, um gegen Venenprobleme anzukämpfen. Heute weiß man genau, dass die Rosskastanie tatsächlich eine wichtige Alternative bei der Behandlung von Durchblutungsproblemen darstellt.

Wann nimmt man sie ein?

Sie erhöht die Venenwandresistenz und verringert ihre Durchlässigkeit, was wiederum den Blutkreislauf stärkt. Zudem wirkt sie entzündungshemmend und verhindert Wasseransammlungen. Somit ist sie sehr nützlich bei der Behandlung von Krampfadern, schweren Beinen, nächtlichen Krämpfen und Veneninsuffizienz. Sie wird auch gerne von Personen verwendet, die viele Stunden im Stehen arbeiten, mit Kreislaufproblemen zu tun haben, etc. Ebenso lindert diese Pflanze Schmerzen und verringert die Größe von Hämorrhoiden.

Auf der anderen Seite ist die Rinde der Rosskastanie reich an Allantoin, das erweichende und entzündungshemmende Eigenschaften hat und somit sehr gut zur Pflege und Gesundhaltung der Haut ist. Zusammen mit der venenverstärkenden Eigenschaft ist es nicht verwunderlich, dass die Rosskastanie in vielen Cremes zur Narbenheilung und zum Entlasten der Haut sowie in Sonnenschutzmitteln vorkommt. Man findet sie auch in Shampoos, da sie die Kapillardurchblutung stimuliert und somit die Kopfhaut kräftigt.

Einnahmeform

Meist findet man sie in Kapseln in Pulverform. Die Dosierung ist einfach, praktisch und präzise und der Verpackung zu entnehmen. Ebenso erhält man verschiedene Salben und Cremes mit Extrakten der Rosskastanie gegen Krampfadern, müde Beine und Hämorrhoiden. Außerdem gibt es in der Apotheke Medikamente mit Wirkstoffen, die aus dieser Pflanze gewonnen wurden.

Anwendungsgebiete

Einzeln

Am sichersten ist es, sie in Kapseln oder Tabletten einzunehmen oder als Creme zu verwenden. Um Hämorrhoiden zu lindern, kann man neben einer inneren Einnahme auch Sitzbäder mit einer Abkochung der Rinde der Rosskastanie nehmen (50 g Rinde auf 1 Liter Wasser, 10 Minuten kochen und filtern).

In Kombination

Sie ist Bestandteil unzähliger Präparate sowohl zur inneren als auch zur äußeren Anwendung, gemeinsam mit anderen venenstärkenden Pflanzen, wie Zaubernuss, Mäusedorn, Ginkgo und roter Weinrebe.

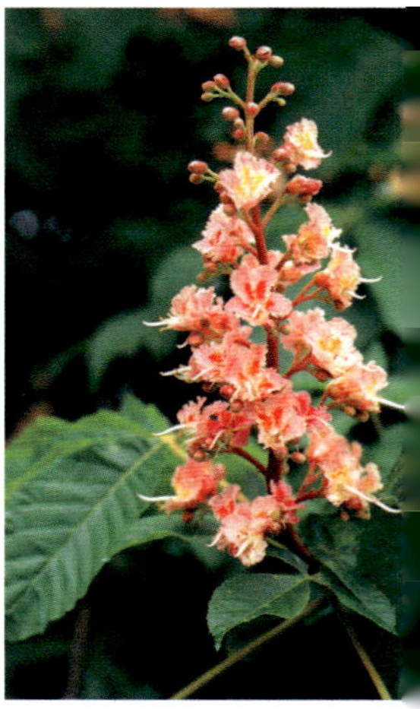

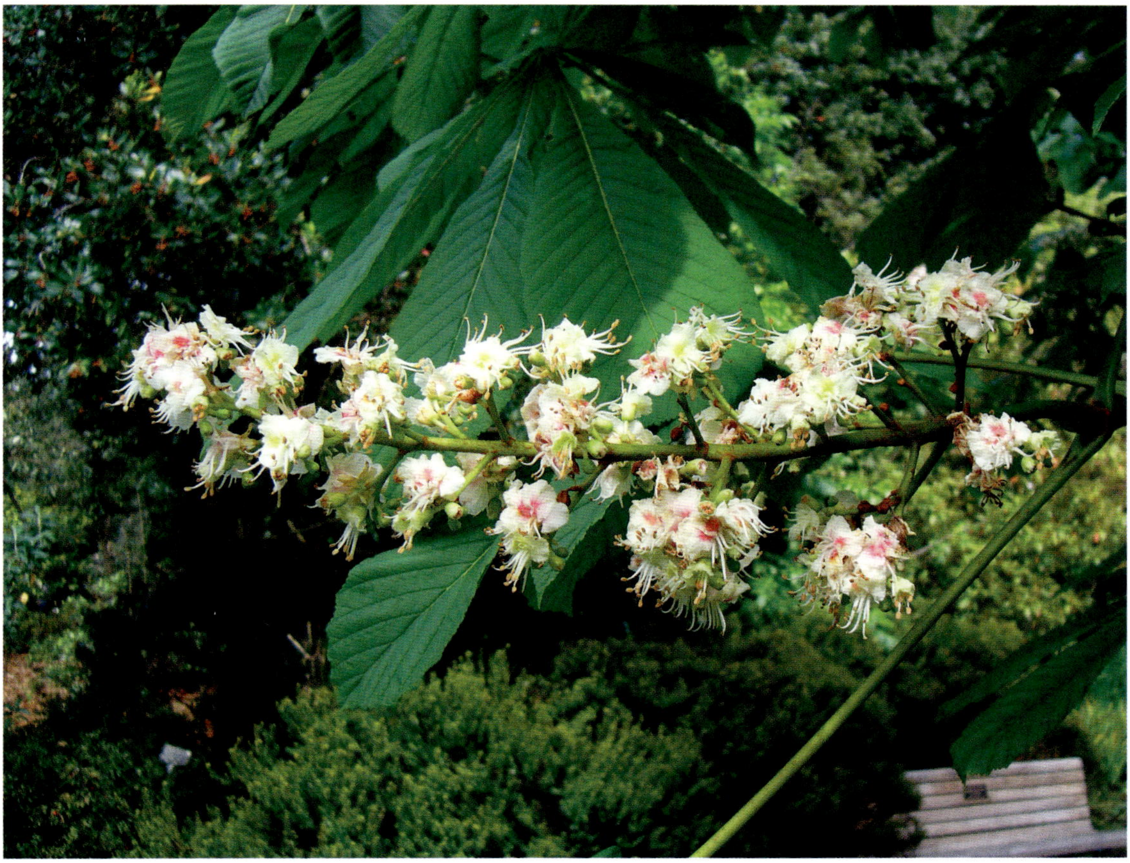

Vorsichtsmaßnahmen
Die empfohlenen Dosierungen sind nicht toxisch, jedoch sollte man sie in Schwangerschaft und Stillzeit, bei peptischer Ulcera und Gastritis nicht anwenden. Bei einer Nieren-, Leber- oder Herzinsuffizienz sollte die Rosskastanie mit Vorsicht angewendet werden.

Kurzbeschreibung
Sie ist ein Laubbaum mit sehr großem Blattwerk. Er wird bis zu 30 m hoch und ist sehr langlebig, d.h. er kann bis zu 300 Jahre alt werden. Seine Blätter sind handförmig, groß und gezackt und wachsen in 5er- bis 9er-Gruppen. Die Blüten sind weiß und in kleinen Sträußen angeordnet. Die großen Früchte sind von weichen Dornen umgeben und obwohl sie wie normale Kastanien aussehen, kann man sie nicht essen – im Gegenteil: Für Kinder können sie sogar gefährlich werden!

Wo wächst sie?
Der Baum ist sehr verbreitet in europäischen und amerikanischen Alleen. Man findet ihn auch wild in Wäldern von Bergregionen.

Ernte
Die Rinde der jungen Äste erntet man im Frühling und trocknet sie im Schatten. Die Samen entnimmt man den Früchten, die auf den Boden gefallen sind.

Zusammensetzung
Auffallend ist der Gehalt an Saponinen, Flavonoiden, Tanninen, Cumarin, Esteroiden und Allantoin.

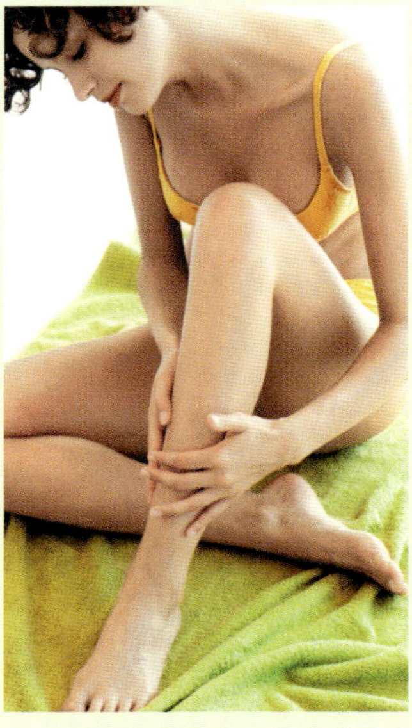

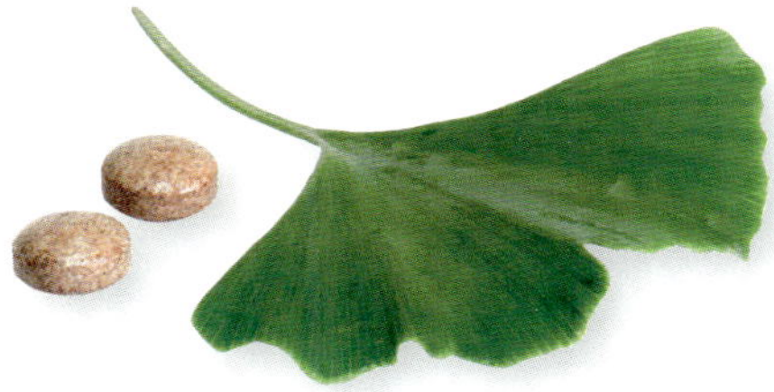

Ginkgo

(Ginkgo biloba)

Beugt altersbedingten Kreislaufbeschwerden vor

Die Langlebigkeit und Resistenz dieses Baumes sind Symbole seiner Eigenschaften, die er zur Verfügung stellt, um die Symptome des Älterwerdens zu lindern. Die traditionelle chinesische Medizin verwendet ihn seit dem Altertum und auch heute ist er Teil vieler pharmazeutischer Produkte sowie unzähliger wissenschaftlicher Studien.

Wann nimmt man ihn ein?

Er hat eine Wirkung auf das gesamte Kreislaufsystem und verbessert so den Blutkreislauf – sowohl kapillar als auch venös. Er wirkt gefäßerweiternd, venenverstärkend und schützt die Kapillaren, was ihn bei einer Kreislaufinsuffizienz, Krampfadern, Phlebitis, müden Beinen und geschwollenen Fußknöcheln zu einem angemessenen Arzneimittel macht.
Es wurde belegt, dass seine Wirkstoffe antioxidative Fähigkeiten aufweisen und somit der Peroxidation der Fette im Blut vorbeugen können, wodurch der Blutfluss verbessert wird. Zudem aktiviert er den Blutfluss im Gehirn und kann somit auch das Gehirn vor Durchblutungsproblemen schützen – ein großer Vorteil bei Krankheiten wie Alzheimer oder anderen Demenzen.
Auch wenn es noch nicht bewiesen ist, kann die Anwendung von Ginkgo das Gedächtnis gesunder Personen stärken und sogar Symptome des prämenstruellen Syndroms lindern. In dem Bild auf der rechten Seite unten kann man die typische Blattform des Ginkgos erkennen.

Einnahmeform

Es ist nicht empfehlenswert, die Blätter des Ginkgos in Tees oder anderen häuslichen Präparaten zuzubereiten, denn man erhält so bei weitem nicht die nötige Konzentration, damit die Pflanze effizient wirken kann. Daher empfiehlt sich die Einnahme von Kapseln (bereits dosiert), Tabletten, Flüssigextrakten und Tinkturen. Auch wenn diese Präparate eine Dosierung vorgeben, sollte man besser einen Arzt nach Rat fragen. In der Apotheke erhält man Medikamente auf Ginkgobasis mit ärztlicher Verordnung.

Anwendungsgebiete

Einzeln

Zur inneren Einnahme empfehlen sich bereits dosierte Präparate. Zur externen Anwendung, um den Blutfluss der Hände und Füße zu verbessern, kann man Hand- und Fußbäder vorbereiten: Bis zu 100 g Ginkgoblätter mit 1 Liter Wasser mischen, lauwarm oder heiß 1–2-mal am Tag anwenden.

In Kombination

Ginkgo findet man sehr häufig in Präparaten mit roter Weinrebe, Mäusedorn, Fenchel, Hagedorn, Hafer, Johanniskraut, Taigawurzel und Knoblauch.

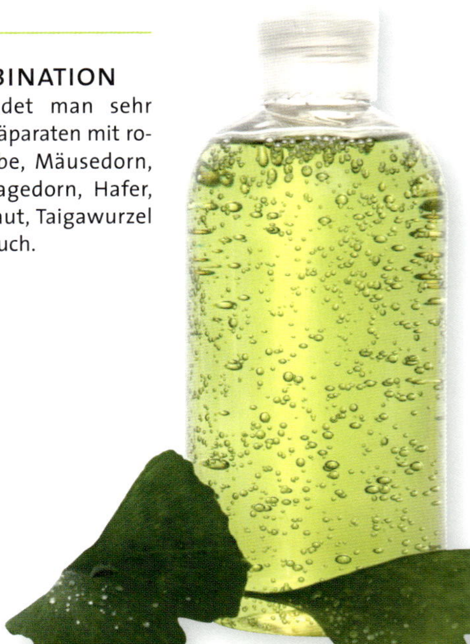

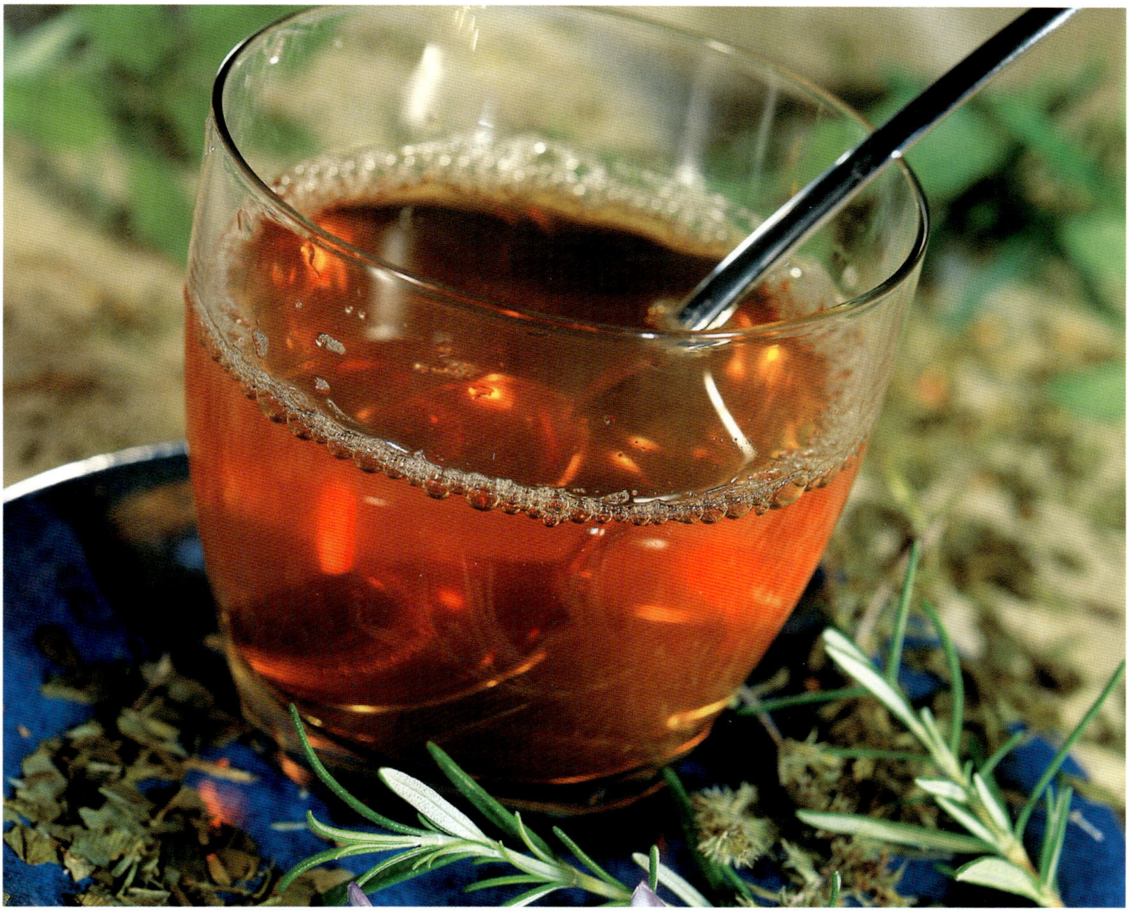

Vorsichtsmaßnahmen
Die Anwendung von Ginkgo ist bei Bluthochdruck und Diabetes sowie bei Kindern unter 12 Jahren, Schwangeren und stillenden Müttern kontraindiziert. Man sollte nicht außer acht lassen, dass Ginkgo mit blutgerinnungshemmenden Mitteln Wechselwirkungen austauscht.

Kurzbeschreibung
Ein archaischer Baum, der bis zu 30 m hoch wächst. Er ist diözisch (weibliche und männliche Blüten auf getrennten Exemplaren), laubabwerfend und die dicken und elastischen Blätter teilen sich, wenn sie jung sind, in zwei Lappen. Die gelben Steinfrüchte sind essbar, wenn sie frisch sind, riechen aber extrem schlecht, wenn sie zu alt sind.

Wo wächst er?
Er stammt aus China, Japan und Korea, heutzutage ist er aber auch Zierbaum vieler Parks und öffentlicher Straßen in wärmeren Regionen von Europa und Amerika.

Ernte
Zu medizinischen Zwecken verwendet man den Extrakt der Blätter und erntet diese im Herbst. Wenn sie getrocknet sind, zerkleinert man sie und bewahrt sie in luftdichten Behältern auf.

Zusammensetzung
Unter anderem enthält er Flavonoide, Lactone, phenolische Säuren, Tannine, organische Säuren und Esteroide.

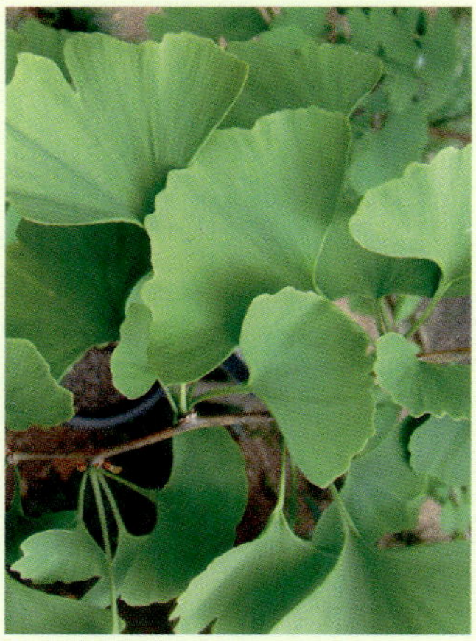

Zaubernuss

(Hamamelis virginiana)

Stärkt die Venen und pflegt die Haut

Die Früchte dieses Baumes, ähnlich wie die Haselnüsse, haben die seltsame Eigenschaft, dass sie, wenn sie reif sind, einen lauten Knall von sich geben. Möglicherweise haben die Indianer, die bereits die Blätter verwendeten, aus diesem Grund geglaubt, dass dieser Baum verhext ist.

Wann nimmt man sie ein?

Diese Pflanze besitzt die Fähigkeit, die Venenwände zusammenzuziehen und ihre Durchlässigkeit zu verringern, sodass der Blutkreislauf gestärkt wird. Dies macht die Zaubernuss zu einem guten Mittel bei Krampfadern, Phlebitis, müden Beinen und Hämorrhoiden. Ebenso wirkt sie entzündungshemmend und gut bei Durchfall. In der äußerlichen Anwendung wirkt sie vernarbend, antiseptisch und adstringierend und schützt und entlastet somit die Haut und heilt kleinere Wunden und Verbrennungen.
Auf der anderen Seite entlastet sie die Augen. Verwendet man sie in Form von Augentropfen, um die Augen zu waschen und zu entspannen, bekämpft sie Bindehautentzündungen, verursacht durch Luftverschmutzung, und lindert die Müdigkeit der Augen aufgrund langer Belastung.

Einnahmeform

Man erhält die Pflanze getrocknet und gehackt zur Zubereitung von Tees (1 Teelöffel pro Tasse) oder zum Abkochen, in Kapseln (Dosierung laut Herstellerangaben), als Flüssigextrakt (2–4 ml alle 8 Stunden) und als Tinktur (2–4 ml alle 8 Stunden). Sie ist auch Hauptbestandteil einiger Zäpfchen, Salben und Gels zur Venenstärkung oder Hautpflege. Auf allen Produkten müssen Einnahmeform, Dosierung und Haltbarkeit angegeben werden. In Apotheken sind Augentropfen auf Zaubernussbasis für müde und gereizte Augen erhältlich.

Anwendungsgebiete

Einzeln

Venenstärkender Tee: Einen Teelöffel der Pflanze in einer Tasse mit kochendem Wasser auffüllen. 10 Minuten ziehen lassen und filtern. Nach Bedarf mit Zucker oder Honig süßen. Bis zu 3 Tassen täglich trinken, vorzugsweise nach den Mahlzeiten. Der Tee stärkt vor allem die Venenwände und verbessert somit den Blutkreislauf.

In Kombination

Zur Behandlung von Hämorrhoiden nimmt man sie oral ein, in Verbindung mit anderen Pflanzen, wie dem Wegerich, dem Ginkgo und der roten Weinrebe, in der äußeren Anwendung mit Mäusedorn und Ringelblume.

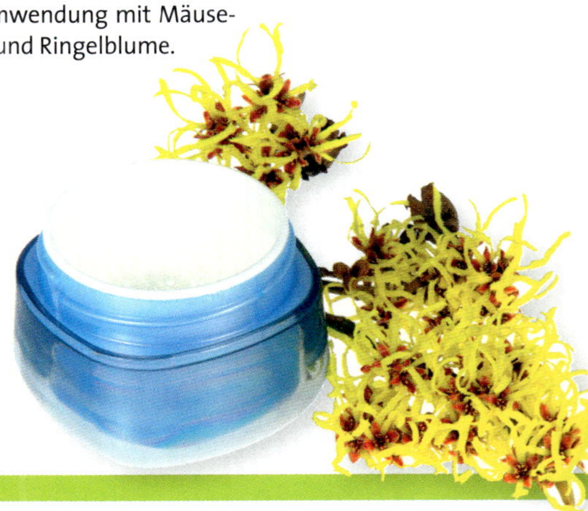

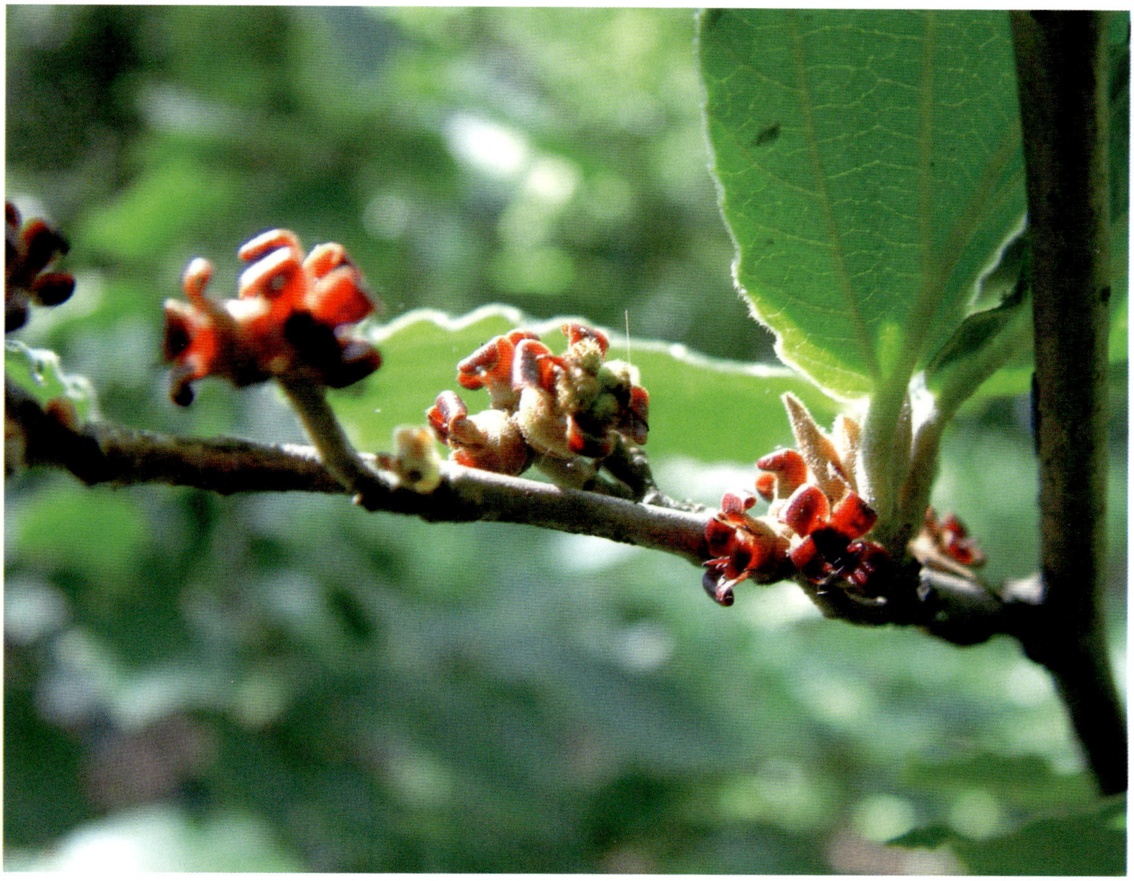

Vorsichtsmaßnahmen
Die Anwendung der Zaubernuss ist bei peptischer Ulcera, Gastritis, in Schwangerschaft und Stillzeit kontraindiziert. Verwenden Sie es bei Durchfall und erzielen keine Wirkung nach 3–4 Tagen, konsultieren Sie einen Arzt, bevor Sie die Behandlung fortsetzen.

Kurzbeschreibung
Es handelt sich um einen Strauch, der bis zu 5 m hoch wächst. Die Blätter sind oval und die sehr parfümierten Blüten haben 4 gelbe Blütenblätter in Form einer Zunge.

Wo wächst sie?
Sie stammt ursprünglich von der Westküste der USA und Kanada. Heute wird sie auch als Zierstrauch in Europa angepflanzt.

Ernte
Von der Zaubernuss verwendet man die Blätter und die Rinde, normalerweise getrocknet. Die Blätter erntet man im Sommer und trocknet sie, so schnell es geht, im Schatten. Später bewahrt man sie in luft- und feuchtigkeitsundurchlässigen Behältern auf.

Zusammensetzung
In der chemischen Zusammensetzung fallen auf: die Tannine, Flavonoide und das ätherische Öl.

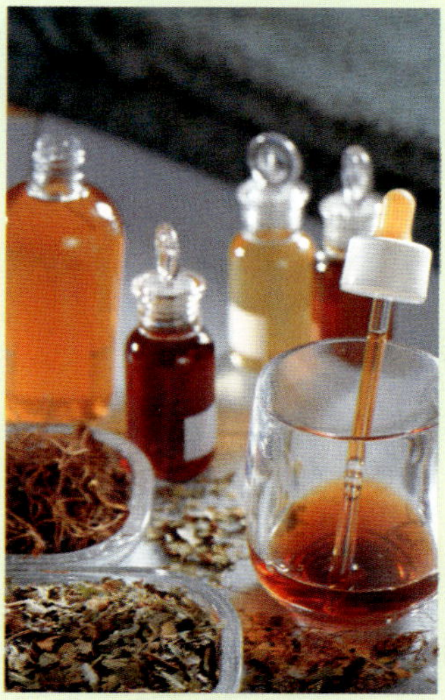

Honigklee

(Melilotus officinalis)

Beugt der Thrombose vor

Diese aromatische Pflanze verwendete man zu medizinischen Zwecken bereits in der Antike. Man sagt dem Honigklee eine besondere Wirkung zur Entlastung der Augen nach, weshalb er bis vor kurzem noch für Augenbäder und -kompressen verwendet wurde. Die heutige Medizin schreibt ihm sogar harntreibende und entkrampfende Eigenschaften zu. Was bisher jedoch belegt werden konnte, ist seine venenstärkende Wirksamkeit.

Wann nimmt man ihn ein?

Er stärkt den Blutkreislauf und aktiviert das lymphatische System. Auf der einen Seite steigert er den Venenfluss, verbessert den Mikrokreislauf und vermindert die Kapillardurchlässigkeit, und auf der anderen Seite erhöht er den lymphatischen Fluss und beschleunigt die Resorption von Ödemen (Wasseransammlung). Er wirkt sehr effizient zur Linderung von chronischer Veneninsuffizienz, bei Schmerzen und dem Gefühl schwerer Beine, bei nächtlichen Wadenkrämpfen, Juckreiz sowie Schwellungen. Auch bei Hämorrhoiden wird er verschrieben, um Schmerzen, Juckreiz und Entzündung zu lindern. Zudem hat er einen gerinnungshemmenden Effekt, der die Dickflüssigkeit des Blutes verringert und einer Thrombose vorbeugt.
In der äußerlichen Anwendung hat der Honigklee eine entzündungshemmende Wirkung und beschleunigt die Vernarbung und Regenerierung des Gewebes. Er ist gut zur Anwendung bei Quetschungen, Verstauchungen und oberflächlichen Blutergüssen geeignet.

Einnahmeform

Man findet ihn getrocknet und gehackt zur Zubereitung von Tees (1–2 Teelöffel pro Tasse Wasser). Dies ist die traditionellste Art der Einnahme. Man findet ihn auch in Kapseln und als Flüssigextrakt (20–40 Tropfen, 2–3-mal täglich). Es gibt auch spezielle Pharmazeutika für Veneninsuffizienz, in denen der Honigklee enthalten ist, zur inneren und äußerlichen Anwendung.

Anwendungsgebiete

Einzeln

Gefäßschützender Tee: Füllen Sie 1–2 Teelöffel der Pflanze in eine Tasse kochendes Wasser. 15 Minuten ziehen lassen und filtern. Um Beschwerden und Juckreiz an den Beinen zu lindern, trinken Sie 2–3 Tassen pro Tag, vorzugsweise nach den Mahlzeiten. Den gleichen Tee können Sie auch extern anwenden, als Bad oder Kompresse.

In Kombination

Um den Blutkreislauf zu aktivieren, wirkt der Honigklee noch intensiver in Verbindung mit Heidelbeere, Zaubernuss, roter Weinrebe, Ginkgo und Bitterorange, sowohl in Tee als auch in Kapseln.

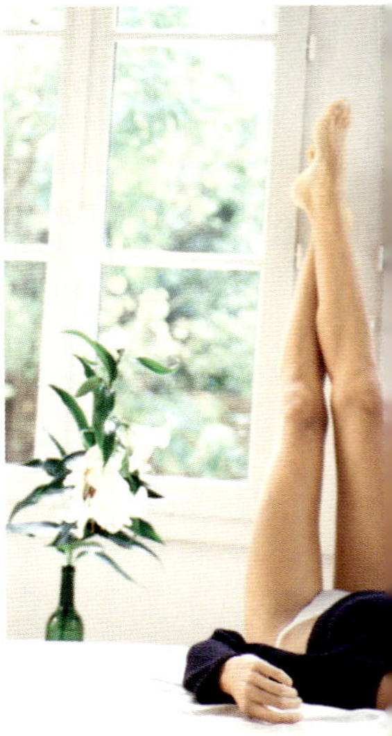

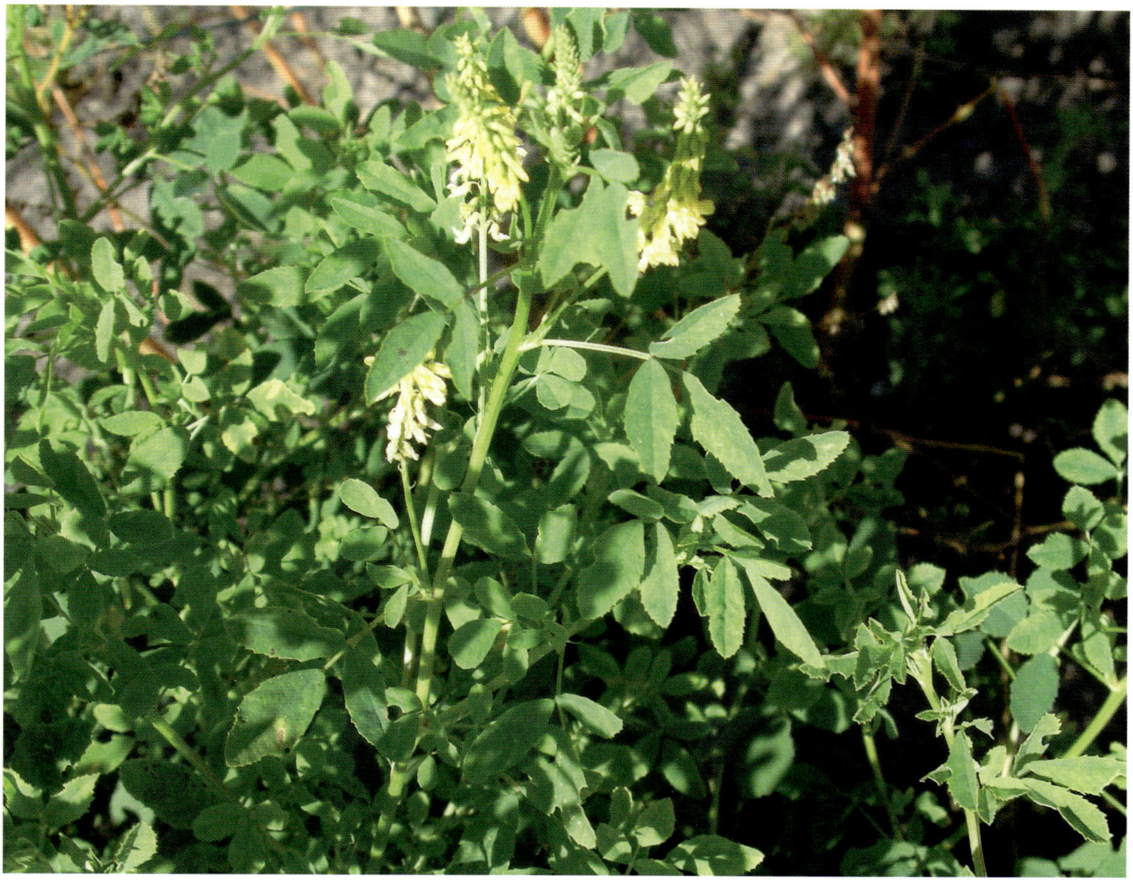

Vorsichtsmaßnahmen
Vorsichtshalber ist die Einnahme in Schwangerschaft, Stillzeit und bei Kindern unter 12 Jahren nicht empfohlen. Bei einer Leberinsuffizienz sollte vor der Anwendung ein Spezialist konsultiert werden.
Behandlungen von einer Dauer von über 3 Monaten sind nicht zu empfehlen.

Kurzbeschreibung
Eine krautige Pflanze mit dreiblättrigen Blättern und kleinen gelben Blüten. Die Frucht ist eine kleine eiförmige Bohne.

Wo wächst er?
Man findet ihn in fast ganz Europa, außer im äußersten Süden. Er wächst an Wegesrändern, auf Wiesen und hauptsächlich auf lehm- und salzhaltigem Boden.

Ernte
Man verwendet die blühenden Spitzen und erntet sie ab Mai, sobald die Blüten vollends entwickelt sind. Man sollte sie schnellstmöglich im Schatten trocknen und dann kleingehackt in Einmachgläsern lichtgeschützt aufbewahren.

Zusammensetzung
Auffallend sind die Saponine, Flavonoide, Kumarin und dessen Abkömmlinge.

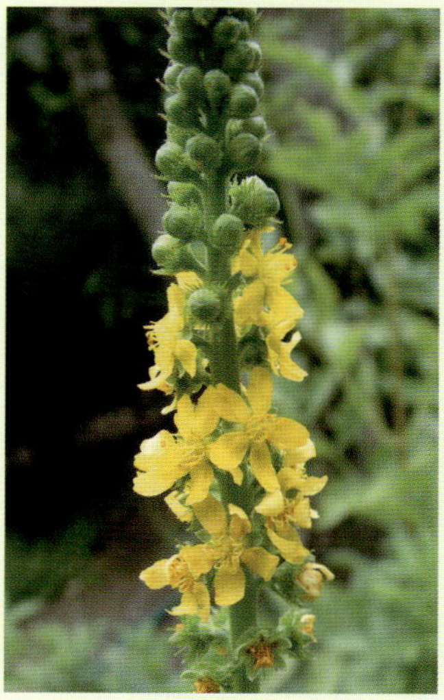

Mäusedorn

(Ruscus aculeatus)

Tonikum für die Venen

Der Mäusedorn ist bekannt, da er auch an Weihnachten als Zierschmuck und Symbol des Wohlstands verwendet wird. Mancherorts isst man auch die jungen Sprossen wie eine Art Spargel, jedoch ist sein Geschmack viel bitterer. Allerdings sollte man niemals seine roten Beeren essen, da sie giftig sind.
Schon seit langer Zeit verwendet man ihn als Diuretikum, ohne die Wirkung belegen zu können. Was jedoch bestätigt werden konnte, ist seine stärkende Wirkung und dass er den Venenkreislauf stimuliert.

Wann nimmt man ihn ein?

Er schützt und stärkt die Venenwände und erhöht deren Resistenz so, dass die Durchlässigkeit verringert und der Blutfluss verstärkt wird. Er wirkt auch entzündungshemmend, harntreibend und verhindert Wasseransammlungen und ist ein großartiges Arzneimittel zum Lindern venöser Beschwerden in den Beinen, wie z. B. bei Krampfadern, oder während des Gebrauchs der Antibabypille. Ebenso wirksam ist der Mäusedorn sowohl bei Hämorrhoiden als auch bei trägen und belasteten Beinen.
Zudem kann man ihn zur Entlastung von Hautrötungen an den Händen und im Gesicht verwenden.

Einnahmeform

Man erhält die Wurzel, getrocknet und gehackt, zur Zubereitung von Tees (1 Teelöffel pro Tasse), in Kapseln (Dosierung nach Hersteller), als Flüssigextrakt (30 Tropfen 3-mal täglich) und als Tinktur (5–10 ml 3-mal täglich). Leicht erhältlich sind Cremes und Zäpfchen, die als Hauptwirkstoff Mäusedorn enthalten und zur Linderung eines schlechten Blutflusses in den Beinen und von Hämorrhoiden dienen.

Anwendungsgebiete

Einzeln

Die beste Wirkung erzielt man durch eine gleichzeitige innere und äußere Einnahme. Man kann ihn in Form von Tee oder Kapseln einnehmen und extern als Creme auftragen. Zur äußerlichen Anwendung kann man auch die Wurzel abkochen: Dazu einfach ein bisschen abbröckeln und mit einer Tasse Wasser 10 Minuten lang kochen. Ruhen lassen, filtern und als Kompresse auftragen.

In Kombination

Venenstärkender Tee: Man mischt zu gleichen Teilen Mäusedornwurzel, Ginkgo, Zaubernuss und Schafgarbe. Einen Teelöffel dieser Mischung dann mit einer Tasse kochendem Wasser auffüllen. Anschließend 10 Minuten ziehen lassen und filtern. Nach den Mahlzeiten trinken. Lindert Probleme im Zusammenhang mit venösen Kreislaufbeschwerden in den Beinen.

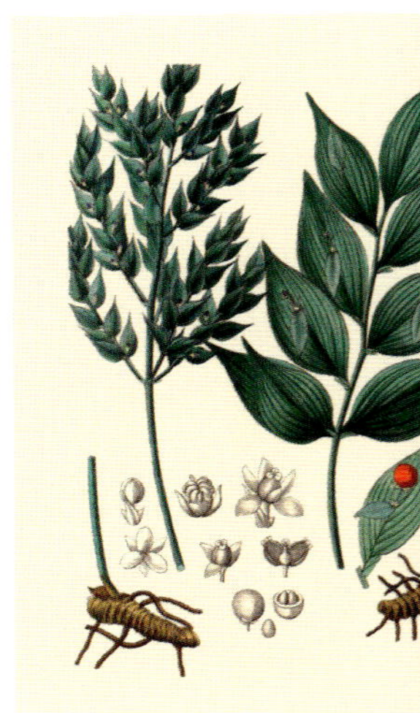

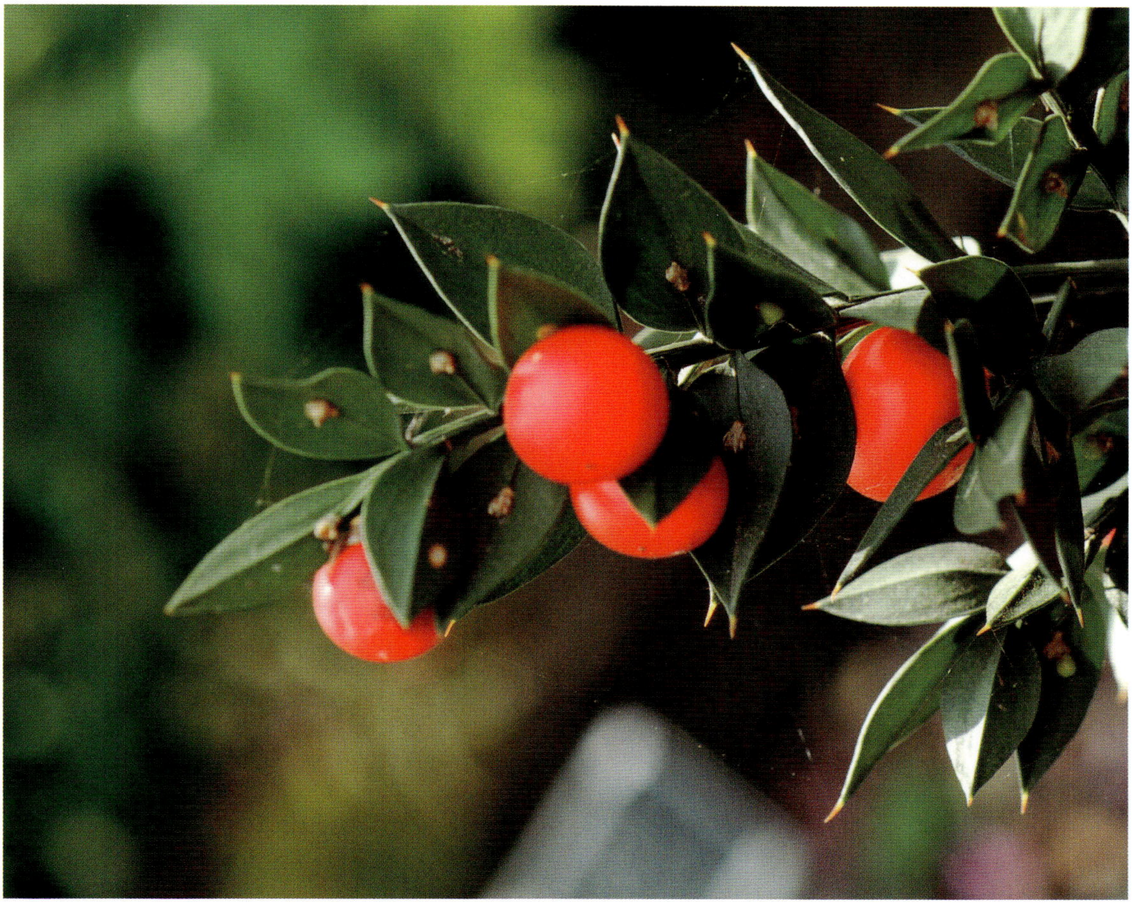

Vorsichtsmaßnahmen
Auch wenn es sich um ein sehr sicheres Arzneimittel handelt, sollte man es nicht in der Schwangerschaft, Stillzeit und bei Kindern unter 12 Jahren anwenden.

Kurzbeschreibung
Der Mäusedorn ist ein mehrjähriger Strauch. Auf den ersten Blick sehen seine Blätter aus, als würden sie pieksen, allerdings sind dies nur veränderte Stiele, die eine Blattform vorweisen und sehr spitz am Ende sind.

Wo wächst er?
Er wächst weit verbreitet vielerorts in Europa, an Waldrändern, Hecken und sogar am Standstreifen. Bis auf die spitzen Stielenden ist er eine schöne Pflanze für den Garten.

Ernte
Man verwendet den Wurzelstock und die Wurzel, erntet diese im Herbst und trocknet sie im Schatten. Später bewahrt man sie in licht- und feuchtigkeitsundurchlässigen Behältern auf.

Zusammensetzung
Auffallend ist sein Gehalt an Tanninen, Flavonoiden, Saponinen und ätherischem Öl.

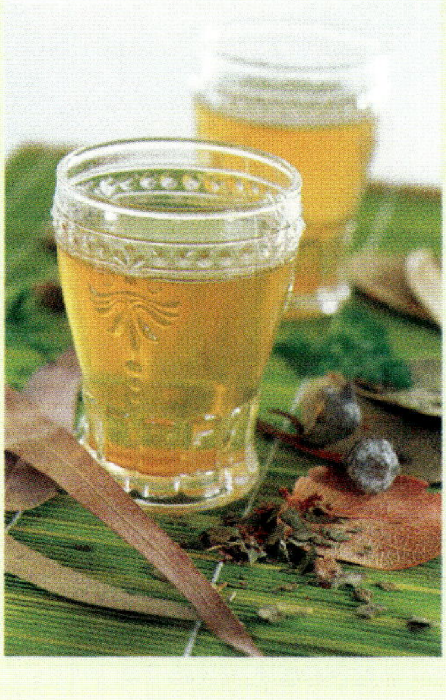

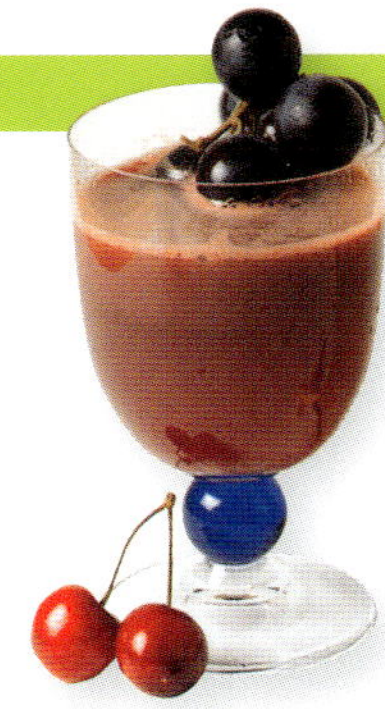

Rote Weinrebe

(Vitis vinifera)

Erhöht und schützt die Venenelastizität

Eine der traditionellsten Pflanzen in der Geschichte der Landwirtschaft. Man kann nicht nur Wein aus ihr herstellen oder die gesunden Trauben verzehren, sondern auch ihre Blätter werden in der Phytotherapie bei Problemen durch venösen Blutfluss angewendet.

Wann nimmt man sie ein?

Es handelt sich um ein sehr gutes venenstärkendes, gefäßschützendes und oxidationshemmendes Arzneimittel. Auf der einen Seite bestärkt die Weinrebe die Resistenz der Venenwände, wodurch sie sich weniger entzünden, und auf der anderen Seite beugt sie dem Abbau des Elastin und Kollagen vor, was den Gefäßen mehr Elastizität gibt. Zudem verringert sie die Durchlässigkeit der Blutkapillare, was wiederum Ödeme abbaut (Wasseransammlungen). Fügt man diesen Eigenschaften noch die gefäßerweiternde Wirkung hinzu, die den Blutfluss erleichtert, erkennt man schnell, dass es sich hierbei um ein einwandfreies Arzneimittel handelt, um den Blutfluss der unteren Extremitäten zu verbessern. Bei Phlebitis und Empfindlichkeit der Kapillaren hilft die rote Weinrebe, der Entstehung von Krampfadern vorzubeugen oder deren Symptome zu lindern. Ebenso lindert sie Schmerzen von schweren Beinen, Juckreiz und Muskelkrämpfe aufgrund eines schlechten Blutflusses und sie wirkt bei Frostbeulen. Daher wird die Weinrebe auch zur Schmerzlinderung und Entzündungshemmung von Hämorrhoiden gerne verwendet.
In der äußerlichen Anwendung nutzt man die entzündungs- und oxidationshemmenden Eigenschaften zur Hautpflege.

Einnahmeform

Die Blätter der Weinrebe sind leicht erhältlich, getrocknet und gehackt, zur Zubereitung von Tees (1 Teelöffel pro Tasse). Man erhält sie auch als Flüssigextrakt (5 ml auf 3 Einnahmen verteilt), in Kapseln mit ihrem Trockenextrakt oder pulverisierten Blättern (Dosierung je nach Hersteller) und als Tinktur. Ebenso ist die rote Weinrebe Inhaltsstoff vieler Präparate, sowohl zur inneren als auch zur äußeren Anwendung, in Verbindung mit anderen venenstärkenden Pflanzen.

Anwendungsgebiete

Einzeln

Abkochung gegen Frostbeulen: Es reicht ein Teelöffel der Blätter pro Tasse Wasser. 10 Minuten lang aufkochen und dann 10 Minuten ziehen lassen. Filtern und wenn das Wasser lauwarm ist, darin ein Fuß- oder Handbad nehmen: 5 Minuten lang, 3-mal täglich. Man kann dies auch bei Beinschmerzen anwenden, jedoch müssen die Beine dann komplett ins Wasser eingetaucht werden.

In Kombination

Teetonikum gegen Krampfadern: Man mischt zu gleichen Teilen Zaubernuss, Mäusedorn, Goldrute und rote Weinrebe. Einen gut gehäuften Teelöffel der Mischung in einer Tasse mit kochendem Wasser 10 Minuten ziehen lassen. Danach filtern und nach Bedarf mit Zucker oder Honig süßen. Für einen besseren Blutkreislauf 3 Tassen täglich nach den Mahlzeiten trinken.

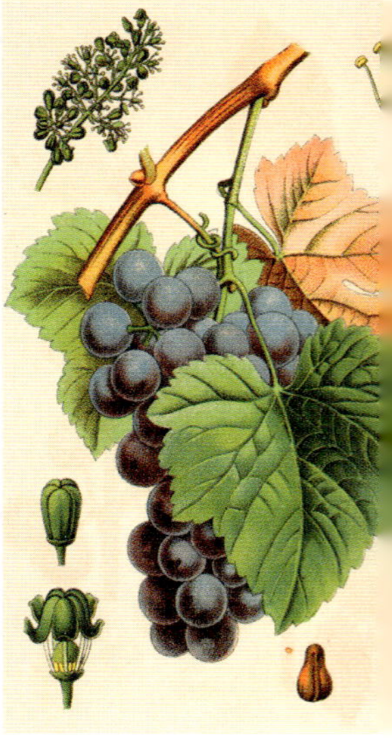

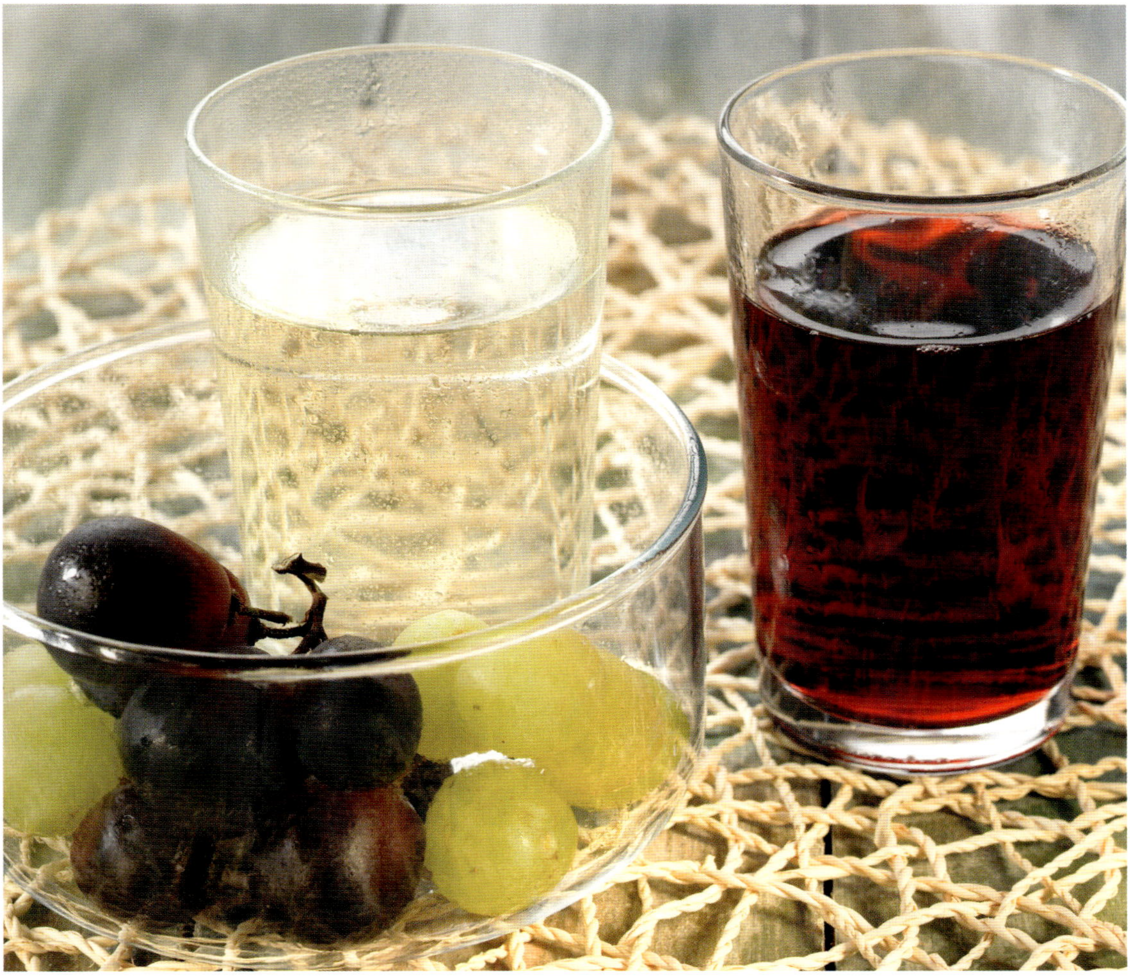

Vorsichtsmaßnahmen
Ein sehr sicheres und ungiftiges Arzneimittel. Allerdings empfiehlt sich die Anwendung nicht über einen Zeitraum von 3 Monaten.

Kurzbeschreibung
Ein rankiger Strauch mit kleinen, gebündelten Blüten. Die Früchte sind die Trauben, die jeder kennt. Diese können schwarz, gelb oder grünlich sein.

Wo wächst sie?
Sie stammt ursprünglich aus Kleinasien, man findet sie aber im ganzen Mittelmeerraum, wo sie in großer Zahl angebaut wird.

Ernte
In der Phytotherapie verwendet man die Blätter, die man im Herbst erntet. Nachdem sie getrocknet sind, bewahrt man sie in licht- und feuchtigkeitsundurchlässigen Behältern auf.

Zusammensetzung
Auffallend ist der Gehalt an Flavonoiden, Tanninen, organischen Säuren, phenolischen Säuren und insbesondere Resveratrol.

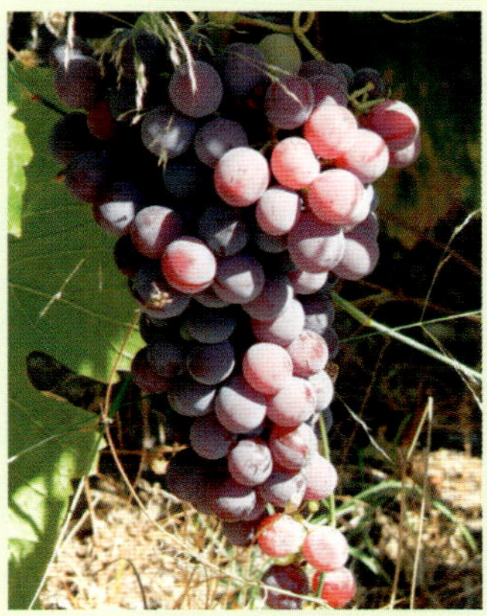

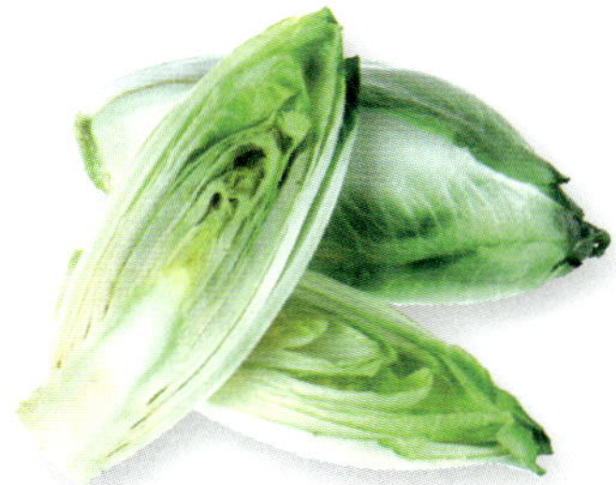

Zichorie

(Cichorium intybus)

Regt den Appetit an und verbessert die Verdauung

Diese Pflanze ist der Ursprung vieler Gemüsearten, wie z. B. der Endivie oder des Chicorées. Ihre Blätter verwendet man sowohl in der Küche als auch in der Medizin. Ebenso erhält man aus der getrockneten Wurzel einen gesunden Kaffeeersatz. Als Gemüse ist sie sehr leicht zuzubereiten. Zusammen mit anderen Lebensmitteln, die ihrem bitteren Geschmack entgegenwirken, ist sie eine leckere und erfrischende Zutat in Salaten. So kann man das Maximum ihrer Wirkstoffe aus ihr herausholen.

Wann nimmt man sie ein?

Sowohl frisch als auch getrocknet, regt sie – vor den Mahlzeiten eingenommen – den Appetit der Kleinen und Großen an und stärkt das Verdauungssystem dank verschiedener Komponente. Das Intibin, das für den bitteren Geschmack verantwortlich ist, verleiht den Blättern die Fähigkeit, die Gallenblase leichter zu entleeren, um somit Lebensmittel einfacher verdauen zu können. Auf diese Weise wird die Leber entlastet und ihre Funktion verstärkt. Der Verzehr der Zichorie empfiehlt sich daher ganz besonders Personen mit Beschwerden der Gallenblase, einer trägen Leber, schwerer Verdauung etc.

Dank ihrer leicht abführenden Wirkung hilft sie auch bei chronischem Durchfall und ihr harntreibender Effekt beugt Wasseransammlungen vor.

Die getrocknete Wurzel der Zichorie verwendet man als Kaffeeersatz, mit dem Vorteil, dass sie wie ein Verdauungstee wirkt, allerdings aber keinen aufputschenden Effekt aufweist.

Einnahmeform

Am besten verwendet man die Blätter im Salat oder Saft, wenn sie frisch geerntet sind. Der Saft ist zwar sehr bitter, aber appetitanregend. Die Wurzel, getrocknet oder frisch, kann man abkochen (2 Teelöffel pro Tasse). Man erhält sie getrocknet und gehackt, oder fertig zur Zubereitung von Kaffeeersatz (getrocknet, geröstet, feingehackt). Außerdem bekommt man sie als Flüssigextrakt (2–6 Tropfen am Tag, mehrere Einnahmen).

Anwendungsgebiete

EINZELN

Abkochung zur Verdauung: Für 5 Minuten eine Tasse Wasser mit 2 Teelöffeln der Wurzel kochen lassen. Dann für 10 Minuten ruhen lassen und filtern. Um den Appetit anzuregen und die Verdauung zu verbessern, 3-mal täglich vor den Mahlzeiten eine Tasse trinken.

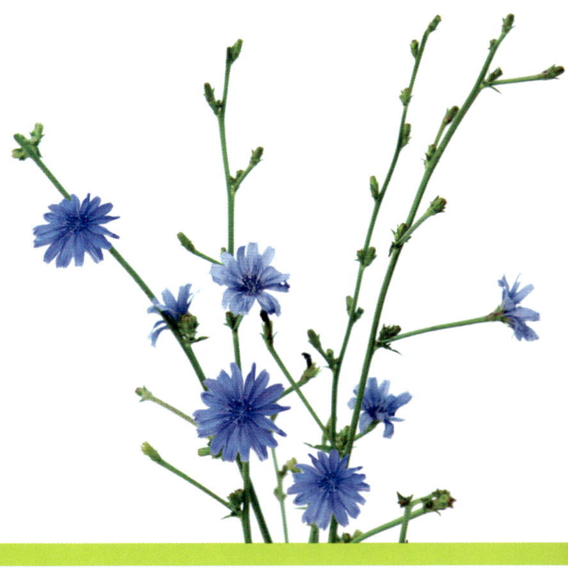

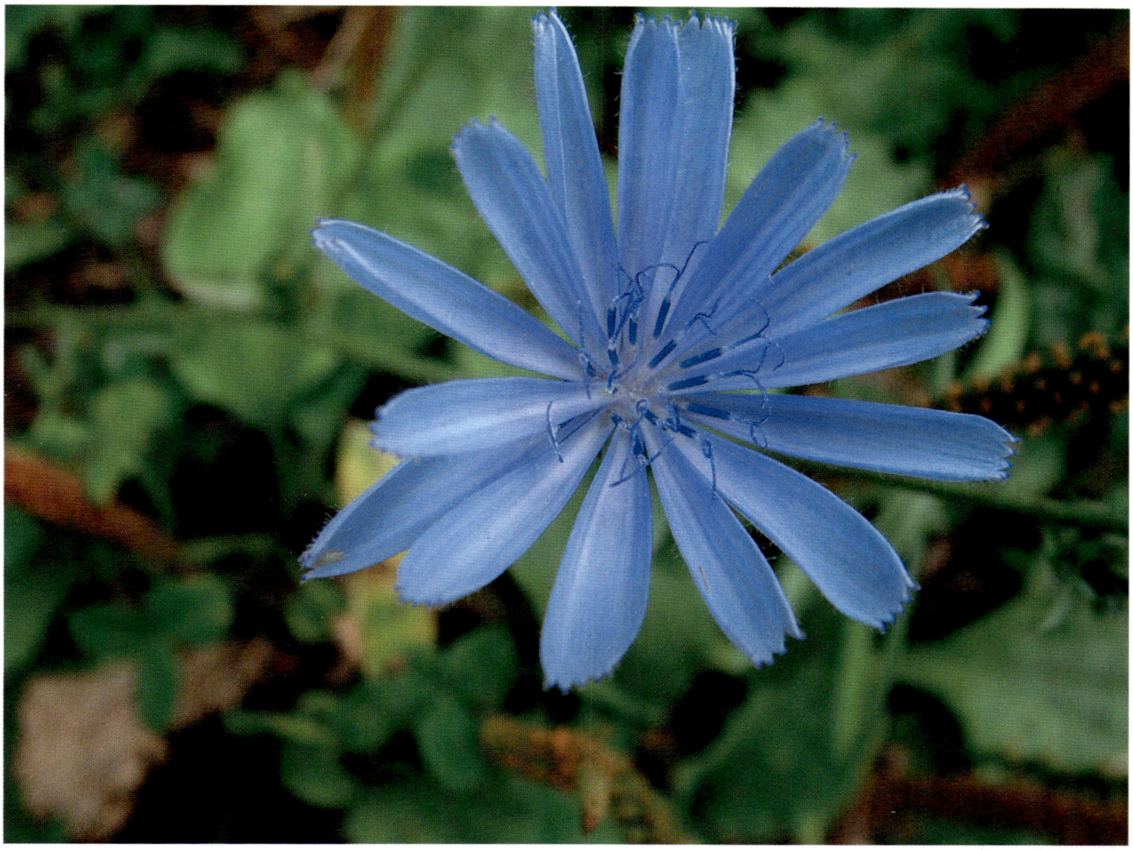

Vorsichtsmaßnahmen
Leidet man unter Gallensteinen, sollte vor der Anwendung ein Arzt konsultiert werden.

Kurzbeschreibung
Die Zichorie ist eine Kräuterpflanze mit geraden Stielen und hübschen, hellblauen Blüten, deren Blütenblätter mit fünfzahnigen Spitzen enden. Sie schließen sich nachts und bei schlechtem Wetter. Alle Teile der Pflanze, sogar der Latex, schmecken bitter.

Wo wächst sie?
Sie wächst vereinzelt in Gruppen und man findet sie an Wegerändern, Mauern, Anhöhen und auf trockenem Gelände in milden Gebieten Europas und Amerikas.

Ernte
Die Blätter erntet man, bevor die Pflanze blüht, von Juni bis September und die Wurzeln im Oktober. Die Wurzel bewahrt man am besten getrocknet, in 1–2 cm dicken Stücken und in lichtdichten und gut verschlossenen Behältern auf. Da man die Blätter eher frisch verwendet, bewahrt man sie vorzugsweise am wärmsten Ort im Kühlschrank in einer perforierten Plastiktüte auf, damit sie stets „atmen“ können.

Zusammensetzung
Auffallend ist der Gehalt an Inulin, Intibin und Lactucopikrin. Ebenso enthält sie Tannine, Mineralsalze und Vitamine.

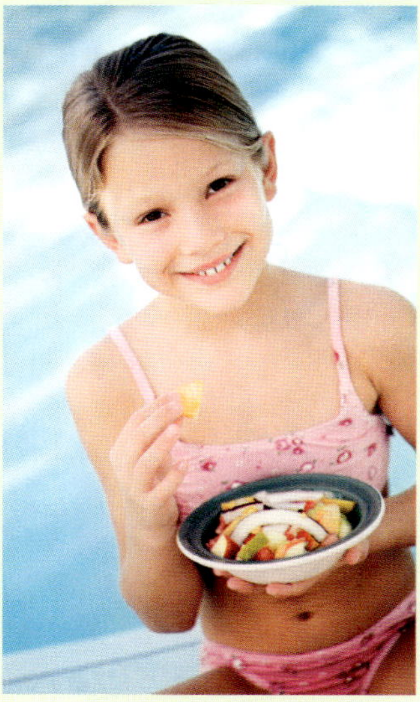

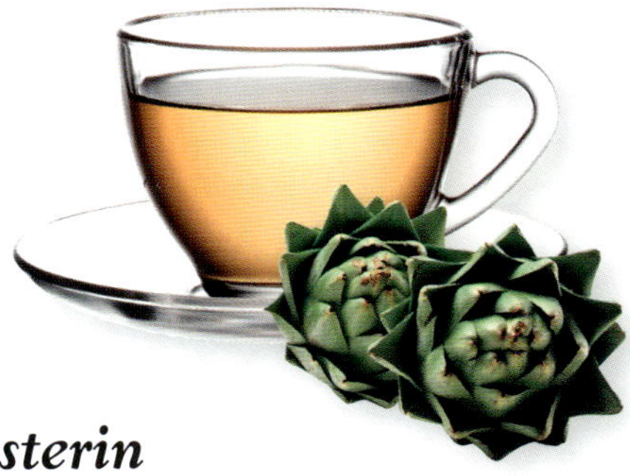

Artischocke

(Cynara scolymus)

Pflegt die Leber und senkt das Cholesterin

Auch wenn man der Artischocke zuvor als Heilpflanze nicht viel Bedeutung zusprach, gilt sie seit dem 20. Jahrhundert als sehr interessantes Arzneimittel bei Beschwerden der Leber und Galle. Einige ihrer Wirkstoffe sind sogar Bestandteil besonderer pharmazeutischer Formeln im Sinne der Gesundheit der Leber.

Wann nimmt man sie ein?

Sowohl die Blätter, als auch die Stängel – frisch oder getrocknet – stellen ein exzellentes Heilmittel bei Leber- und Gallenerkrankungen dar. Die Artischocke schützt nicht nur die Leber vor Vergiftungen, sondern gilt auch als Choleretikum und trägt somit einer besseren Verdauung bei. Ein sehr empfehlenswertes Arzneimittel bei schweren Verdauungsstörungen und einer Leberinsuffizienz. Ebenso wirkt es harntreibend, reinigend und hilft dem Ausscheiden von Harnstoffen, was auch vorteilhaft im Falle einer Niereninsuffizienz ist. Außerdem hilft die Artischocke, den Cholesterinspiegel im Blut zu senken.

Einnahmeform

Die übliche Art, die medizinischen Wirkstoffe aufzunehmen, ist in der täglichen Ernährung ganz einfach: die frischen Herzen essen. Man kann jedoch auch aus den Blättern Saft zubereiten, diesen sollte man sofort trinken, da er sich nur wenige Stunden hält.
Um Tee herzustellen (1 Teelöffel pro Tasse) erhält man die Blätter getrocknet und gehackt. Ebenso kann man auf Tinkturen (6 ml alle 8 Stunden), Trinkampullen (mit Flüssigextrakt) und Kapseln (mit Pulver oder Trockenextrakt der Artischocke) zurückgreifen.

Anwendungsgebiete

Einzeln

Verdauungstee: Einen Teelöffel der Pflanze in eine Tasse mit kochendem Wasser füllen. Für 10 Minuten ziehen lassen und filtern. Eine halbe Stunde vor dem Essen trinken und nach Bedarf mit Zucker oder Honig süßen.

In Kombination

Leberregulierender Tee: Man mischt zu gleichen Teilen Boldo, Artischocke und Mariendistel. Einen Teelöffel der Mischung in eine Tasse mit kochendem Wasser füllen und 10 Minuten ziehen lassen. Dann filtern und 3 Tassen täglich, jeweils eine halbe Stunde vor den Mahlzeiten, trinken.

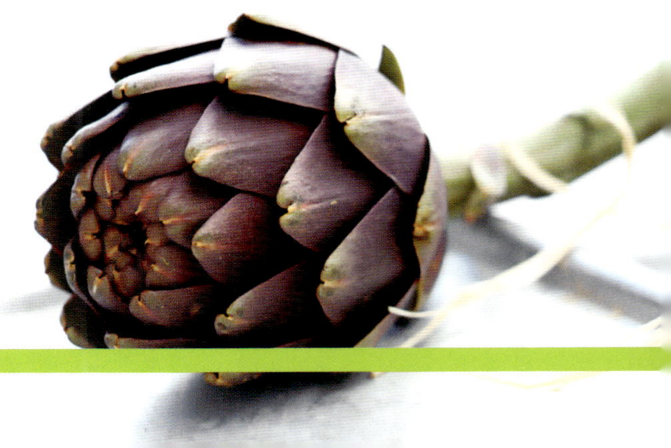

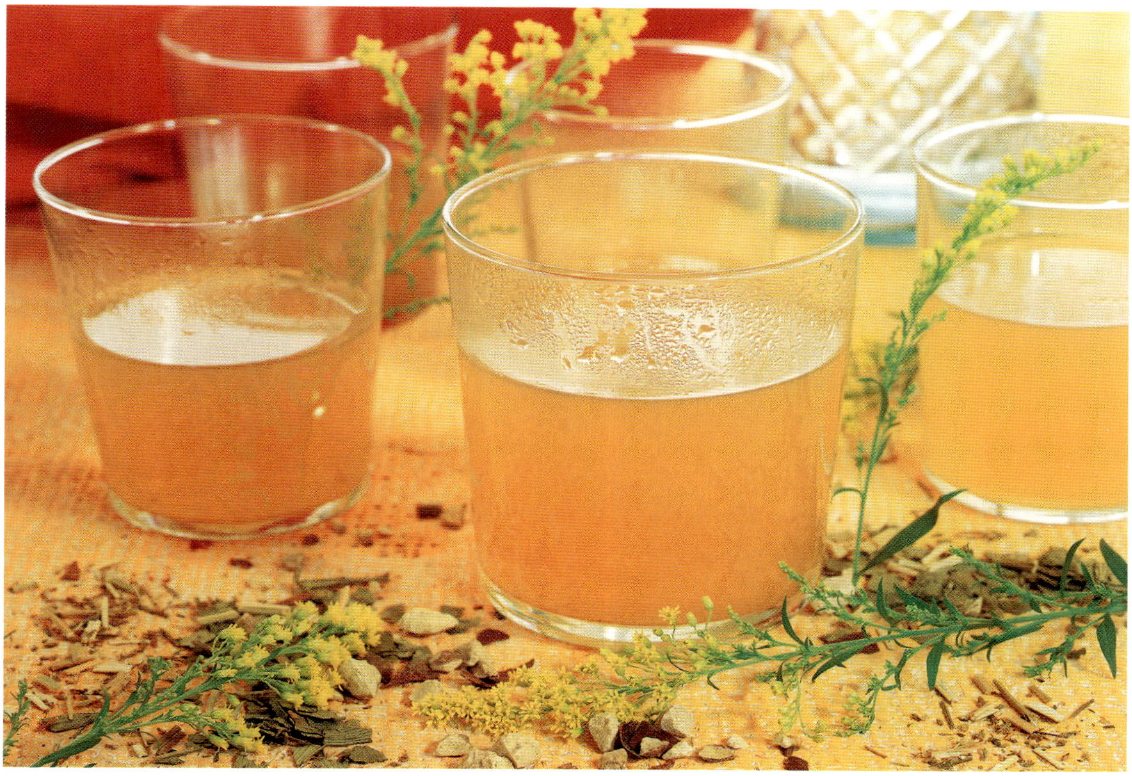

Vorsichtsmaßnahmen

Auch wenn sie nicht als toxisch gilt, sollte man sie bei Gallensteinen nicht einnehmen, ohne vorher einen Spezialisten gefragt zu haben.

Auch in der Stillzeit ist sie nicht empfehlenswert. Bei einer Obstruktion der Gallenwege ist die Anwendung kontraindiziert.

Kurzbeschreibung

Sie wächst bis zu 1,5 m hoch. Die Blätter sind groß und grüngrau. Die Blütenköpfe sind blau-violett und von Hüllblättern umgeben. In der Basis dieser Blätter befindet sich der essbare Teil.

Wo wächst sie?

Ursprünglich stammt sie aus den Ländern am Mittelmeer, wo sie in Kleingärten angepflanzt wird. Heute pflanzt man sie jedoch in allen milderen Gebieten weltweit an.

Ernte

Man verwendet die Blätter, vorzugsweise aus dem ersten Jahr, den Stiel und die Blütenköpfchen. Man erntet sie von Herbst bis Frühling (in Etappen). Die Blätter trocknet man in der Sonne und bewahrt sie in Glasbehältern an einem trockenen und dunklen Ort auf. Nicht länger als 1 Jahr lang lagern.

Zusammensetzung

Auffallend ist ihr Gehalt an Cynarin, Flavonoiden, ätherischem Öl, Triterpenen, Tanninen, Esteoroiden und Polysacchariden (Inulin und Pflanzenschleim).

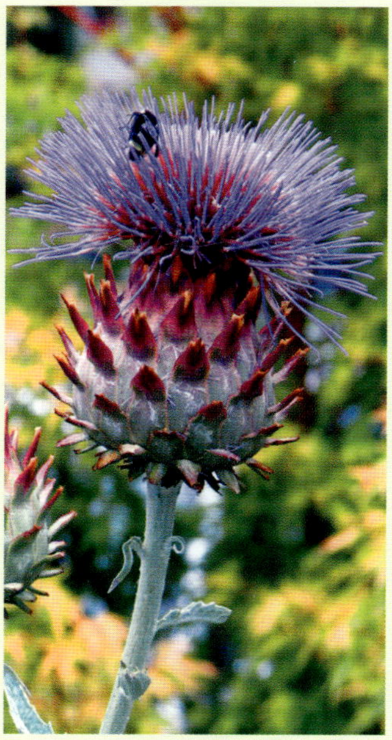

Boldo

(Peumus boldus)

Gut für die Gallenblase

Die Ureinwohner Chiles, in den Anden, haben bereits die Blätter des Boldo als Magenbitter und Digestivum verwendet. Heute ist er ein sehr gängiges Mittel in Apotheken und Kräuterläden; es handelt sich hierbei sogar um die am häufigsten verwendete Heilpflanze in der Herstellung von Pharmazeutika zur Behandlung von Gallenblasenbeschwerden.

Wann nimmt man ihn ein?

Die wichtigste Eigenschaft des Boldo ist, dass er die Leber schützt und die Gallenproduktion in der Leber steigert (Choleretikum) sowie das Entleeren der Gallenblase erleichtert (gallentreibender Effekt). Die Blätter des Boldo empfehlen sich bei folgenden Beeinträchtigungen der Gallenblase: langsame und schwere Verdauung, Magenschwere und bitterer Mundgeschmack, der auf eine mangelnde Gallenfunktion zurückzuführen ist. Ebenso wirkt der Boldo als leichtes Abführmittel, effizient genug, um bei chronischen Verstopfungen Abhilfe zu schaffen.

Einnahmeform

Meist verwendet man die Blätter, getrocknet und gehackt, zur Zubereitung von Tee (1 Teelöffel pro Tasse). Jedoch findet man ihn auch häufig in Kombination mit anderen gallentreibenden oder abführenden Pflanzen. Ebenso erhält man Boldo in Kapseln, mit vom Hersteller vorgegebener Dosierung.
Außerdem verwendet man die Rinde des Boldo, um Wirkstoffe zu gewinnen. Hieraus werden dann Medikamente zur Behandlung von Leber- und Gallenkrankheiten hergestellt.

Anwendungsgebiete

Einzeln

Tee für Gallen-/Verdauungsstörungen: Einen Teelöffel der Blätter mit einer Tasse kochendem Wasser auffüllen. 10 Minuten ziehen lassen und filtern. Bis zu 3 Tassen täglich eine halbe Stunde vor den Mahlzeiten trinken.

In Kombination

Leberentlastender Heiltee: Man mischt zu gleichen Teilen: Boldo, Erdrauch, Rosmarin, Löwenzahn und Anis. Zwei Teelöffel dieser Mischung in eine Tasse mit kochendem Wasser füllen. 10 Minuten ziehen lassen und filtern. Um die Leberfunktion zu verbessern, bis zu 3 Tassen täglich vor den Mahlzeiten trinken.

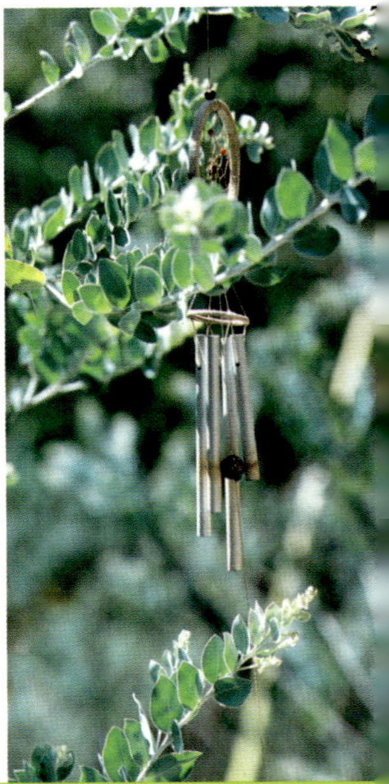

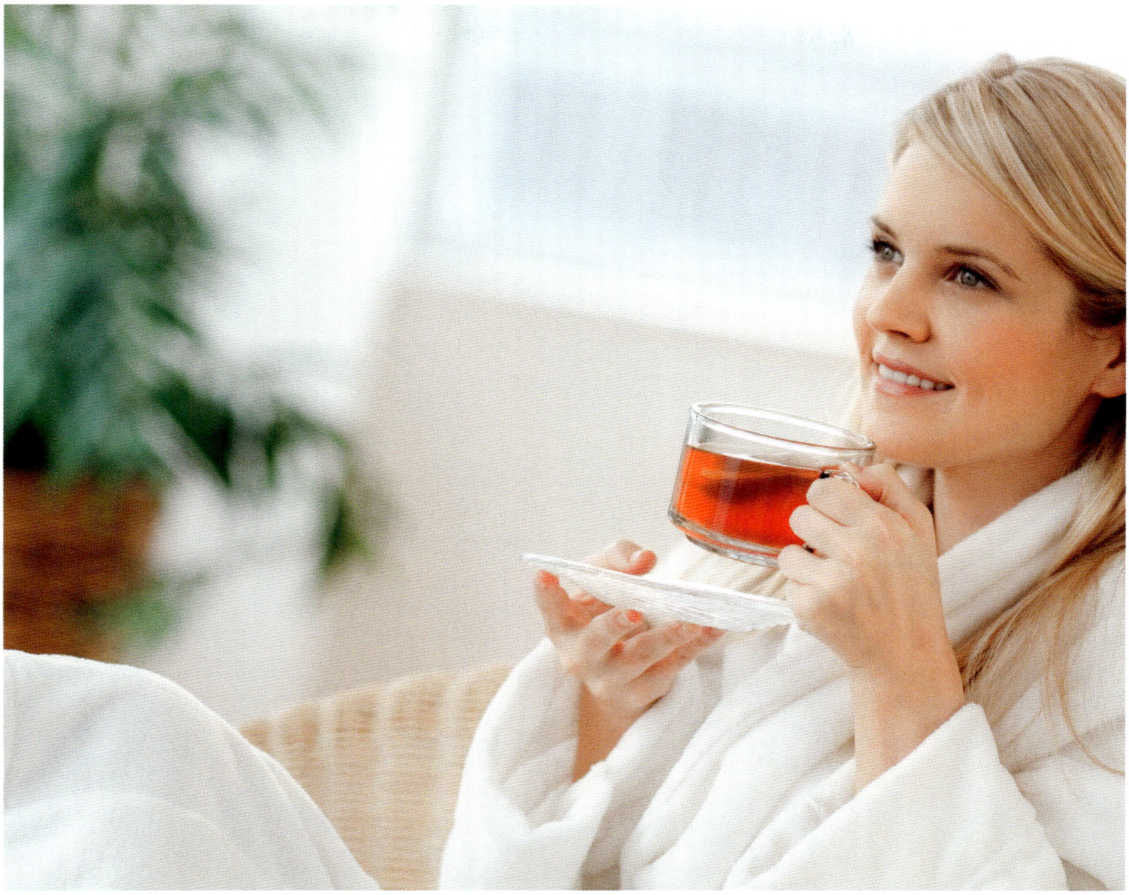

Vorsichtsmaßnahmen
Nicht anzuwenden ist Boldo: in der Schwangerschaft, Stillzeit, bei Kleinkindern und bei Obstruktionen der Gallenwege oder starken Leberschmerzen. Auch wenn die Boldopräparate zu einer guten Leberfunktion beitragen, sollte man die Anwendung nicht übertreiben. Boldo sollte man maximal vier Wochen lang einnehmen und stets die empfohlene Dosierung beachten.

Kurzbeschreibung
Der Boldo ist ein Baum oder Busch von bis zu 5 m. Die Blüten sind weiß und gelblich und die Pflanze sondert einen angenehmen, minzartigen Geruch ab.

Wo wächst er?
Er wächst wild verteilt an trockenen und sonnigen Berghängen in Chile und den südamerikanischen Andenregionen. Jedoch wird er auch in Italien und Nordafrika angebaut.

Ernte
Die Blätter erntet man von Dezember bis März. Auch die Rinde ist nützlich zur Gewinnung der Wirkstoffe. Wenn die Blätter trocken sind und bröckelig werden, sollte man sie vorsichtig in Behälter füllen.

Zusammensetzung
Unter den Hauptbestandteilen findet man Alkaloide, ätherisches Öl, Flavonoide, Kumarin und Tannine.

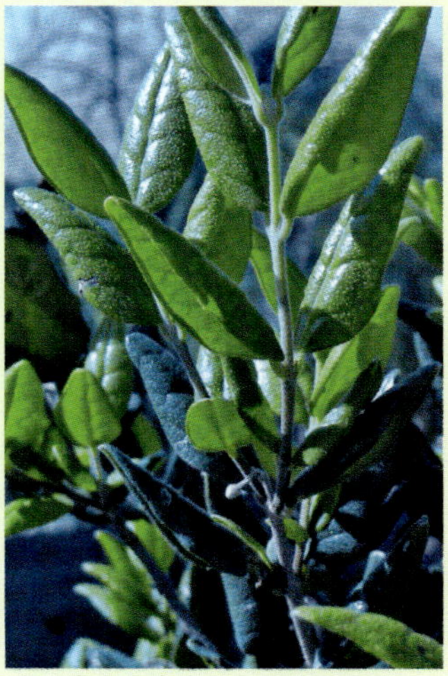

Mariendistel

(Silybum marianum)

Regeneriert die Leber

Die Distel stammt ursprünglich aus den milderen Mittelmeerregionen und wird schon seit sehr langer Zeit verwendet. In vielen Regionen gilt sie als traditionelles Wintergemüse zum Weihnachtsfest. Sie schmeckt zart, süß und auch etwas bitter. Auch wenn sie nicht sehr nahrhaft ist, hat sie dennoch Wirkstoffkomplexe, wie das Silibinin und Inulin, denen sie ihre medizinische Wirkung verdankt.

Wann nimmt man sie ein?

Dank des Gehalts an Silibinin ist die Distel eines der effektivsten Heilmittel, um die Leber zu schützen und zu heilen. Sie lindert Entzündungen des Lebergewebes. Somit ist die Mariendistel ein exzellentes Mittel bei Hepatitis und Leberinsuffizienz. Ebenso wird sie zur Linderung von Leberbeschwerden aufgrund von Gallensekreten, wie Gallensteinen, verwendet. Außerdem ist sie ein gutes leberschützendes Mittel bei exzessiver Nahrungsaufnahme und Missbrauch von Medikamenten oder Alkohol.

Reicht dies nicht aus, regt die Distel ebenso den Appetit an, wirkt harntreibend, leicht abführend und hilft, den Cholesterinspiegel zu senken. In der äußerlichen Anwendung wirkt sie entzündungshemmend und lindert Sonnenbrände sowie Hautentzündungen.

Einnahmeform

Man erhält sie in Form von Tinkturen (1–2 ml alle 8 Stunden), als Flüssigextrakt (20–30 Tropfen 2- oder 3-mal täglich) sowie getrocknet und gehackt zur Zubereitung von Tees. Ebenso findet man sie in Pulverform in Kapseln, mit vom Hersteller vorgegebener Dosierung.

Das Silibinin, das Bestandteil vieler Lebermedikamente ist, gewinnt man aus den Früchten der Mariendistel.

Anwendungsgebiete

Einzeln

Abkochung zur Gesunderhaltung der Leber: Anderthalb Teelöffel Mariendistel in einer Tasse Wasser zwei Minuten kochen lassen. Für 5 Minuten ziehen lassen und filtern. Um die Leberfunktion zu verbessern, täglich 2–3 Tassen vor den Mahlzeiten trinken.

In Kombination

Leberschützender Heiltee: Man mischt zu gleichen Teilen Mariendistel, Rosmarin und Boldo. Einen Teelöffel der Mischung in einer Tasse kochendem Wasser 10 Minuten ziehen lassen. Dann filtern und vor den Mahlzeiten trinken. Dieser Arzneitee entlastet die Leber vor großen und exzessiven Nahrungsaufnahmen.

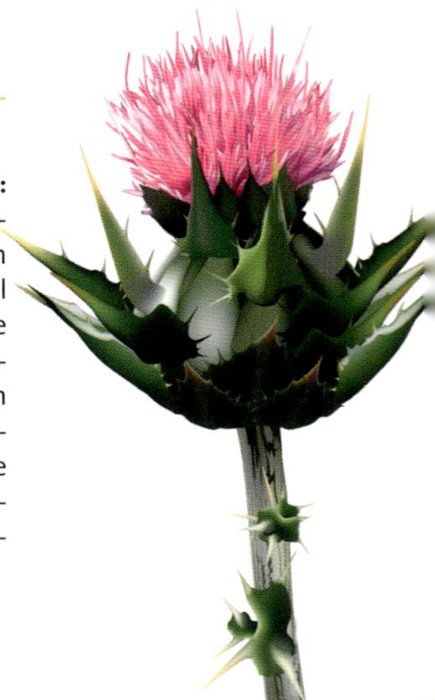

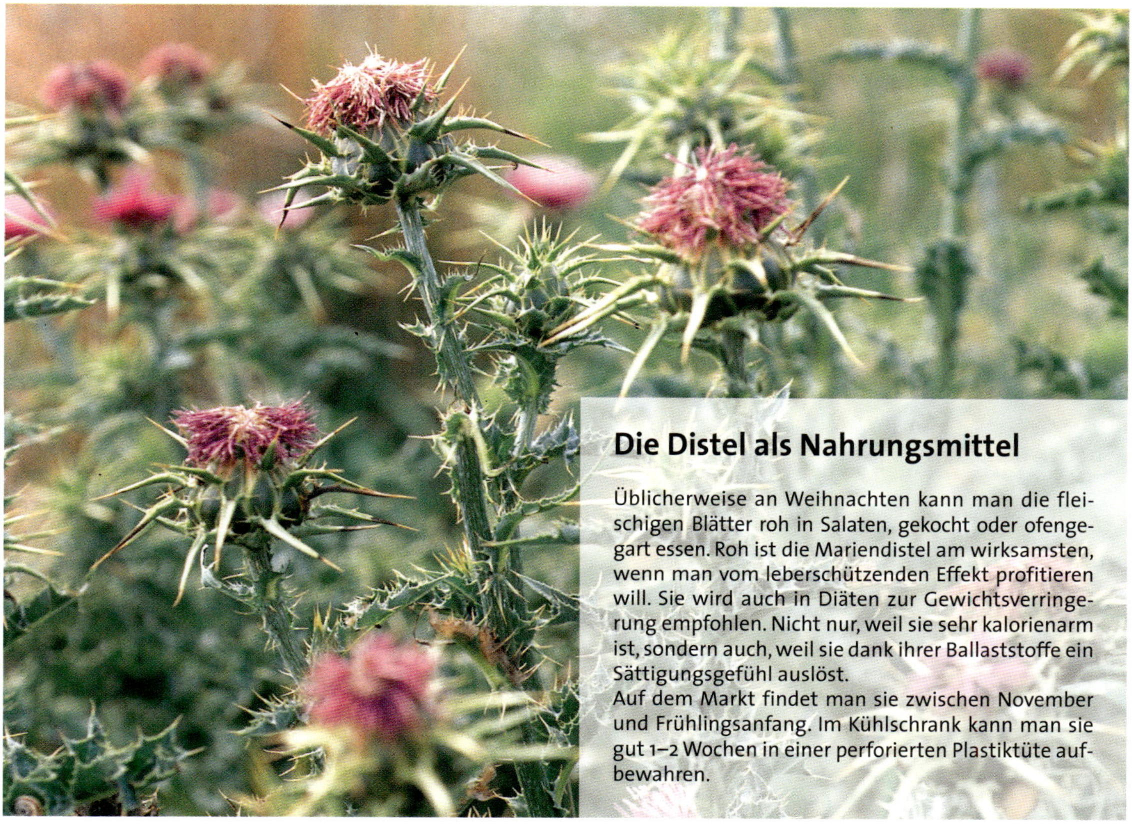

Die Distel als Nahrungsmittel

Üblicherweise an Weihnachten kann man die fleischigen Blätter roh in Salaten, gekocht oder ofengegart essen. Roh ist die Mariendistel am wirksamsten, wenn man vom leberschützenden Effekt profitieren will. Sie wird auch in Diäten zur Gewichtsverringerung empfohlen. Nicht nur, weil sie sehr kalorienarm ist, sondern auch, weil sie dank ihrer Ballaststoffe ein Sättigungsgefühl auslöst.
Auf dem Markt findet man sie zwischen November und Frühlingsanfang. Im Kühlschrank kann man sie gut 1–2 Wochen in einer perforierten Plastiktüte aufbewahren.

- **Vorsichtsmaßnahmen**

Die Mariendistel sollte man nicht in der Schwangerschaft, Stillzeit oder bei Obstruktionen der Gallenwege verwenden. Ebenso wirkt sie im Falle einer Distelallergie oder Allergie auf ähnliche Pflanzen der gleichen Familie kontraindiziert. Bei Gallensteinen sollte die Mariendistel mit Vorsicht angewendet werden und auch nur, wenn vorher ein Arzt konsultiert wurde.

- **Kurzbeschreibung**

Die Mariendistel ist eine kräftige Pflanze, die bis zu 2 m hoch wachsen kann. Ihre Blätter, groß und stachelig, fallen besonders durch ihre weiße Marmorierung auf. Die Blütenköpfe sind groß und rosa bis purpurfarben und ihre Früchte hart und dunkel.

- **Wo wächst sie?**

Sie stammt aus der Mittelmeerregion und wächst wild verteilt in trockenen, sonnigen und steinigen Gebieten.

- **Ernte**

Für medizinische Zwecke verwendet man die Früchte und erntet diese zum Frühlingsanfang.

- **Zusammensetzung**

Unter den Wirkstoffen fallen besonders auf: Silibinin, Pflanzenschleim, Flavonoide, Saponine und Phytosterine.

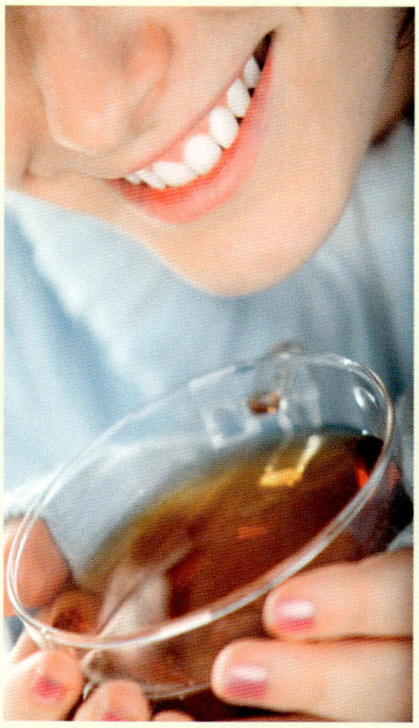

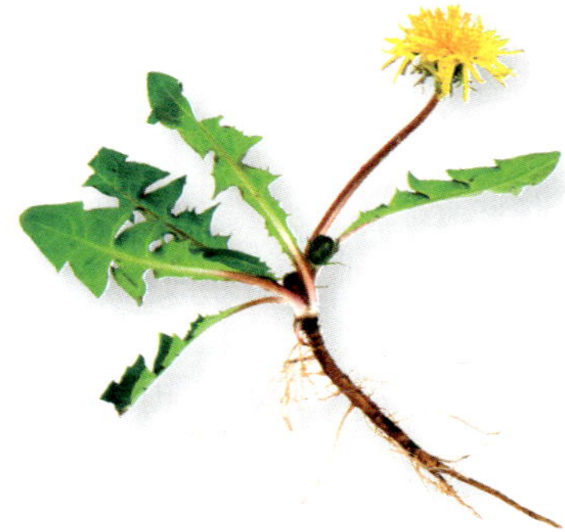

Löwenzahn

(Taraxacum officinale)

Schützt Leber und Nieren

Eine sehr bekannte Pflanze, die zahlreiche Vorteile für die Gesundheit mit sich bringt. Die frischen Blätter verwendet man in Salaten, und durch seine reinigende Wirkung ist er eine wichtige Zutat der Frühlingskuren. Er trägt zum Schutz von Leber und Nieren bei, aber auch aufgrund seines geringen Kaloriengehalts und des Sättigungseffekts wird er gerne bei Diäten zur Gewichtskontrolle verwendet.

Wann nimmt man ihn ein?

Er schützt die Leber, da er die Gallenproduktion antreibt und das Entleeren der Gallenblase erleichtert. Somit ist der Löwenzahn eine wirksame Pflanze bei von Leberfunktionsstörungen und Gallenblasenbeschwerden. Er regt den Appetit an, erleichtert die Verdauung und hat einen leicht abführenden Effekt, der Verstopfungen vermeidet.

Oral eingenommen, zum Beispiel in Form eines Arzneitees, im Salat oder 2 bis 3 Löffel des frischen Safts vor den Mahlzeiten, hat er eine harntreibende und reinigende Wirkung. Er ist auch sehr empfehlenswert, um Wasseransammlungen zu vermeiden und Nierensteine zu bekämpfen. Dies sowie seine leberstärkende Eigenschaft machen den Löwenzahn zu einem sehr erfolgreichen Arzneimittel, um Ekzeme, Ausschläge und Furunkel zu behandeln, die oft auf eine Selbstvergiftung zurückzuführen sind. Auch empfiehlt man häufiger eine Löwenzahn-Kur zum Jahreszeitenwechsel. Bei exzessiver Nahrungsaufnahme ist eine Kur gut, um das Gewicht halten zu können.

In der äußerlichen Anwendung, als Pflaster aufgetragen, hilft er, Wunden zu vernarben und Blutergüsse zu heilen.

Einnahmeform

Erntet man die Blätter, kann man hieraus einen frischen Saft im Mixer zubereiten oder sie einem Salat beifügen. Erhält man sie nicht frisch, gibt es sie auch getrocknet und gehackt oder in Teebeuteln; als Tinktur (2–5 ml alle 8 Stunden); als Flüssigextrakt (4–10 ml alle 8 Stunden) und in Kapseln (als Pulver oder Trockenextrakt).

Anwendungsgebiete

Einzeln

Verdauungs-/Reinigungstee: Einen Teelöffel der getrockneten Pflanze mit einer Tasse kochendem Wasser auffüllen. 10 Minuten ziehen lassen und filtern. Drei Tassen täglich, eine halbe Stunde vor den Mahlzeiten trinken. Dies beeinflusst nicht nur die Verdauung positiv, sondern hilft auch bei der Reinigung des gesamten Organismus.

In Kombination

Leberschützender und harntreibender Tee: Man mischt zu gleichen Teilen Boldo, Artischocke, Löwenzahn und Minze. Einen Teelöffel der Mischung mit einer Tasse kochendem Wasser mischen und 10 Minuten ruhen lassen, filtern und vor den Mahlzeiten trinken. Dies bewirkt eine gute Verdauung und erleichtert das Ausscheiden von Abfallstoffen.

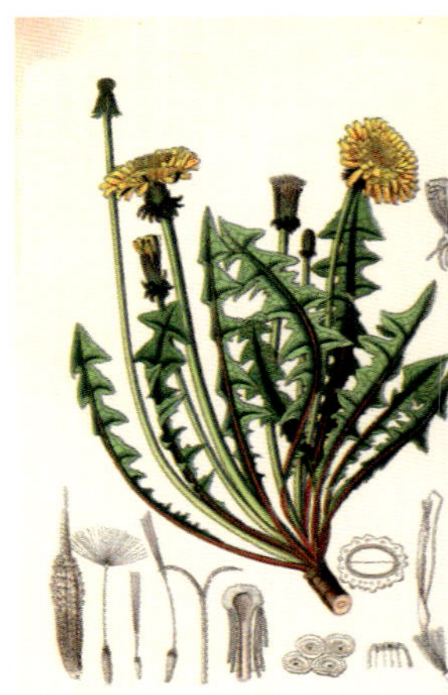

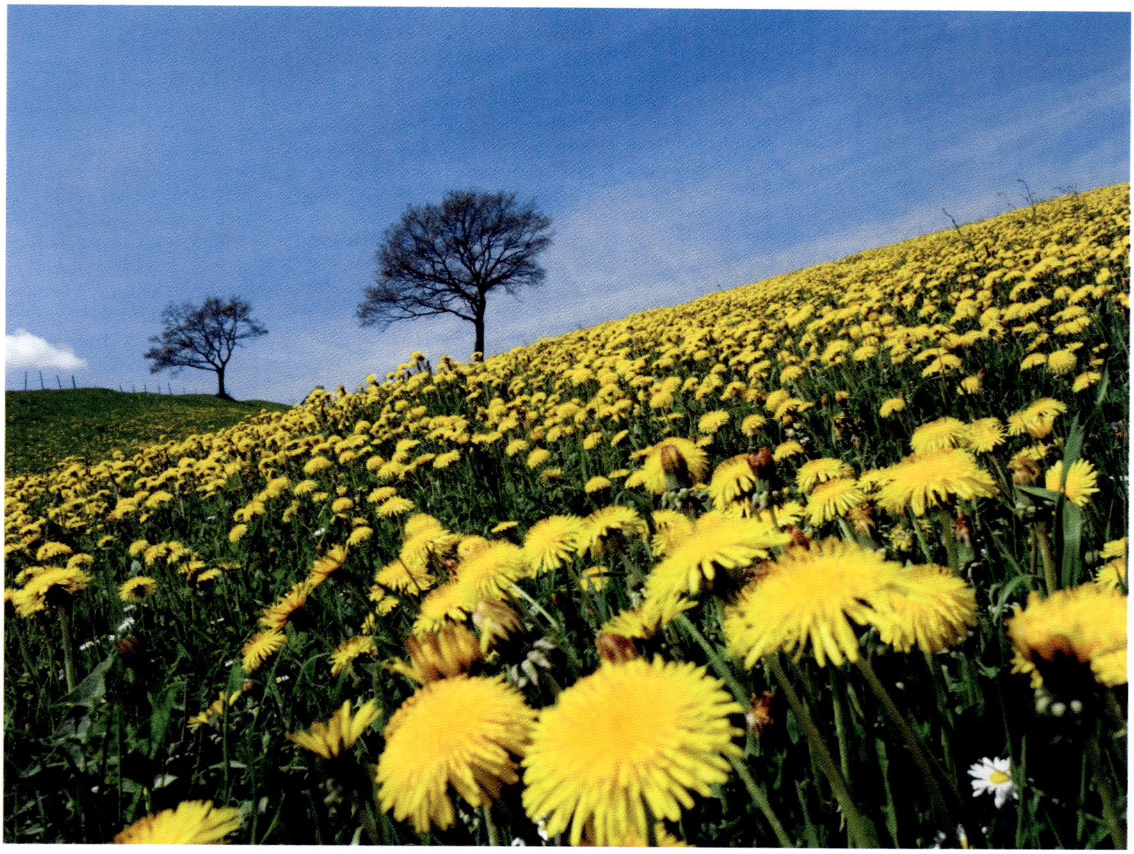

Vorsichtsmaßnahmen
Nicht anzuwenden in der Schwangerschaft, Stillzeit, bei Kleinkindern und bei Gallenfunktionsstörungen. Liegen Gallensteinen vor, so ist vor der Anwendung ein Spezialist zu konsultieren.

Kurzbeschreibung
Er wächst bis zu 30 cm hoch und seine gezahnten, lappigen Blätter bilden eine Rosette, dicht über dem Boden. Hieraus entspringen seine Stängel, an denen sich die gelben Blüten befinden. Sind diese ausgereift, werden sie zur Pusteblume.

Wo wächst er?
In der Regel wächst er auf Wiesen, Feldern und Wegesrändern in ganz Europa und Amerika.

Ernte
Zu medizinischen Zwecken verwendet man die Blätter und Wurzeln, sowohl frisch als auch getrocknet. Die Blätter erntet man im Frühling, und die Wurzeln im Herbst oder am Ende des Sommers. Zur Aufbewahrung eignen sich dunkle Glasbehälter, die gut verschlossen sind und vor Feuchtigkeit schützen.

Zusammensetzung
Aktive Komponenten sind Lactone, Triterpene, Esteroide, phenolische Säuren, Carotine, Mineralsalze und Polysaccharide, Inulin und Pflanzenschleim.

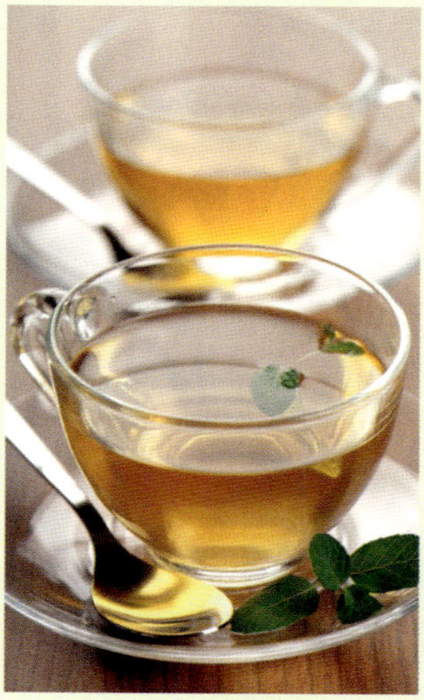

Erdrauch

(Fumaria officinalis)

Entlastet die Leber und reinigt den Organismus

Das Wort „Fumaria“ stammt vom lateinischen „fumus“ ab („Rauch“), allerdings weiß man nicht, ob der Erdrauch seinen Namen daher hat, dass, wenn man ihn kleinhackt, die Augen tränen, als wäre es Rauch oder einfach nur, weil seine Blätter aussehen wie der Rauch bei einem Brand. Tatsächlich jedoch glaubten die alten weisen Männer und Frauen, dass, wenn man diese Pflanze verbrennt, ihr Rauch die bösen Geister vertreibt.

Wann nimmt man ihn ein?

Der Erdrauch hat eine entkrampfende, harntreibende und reinigende Wirkung, am meisten besticht jedoch seine Wirkung auf die Gallenblasenfunktion, die auch den Verdauungsprozess verbessert. Daher wird er besonders bei schwerer Verdauung, Darmkrämpfen und Migräne verschrieben.
In der äußerlichen Anwendung wirkt er erweichend und trägt vor allem zur Linderung von Ekzemen und Hautausschlägen bei.

Einnahmeform

Man kann den Erdrauch wild ernten, trocknet ihn im Schatten und bewahrt ihn in lichtdichten Glasbehältern auf. Es gibt ihn auch getrocknet und gehackt zur Zubereitung von Tees. Er ist als Flüssig- oder Trockenextrakt sowie in Kapselform erhältlich, welches die einfachste Einnahmeform ist, da diese bereits vordosiert sind. Alle Produkte müssen jedoch eine empfohlene Dosierung vorgeben und ein Verfallsdatum anzeigen.

Anwendungsgebiete

Einzeln

Verdauungstee: Einen Teelöffel der Pflanze mit einer Tasse kochendem Wasser auffüllen. 10 Minuten ziehen lassen und filtern. Bei Bedarf mit Honig oder Zucker süßen und täglich drei Tassen vor den Hauptmahlzeiten einnehmen.

In Kombination

Gallensteintee: Man mischt zu gleichen Teilen Boldo, Löwenzahn, Minze und Erdrauch. Dann einen Teelöffel der Mischung mit einer Tasse kochendem Wasser auffüllen. 10 Minuten ziehen lassen und filtern. Drei Tassen täglich trinken, um die Fettverdauung und Giftausscheidung, bei Gallensteinen, zu erleichtern.

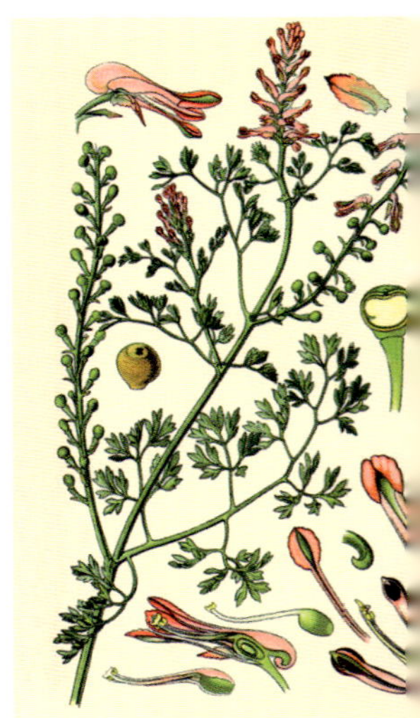

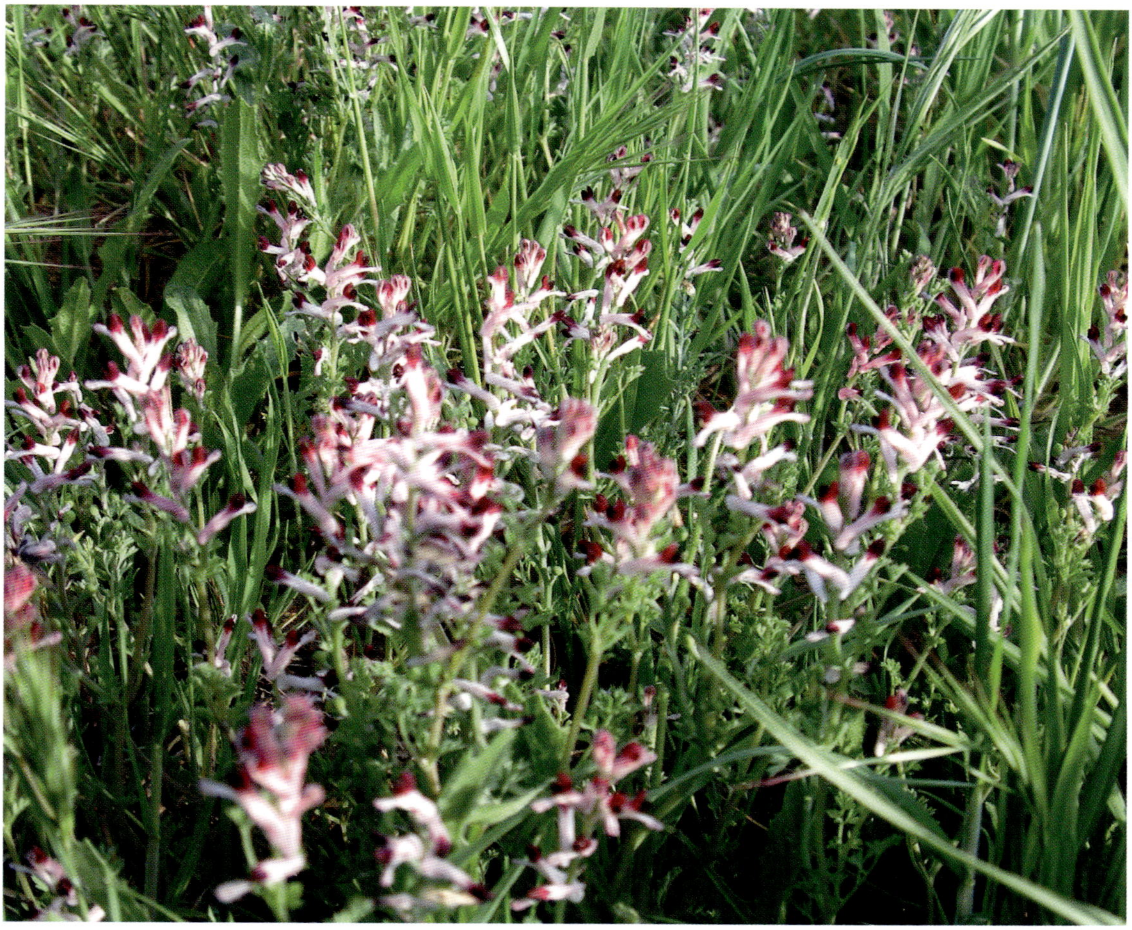

- **Vorsichtsmaßnahmen**

Nicht anzuwenden ist Erdrauch in der Schwangerschaft, Stillzeit, bei Kleinkindern und bei einer Gallenobstruktion. Im Falle von Gallensteinen ist vor der Anwendung ein Spezialist zu konsultieren.

- **Kurzbeschreibung**

Erdrauch ist eine Krautpflanze, die eine Höhe von 20 bis 70 cm erreichen kann. Seine Blätter sind grau-grün und die Blüten rosa oder rot. Er riecht säuerlich und schmeckt bitter.

- **Wo wächst er?**

Oft findet man ihn in der Nähe von Anbaufeldern, Wegesrändern und auf unbebautem Land. Er stammt aus Europa, ist mittlerweile aber weltweit verbreitet.

- **Ernte**

Vom Erdrauch verwendet man alles bis auf die Wurzel. Man erntet die Pflanze im Frühling, zwischen April und Juni.

- **Zusammensetzung**

Er enthält Alkaloide, Flavonoide, Pflanzenschleim, Tannine, organische Säuren und Mineralsalze.

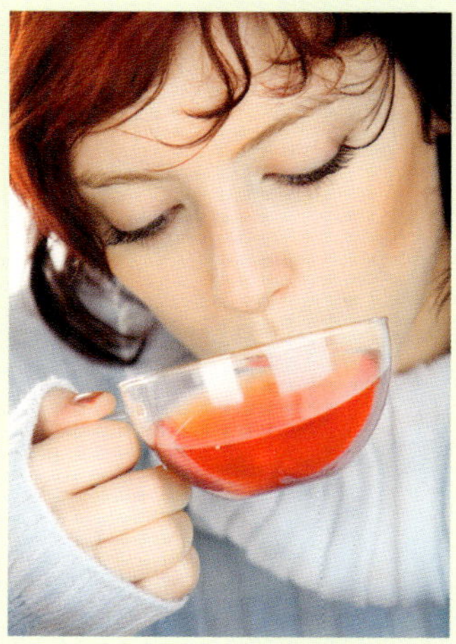

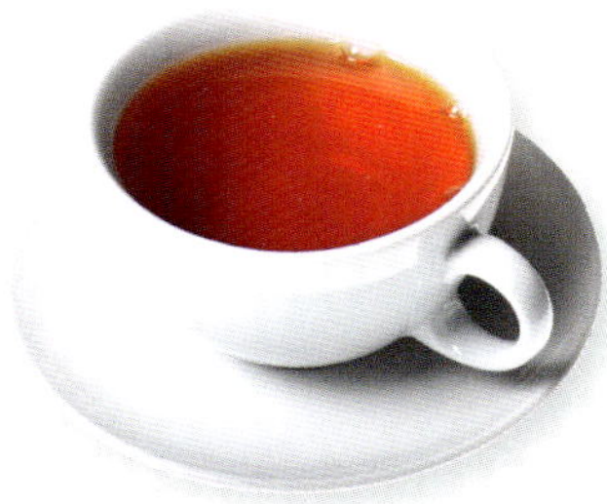

Birke

(Betula pendula)

Hilfreich in Sachen Nierengesundheit

Schon lange weiß man um die harntreibende Wirkung der Birke, obwohl ihr Anblick aufgrund der rutenförmigen Äste einem oft Respekt einflößt. Da die Rinde wasserdicht ist, wird sie auch zur Herstellung von Bechern verwendet.

Wann nimmt man sie ein?

Dank ihres hohen Gehalts an Flavonoiden besitzt die Birke harntreibende Fähigkeiten, die – im Gegensatz zu anderen harntreibenden Mitteln – nicht den Verlust von Mineralstoffen provozieren oder das Nierengewebe reizen. Im Gegenteil: Die Birke ist in der Lage, regenerierend und entzündungshemmend zu wirken. Sie wird zur Reinigung der Harnwege benutzt, wenn beispielsweise eine Infektion im Intimbereich vorliegt. Denn wenn Urin in der Blase zurückbleibt, können sich krankheitserregende Mikroorganismen bilden. Auch zur Vorbeugung von Harngrieß sowie Nieren- oder Blasensteinen wird sie gern verwendet, da sie auch hier den Erregern, die eine Erkrankung auslösen können, Einhalt gebieten kann. In einigen Fällen wurde sogar beobachtet, dass sie bei bereits vorliegenden Nierensteinen Abhilfe schaffen konnte. Aufgrund ihrer harntreibenden Wirkung setzt man sie gerne für die Behandlung von Rheumapatienten ein sowie in Tropfenform, wenn eine Schlankheitsdiät vollzogen wird. Genauso kommt sie im Rahmen einer Entschlackungskur zum Einsatz. Das kann die Birke außerdem bewirken: Gallensäuren werden gemindert, schwerfällige Verdauungsvorgänge gelockert und der Cholesterinspiegel kann mit ihrer Hilfe gesenkt werden. Da Birke reich an Tannin ist, verfügt sie über eine antiseptische und adstringierende Wirkung und wird deshalb – äußerlich angewendet – auch zur Wundbehandlung in Betracht gezogen.

Einnahmeform

Die Anwendung in Form eines Kräutertees ist üblich (eine oder zwei Teelöffel pro Tasse), hergestellt aus trockenen, zerkleinerten Birkenblättern. Auch in Kapseln, Tabletten oder Flüssigextrakt liegen ihre Wirkstoffe vor (3–5 g am Tag, auf drei Einnahmezeitpunkte verteilt). In zahlreichen harntreibenden und entschlackenden Mitteln kann sie außerdem enthalten sein. Diese wiederum findet man in Form von Kräutertee, Tabletten oder Kapseln.

Anwendungsgebiete

Einzeln

Entschlackungstee: Einer Tasse kochendes Wasser einen Suppenlöffel der Pflanze hinzufügen. Rund 10 Minuten ziehen lassen und filtern. Der Tee kann mit Honig oder Zucker gesüßt werden und man sollte täglich zwei oder drei Tassen am Tag davon trinken.

In Kombination

Harntreibender Heilkräutertee: Man mischt, zu gleichen Teilen, Birke, Maisnarben und Blüten der Goldrute. Auf einen Suppenlöffel der Mischung gießt man eine Tasse kochendes Wasser. Das Gemisch 10 Minuten ziehen lassen und im Anschluss filtern. Drei Tassen am Tag dieser Mischung können überflüssiges Wasser sowie Abfallsubstanzen aus dem Körper spülen und somit Harngrieß oder kleinen Nierensteinen vorbeugen.

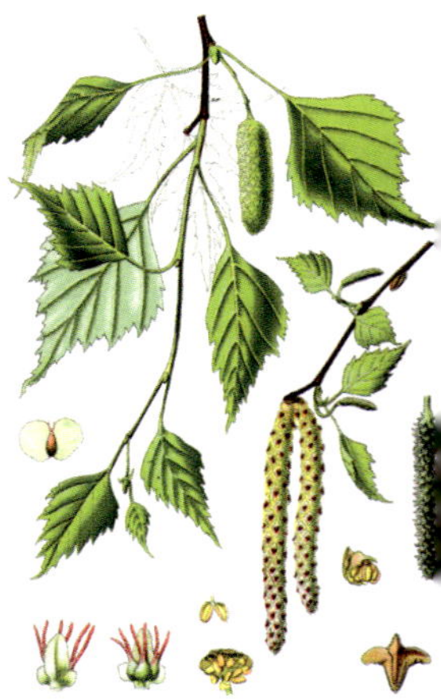

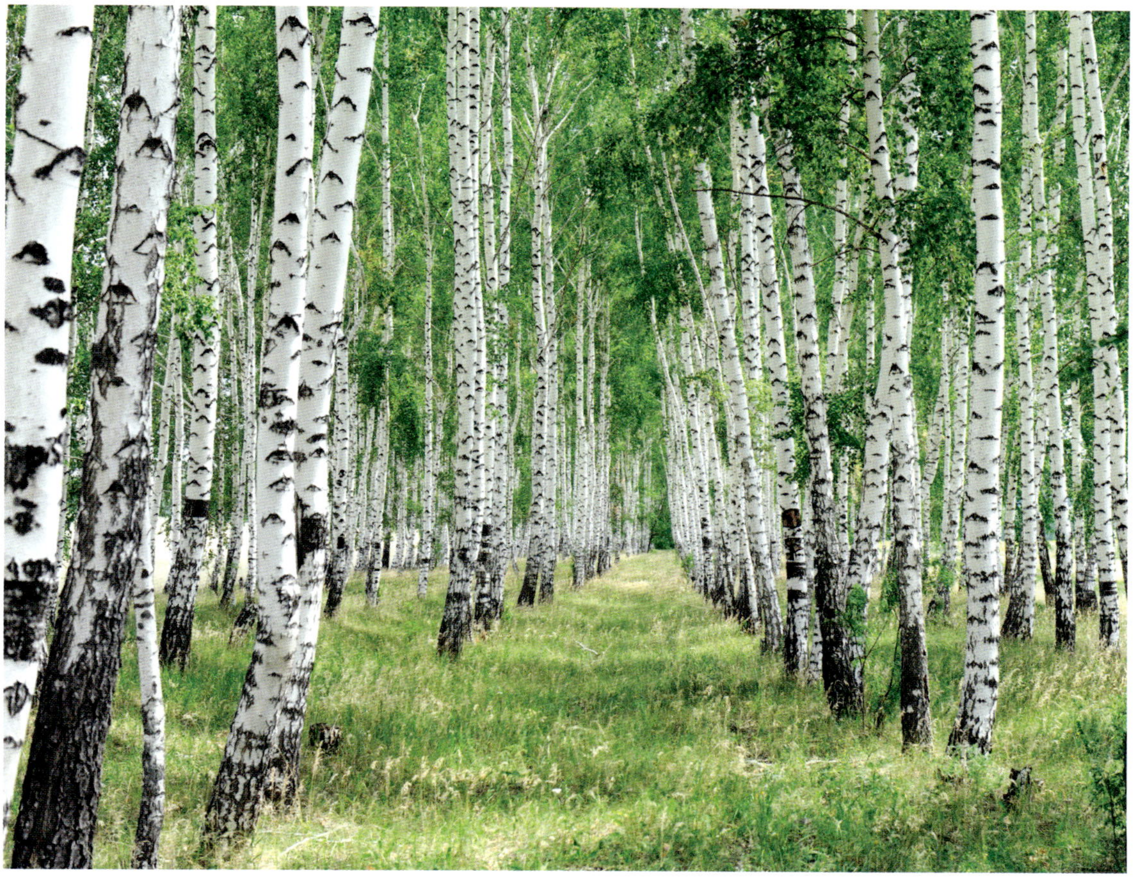

Vorsichtsmaßnahmen
Liegt ein Magengeschwür oder eine Gastritis vor, kann die Birke kontraindiziert wirken. Während der Schwangerschaft und Stillzeit ist die Einnahme nicht empfehlenswert. Liegen Probleme mit den Nieren vor, so ist vor dem Verzehr ein Spezialist um Rat zu fragen.

Kurzbeschreibung
Der Baum kann bis zu 30 Meter hoch wachsen, die Baumkrone weist eine abgerundete, unregelmäßige Form auf. Die Rinde der jungen Äste ist weiß-silber. Die Blätter sind herzförmig und hängen an einem Blattstiel. Die androgynen Blüten wachsen gemeinsam in einer grün-gelblichen Farbe heran.

Wo wächst sie?
Die Birke wird in Gärten kultiviert und wächst in lauwarmen bis kalten Gebieten des Nordens, in hellen Wäldern.

Ernte
Man verwendet die Blätter und in einigen Fällen ebenfalls die Rinde.

Zusammensetzung
Die Blätter sind reich an Saponin, Flavonoiden, Phenolsäure und Vitamin C. Die Rinde enthält Tannin sowie essentielles Öl.

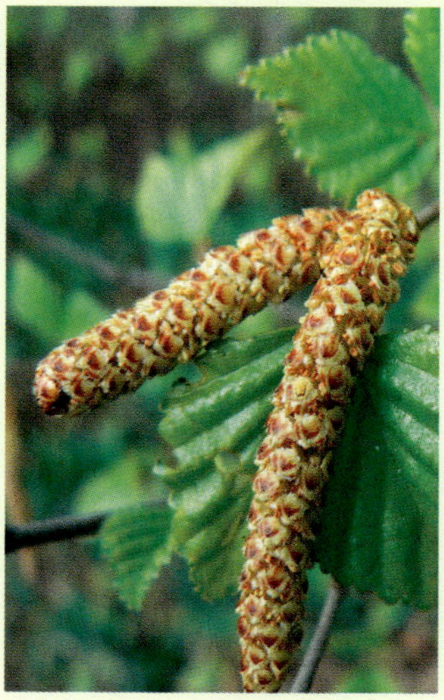

Heidekraut

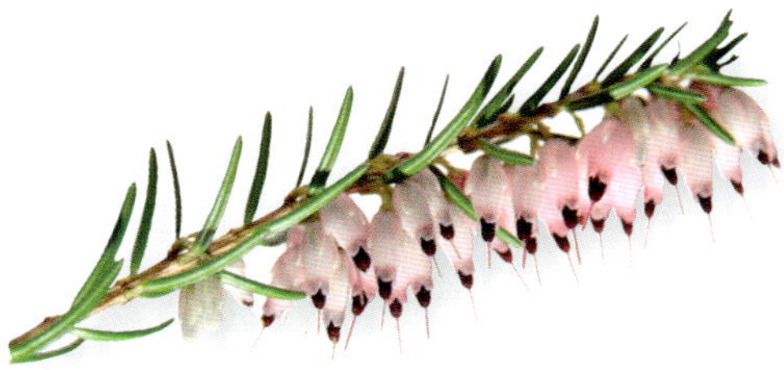

(Calluna vulgaris)

Hilft bei Harnwegsinfektionen

Sehr beliebt bei den Bienen, um Honig herzustellen. Am Ende des Sommers sieht man die grünen Stiele und purpurfarbenen Blüten auf vielen Wiesen.

Wann nimmt man es ein?

Heidekraut ist ein gutes Mittel gegen Infektionen im Intimbereich. Diese Wirkung verdankt es seiner antibakteriellen und antiseptischen Eigenschaften, die auch für die harntreibenden Fähigkeiten verantwortlich sind. Es werden nicht nur Urinreste, sondern auch krankmachende Keime, die für Infektionen verantwortlich sind, aus dem Körper gespült. Obwohl es nicht oft zur Behandlung von Ödemen oder Nierensteinen eingesetzt wird, ist seine Wirkung hier doch sehr stark. Seine adstringierende Fähigkeit sorgt dafür, Durchfall zu unterbinden.

Einnahmeform

Man verwendet vor allem die äußersten Spitzen, getrocknet und zerkleinert, um Kräutertee herzustellen (ein bis zwei Teelöffel auf eine Tasse Wasser). Die Pflanzenwirkstoffe liegen außerdem pulverisiert in Kapselform vor. Auch findet man sie in Flüssigextrakten (1,5–3 ml alle acht Stunden einnehmen) oder in einer Tinktur. Äußerlich wendet man sie meist als Badezusatz an (250 g pro Liter Wasser).

Anwendungsgebiete

Einzeln

Kräutertee zur Behandlung von Blasenentzündungen: Einer Tasse kochendem Wasser einen Suppenlöffel der Pflanze hinzufügen. Rund 10 Minuten ziehen lassen und filtern. Der Tee kann auf Wunsch mit Honig oder Zucker gesüßt werden. Alle 6 Stunden eine Tasse trinken, am besten nach den Mahlzeiten. Diese Behandlung maximal eine Woche lang durchführen.

In Kombination

Um den Effekt zu verstärken, kann man Heidekraut mit anderen antiseptischen und harntreibenden Pflanzen mischen. Eine ideale Mischung ergibt sich aus Heidekraut mit Bärentraube und indischem Nierentee.

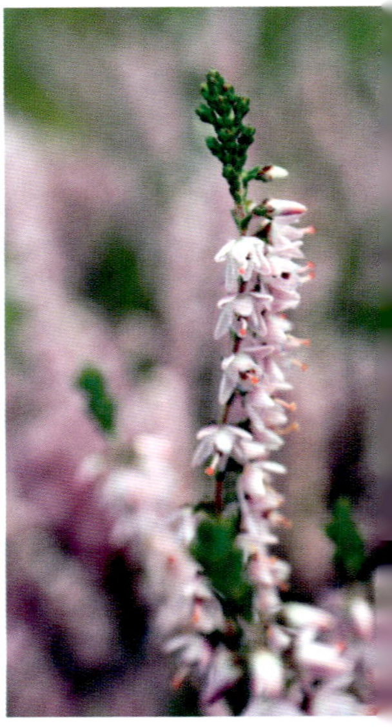

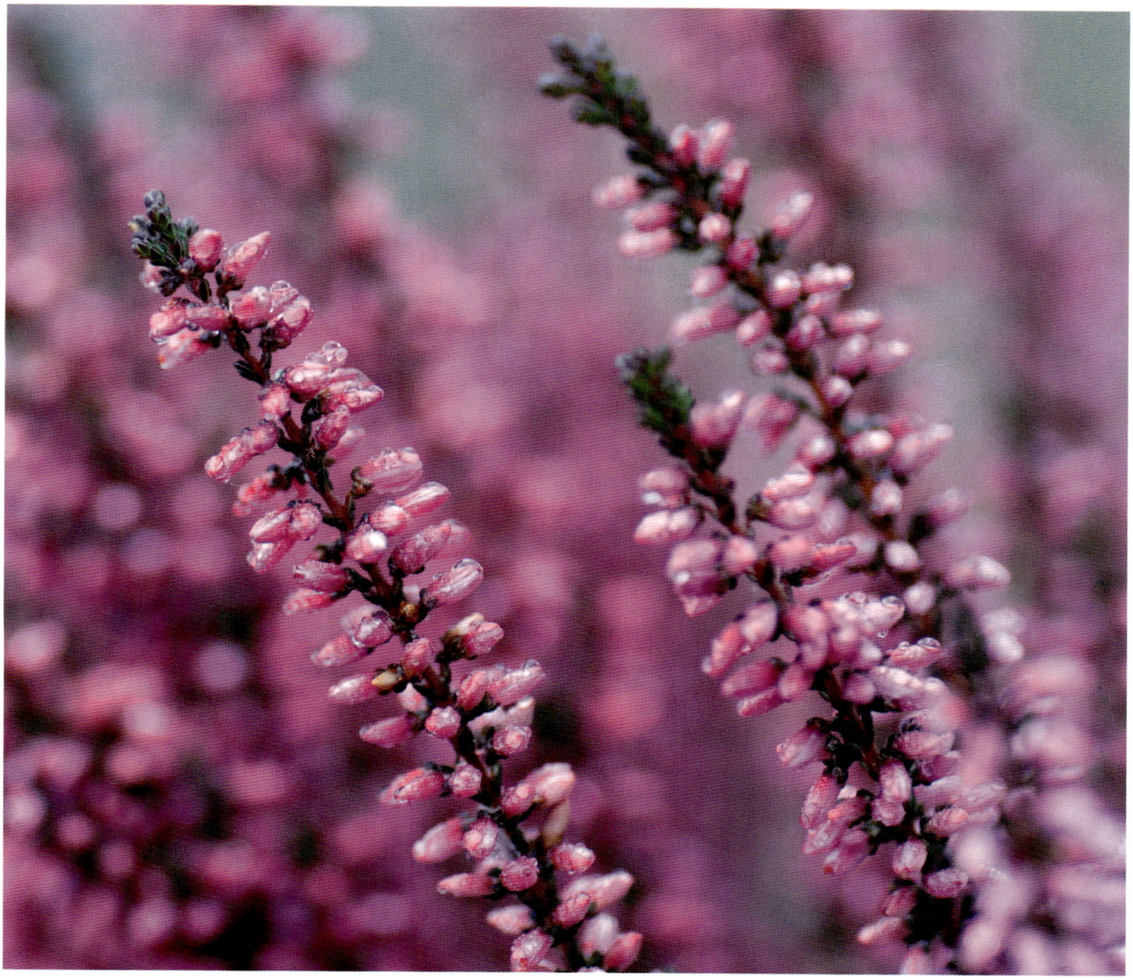

Vorsichtsmaßnahmen
Während der Schwangerschaft, Stillzeit und bei Kindern unter 12 ist der Heidekraut kontraindikativ. Liegt eine Leber-, Nieren- oder Herzinsuffizienz vor, sollte vor dem Gebrauch unbedingt ein Spezialist konsultiert werden.

Kurzbeschreibung
Es handelt sich um einen winzigen, geschlängelten Strauch. Seine reichhaltigen Zweige sind dünn und mit kleinen lanzenförmigen Blättern bedeckt. Die rosafarbigen Blüten wachsen gebündelt.

Wo wächst es?
Es wächst im Gestrüpp auf kieselsäurehaltigem Boden auf der nordischen Erdhalbkugel.

Ernte
Man verwendet die obersten Blütenspitzen, die geerntet werden, sobald sie blühen.

Zusammensetzung
Heidekraut ist reich an Phenol sowie Phenol-Verbindungen, Tannin, Flavonoiden, Triterpenen und Steroid.

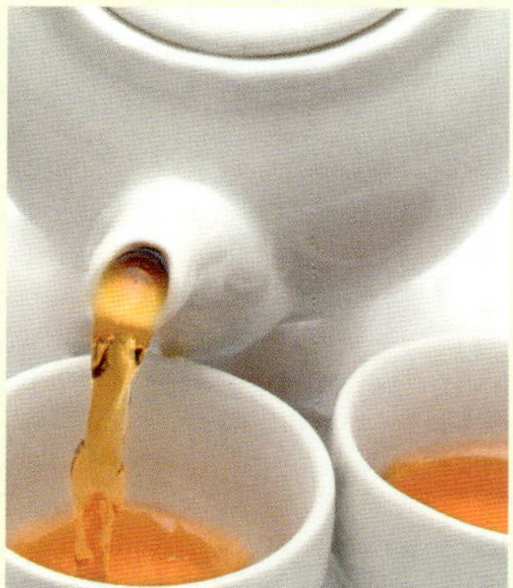

Bärentraube

(Arctostaphylos uva-ursi)

Wirksames Antiseptikum für die Harnwege

In ferner Vergangenheit wurde die Bärentraube in Skandinavien und auf den britischen Inseln bereits für medizinische Zwecke verwendet. Bei den Griechen und den Römern war sie damals noch nicht bekannt. Doch das änderte sich im 18. Jahrhundert, als ihre gesundheitsfördernden Eigenschaften – vor allem in Bezug auf Harnwegsstörungen – in ganz Europa und auch Amerika bekannt wurden.

Wann nimmt man sie ein?

Die Bärentraube ist charakteristisch für ihren antiseptischen und antibiotischen Effekt, vor allem im Hinblick auf die Harnwegsfunktionen. Außerdem verfügt sie über harntreibende und entzündungshemmende Eigenschaften. Schon alleine deshalb ist es einfach zu verstehen, dass es sich hier um ein exzellentes Mittel handelt, um alle denkbaren Harnwegsinfektionen, wie die chronische Blasenentzündung, zu behandeln. Auch der Prostata- und Uterusgesundheit kommt sie zugute. Ihre Wirkung kann verstärkt werden, indem der pH-Wert des Urins stabil gehalten wird. Das kann man durch eine Ernährung erreichen, die reich an Obst, Kartoffeln, Gemüse ist – wie zum Beispiel die Tomate – oder auch durch die Aufnahme an Bikarbonat (6–8 g am Tag).

Bärentraube ist ein effektives Mittel, um der Entstehung von Nierensteinen vorzubeugen bzw. diese abklingen zu lassen, wenn sie bereits entstanden sind. Diese Wirkung konnte zwar bisher nicht bewiesen werden, doch in jedem Fall kann sie die Infektion im Urin lindern, die ja häufig mit der Entstehung von Nierensteinen einhergeht. Die Bärentraube verleiht dem Urin eine grünliche Farbe, die auch bezeugt, dass das Mittel zu wirken beginnt.

Einnahmeform

Für gewöhnlich verwendet man die Pflanze getrocknet und zerkleinert, um einen Kräutertee daraus herzustellen (3 g pro Tasse, alle 6 Stunden) oder als Kapseln, die den Wirkstoff in Pulverform enthalten. Zudem ist der Wirkstoff in Flüssigextrakten zu finden, auch wenn sie nicht zu den beliebtesten Einnahmeformen gehören (2–3 ml einmal am Tag). Auch kann die Bärentraube Teil einer Mischung mit harntreibenden und antiseptischen Pflanzen sein.

Anwendungsgebiete

Einzeln

Abgekochter Sud gegen Blasenentzündungen: Man mengt 10–30 g der Pflanze mit einem Liter Wasser. Man lässt die Mischung 3 bis 4 Stunden ziehen, bevor sie 15 Minuten lang aufgekocht wird. Im Anschluss filtern und alle 3 bis 4 Stunden eine Tasse trinken, sodass man etwa auf einen Liter pro Tag kommt. Der Behandlungszeitraum sollte eine Woche nicht überschreiten. Auch sollte die Behandlung mit Bärentraube ohne Vorschrift nicht öfter als fünfmal im Jahr stattfinden.

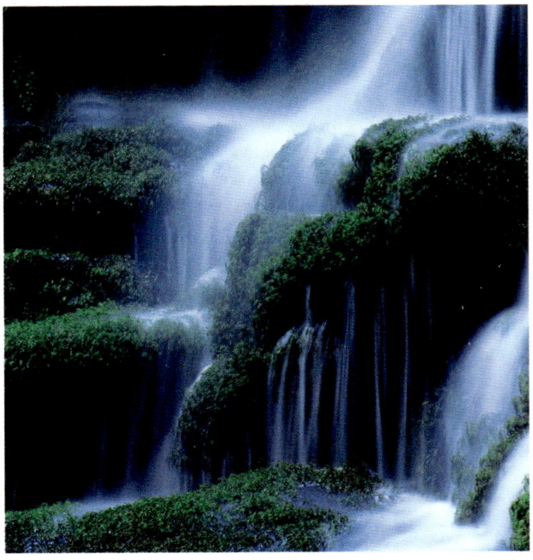

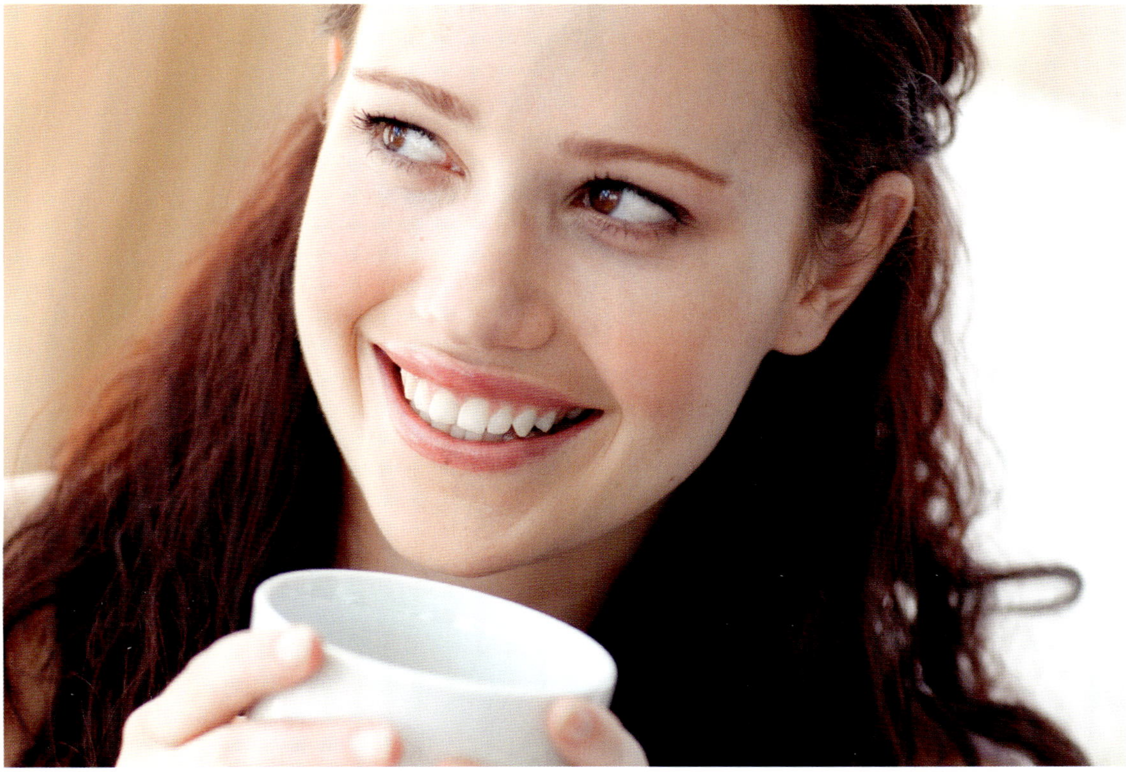

Vorsichtsmaßnahmen
Während der Schwangerschaft, Stillzeit und bei Kindern unter 12 Jahren sowie Personen, die an einem Geschwür leiden, sollte Bärentraube nicht angewendet werden. Bei Leber-, Nieren- oder Herzinsuffizienz sollte man sie ebenfalls mit Vorsicht gebrauchen.

Kurzbeschreibung
Der holzartige Strauch kann eine Höhe von 15 bis 30 cm erreichen. Seine Stile sind lang und kriechend; die Blätter immergrün, klein und von einer dunkelgrünen Farbe. Die Blüten sind rund, weiß oder rosafarbig und die Früchte bilden eine runde Traube, die rot leuchtet.

Wo wächst es?
Obwohl das Kraut im Norden Europas und in Asien seinen Ursprung hat, hat es sich mittlerweile auf ganz Europa sowie den nordamerikanischen Raum ausgeweitet. Auf kieselsäurehaltigem Boden sowie auf Bergabhängen kommt es oft vor.

Ernte
Man verwendet die Blätter trocken, die viele Jahre lang – am liebsten aber im Sommer – geerntet werden können. Man lässt sie an der warmen Luft trocknen und bewahrt sie dann in luft- und lichtgeschützten Behältern auf, die sie vor Feuchtigkeit schützen.

Zusammensetzung
Neben weiteren Inhaltsstoffen enthält es Phenol sowie Phenol-Verbindungen, Tannin, Iridioide, Flavonoide und Triterpene.

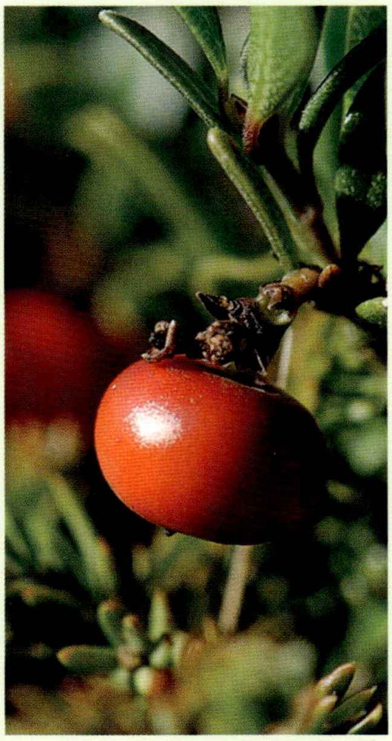

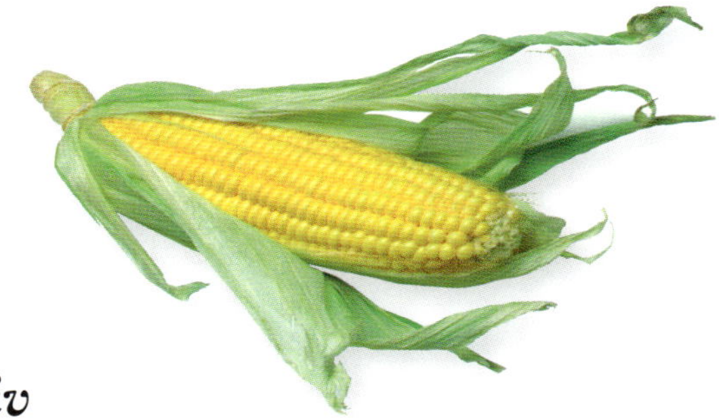

Mais

(Zea mays)

Wirkt sanft – aber doch effektiv

Mal davon abgesehen, dass Mais damals zu unseren Grundnahrungsmitteln gehörte, wurde es vor Urzeiten auch für medizinische Zwecke verwendet. Auch heute noch zählt Mais in einigen Dörfern zu dem Basisspeiseplan, aber er ist auch für seine therapeutische Wirkung so berühmt.

Wann nimmt man ihn ein?

Mais verstärkt den Harndrang, wirkt antiseptisch und entzündungshemmend – Letzteres in erster Linie auf die Harnwege. Er zählt zu den natürlichen Mitteln, die vom Körper gut akzeptiert werden, denn die Anwendung hat weder Irritationen der Nieren noch ein Ungleichgewicht des Elektrolythaushalts im Blut zur Folge. Sowohl zur Vorbeugung als auch zur Behandlung von Nierensteinen wird er gerne eingesetzt, da er bewirkt, dass überflüssiger Urin ausgeschieden wird. Auch bei Flüssigkeiten in den Beinen, angeschwollenen Knöcheln oder Bluthochdruck wird der Mais gerne verwendet. Dank seines hohen Allatoingehalts wirkt er – äußerlich angewendet – vernarbend und wird daher auch zur Behandlung von Kratzern oder anderen leichten Wunden benutzt.

Einnahmeform

Die gängigste Einnahmeform ist der Kräutertee (10 g pro Liter Wasser, man trinkt mehrmals am Tag eine Tasse). Es gibt auch Kapseln, die den Trockenextrakt enthalten. Man kann auch einen Flüssigextrakt verwenden (1,5–2,5 ml alle 6 Stunden) oder eine Tinktur (2,5–5 ml alle 6 Stunden).

Anwendungsgebiete

EINZELN

Harntreibender Kräutertee zur Vorbeugung von Flüssigkeitsstau: Einen Suppenlöffel Mais mit einer Tasse Wasser aufkochen und rund 10 Minuten ziehen lassen. Die Mischung filtern und alle 6 bis 8 Stunden trinken. Dieser Heilkräutertee kann warm oder auch kalt getrunken werden, morgens oder am Nachmittag, jedoch nicht abends.

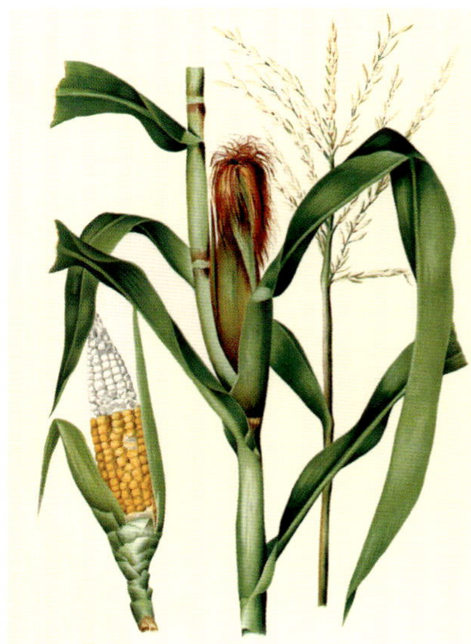

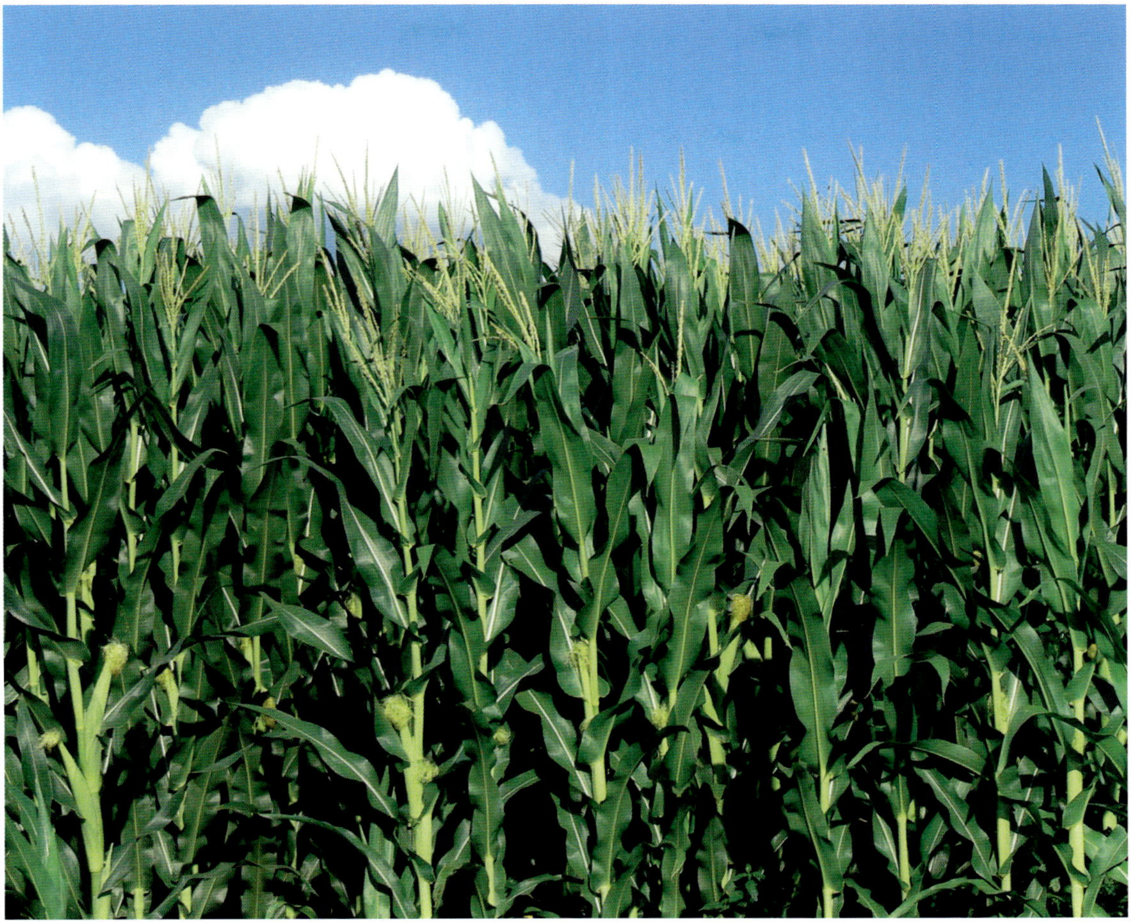

Vorsichtsmaßnahmen
Im Falle einer Nieren- oder Herzinsuffizienz sollte man vor dem Gebrauch einen Arzt um Rat fragen.

Kurzbeschreibung
Die krautartige Pflanze kann sehr groß werden (bis zu 1–3 m Höhe), bedeckt von ihren breiten, lanzenförmigen Blättern. Der männliche Blütenstand ist ährenförmig, während die weiblichen Blüten sehr groß werden und von großen Deckblättern umgeben sind.

Wo wächst er?
Ursprünglich kommt der Mais aus Südamerika, aber mittlerweile wird er auf der ganzen Welt kultiviert.

Ernte
Man verwendet die Kolben, die nach der Ernte in gut verschlossenen Behältern luftdicht gelagert werden, gut geschützt vor Licht und Feuchtigkeit.

Zusammensetzung
Folgende Inhaltsstoffe stechen hier besonders hervor: Mineralsalze, Flavonoide, Saponine, Tannine, Steroide, Allatoin, essenzielles Öl sowie Spuren von Alkaloid.

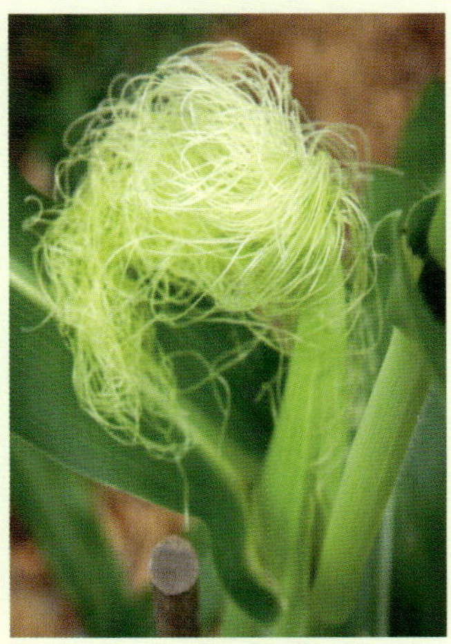

Aloe vera

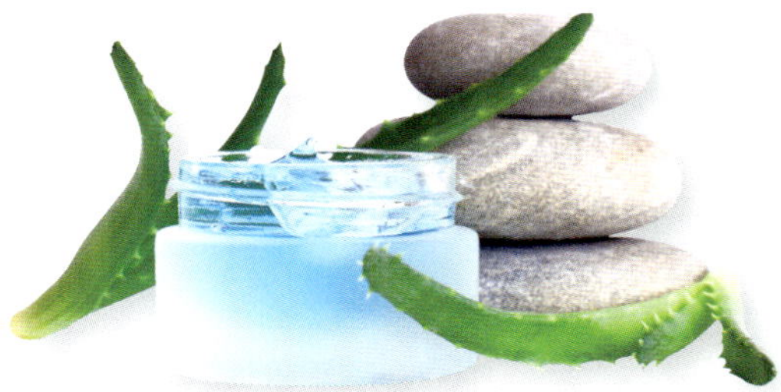

(Aloe vera oder Aloe barbadensis)

Verhilft zu Schönheit und gesunder Haut

Ihren Ursprung hat Aloe vera in Nordafrika, wo sie traditionell für medizinische Zwecke verwendet wurde. Dennoch hat es bis zum Ende des Zweiten Weltkriegs gedauert, bis ihr großer therapeutischer Wert bei Behandlungen von Brandwunden bewiesen werden konnte.

Wann nimmt man ihn ein?

Das Gel der Aloe-Pflanze trägt man auf die Haut auf, um deren Regeneration zu fördern. Wund- und Narbenheilung kann so beschleunigt werden, Infektionen können verhindert und Entzündungen gemildert werden. Aufgrund ihrer entzündungslindernden Wirkung kann sie auch bei Herpes helfen. Ihr UV-Schutz macht sie außerdem zu einem beliebten Mittel zur Anwendung vor dem Sonnenbad. Es handelt sich hier um eine der besten Pflanzen, um Verletzungen, Verbrennungen ersten und zweiten Grades, Sonnenbrand, Hautirritationen sowie Hautabschürfungen zu lindern. Aus diesen Gründen ist sie zur Behandlung von Schuppenflechten, Ekzemen, Akne und Pilzinfektionen sehr empfehlenswert. Dank ihres hohen Anteils an Pflanzenschleim, kann sie der Haut viel Feuchtigkeit spenden und sie sanft und weich machen. Daher wird die Aloe-Pflanze nicht nur für medizinische Zwecke, sondern auch in der Kosmetik, zur Unterstützung der Schönheit der Haut verwendet. Außerdem kann sie – oral eingenommen – abführend und kräftigend wirken. Diese Einnahmeform empfiehlt man bei Verdauungsproblemen sowie für die Behandlung von einem Zwölffingerdarmgeschwür.

Einnahmeform

Man findet den Pflanzenwirkstoff in frischem Aloe-Saft, der, obwohl man ihn auch trinken kann, meist äußerlich angewendet wird. Am häufigsten wird das Aloe-Gel benutzt, das über einen sehr hohen Anteil von Aloe vera verfügt (Aloe-Anteil zwischen 10 und 70 %). Außerdem findet man die Aloe-Wirkstoffe kombiniert mit anderen Pflanzenwirkstoffen (feuchtigkeitsspendende Creme, Sonnenmilch, After-Sun-Produkte, Lippenpflegestifte, Gesichtsmasken, Rasiercreme, Duschgel etc.). Man kann das pure Aloe-vera-Gel für den häuslichen Gebrauch selbst herstellen: Es reicht aus, die Pflanze in einem Blumentopf oder im Garten zu halten, ein Blatt von 5 cm Breite in Stücke zu spalten, die leicht angeschnitten werden, um an den Saft zu gelangen. Hat man den Saft entnommen, wird er in einem gut verschlossenen Glasbehälter aufbewahrt, der licht-, wärme- und feuchtigkeitsgeschützt ist.

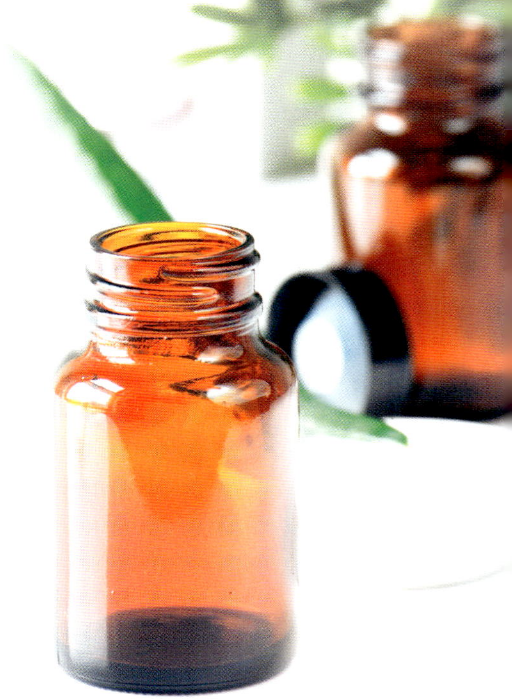

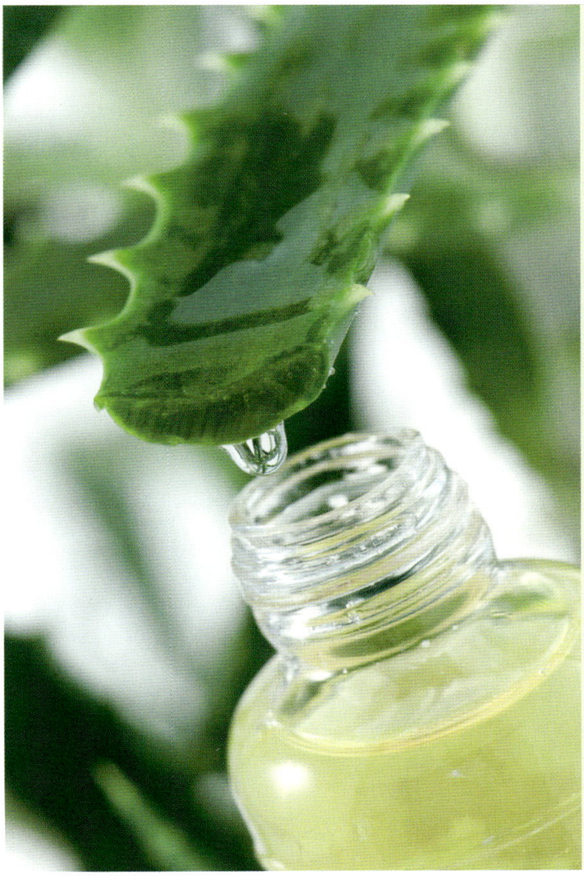

Aloe-Saft

Das Gel der Aloe vera klebt, ist transparent und geschmacklos. Es sollte nicht mit dem Aloe-Saft verwechselt werden, denn obwohl beides dem gleichen Blatt entsammt, so haben sie doch sehr unterschiedliche Wirkungen: Während das Gel eher äußerlich bei der Behandlung von Brandwunden und Hautirritationen angewendet wird, wird der Aloe-Saft meist zur oralen Anwendung als Abführmittel eingesetzt.

Wissenswertes

- Es gibt mehr als 350 Aloe-vera-Arten, aber nur einige wecken aufgrund ihrer therapeutischen Wirkungen das Interesse der Industrie. Die häufigsten sind Aloe barbadensis Miller (oder Aloe vera L.), als Barbados-Aloe bekannt, oder der Aloe ferox Miller, den man auch unter dem Begriff Kap-Aloe kennt.
- Seit jeher verwendet man Aloe vera in vielen Zivilisationen für medizinische Zwecke. Die Chinesen waren die Ersten, die es benutzten. Im alten Ägypten war die Benutzung ebenfalls üblich. Alte Schriften der Römer, Griechen, Hindus, Araber berichteten über die vielfältige positive Wirkung der Aloe vera auf Gesundheit und Schönheit. Die Spanier brachten die Pflanze während der Eroberung auf amerikanischen Boden, sodass sie Einzug in die Plantagen der Antillen sowie weiteren warmen Regionen von Südamerika hielt.

Vorsichtsmaßnahmen
Oral darf sie nicht während der Schwangerschaft, Stillzeit oder bei Kindern unter sechs Jahren angewendet werden.

Kurzbeschreibung
Äußerlich erinnert die Pflanze an einen Kaktus, doch es handelt sich um eine immergrüne Pflanze, die für ihre grünen, schlanken, harten Blätter, ihre fleischige Konsistenz sowie die Stacheln am Blattrand bekannt ist. Die Blüten können gelb oder rot sein – je nach Art der Aloe vera – und weisen eine längliche Form auf.

Wo wächst sie?
Ihren Ursprung hat die Aloe-Pflanze in Afrika, doch sie hat sich weiter auf warme Regionen in Amerika und Asien ausgebreitet. Sie wächst in sonnigem und trockenen Ambiente mit spärlichem Regenfall.

Ernte
Im Wesentlichen wird das Gel oder der Saft verwendet, die man beide aus dem Mark der fleischigen Blätter extrahiert. Die Ernte ist zu jedem Zeitpunkt möglich.

Zusammensetzung
Der größte Anteil besteht aus Wasser und reichlichen Polysacchariden, Aminosäuren, Enzymen, Mineralstoffen und Vitaminen.

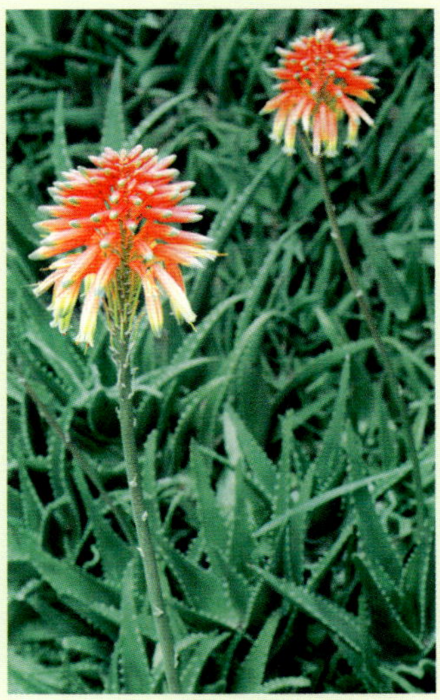

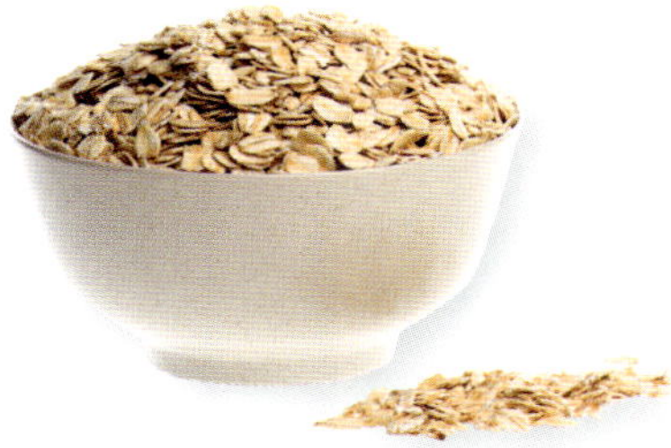

Hafer

(Avena sativa)

Versorgt trockene Haut mit Feuchtigkeit und hält sie geschmeidig

Jahrhunderte lang diente Hafer als Grundnahrungsmittel in vielen Dörfern und symbolisierte zudem Kraft. Diese Annahme ist nicht unbegründet, denn Hafer besitzt einen hohen energetischen und ernährungsphysiologischen Wert. Außerdem wirkt er medizinisch. Man verwendet Hafer zur Beruhigung der Nerven und vor allem zählt er zu den gerne verwendeten Inhaltsstoffen von Kosmetik-Produkten, die man für trockene Haut anbietet.

Wann nimmt man ihn ein?

Äußerlich angewendet zeigen sich seine Wirkstoffe, die regenerierend und besänftigend sind. Diese Wirkstoffe beschützen alle Hauttypen, machen sie weich, geschmeidig und versorgen sie mit Feuchtigkeit. Vor allem kommt Hafer jedoch bei trockener, sensibler oder irritierter Haut zum Einsatz. Seine Eigenschaften verdankt er seinem Reichtum an Silizium und Pflanzenschleim.

Oral eingenommen ist er ein gutes Mittel, um das Nervensystem ins Gleichgewicht zu bringen – entweder zur Anregung oder zur Beruhigung. Der entspannende Effekt ist auf seinen – wenn auch geringen – Anteil an nicht toxischem Alkaloid zurückzuführen. Seine Verwendung kann dazu führen, dass man leichter einschläft, deshalb wird er auch gerne bei Schlafstörungen eingesetzt. Auch bei Beklemmungen oder für Raucher, die sich das Rauchen abgewöhnen möchten, kann der Hafer Abhilfe schaffen. Von seinem anregenden Effekt profitiert man für eine körperliche oder auch mentale Stimulation. Auch für heranwachsende Kinder, Patienten in der Genesungszeit, Sportler oder Personen, die eine große körperliche oder geistige Herausforderung antreten, ist er ideal. Aufgrund seines Gehalts an Pflanzenschleim beschützt er die Magenschleimhaut und hält sie geschmeidig. So kann die Verdauung verbessert werden. Zudem ist Hafer hilfreich, um Cholesterin- oder Glukosewerte zu senken.

Einnahmeform

Üblicherweise integriert man Hafer in der täglichen Nahrung in Form von Flocken gemischt mit Milch oder Joghurt oder auch als Müsli gemischt mit weiteren Getreidesorten. Haferflocken oder Haferkleie wurden für medizinische Kräutertees verwendet. Man findet den Hafer in schmerzlindernden Mitteln, Kräftigungsmitteln und in Kosmetikprodukten vor (Duschgel, Körpermilch für trockene und sensible Haut).

Anwendungsgebiete

Einzeln

Haferwasser: Man mischt zwei Esslöffel Haferkörner mit 1 Liter Wasser und lässt die Mischung fünf Minuten kochen. Anschließend filtern. Bei Bedarf kann mit Honig gesüßt werden. Man trinkt Haferwasser als Erfrischungsgetränk über den Tag verteilt. Haferwasser kann auf das Nervensystem harmonisierend und anregend wirken.

Weichmachendes Bad: Die gleiche Mischung kann dazu dienen, ein Bad einzulassen, das die Haut weich und geschmeidig macht und sie mit Feuchtigkeit versorgt. Zudem beruhigt es die Nerven.

In Kombination

Eine traditionelle Salbe gegen Falten. Sie funktioniert sehr gut, wenn man sie mit Hafermehl, Glycerin und Rosenwasser herstellt.

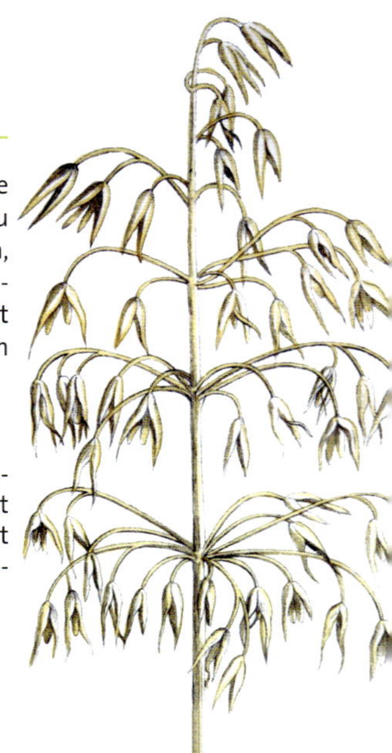

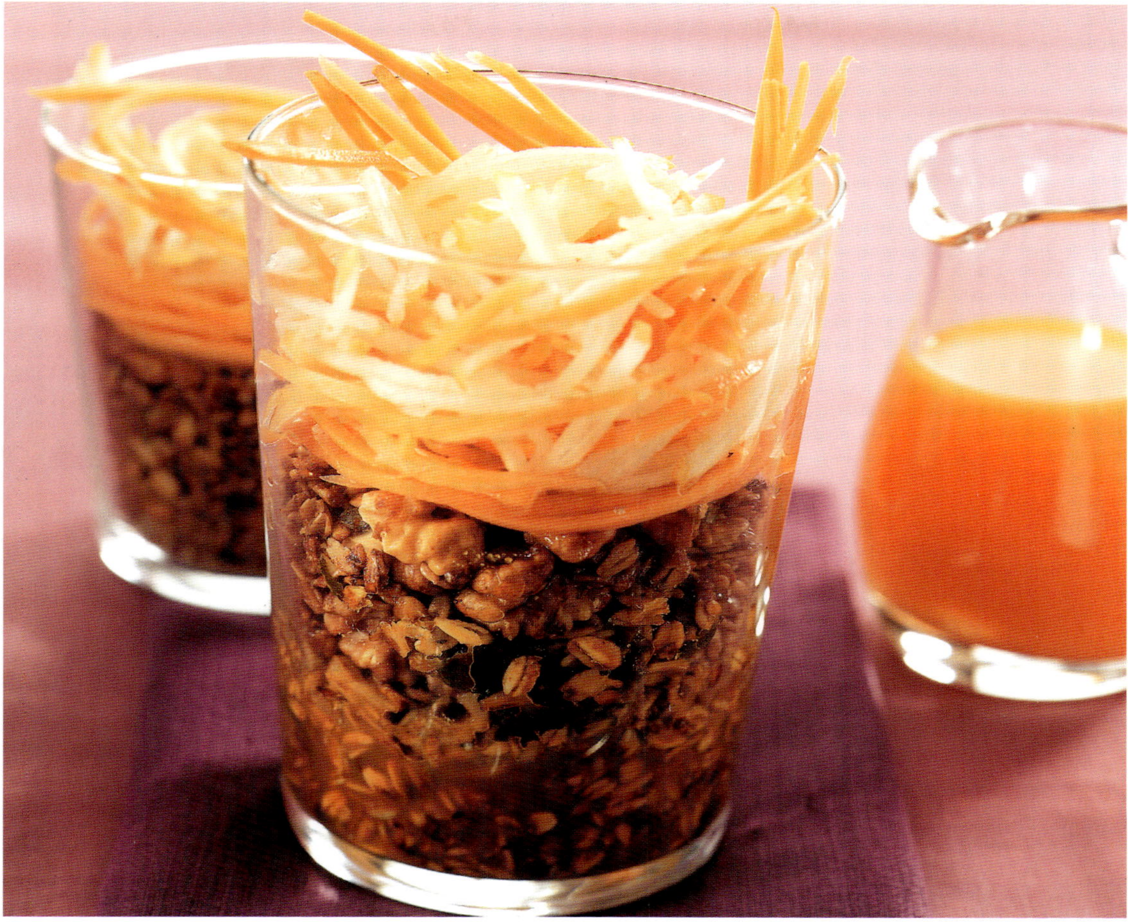

Vorsichtsmaßnahmen
Hafer ist eine Getreidesorte mit keinerlei Nebenwirkungen – weder in der äußerlichen, noch in der oralen Anwendung.

Kurzbeschreibung
Die einjährige Pflanze kann eine Höhe von 1 m erreichen. Ihre Blüten, genau wie die Körner, sind angeordnet wie eine Ähre.

Wo wächst er?
Hafer wuchs ursprünglich im Süden Europas, aber sein Anbau hat sich auf lauwarme Zonen der fünf Kontinente ausgeweitet, vor allem aber auf der Nordhalbkugel.

Ernte
Man nutzt die Samen (die Körner) entweder komplett oder die Kleie. Zu Frühlingsanfang werden sie ausgesät und Ende des Sommers werden sie geerntet.

Zusammensetzung
Hafer enthält mehrfach ungesättigte Fettsäuren, Vitamine und Mineralstoffe. Außerdem verfügt er über Enzyme, Pflanzenschleim und Alkaloid (nicht toxisch).

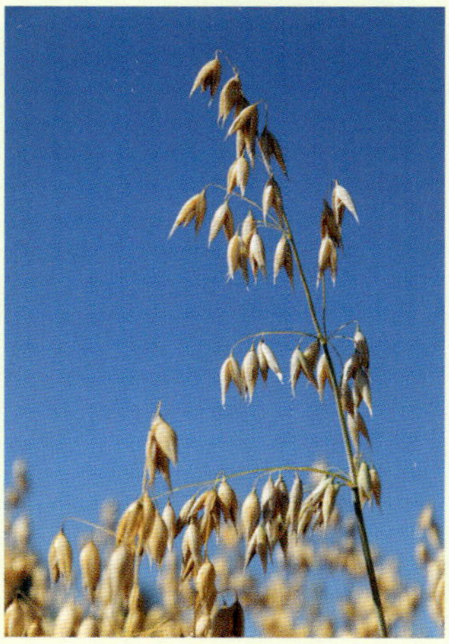

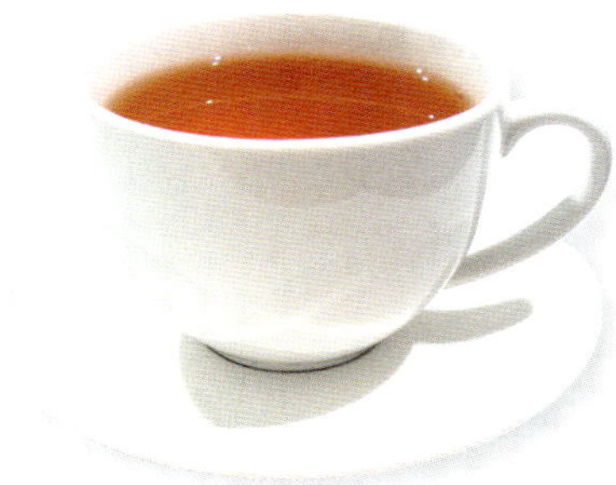

Große Klette

(Arctium lappa)

Entgiftet und reinigt die Haut

Diese Pflanze existiert schon sehr lange und an seiner medizinischen Wirkung hat man niemals gezweifelt. Für therapeutische Zwecke kann man die Blätter verwenden, doch vor allem benutzt man die Wurzel. In ihr stecken viele wertvolle Wirkstoffe, die einen antibiotischen sowie antiseptischen Effekt vorweisen und allem voran positiv auf den Organismus der Haut einwirken. Einst kannte man die Große Klette als „Kraut der Weißhäutigen", was seine therapeutische Wirkung gut unterstreicht.

Wann nimmt man sie ein?

Die Große Klette stimuliert die Entleerung der Gallenblase (Kollagen-Effekt), wirkt schweiß- und harntreibend. Diese Pflanze spielt also eine wichtige Rolle bei der Beseitigung von Giftstoffen im Urin und in der Haut. Der antimikrobielle Effekt sorgt dafür, dass Bakterien, die für Hautinfektionen verantwortlich sind, aus dem Körper geschleust werden können. Deshalb wird der Wirkstoff auch bei der Behandlung von Akne sowie fettiger Haut eingesetzt. Auch hilft er bei chronischen Ekzemen und weiteren Hautkrankheiten, wie zum Beispiel einem Abszess, einer entzündeten Zyste sowie auch sich permanent wiederholenden Harnwegsinfekten wie Blasenentzündung.

Für die Haut können die besten Erfolge erzielt werden, wenn man die orale und äußerliche Anwendung miteinander kombiniert.

Einnahmeform

In der Regel verwendet man kleine Stückchen der trockenen Pflanze, um einen Kräutertee herzustellen (40 g pro Liter) sowie zur Herstellung von Sud, Mundwasser, Einreibemittel, Kompressen etc. Auch liegt der Wirkstoff in Flüssigextrakten vor (1–2,5 ml, alle acht Stunden) oder in Tinkturen (2,5–5 ml, alle acht Stunden). Zur oralen Anwendung eignen sich Kapseln. Creme oder Gel sind üblich für die äußerliche Anwendung. Dort kann die Große Klette als alleiniger Wirkstoff vorliegen oder kombiniert mit anderen Pflanzen.

Anwendungsgebiete

Einzeln

Reinigender Heilkräutertee: Einen Teelöffel der zerkleinerten Wurzel mit einer Tasse Wasser mischen und rund zehn Minuten lang kochen lassen. Im Anschluss sollte die Mischung 5 Minuten ziehen, bevor sie gefiltert wird. Auf Wunsch kann das Getränk mit Honig oder Zucker gesüßt werden. Man trinke alle acht Stunden eine Tasse, bis die Infektion verschwindet. Um den Effekt zu verstärken, kann man Kompressen – hergestellt aus dem Sud – auf die betroffenen Zonen legen: 15 Minuten lang, zweimal am Tag.

In Kombination

Heilkräutertee gegen Akne: Man mischt zu gleichen Teilen Brennnessel, Stiefmütterchen und die Wurzel der Großen Klette. Einen gut gefüllten Teelöffel dieser Mischung mit einer Tasse siedendem Wasser mischen und zehn Minuten ziehen lassen. Dann filtern und alle acht Stunden eine Tasse trinken. Das Getränk hilft, Giftstoffe auszuschwemmen und verbessert somit den Zustand der Haut.

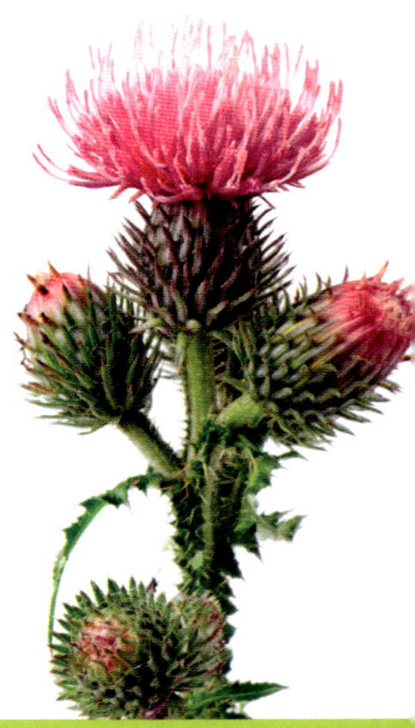

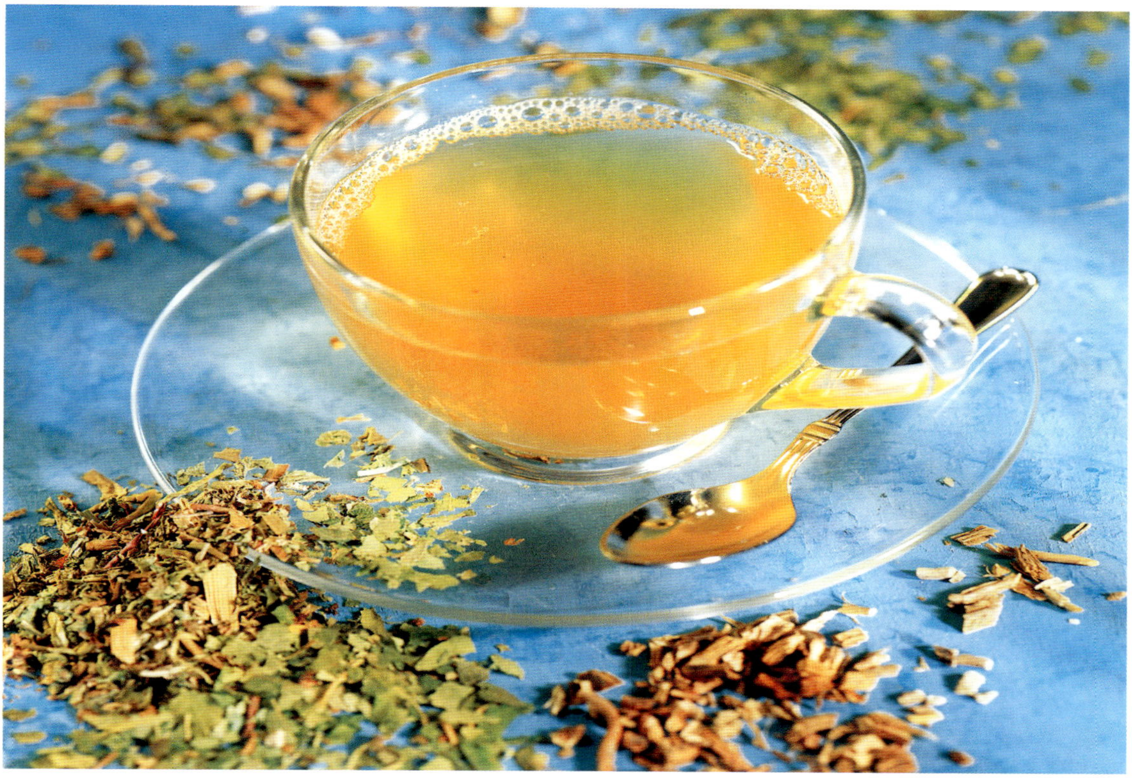

Vorsichtsmaßnahmen
Die orale Anwendung empfiehlt sich nicht während der Schwangerschaft und Stillzeit.

Kurzbeschreibung
Die robuste, krautartige Pflanze kann bis zu einem Meter hoch wachsen. Ihre großen Blätter sind auf der Rückseite mit einem leichten Flaum bedeckt, was für die Pflanze sehr charakteristisch ist. Seine Blüten sind schlauchförmig und purpurfarben.

Wo wächst sie?
Sie ist vor allem in der Nachbarschaft von bewohnten Gebieten zu Hause, auf Wegen und Müllkippen, in den lauwarmen Gebieten von Europa und Amerika. Es ist jedoch aufgrund der Verseuchungsgefahr nicht empfehlenswert, die Pflanze aus diesen Gebieten zu verwenden.

Ernte
Man verwendet die Wurzel sowie die Blätter. Um die Wurzel zu ernten, sollte man bis zum Frühling des zweiten Jahres warten. Nach der Ernte wird sie gründlich mit Wasser gewaschen und in kleine Stückchen zerteilt, damit sie so schnell wie möglich trocknen kann – entweder im Schatten oder an einem gut belüfteten Ort. Die getrockneten Stückchen werden dann in einem gut verschließbaren Glasbehälter aufbewahrt.

Zusammensetzung
Sein hoher Gehalt an Polyacetylenverbindungen, ätherisches Öl, Inulin, Triterpene, bitteres Sesquiterpenlacton sowie Lignan machen die Pflanze so wertvoll.

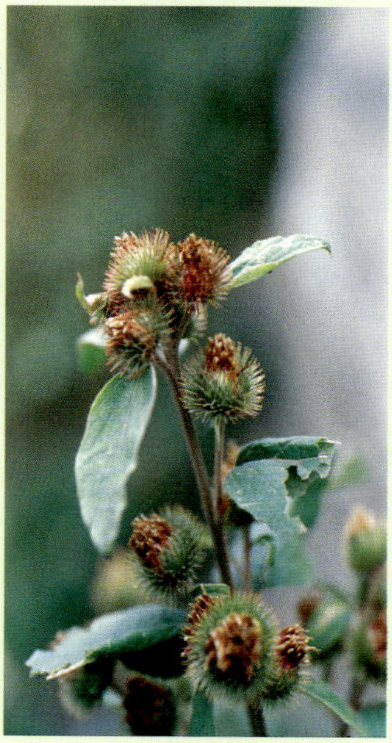

Borretsch

(Borago officinalis)

Beugt Falten vor

Borretsch ist zuständig für die Hautschönheit und wird auch gerne bei reinigenden Frühjahrskuren eingesetzt. Sein Name scheint dem Klang nach aus dem Arabischen zu stammen: abu rash, was so viel heißt wie „Vater des Schweißes". Das wiederum kann mit dem schweißtreibenden Effekt seiner Blüten in Verbindung gebracht werden. Borretsch ist nicht nur für seine vielfältigen medizinischen Eigenschaften bekannt, sondern wird auch gerne in der Kosmetikindustrie sowie Gastronomie verwendet.

Wann nimmt man ihn ein?

Da Borretsch über harn- sowie schweißtreibende Fähigkeiten verfügt, wird er gerne zur Reinigung des Blutes verwendet: Er hilft, die im Organismus vorkommenden Giftstoffe über den Urin und den Schweiß auszuscheiden. Aufgrund seines hohen Gehalts an Pflanzenschleim – eine Art Faser, die einen weichmachenden Effekt erzielen kann – wird er nicht nur zu verdauungsfördernden Zwecken bei Verdauungsstörungen eingesetzt, sondern ebenso bei Magenbeschwerden, Erkältungen, Schnupfen, da er den Schleim aufweicht, der so leichter abfließen kann.
Äußerlich angewendet wirkt Borretsch entzündungshemmend und besänftigend und ist deshalb ein gutes Mittel, um die sensible Haut zu versorgen und bei Schuppenflechte oder Ekzemen Abhilfe zu schaffen. Um trockener Haut vorzubeugen und ihre Elastizität zu erhalten und um den ersten Falten Einhalt zu gebieten, ist Borretschöl ideal. Es wird aus den Samen hergestellt und reich an essentiellen Fettsäuren. Zwei oder vier Perlen am Tag dieses wertvollen Öls hydratisieren und ernähren die Haut von innen, stärken die Hautschichten und tragen zur Linderung von bereits vorhandenen Falten bei.
Auch dient es der Frau innerhalb des weiblichen Zyklus. Borretsch reguliert sanft den Hormonhaushalt und eignet sich hervorragend dafür, PMS-Beschwerden zu reduzieren.

Einnahmeform

Man verwendet Borretsch als Zutat im Salat. Man kann die trockene, zerkleinerte Pflanze für Kräutertee verwenden (10 g pro Liter), als Flüssigextrakt (0,5–1,5 ml, alle acht Stunden). Der Gebrauch von Perlen oder Kapseln ist üblich, obwohl man sie auch aufstechen und äußerlich verwenden könnte. Borretsch findet man außerdem in Cremes und Gels für den Schutz der Haut.

Anwendungsgebiete

Einzeln

Reinigender Heilkräutertee: Auf einen Teelöffel der Pflanze eine Tasse kochendes Wasser gießen. Zehn Minuten ziehen lassen und filtern. Man trinkt drei Tassen am Tag. Zu beachten ist, dass ein langer Gebrauch nicht empfehlenswert ist. Man kann aus dem Sud Pflaster herstellen und sie äußerlich anwenden. So wird die Haut weich und mit Feuchtigkeit versorgt. Dem Badewasser können ein paar Liter des Tees hinzugefügt werden.

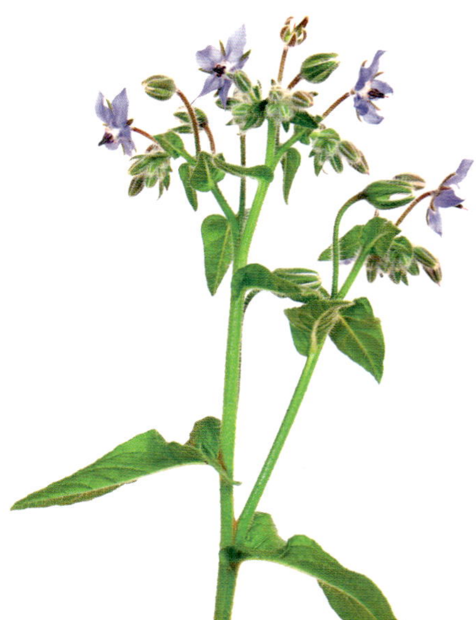

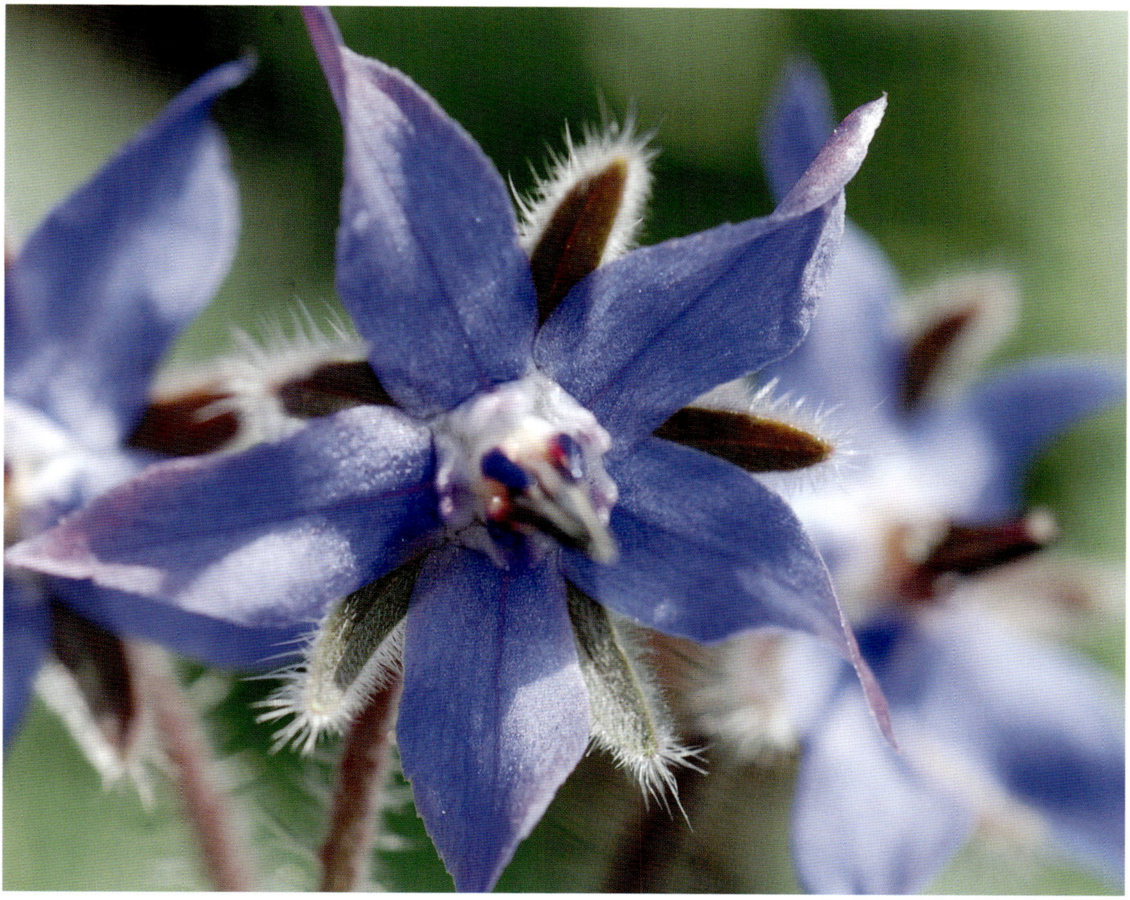

Vorsichtsmaßnahmen
Die orale Anwendung empfiehlt sich nicht während der Schwangerschaft, Stillzeit oder im Falle einer Leberinsuffizienz.

Kurzbeschreibung
Die krautartige Pflanze wächst 30 bis 70 cm hoch. Auffällig sind die kleinen Härchen am Stiel und den Blättern sowie seine prächtigen blauen Blüten.

Wo wächst er?
Borretsch stammt aus der mediterranen Zone, wächst wild auf feuchten, nahrhaften Böden, am Rande der Straßen sowie auf sandigen Böden, die viel Sonne abbekommen.

Ernte
Man verwendet die Wurzel, die Blätter sowie die Stiele. Die beste Erntezeit ist der Frühling. Damit die Pflanze länger haltbar bleibt, sollte man sie rasch im Schatten, gut belüftet, trocknen lassen. Anschließend in einem gut verschlossenen Glasbehälter aufbewahren. Auch macht man Gebrauch vom Öl, das aus den Samen kalt gepresst wird.

Zusammensetzung
Auffällig ist sein hoher Gehalt an Öl (reich an ungesättigten Fettsäuren), Pflanzenschleim, Mineralstoffen, Alkaloid, Tannin, Saponin und Flavonoiden.

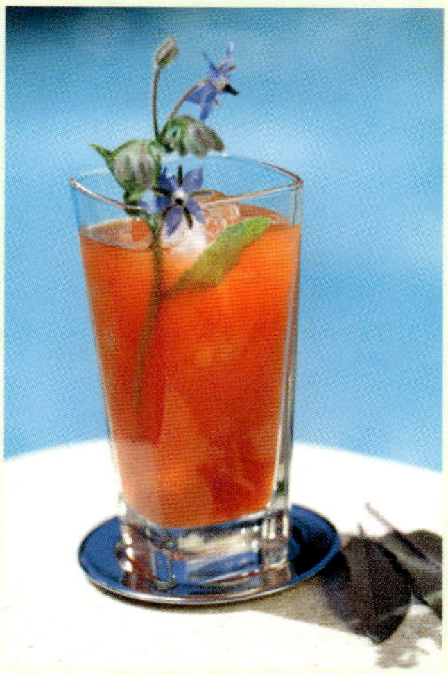

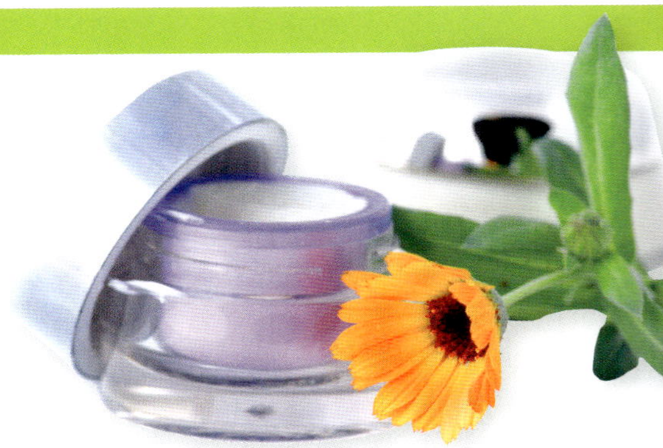

Ringelblume

(Calendula officinalis)

Verwöhnt und beschützt die Haut

Man weiß nicht mit Sicherheit, wo die Ringelblume ihren Ursprung hat, geht aber davon aus, dass sie mediterran ist, da sie in mediterranen Ländern spontan wächst. Häufig ist sie in Gärten zu sehen, in Blumenkübeln, wo sie mit ihrer Schönheit und den zauberhaften Farben Fröhlichkeit verbreitet. Seit Jahrhunderten wird sie schon für medizinische Zwecke verwendet. Auch heutzutage ist sie noch ein wertvolles Mittel, frei von Toxizität, und besonders gut dafür geeignet, die Haut zu schützen und die natürliche Schönheit zu unterstützen.

Wann nimmt man sie ein?

Äußerlich angewendet kann sie Narben lindern, da ihre Wirkstoffe die Neubildung von Gewebe sowie die Kollagenbildung der kaputten Hautfläche anregen. Außerdem verfügt sie über einen entzündungshemmenden, antiseptischen und beruhigenden Effekt. Die Ringelblume ist ein sehr bekanntes und beliebtes Mittel, um oberflächliche Hautwunden zu heilen: Sie hilft, Schnitte und Kratzer schneller abklingen zu lassen. Auch zur Behandlung von Ekzemen, Dermatitis oder Verbrennungen wird sie verwendet. Gurgelt man regelmäßig mit einer Ringelblüten-Kräuterteemischung, kann sogar eine Linderung von Halsschmerzen und -entzündungen, Mundschleimhautentzündung sowie Rachenentzündungen erwirkt werden.

Die Pflanze verfügt über feuchtigkeitsspendende Fähigkeiten und macht daher die Haut weich, stärkt und hydratisiert sie. Vor allem schützt sie trockene und sensible Haut und ist sehr gut dafür geeignet, rissige Hautflächen zu kurieren, so zum Beispiel Hände, die unter extremer Kälte oder Wasser gelitten haben. Bei Sonnenbrand beruhigen ihre Inhaltsstoffe die Haut und entlasten sie, weshalb die Ringelblüte oft in After-Sun-Produkten zu finden ist. Sie lindert Entzündungen und Juckreiz bei Insektenstichen.

Einnahmeform

Die äußerliche Anwendung ist sehr bekannt. Die Wirkstoffe der Ringelblume sind in kleinen Stückchen der trockenen Pflanze, in Teebeuteln oder hausgemachtem Eingelegten sowie in Tinktur (5–10 ml, mehrmals am Tag auftragen) oder im Flüssigextrakt (1–2 ml, mehrmals am Tag auftragen). Zudem gibt es Präparate mit Ringelblüte als Hauptwirkstoff: Öl, Sonnenmilch, Pomade, Creme, Shampoo …

Anwendungsgebiete

Einzeln

Ringelblüten-Heilkräutertee: Man mischt einen Teelöffel der Blüten mit einer Tasse kochendem Wasser und lässt das Gemisch im Anschluss 10 Minuten ziehen. Filtern und dann die lauwarme Flüssigkeit verwenden: Entweder auf Kompressen aufgetragen oder zum Gurgeln geeignet, um Infektionen im Mundrachenraum vorzubeugen.

Ringelblüten-Öl: Ein sehr bekanntes Hausmittel, um Verbrennungen zu lindern. Eine Handvoll Blüten etwa 40 Tage lang in einem Liter Olivenöl aufweichen lassen, an einem warmen, aber nicht sonnigen Ort aufbewahren.

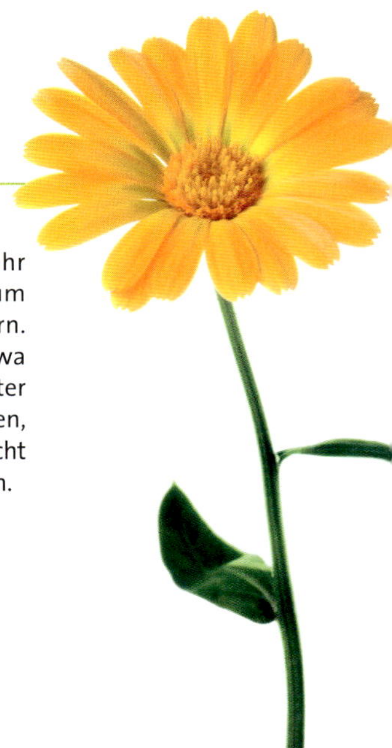

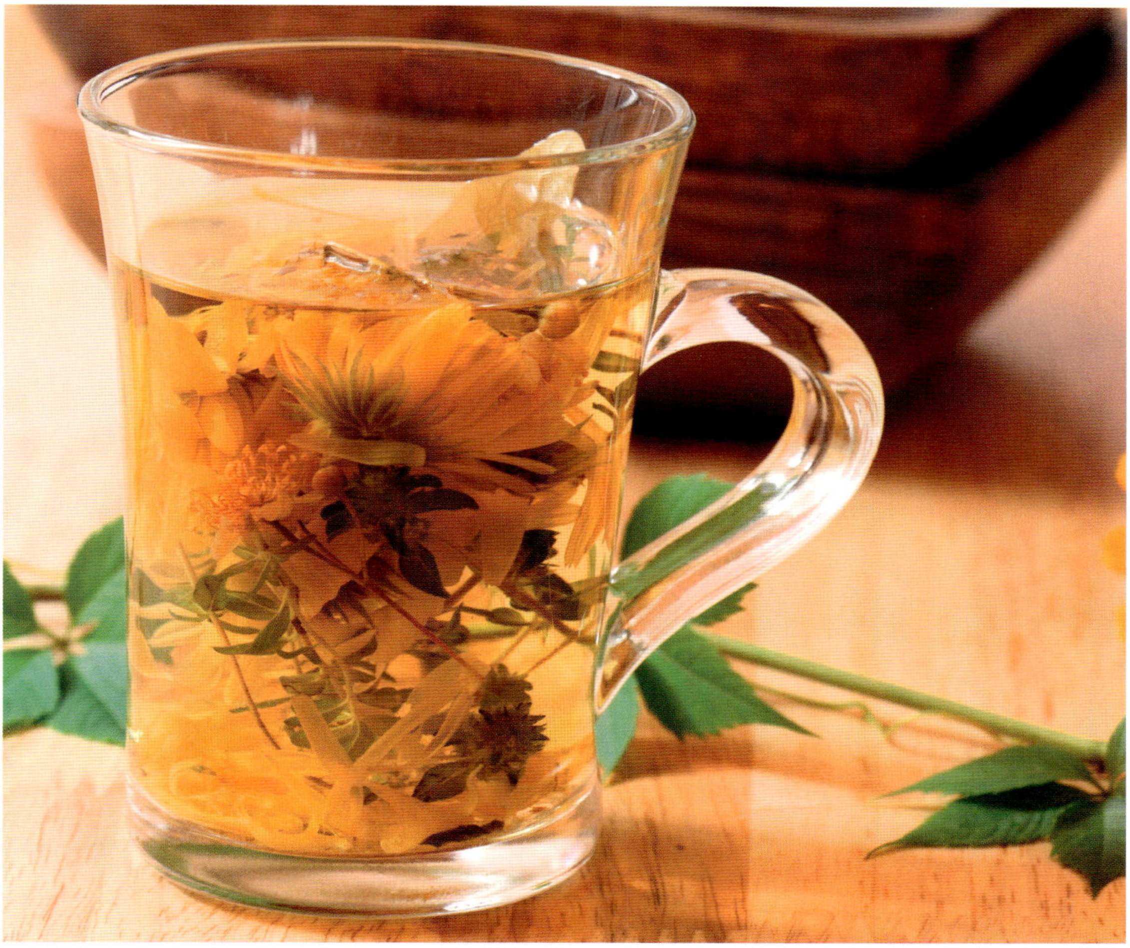

Vorsichtsmaßnahmen
Sofern keine Allergie vorliegt, gibt es keine Besonderheiten zu beachten.

Kurzbeschreibung
Die krautartige Pflanze verfügt über gelbe, auffällige Blüten, die sich in der Nacht schließen und zum Morgengrauen wieder öffnen. Sie blüht fast das ganze Jahr über, kann bis zu 30 oder 50 cm groß werden. Die Blätter sind alternierend, fleischig und länglich.

Wo wächst sie?
Man kultiviert die Pflanze in europäischen Gärten sowie in ganz Amerika, obwohl sie auch wild wächst, in der Nähe von Ortschaften, auf Weiden, an Böschungen sowie in Beeten.

Ernte
Man verwendet die Blüten, die von Juni bis September geerntet werden sollten.

Zusammensetzung
Die Ringelblüte verfügt über reichlich Saponin, Triterpene, Flavonoide, Carotin, Pflanzenschleim und essenzielles Öl.

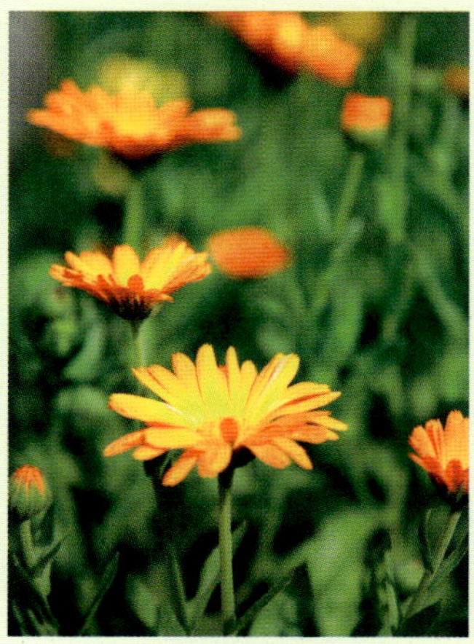

Stechwinde

(Smilax sarsaparilla)

Stark gegen Akne

Im 17. Jahrhundert wurde die Stechwinde, auch Sarsaparille genannt, dadurch bekannt, dass man annahm, sie könne Syphilis heilen. Heutzutage weiß man mit Sicherheit, dass die Wurzel dieser Pflanze ein gutes reinigendes Mittel ist. Sie kann Hautprobleme lindern. Als Spezifikum bei Schuppenflechte hat sich die Pflanze mittlerweile einen Namen gemacht, wenngleich die Beurteilung der Wirkung sehr unterschiedlich ist.

Wann nimmt man sie ein?

Die Stechwinde besitzt harn- sowie schweißtreibende Eigenschaften. Jedoch ist sie vor allem aufgrund ihres reinigenden Effekts so beliebt: Die Ausscheidung von Giftstoffen über den Urin wird dank ihrer Fähigkeiten erleichtert. Mischt man sie mit anderen Pflanzen, die ebenfalls über reinigende Fähigkeiten verfügen, wird ihre Wirkung noch verstärkt. Außerdem besitzt sie stimulierende sowie stärkende Eigenschaften und wird auch zur Behandlung von Bronchitis verwendet sowie bei Verdauungsbeschwerden. Äußerlich angewendet ist sie sehr effektiv im Kampf gegen lästige Hautunreinheiten, die Akne mit sich bringt, und verschafft der Haut im Falle von Ekzemen oder Schuppenflechte Erleichterung.

Einnahmeform

Üblicherweise verwendet man die Wurzel, getrocknet und zerkleinert, um Kräutertee herzustellen (ein Teelöffel kommt auf eine Tasse Wasser) oder Abkochungen, obwohl man auch einen Flüssigextrakt (1–5 ml, alle 24 Stunden) oder eine Tinktur (5–15 ml, einmal am Tag) verwenden kann. Es ist möglich, den Wurzelextrakt in pulverisierter Form in Kapseln einzunehmen (Dosisempfehlung des Herstellers beachten). Der Wirkstoff der Stechwinde ist zusammen mit weiteren reinigenden Pflanzen in Kräuterteemischungen vorhanden.

Anwendungsgebiete

Einzeln

Entschlackender Heilkräutertee: Einen Teelöffel der Wurzel mit einer Tasse Wasser mischen, 10 Minuten kochen und danach 5 Minuten ziehen lassen. Filtern und bei Bedarf mit Honig oder Zucker süßen. Dieser Kräutertee hilft, Hautunreinheit zu eliminieren. Bis zu drei Tassen am Tag kann man davon trinken.

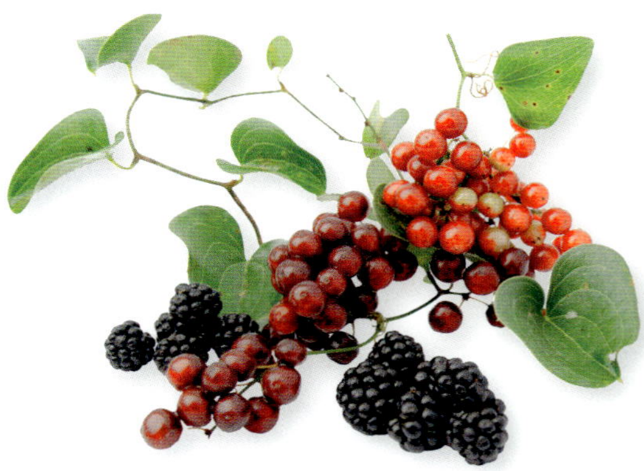

In Kombination

Man mischt zu gleichen Teilen Stechwinde, Große Klette, Löwenzahn, Maishaare und nimmt diese Mischung in kleinen Dosierungen, auf den Tag verteilt, ein. Oder man trinkt täglich zwei Tassen der Mischung Stechwinde, Brennnessel, Ackerraute, Schachtelhalm und Nussbaumblätter, die zu gleichen Teilen vermischt werden, um die Haut sichtbar zu verbessern.

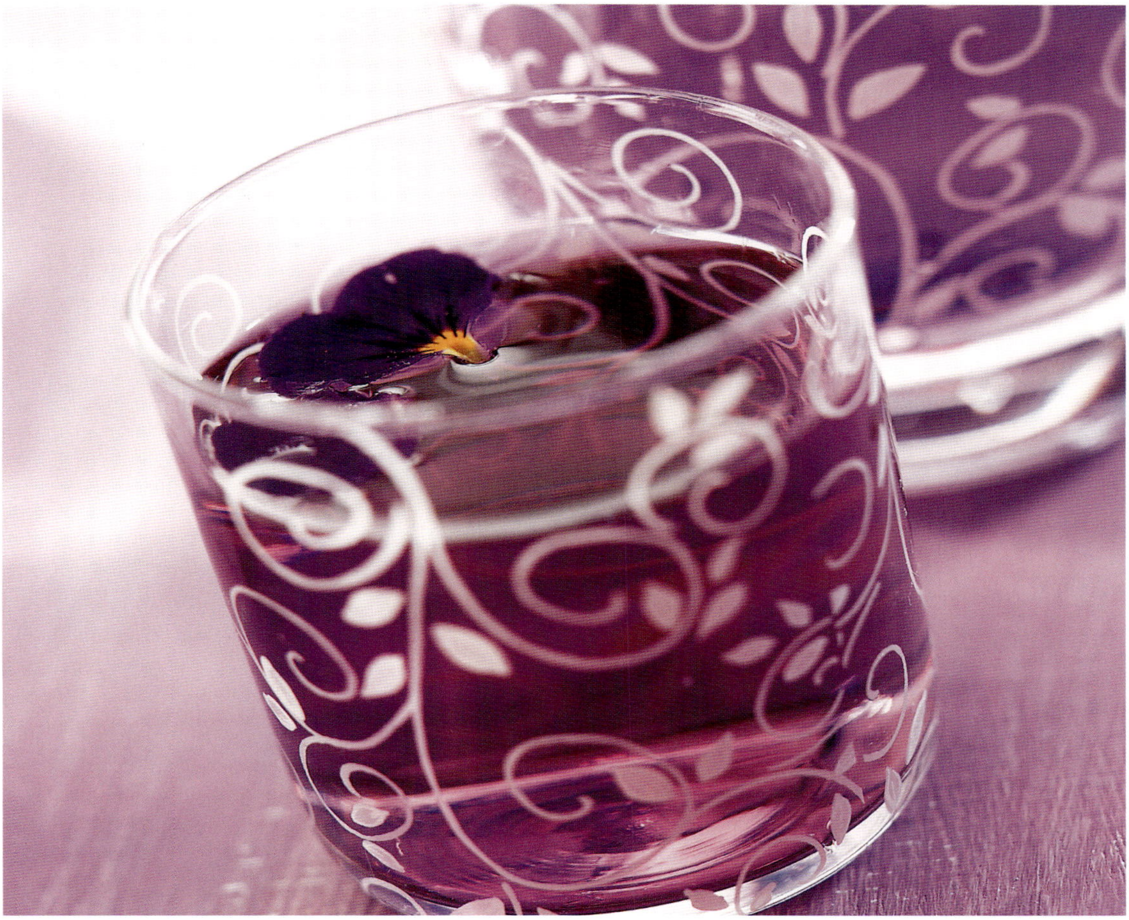

Vorsichtsmaßnahmen
Man sollte eine zu hohe Dosis sowie einen zu langen Einnahmezeitraum der Stichwinde vermeiden. Will man die Pflanze als harntreibendes Mittel verwenden und es liegt Bluthochdruck oder Niereninsuffizienz vor, sollte man vorab unbedingt den Rat des Arztes einholen.

Kurzbeschreibung
Es handelt sich um einen stacheligen Busch, der sich an Bäumen hochrankt und somit bis zu 15 Metern hoch werden kann. Seine Blätter sind groß und weisen eine Herzform auf. Die Blüten sind weiß und die Früchte rot oder schwärzlich.

Wo wächst sie?
In Europa wächst die Stechwinde in Wäldern oder an Zäunen, obwohl die Stechwinde, die in Amerika wächst, für die Phytotherapie viel wertvoller ist.

Ernte
Man verwendet die Wurzel, die normalerweise im Frühling oder Herbst geerntet wird.

Zusammensetzung
Neben anderen Wirkstoffen fallen besonders Saponin und Mineralstoffe auf.

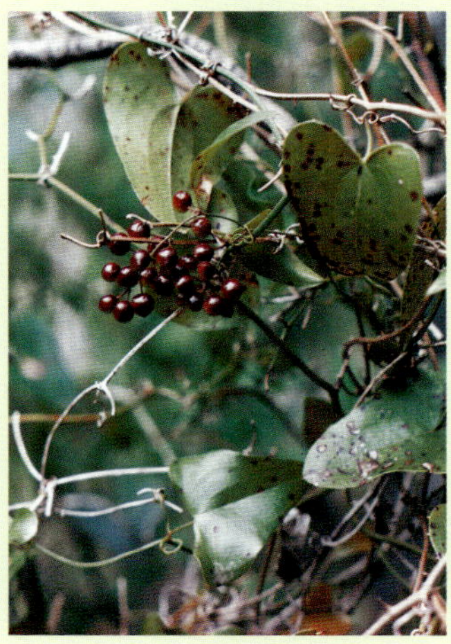

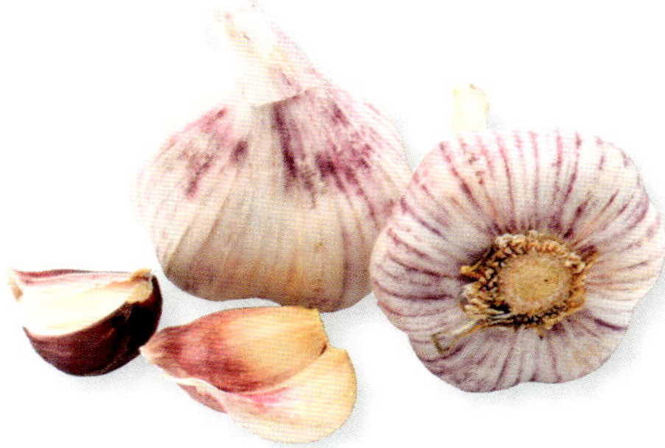

Knoblauch

(Allium sativum)

Wirksam gegen Infektionen

Der mediterrane Geschmack, seine kulinarischen Fähigkeiten und medizinischen Effekte waren schon im alten Ägypten, bei den Hebräern, den Griechen und Römern bekannt. Knoblauch ist ein Star unter vielen Gerichten, wobei nicht nur der Geschmack und sein Aroma für ihn sprechen, sondern ebenso seine vielversprechenden Wirkstoffe. Diese geben ihm die Kraft, in vielerlei Hinsicht positiv auf die Gesundheit einzuwirken.

Wann nimmt man ihn ein?

Man könnte fast sagen, dass Knoblauch ein „Allheilmittel" ist, da es über etliche Wirkstoffe verfügt, von denen unsere Gesundheit profitieren kann. Seine harntreibende, entschlackende, antiseptische und antibiotische Wirkung ist bekannt. Diese Fähigkeiten, zusammen mit dem Potenzial, die Abwehr zu stärken, machen Knoblauch zu einem sehr wirksamen Mittel, um Atemwegsinfektionen, wie Bronchitis, Erkältung oder auch Blasenentzündung, zu behandeln. Zudem ist er gefäßerweiternd, wirkt sich positiv auf den Blutfluss sowie den Blutkreislauf aus und kann der Entstehung von Blutgerinnseln vorbeugen. So hilft Knoblauch auch bei zu hohem Blutdruck, hohem Cholesterinspiegel und ist außerdem ein sehr gutes Antioxidans. Äußerlich angewendet ist Knoblauch ein gutes Mittel, um Hühneraugen oder Warzen zu behandeln. Der rohe Knoblauch hat bei manchem einen schlechten Ruf, da er für schlechten Atem verantwortlich sein kann. Er ist unbehandelt noch wirksamer als gekocht. Um von seinen Fähigkeiten profitieren zu können, reicht es schon aus, ihn in den täglichen Speiseplan zu integrieren – was dank seiner Vielfältigkeit nicht schwierig sein dürfte. Nur bei denjenigen, die einen sensiblen Magen haben, könnte er Verdauungsstörungen auslösen.

Einnahmeform

Knoblauch ist einfach zu beziehen. Man kann täglich eine oder zwei Zehen essen. Es gibt Knoblauchkapseln, die Knoblauch in pulverisierter Form enthalten oder essenzielles Öl. Die kommerziellen Einnahmeformen haben den Vorteil, dass sie sehr praktisch in der Dosierung und Handhabung sind und vor allem leidet man nicht unter dem schlechten Atem, den frischer Knoblauch mit sich bringt.

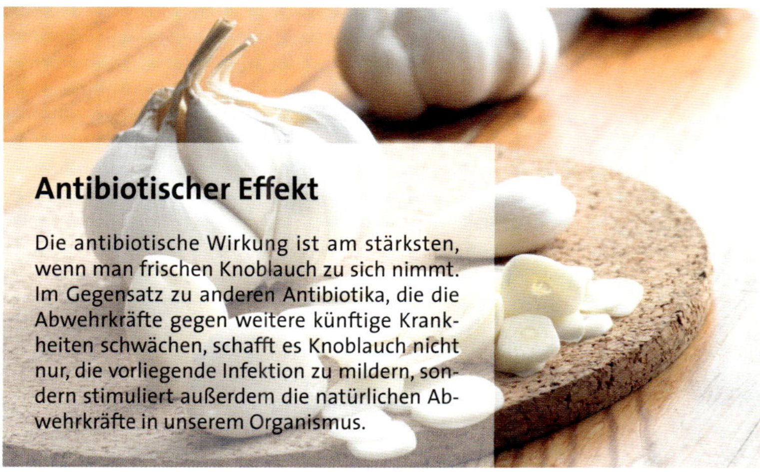

Antibiotischer Effekt

Die antibiotische Wirkung ist am stärksten, wenn man frischen Knoblauch zu sich nimmt. Im Gegensatz zu anderen Antibiotika, die die Abwehrkräfte gegen weitere künftige Krankheiten schwächen, schafft es Knoblauch nicht nur, die vorliegende Infektion zu mildern, sondern stimuliert außerdem die natürlichen Abwehrkräfte in unserem Organismus.

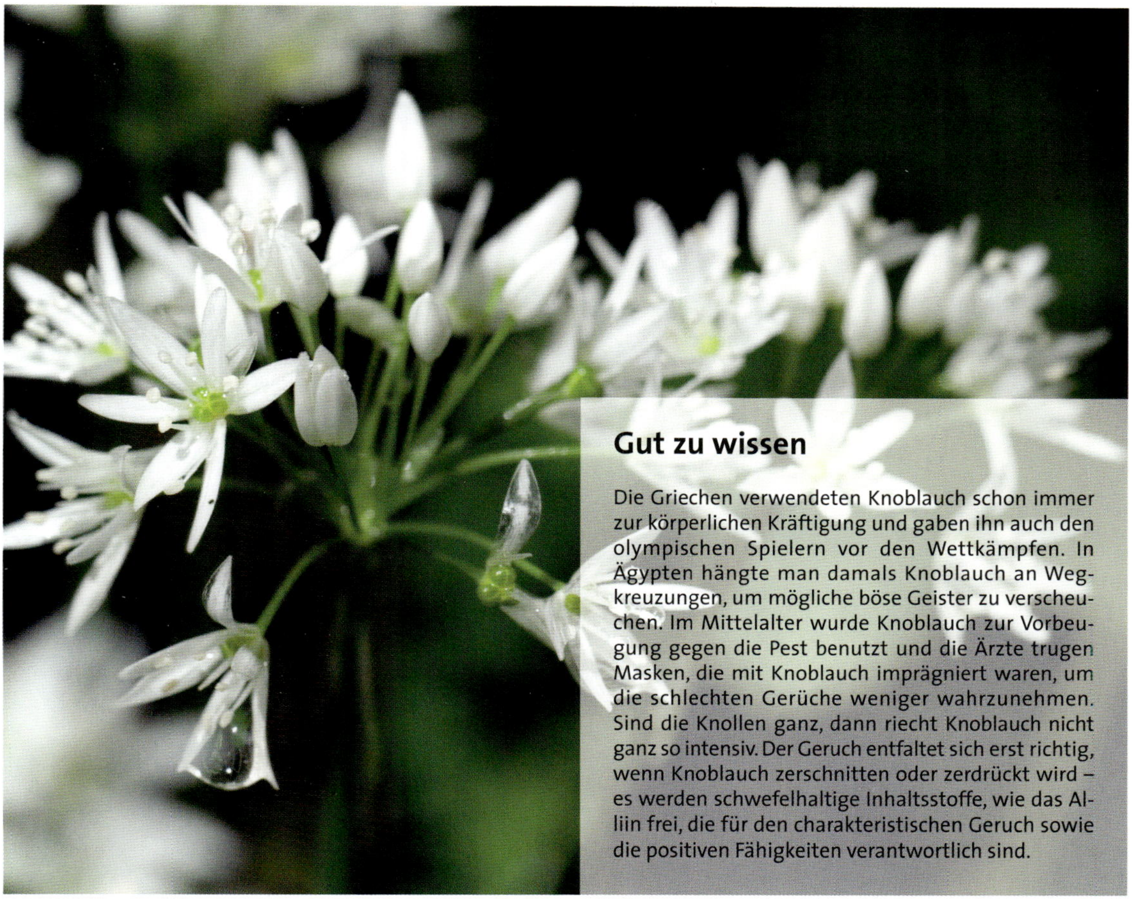

Gut zu wissen

Die Griechen verwendeten Knoblauch schon immer zur körperlichen Kräftigung und gaben ihn auch den olympischen Spielern vor den Wettkämpfen. In Ägypten hängte man damals Knoblauch an Wegkreuzungen, um mögliche böse Geister zu verscheuchen. Im Mittelalter wurde Knoblauch zur Vorbeugung gegen die Pest benutzt und die Ärzte trugen Masken, die mit Knoblauch imprägniert waren, um die schlechten Gerüche weniger wahrzunehmen. Sind die Knollen ganz, dann riecht Knoblauch nicht ganz so intensiv. Der Geruch entfaltet sich erst richtig, wenn Knoblauch zerschnitten oder zerdrückt wird – es werden schwefelhaltige Inhaltsstoffe, wie das Alliin frei, die für den charakteristischen Geruch sowie die positiven Fähigkeiten verantwortlich sind.

Vorsichtsmaßnahmen
Während der Stillzeit ist es nicht ratsam, Knoblauch zu konsumieren. Personen mit Gerinnungsstörungen sollten ihn außerdem mit Vorsicht verwenden.

Kurzbeschreibung
Es handelt sich um eine krautartige Pflanze mit großen Zwiebeln, geradem oder kurvigem Stil und breiten, glatten Blättern. Die weißen oder rötlichen Blüten wachsen gruppiert in Form einer Dolde. Jede Zwiebel verfügt in etwa über 10–12 Zehen.

Wo wächst er?
Knoblauch wuchs ursprünglich in Zentralasien, aber mittlerweile wird er auf der ganzen Welt kultiviert. Er wird in sonnigen Gemüsegärten gezüchtet.

Ernte
Man verwendet die Knolle, die in der Regel im Juni oder Juli geerntet wird. Man lässt sie zwei oder drei Tage auf dem Boden in der Sonne trocknen. Im Anschluss hängt man sie gebunden als Zöpfe an einem gut belüfteten Ort auf.

Zusammensetzung
Im Knoblauch sind Proteine, Fette, Glyzide, Faserstoffe, Asche, ätherische Öle, Mineralstoffe und Vitamine enthalten.

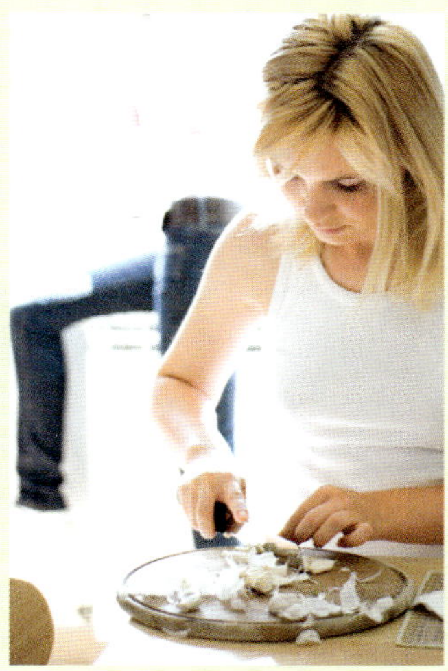

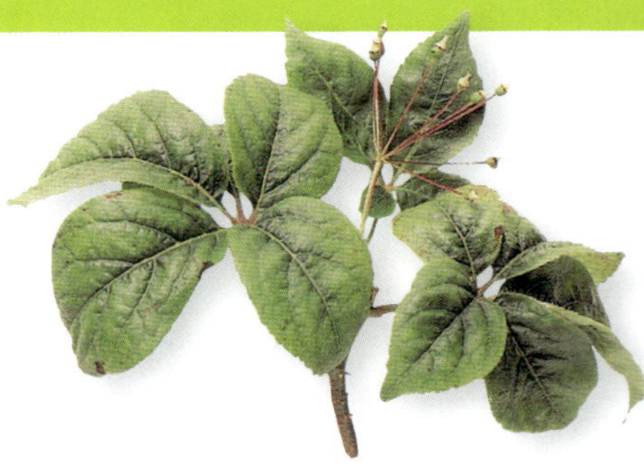

Borstige Taigawurzel

(Eleutherococcus senticosus)

Bekämpft körperliche und geistige Müdigkeit

In Sibirien, wo die Pflanze reichlich vorkommt, ist sie auch als „Geheime Pflanze der Russen" bekannt. Hier spielt man auf die Tatsache an, dass ihre außergewöhnlichen Fähigkeiten lange Zeit geheimgehalten wurden. Als die Borstige Taigawurzel dann der modernen Phytotherapie vorgestellt wurde, war man sich schnell ihrer besonderen Wirkung als Mittel gegen Erschöpfung bewusst, da der Effekt bereits bewiesen wurde.

Wann nimmt man sie ein?

Egal ob frisch oder trocken – es handelt sich hier um ein außergewöhnliches Mittel gegen körperliche oder mentale Erschöpfung, bei Stress, gegen Depressionen sowie in Genesungsphasen, da die Pflanze ein aufbauendes Mittel ist, welche das Nervensystem stärkt und hilft, verlorene Energie zurückzugewinnen. Bei Sportlern sorgt die Pflanze für Leistungsfähigkeit, mildert Erschöpfungssymptome und stimuliert das sexuelle Verlangen. Die Borstige Taigawurzel steigert außerdem die Konzentrationsfähigkeit und unterstützt das Erinnerungsvermögen, weshalb sie auch bei Studenten vor Klausuren und starker mentaler Belastung sehr beliebt ist. Die Pflanze stimuliert die Abwehr, bekämpft bakterielle Infektionen und Viren, hält das Niveau von Hämoglobin im Blut, wenn Anämie vorliegt und kann den Glukosespiegel senken, was sehr interessant für Diabetiker ist.

Einnahmeform

Normalerweise nimmt man den gemahlenen Wurzelextrakt dieser Pflanze in Form von Kapseln zu sich. In diesem Fall ist die Dosierungs- und Einnahmeempfehlung des Herstellers zu beachten. Man findet auch die Wurzel – trocken und zerkleinert – fertig vorbereitet für Kräutertees (1 Teelöffel pro Tasse Wasser), in Flüssigextrakt (1–3 ml, einmal am Tag) oder in der Tinktur (10–14 ml, einmal am Tag). Die letzten beiden genannten werden in lichtundurchlässigen Glasflaschen verkauft. Man kann sie in Trinkampullen erwerben, einzeln oder mit anderen Pflanzen kombiniert.

Anwendungsgebiete

Einzeln

In der Regel nimmt man eine Kapsel oder Tablette mit einem Glas Wasser ein. Die empfohlene Menge liegt bei 2–3 g am Tag oder einer äquivalenten Menge, wobei immer die Angaben des Herstellers zu beachten sind. Es ist nicht empfehlenswert, einen Einnahmezeitraum von drei hintereinander folgenden Monaten zu überschreiten.

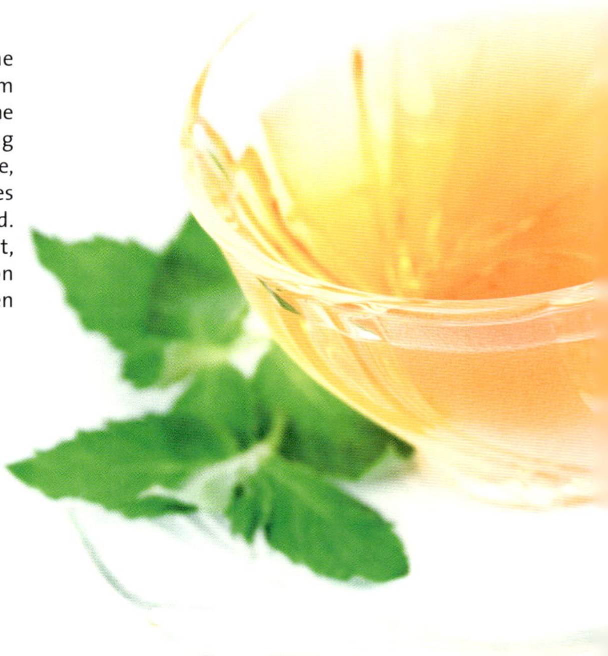

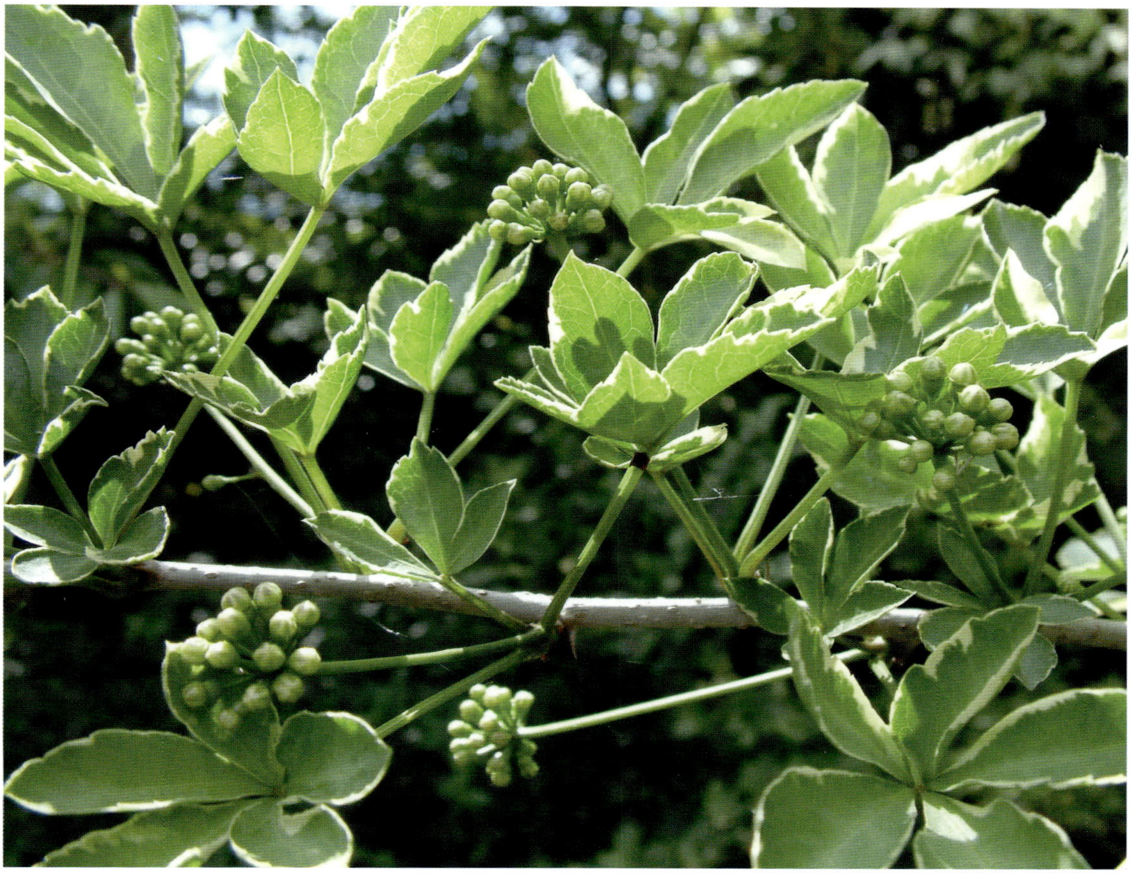

● **Vorsichtsmaßnahmen**
Im Falle einer Herzarrhythmie, bei Bluthochdruck, Angstzuständen, Nervosität, Schwangerschaft und Stillzeit wird die Pflanze kontraindiziert. Werden Digoxin (ein Mittel gegen Herzmuskelschwäche), orale Antidiabetika oder blutgerinnungshemmende Mittel eingenommen, so ist vor der Verwendung ein Arzt zu konsultieren.

● **Kurzbeschreibung**
Der Strauch kann bis zu drei Meter hoch wachsen. Seine Äste haben Dornen und seine palmenförmigen Blätter wachsen in Fünfergruppen heran. Die Blüten gruppieren sich in Sträußchen und die Frucht ist eine Beere mit fünf Obstkernen.

● **Wo wächst sie?**
In der sibirischen Steppe ist sie zu Hause, breitet sich jedoch wild wachsend in Zedernwäldern und im Flachland aus.

● **Ernte**
Man verwendet die Wurzel und den Wurzelstock, die am Ende des Frühlings oder im Herbst geerntet werden.

● **Zusammensetzung**
Neben anderen Wirkstoffen fallen besonders Triterpensaponine, Eleutheroside, Lignane und Polysaccharide auf.

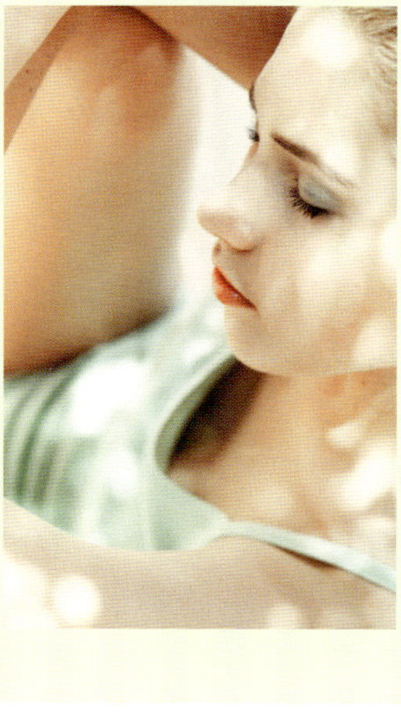

Sonnenhut (Echinacea)

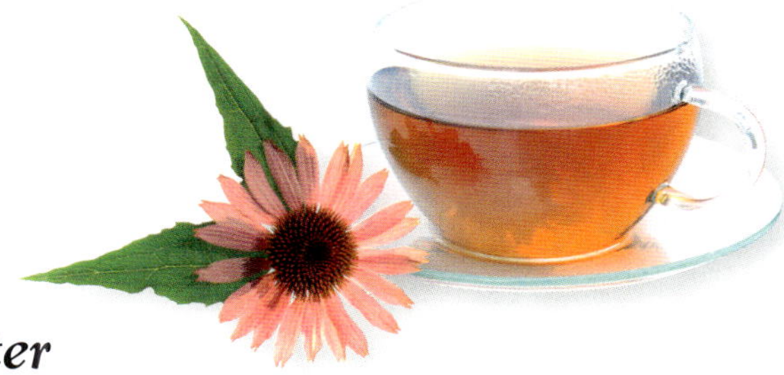

(Echinacea angustifolia)

Der beste Schutz vor dem Winter

Die einheimischen Indianer Nordamerikas wussten bereits um die wertvollen Fähigkeiten des Sonnenhuts. Sie nutzten die Pflanze unter anderem dafür, Schlangenbisse sowie infektiöse Wunden zu behandeln. Bis zum Jahre 1930 kurierte man in den Vereinigten Staaten Erkältungen mit dieser Pflanze. Heute zählt der Sonnenhut zu den Heilpflanzen, die am besten erforscht und deren Wirksamkeit am umfassendsten bewiesen wurde, was ihre Erfolge bei Infektionen angeht.

Wann nimmt man ihn ein?

Der Sonnenhut besitzt starke immunstimulierende Fähigkeiten, weshalb er potent die natürlichen Abwehrmechanismen im Körper stärkt und stimuliert sowie gegen infektiöse Krankheiten im Allgemeinen auf sanfte Art und Weise angeht. Die Pflanze wird gezielt zur Vorbeugung von Atemwegsinfektionen, Erkältungen und grippalen Infekten eingesetzt. Es handelt sich hier um ein Mittel, das auch bei Personen eingesetzt werden kann, die äußerst sensibel auf Krankheiten reagieren, wie Kinder, ältere und andere immungeschwächte Personen.

Man nutzt die Pflanze auch ergänzend bei Chemotherapien, um die unangenehmen Nebeneffekt zu minimieren. Hier kommen die immunstimulierenden Effekte der Pflanze zutage und seine Fähigkeit, Giftstoffe aus dem Körper zu befördern. Das Mittel wirkt entzündungshemmend und wird deshalb auch äußerlich zur Linderung von leichten Verletzungen der Haut, wie Wunden, Verbrennungen, Narben sowie zur Regeneration von Gewebe, verwendet.

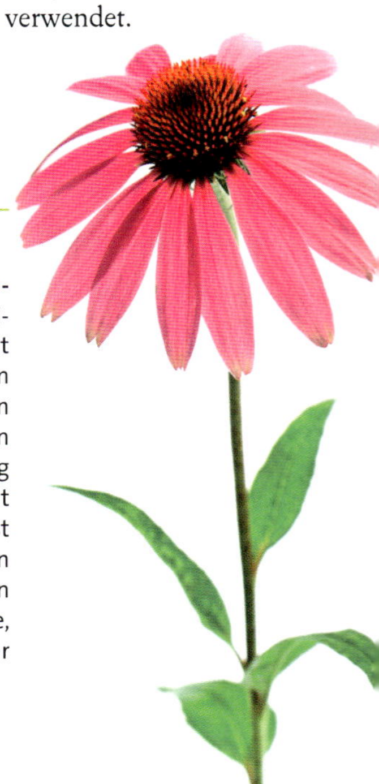

Einnahmeform

Gewöhnlich nimmt man Tabletten oder Kapseln ein (die Dosierungs- und Einnahmeempfehlungen des Herstellers sind zu beachten) oder Flüssigextrakt, Saft oder eine Tinktur (30–60 Tropfen, alle acht Stunden). Es kommt häufig vor, dass der Sonnenhut gemeinsam mit anderen Pflanzen eingenommen wird, die stark gegen Grippeviren sind. Auch gibt es Pomaden und Narbencremes, die die Wirkstoffe des Sonnenhuts enthalten.

Anwendungsgebiete

Einzeln

Kräutertee zur Stärkung der Abwehrkräfte: Auf einen halben Teelöffel der trockenen Pflanze kommt eine Tasse mit kochendem Wasser. Zehn Minuten ziehen lassen und filtern. Um Erkältungen zu bekämpfen oder die Abwehr zu stärken, sollte man direkt eine Tasse des frisch zubereiteten, warmen Tees trinken und dann noch mehrmals am Tag, bestenfalls zwischen den Mahlzeiten.

Kombiniert

Kräutertee gegen Erkältungen: Man mischt ein Teil eines Pfefferminzblattes mit einem Holunderblatt, einem Ysopblatt und einem halben Blatt Sonnenhut. Auf einen Teelöffel dieser Mischung gießt man eine Tasse mit kochendem Wasser und lässt sie 10 Minuten ziehen, filtern und mit Honig süßen. Man trinkt eine frisch zubereitete, warme Tasse alle vier oder sechs Stunden.

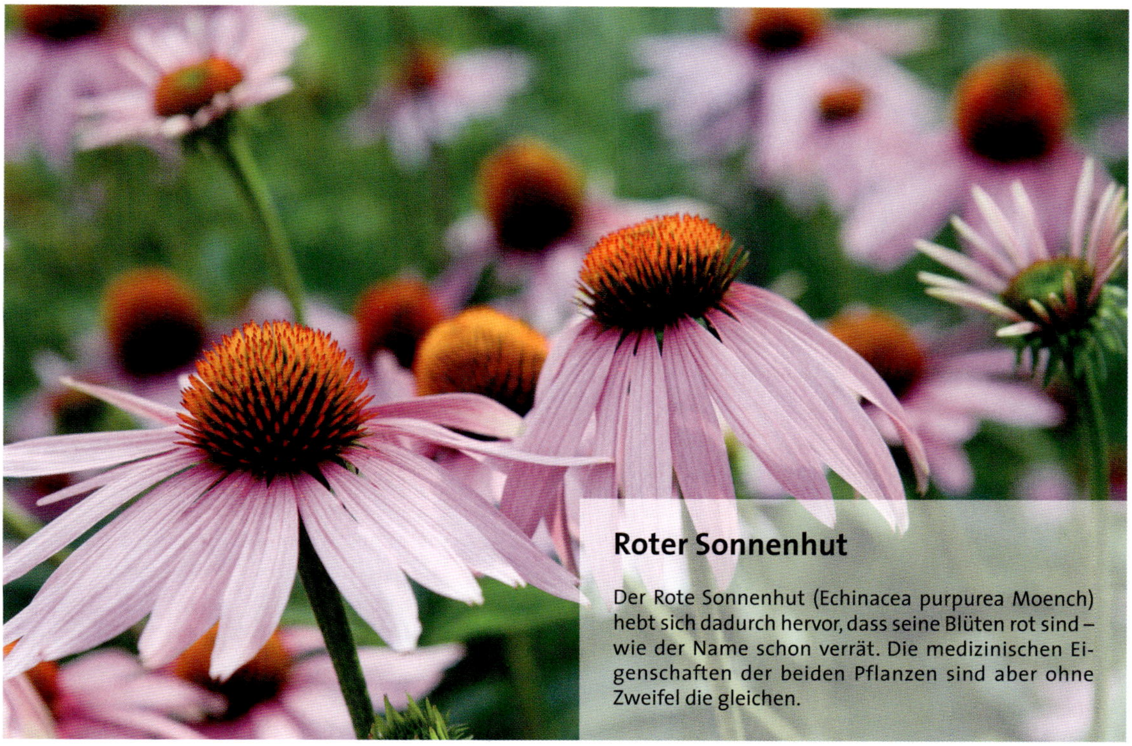

Roter Sonnenhut

Der Rote Sonnenhut (Echinacea purpurea Moench) hebt sich dadurch hervor, dass seine Blüten rot sind – wie der Name schon verrät. Die medizinischen Eigenschaften der beiden Pflanzen sind aber ohne Zweifel die gleichen.

Vorsichtsmaßnahmen
Die Verwendung in der Schwangerschaft und Stillzeit ist nicht empfehlenswert. Da die Pflanze mit diversen Medikamenten interagiert (beispielsweise Kortison, Ketoconazol, etc.), sollte vor der Verwendung ein Spezialist befragt werden, wenn man andere Mittel verwendet.

Kurzbeschreibung
Die immergrüne Pflanze kann eine Höhe von einem Meter erreichen. Die Blätter sind lang und schmal, pelzig und mit einem Flaum bedeckt. Seine prächtigen malvenfarbigen Blüten wachsen an der Stilspitze.

Wo wächst er?
Ihren Ursprung hat die Pflanze in Nordamerika und sie wächst im Flachland, auf sandigen Böden sowie an Flüssen. Heutzutage wird sie für medizinische Zwecke auch in Zentraleuropa kultiviert.

Ernte
Man verwendet die Wurzel der Pflanze, die im Frühling geerntet wird, nachdem sie vier Jahre lang herangewachsen ist. Einmal geerntet, lässt man sie im Schatten trocknen und konserviert sie gut vor Licht und Feuchtigkeit geschützt.

Zusammensetzung
Auffällig sind die Inhaltsstoffe Alkamide, Phenylpropanoide, Polysaccharide, ätherische Öle, Alkaloide sowie Flavonoide.

Präventive Behandlung
Man empfiehlt, den Sonnenhut einen oder zwei Monate vor Beginn des Winters einzunehmen (mit einer niedrigen Dosis beginnen), um Infektionen, die typisch für diese Jahreszeit sind, wie zum Beispiel Grippe oder Erkältung, vorzubeugen. Die Pflanze wirkt ebenso präventiv in Zeiten von Stress, schwacher geistiger sowie körperlicher Kondition, wenn die Abwehrkräfte eher schwach sind.

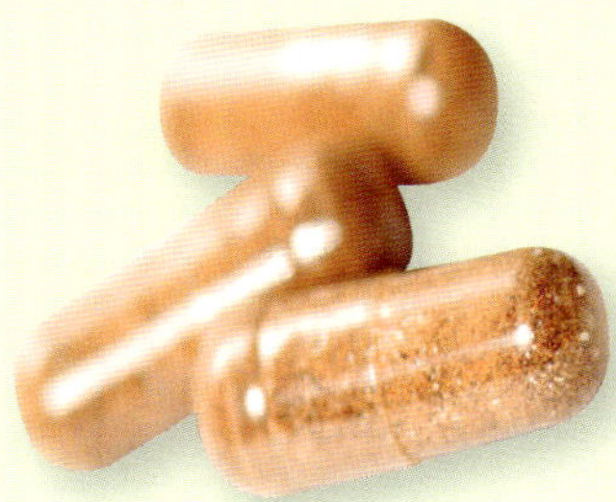

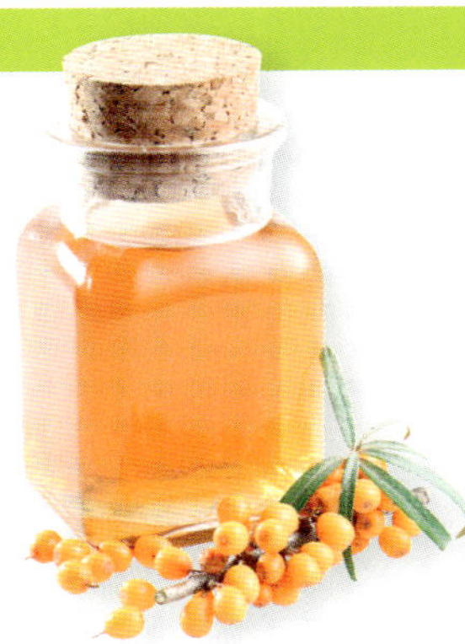

Sanddorn

(Hippophae Rhamnoides)

Belebt und stärkt den Organismus

Bereits seit dem 8. Jahrhundert findet man Rezepte aus den Beeren des Sanddorns in tibetanischen Arzneibüchern. Er hat eine große energetische Kraft, stimuliert die Abwehrkräfte und wird als Nahrungsergänzungsmittel verwendet. Aus dieser Pflanze wird auch ein Öl gewonnen, sehr reich an Antioxidantien und ungesättigten Fettsäuren, das in der Kosmetik sehr weit verbreitet ist.

Wann nimmt man ihn ein?

Dank seines hohen Vitamin-C-Gehalts hat er eine signifikante stärkende Wirkung, stimuliert die Abwehrkräfte gegen Infektionen und beschleunigt den Genesungsprozess. Dies macht ihn zu einem guten Mittel, um grippalen Infekten, Schnupfen und Erkältungen mit Fieber vorzubeugen.

Ebenso stärkt und erleichtert er die Verdauung, wirkt adstringent sowie gegen Durchfall. So verwendet man auch seine Beeren als Nahrungszusatz bei Avitaminose oder genereller Schwäche.

Auf der anderen Seite sind die Beeren und auch das Öl, dank des hohen Gehalts an ungesättigten Fettsäuren und Antioxidantien, in der Lage, einen erhöhten Cholesterinwert zu senken und somit Herzkreislauferkrankungen vorzubeugen. Er schützt ebenso vor vorzeitigem Altern und vor degenerativen Krankheiten. In der äußerlichen Anwendung spendet das Öl Feuchtigkeit, wirkt erweichend, nährt die Haut und verzögert die Zeichen der Hautalterung. Sanddorn ist eine gute Hilfe, um die Elastizität und Straffheit der Haut zurückzugewinnen, da er die Zellregenerierung stimuliert. Und dank seiner stark antioxidierenden Wirkung schützt er die Haut sowohl vor Sonnenstrahlung, als auch vor Kälte, Wind und Wasser. Die Anwendung empfiehlt sich für jeden Hauttyp, besonders bei trockener und strapazierter Haut. Auf der Abbildung rechts kann man sehr gut die charakteristischen Beeren erkennen.

Einnahmeform

Man verwendet ihn sehr selten und normalerweise eher als Nahrungsergänzungsmittel. In Bioläden oder Reformhäusern findet man Marmeladen aus seinen Beeren, Säfte und einige Sirups. Allerdings wird das Öl des Sanddorns gerne in Cremes, Lotions oder Gels als Hauptbestandteil verwendet.

Anwendungsgebiete

Einzeln

Um die Abwehrkräfte zu stimulieren und den Organismus zu beleben, kann man 3 Handvoll der gut gereiften Beeren täglich essen. Das Problem ist, dass sie sehr säurehaltig sind und sie deshalb nicht jeder verträgt. Daher empfiehlt es sich, einen Sirup herzustellen, um die Einnahme erträglicher zu machen. Hierzu kocht man den Saft der reifen Beeren 15 Minuten lang auf und fügt dann Zucker zur Hälfte des Gewichts der Beeren bei. Täglich bis zu 3 Esslöffel einnehmen und gut verschlossen und lichtdicht aufbewahren.

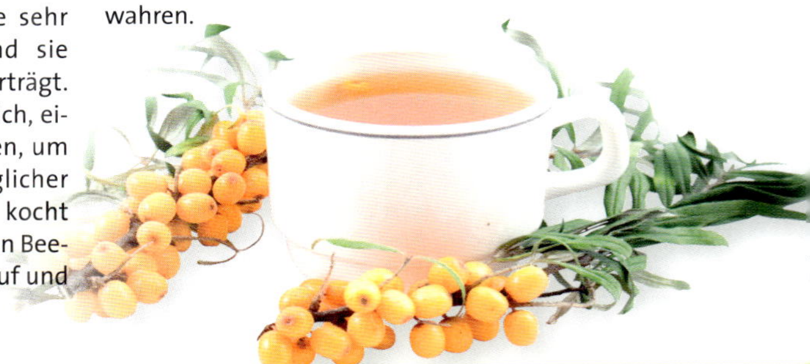

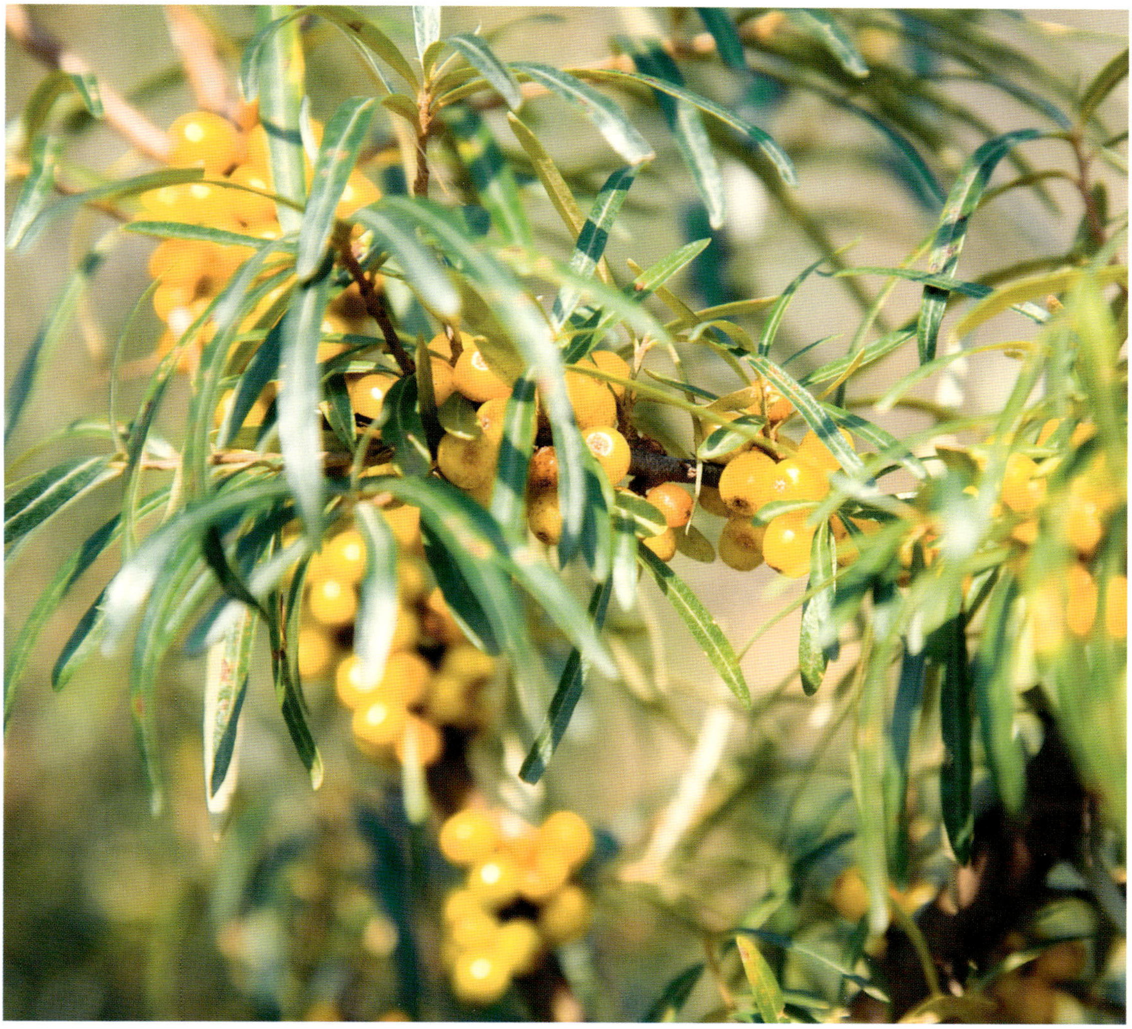

Vorsichtsmaßnahmen
Ungiftig

Kurzbeschreibung
Ein Strauch, der bis zu 5 m hoch wachsen kann. Seine Äste sind dornig und die Früchte sind kleine gelbe oder orange Beeren und besonders reich an Vitamin C.

Wo wächst er?
Er stammt aus Zentralasien und wächst an Orten mit viel Sonne: Berge, Täler und Sanddünen am Meer. Da er sehr hübsch ist, wird er mittlerweile auch gerne in Gärten und Parks angepflanzt.

Ernte
Man verwendet davon die Beeren und das Öl.

Zusammensetzung
Neben Vitamin C enthält der Sanddorn Betakarotine, Vitamin E, ungesättigte Fettsäuren wie die Ölsäure, Flavonoide, Phytosterine, Pflanzenschleim und Tannine.

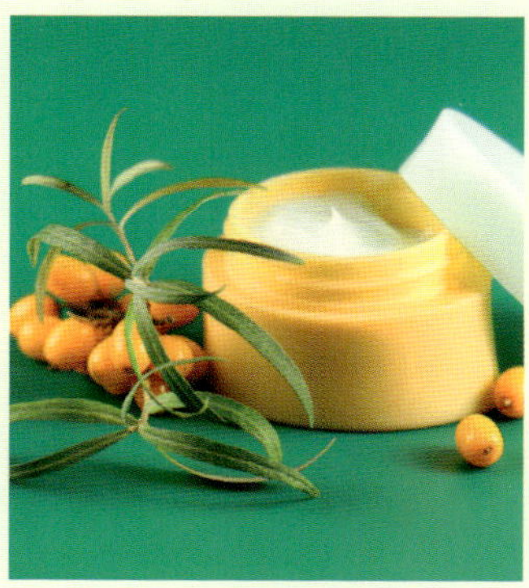

Ginseng

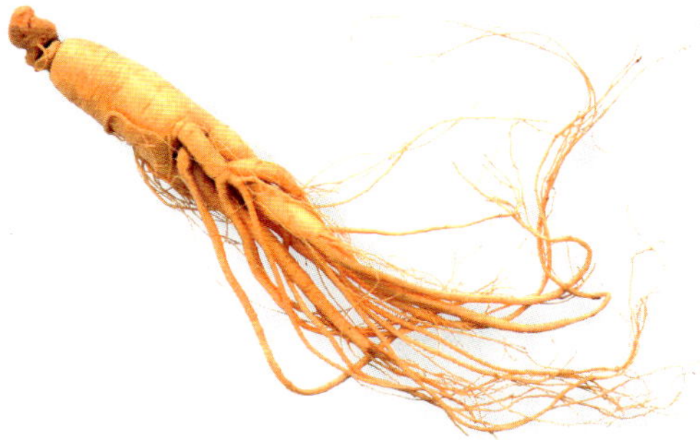

(Panax Ginseng)

Natürliches Stimulans

Schwierige Situationen, wie lang anhaltender Stress, körperliche oder psychische Erschöpfung können mithilfe von Ginseng überwunden werden. Seine Wurzel, die eine menschenähnliche Form vorweist, kennt man in der Medizin schon seit Jahrhunderten als Stimulans und Aphrodisiakum. Sein Gattungsname „Panax" kommt aus dem Griechischen und bedeutet „Mittel gegen alle Krankheiten", während Ginseng aus den chinesischen Vokabeln „jin" („Pflanze") und „chen" („Dreizahl") hergeleitet wurde, was sich auf den Mann, den Himmel und die Pflanze bezieht.

Wann nimmt man ihn ein?

Ginseng ist die bekannteste und am meisten geschätzte orientalische Pflanze. Bei all seinen hervorragenden Fähigkeiten sticht am meisten die auf das Gehirn hervor: Er regt das Gedächtnis an und stärkt die Aufmerksamkeit. Außerdem erleichtert er dem Organismus eine Anpassung in erschöpfenden Phasen, macht es möglich, dass man sich schwierigen Situationen und sogar Krankheiten stellen kann. Dank dem Ginseng wird man resistent gegen Kälte, Hitze und Strahlungen. Im Hinblick auf seine Fähigkeit, die sexuelle Lust zu stimulieren, verdanken ihm Männer häufigere Erektionen, während Frauen sich darüber freuen können, mehr Erregung zu spüren. Auf der anderen Seite weist Ginseng einen positiven Effekt bei Diabetes auf, da er den Glukosespiegel ins Gleichgewicht bringen kann. Das ist besonders für Personen, die unter einer Glukoseintoleranz leiden, sehr relevant. Außerdem kann er den Cholesterinspiegel senken sowie die Anzahl der Triglyceride im Blut.

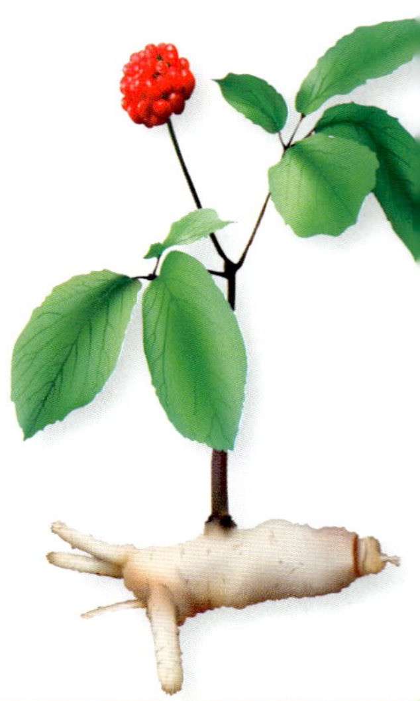

Einnahmeform

Obwohl die Ginsengwurzel in zerkleinerten Stückchen zu kaufen ist, sollte man lieber auf fertige, wohl dosierte Produkte vertrauen und hier die Dosierungs- und Einnahmeempfehlung des Herstellers beachten.

Anwendungsgebiete

Einzeln

Stärkend: Das sicherste ist es, Kapseln oder Tabletten einzunehmen, und die Angaben des Herstellers zu berücksichtigen.

Kombiniert

Stimulierend: Man kann sich selbst eine Lösung herstellen, indem man pulverisierte Ginsengwurzel mit rohem Ingwer und Honig mischt. Aufkochen, bis sich alles im Wasser auflöst. Die Flüssigkeit nimmt man bis zu dreimal am Tag zu sich.

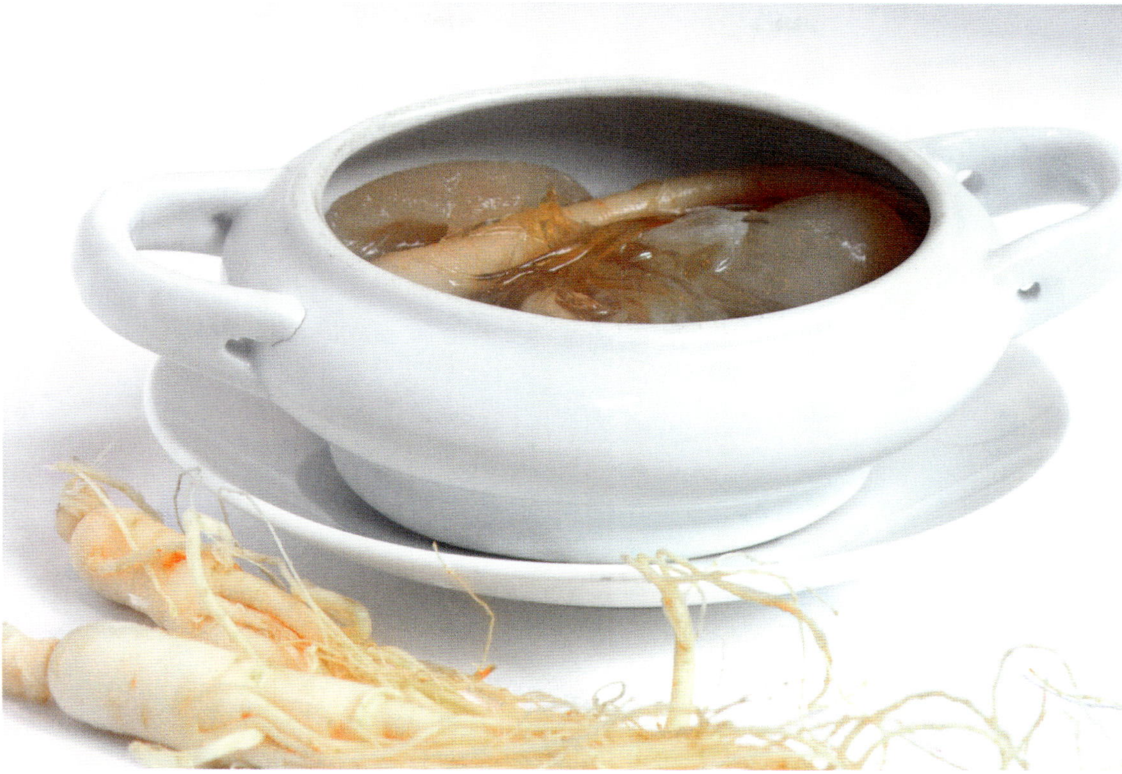

Vorsichtsmaßnahmen
Man sollte niemals die vorgeschriebene Menge (maximal 2 g am Tag) überschreiten, noch Ginseng über einen langen Zeitraum einnehmen (niemals länger als drei aufeinanderfolgende Monate), noch ihn mit anderen stimulierenden Substanzen kombinieren, wie beispielsweise mit Kaffee oder Tee. Liegt Bluthochdruck, Herzjagen, Schlaflosigkeit oder eine Schwangerschaft vor, sowie bei Frauen, die stillen und Kindern unter 12 Jahre, sollte der Konsum von Ginseng vermieden werden, weil er Unruhe, Nervosität und ein Ansteigen des Blutdrucks provozieren könnte.

Kurzbeschreibung
Graspflanze, die bis zu einem Meter hoch wachsen kann, mit einem schwammigen Stiel, ovalen Blättern und kleinen Blumen, purpur oder grünlich gefärbt. Man verwendet seine dicke und fleischige Wurzel, die eine weißliche Farbe aufweist und in vielen kleinen Faserwurzeln endet.

Wo wächst er?
Der bekannteste Ginseng wächst in Korea, er beinhaltet die meisten Wirkstoffe. Andere ähnliche Arten sind der chinesische Ginseng, der russische oder sibirische, der japanische und der amerikanische mit der Herkunft aus Wisconsin (Vereinigte Staaten).

Ernte
Im vierten oder fünften Lebensjahr der Pflanze wird die Wurzel geerntet. Man wäscht sie und lässt sie in Dampf sieden, bevor man sie trocknet. Man zerkleinert sie und dann bietet man sie so an.

Zusammensetzung
Auffällig ist sein Gehalt an Saponin, Ginsenoside, Polysaccharide, Proteine, Phenolsäure und Steroid.

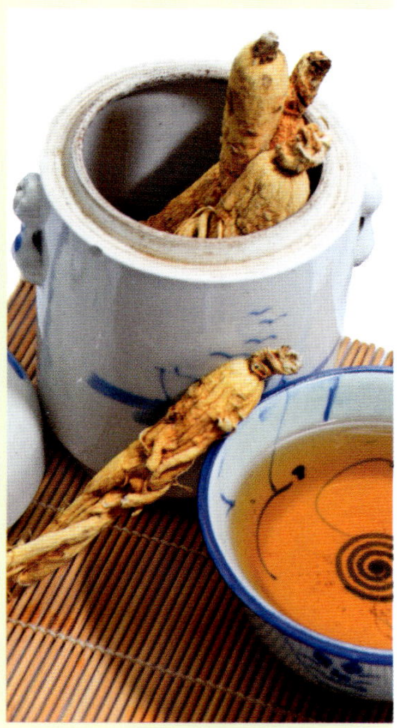

Katzenkralle

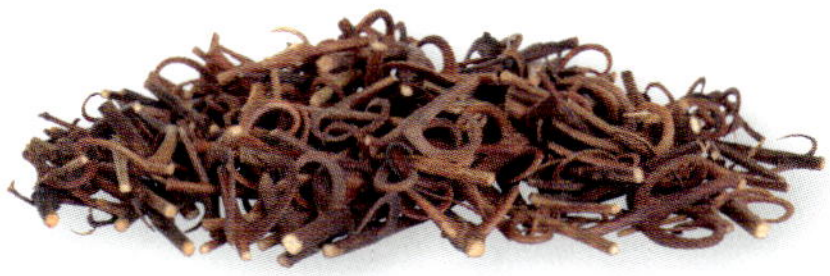

(Uncaria tomentosa)

Mehr als nur ein gutes entzündungshemmendes Mittel

Ein beliebtes Mittel der Ureinwohner des südamerikanischen Dschungels, wo man die Katzenkralle seit jeher zur Heilung von Wunden verwendet hat. Sie wird auch verwendet, um Schmerzen zu lindern, sowohl bei Gelenk- und Muskelschmerzen als zur Genesung von Frauen nach einer Geburt. Heute besteht ein großes Interesse an den therapeutischen Fähigkeiten dieser Pflanze, im Hinblick auf die mögliche Behandlung diverser Krankheiten.

Wann nimmt man sie ein?

Bisher hat man die Pflanze gerne aufgrund ihrer entzündungshemmenden Eigenschaften verwendet, um Krankheiten des Bewegungsapparats, wie Arthritis oder andere schmerzhafte Entzündungen, zu lindern. Man verwendet sie allerdings auch gegen Durchfall. Heutzutage zeigt man an der antioxidativen Wirkung der Katzenkralle großes Interesse. So hat die Pflanze bewiesen, dass sie das Abwehrsystem stärken kann: Sie ist nicht nur wirksam um eine Infektion, Viren oder Bakterien zu bekämpfen, sondern auch – und das wurde wissenschaftlich bewiesen – bei bösartigen Tumoren und Leukämie. Sie verschafft auch Linderung bei den unerwünschten Nebenwirkungen einer Chemotherapie im Rahmen einer Krebsbehandlung.

Einnahmeform

Man verwendet vorrangig Kapseln oder Tabletten, die die Pflanze in pulverisierter Form enthalten. In diesen Fällen gibt der Hersteller eine Dosierungsempfehlung an. Es ist möglich, aber nicht üblich, die Rinde, getrocknet und zerkleinert, fertig für Abkochungen, zu beziehen.

Anwendungsgebiete

Einzeln

Abkochung: Man mischt 30 g der trockenen Pflanze mit einem halben Liter Wasser. Zwischen 15 und 20 Minuten kochen und 5 Minuten ziehen lassen. Filtern und alle 24 Stunden 60 ml, bestenfalls nach den Mahlzeiten, einnehmen.

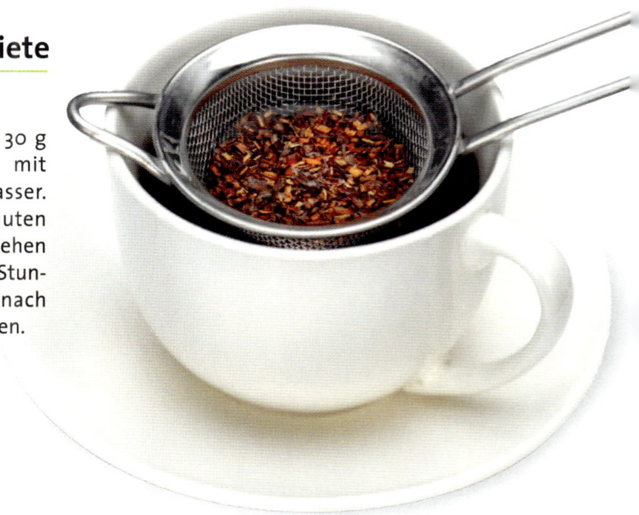

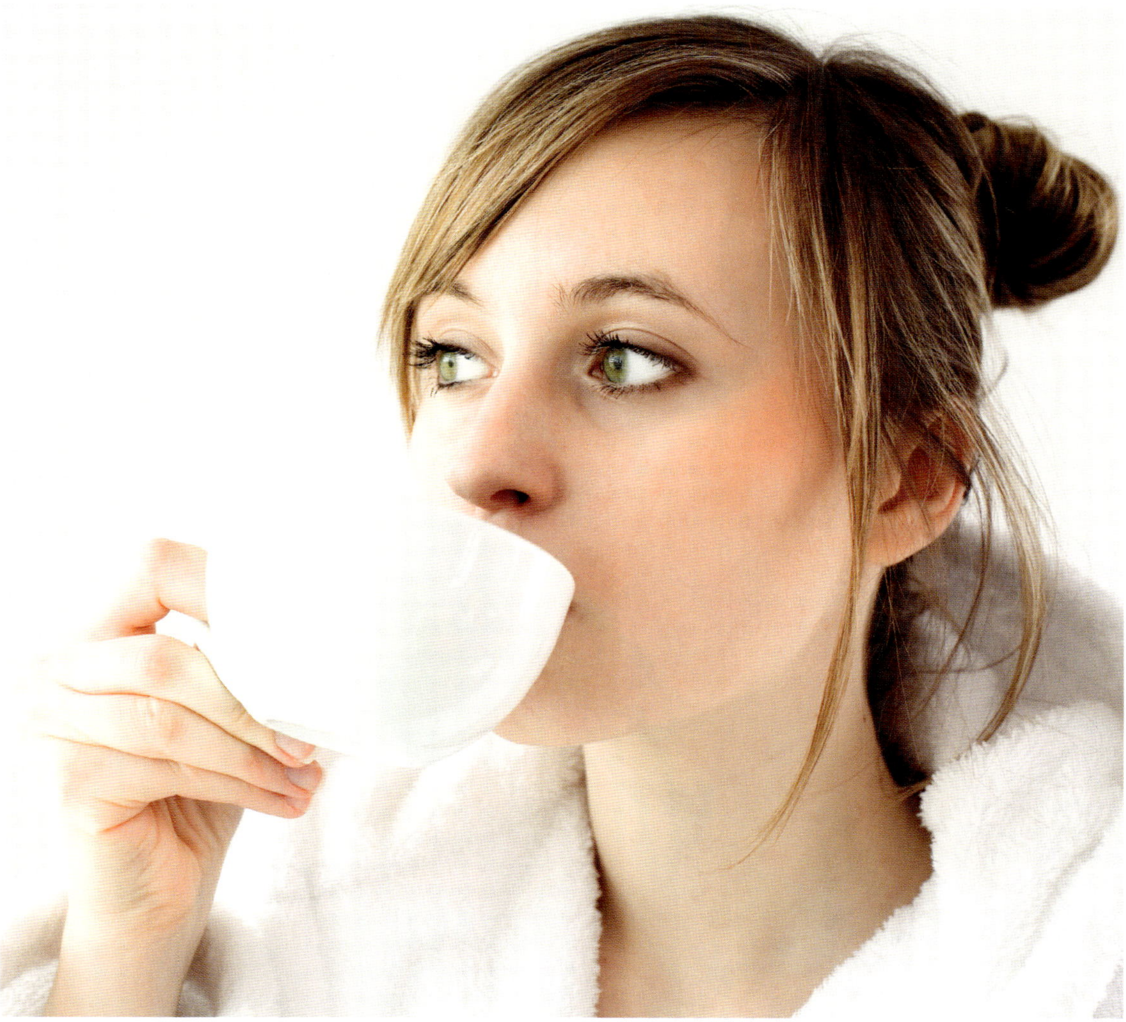

Vorsichtsmaßnahmen
Liegt ein Magengeschwür vor, im Falle einer Gastritis oder Schwangerschaft sowie in der Stillzeit wirkt die Pflanze kontraindiziert.

Kurzbeschreibung
Die Liane rankt oder kriecht bis zu 40 Meter in die Länge oder 20 Meter in die Höhe. Ihre Blätter sind gegenüberliegend und oval. Auf der Rückseite ist ein feiner Flaum zu finden und seine winzigen Blüten wachsen gruppiert in Sträußen.

Wo wächst sie?
Die Katzenkralle wächst im Dschungel von Südamerika und benötigt dazu reichlich Licht.

Ernte
Man verwendet die Rinde, der Wurzel und die Blätter, die von professionellem Personal geerntet werden.

Zusammensetzung
Die Katzenkralle besitzt Alkaloid, Flavonoide, Tannine, Triterpene und Steroide.

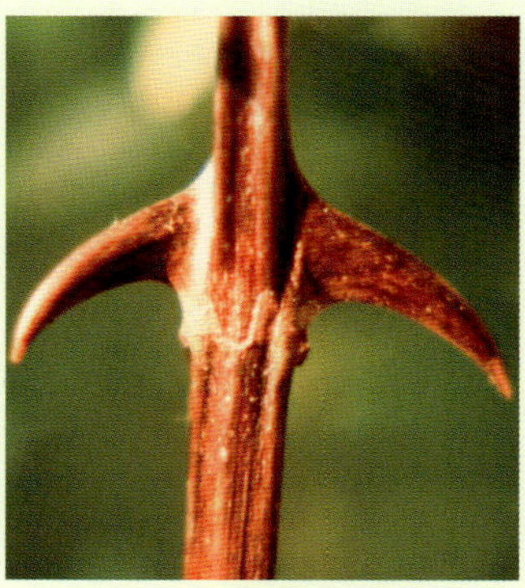

Nelke

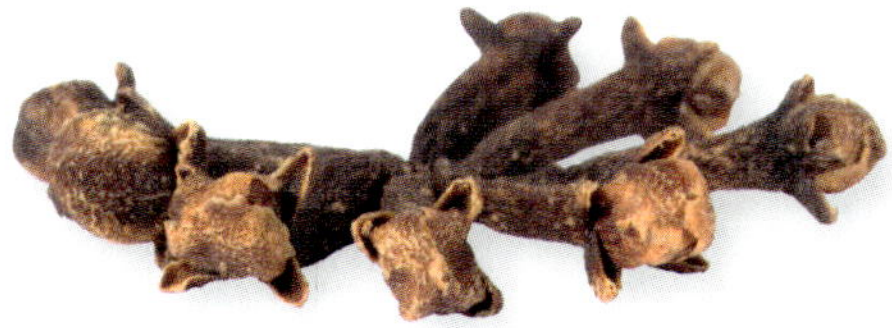

(Caryophyllus aromaticus)

Besänftigt Zahnschmerzen

Der Nelkenbaum ist in den Nordmolukken (Indonesien) heimisch und wurde von alters her auf den Inseln Ternate, Tidore, Bacan und der Westküste Halmaheras kultiviert. Die Pflanze besitzt ein kräftiges Aroma, schmeckt leicht pikant und verfügt über wichtige medizinische Fähigkeiten. Schon lange ist sie für ihre antiseptische und magenstärkende Wirkung bekannt. Deshalb wurde sie damals auch zur Behandlung von Personen verwendet, die unter der Pest-Epidemie litten. Ihre starke Wirkung sowie ihren intensiven Geruch hat die Nelke ihrem Anteil an essenziellem Öl zu verdanken. Heutzutage verwendet man sie in der Parfümindustrie, in Kosmetika und als Schmerzmittel bei Zahnproblemen.

Wann nimmt man sie ein?

Die Nelke stimuliert generell den Organismus, regt den Appetit an und wirkt blähungstreibend (eliminiert überflüssige Gase). Aber die wichtigste ihrer positiven Eigenschaften für die Gesundheit ist ihre antiseptische Wirkung sowie der schmerzlindernde Effekt im Mundbereich. Ihr essenzielles Öl verwendet man daher zum Desinfizieren des Mundes – in Form von Zahnpasta, Mundwasser, Mundspülungen und auch in Zahnarztpraxen kommt sie in antiseptischen Mitteln vor. Äußerlich angewendet verfügt sie über einen lindernden Effekt bei Rheumapatienten.

Einnahmeform

Üblicherweise verwendet man das Gewürz, ganz oder in pulverisierter Form. Die Nelke ist aber auch in Tinkturen vorzufinden, vor allem ihr essenzielles Öl. Das Öl ist es auch, das meist in antiseptischen Mundspülungen zur Linderung von Zahnschmerzen vorhanden ist.

Anwendungsgebiete

EINZELN

Wird die Gewürznelke auf den Zahn aufgetragen, kann sie die Schmerzen lindern.

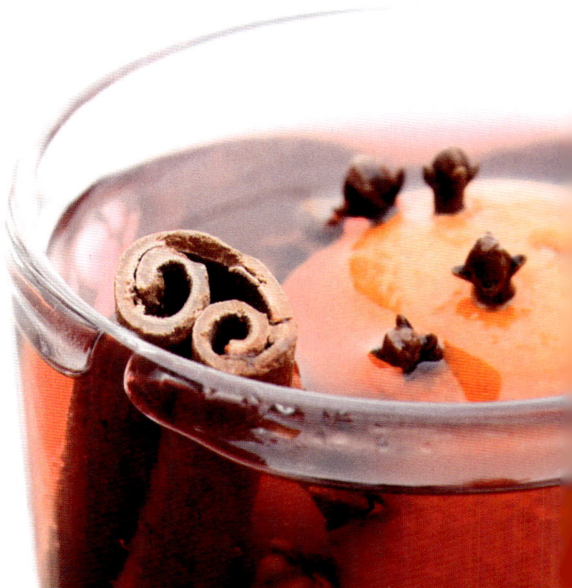

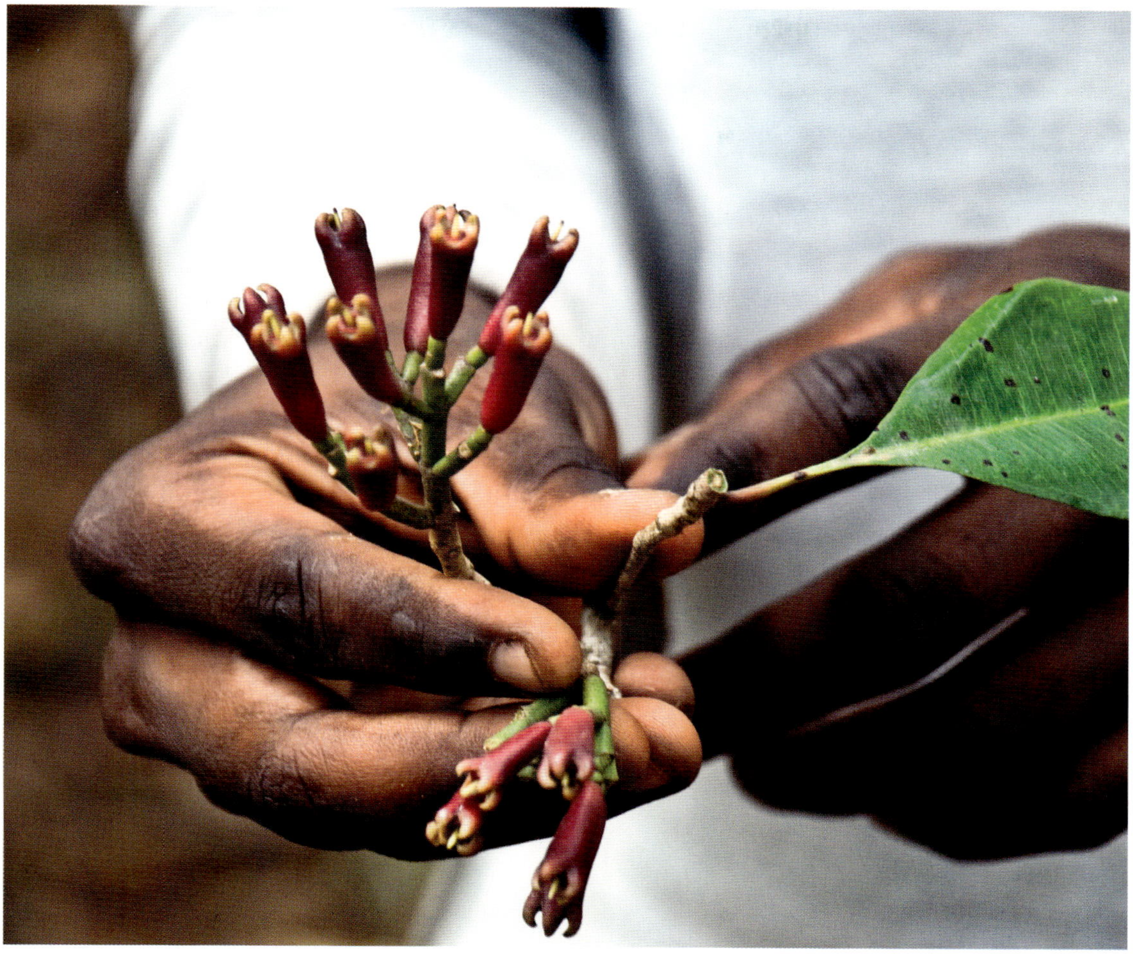

● **Vorsichtsmaßnahmen**
Während der Schwangerschaft, Stillzeit oder im Fall einer Gastritis oder einem Zwölffinderdarmgeschwür wirkt sie kontraindiziert.

● **Kurzbeschreibung**
Ein Baum von mittlerer bis großer Gestalt, der bis zu 15 Meter hoch wachsen kann. Seine Blütenknospen sind es, die den Baum ausmachen.

● **Wo wächst sie?**
Der Nelkenbaum stammt aus Nordmolukken (Indonesien) und wird heutzutage in vielen tropischen Ländern kultiviert.

● **Ernte**
Man verwendet die Blütenknospen, die man erntet, wenn sie einen rosafarbenen Ton vorweisen. Danach, wenn man sie trocknen lässt, nehmen sie einen charakteristischen braunen Farbton an. Man bewahrt sie in gut verschlossenen Glasbehältern, in einem Schrank, auf.

● **Zusammensetzung**
Auffällig ist der große Anteil an essenziellem Öl, Tanninen, Flavonoiden, Sterol.

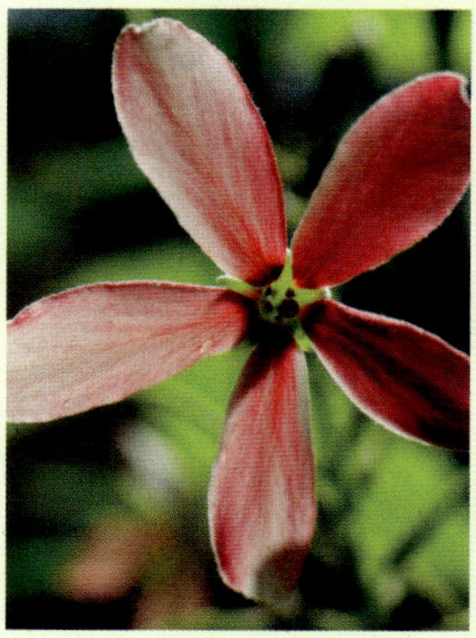

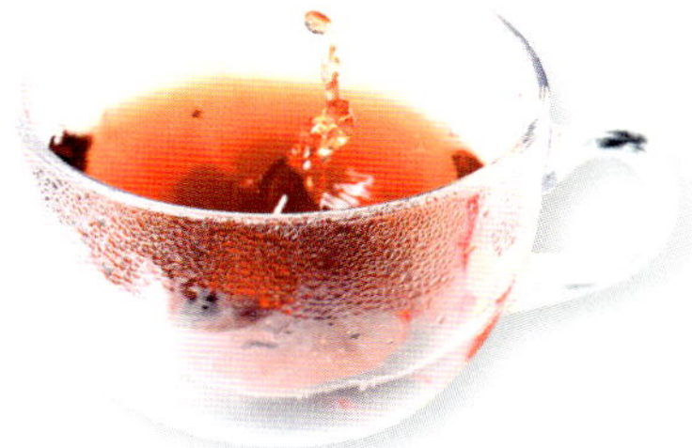

Augentrost

(Euphrasia officinalis)

Wirksame und sichere Augentropfen

Im Mittelalter schrieb man dem Augentrost die Fähigkeit zu, alles Schlechte aus den Augen vertreiben zu können. Außerdem wurde die Pflanze als Quelle verwendet, um entzündete Augen damit zu reinigen und deshalb als „Wunderwasser, das die Sicht erhellt" bezeichnet.

Wann nimmt man ihn ein?

Augentrost verfügt über antiseptische, entzündungshemmende und adstringierende Fähigkeiten, vor allem auf die Schleimhaut der Bindehaut. Es handelt sich hier um ein klassisches Mittel, um Bindehautentzündungen, Blepharitis (Entzündung der Augenlider) sowie tränende Augen zu lindern. Die Pflanze erzielt bei einem Gerstenkorn gute Ergebnisse, wenn die Wirkstoffe per Wickel aufgetragen werden, hilft bei müden Augen sowie bei Sehstörungen muskulären oder nervösen Ursprungs. Augentrost dient auch zur Behandlung von Triefaugen, da sowohl die Sekrete hinausgeschwemmt, als auch die Entzündung der Bindehaut gemildert werden. Gurgelt man mit Augentrost, kann Schnarchen eingedämmt werden.

Einnahmeform

Am besten verwendet man die Pflanze in kleinen Stücken (getrocknet und zerhackt), um damit einen Kräutertee herzustellen (2–3 g pro Tasse Wasser) oder für Abkochungen. Auch in homöopathischen Augentropfen, die die Augen schützen sollen, kann Augentrost zu finden sein. Die Verwendung von fertigen Augentropfen ist praktisch in der Handhabung und absolut unschädlich.

Anwendungsgebiete

EINZELN

Augen-Waschungen: Anderthalb Teelöffel der Pflanze mit einer Tasse kochendem Wasser mischen, 10 Minuten ziehen lassen und dann filtern. Die Waschung der Augen kann drei- oder viermal am Tag durchgeführt werden. Diese Abkochung soll nur für die äußerliche Anwendung verwendet werden. Man kann sie sie für Kompressen verwenden oder als Mundspülung sowie Mundwasser zum Gurgeln benutzen.

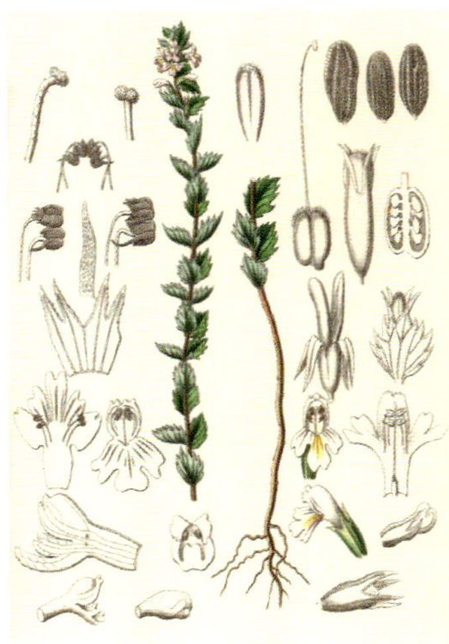

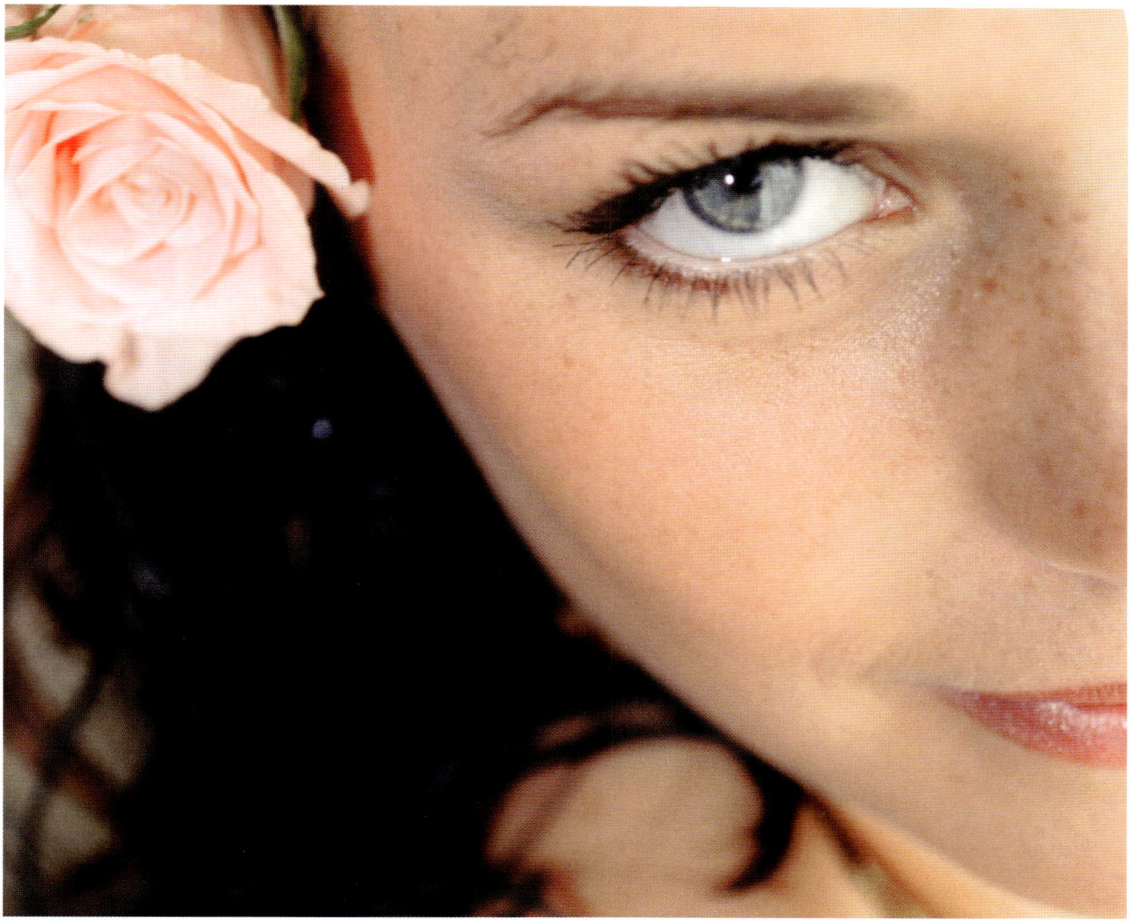

Vorsichtsmaßnahmen
Die Pflanze weist keinerlei Nebenwirkungen oder unerwünschte Effekte auf.

Kurzbeschreibung
Die jährliche Pflanze wird 10 bis 30 cm groß. Die Blüten sind weiß mit lilafarbenen Streifen, die Korolla hat die Form von zwei Lippen. Unter der Erde greifen ihre Wurzeln die Wurzeln anderer Pflanzen an.

Wo wächst er?
Er wächst auf Weiden und in bergigen Wäldern in ganz Europa. Sie kommt allerdings auch auf dem amerikanischen Kontinent vor.

Ernte
Man verwendet die ganze Pflanze, die im Sommer geerntet wird. Man sollte sie schnellstmöglich im Schatten trocknen, da das essenzielle Öl sehr empfindlich ist. Dann in einem gut verschlossenen Glasbehälter aufbewahren und vor Licht und Feuchtigkeit schützen.

Zusammensetzung
Augentrost enthält Ixosid, Tannin, Linane und Flavonoide.

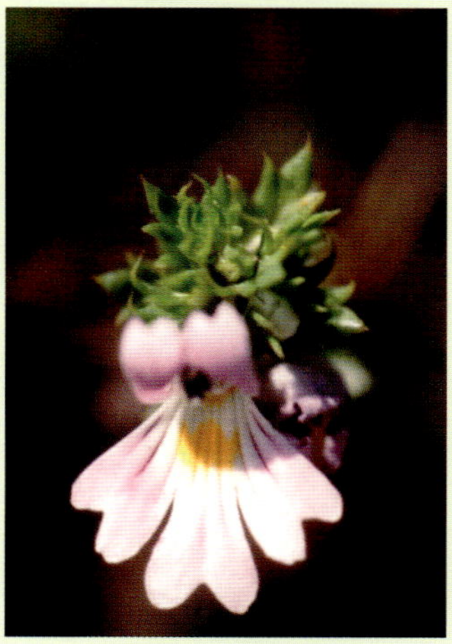

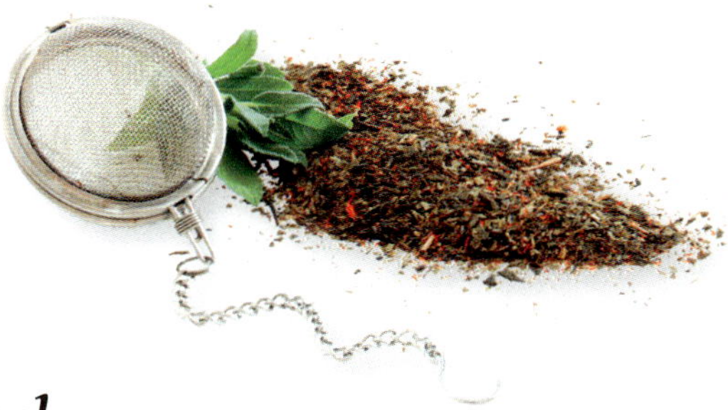

Salbei

(Salvia officinalis)

Schützt das Zahnfleisch

Sein Name kommt vom Lateinischen salvare, was so viel heißt wie „gerettet werden". Das hängt sicher mit den vielen für die Gesundheit positiven Effekten der berühmten Pflanze Salbei zusammen. Sie regt die Verdauung an, wirkt antiseptisch, hat einen positiven Einfluss auf die Kapillargefäße und wird außerdem in der Küche als aromatische Pflanze geschätzt.

Wann nimmt man ihn ein?

Salbei stimuliert das Gallensekret, reduziert die Ansammlung von Gasen und wirkt bei Bauchkoliken beruhigend. Deshalb ist ein Kräutertee nach den Mahlzeiten hilfreich, um die Verdauung anzukurbeln. Die Pflanze enthält Phytoöstrogene, die wie das Hormon Östrogen im Körper wirken. Salbei hilft bei den in den Wechseljahren typischen Hitzewallungen. Außerdem kann eine Gurgellösung mit Salbei Raucherhusten beruhigen und auch bei Juckreiz im Hals Linderung verschaffen. Vor allem aber ist Salbei bei Zahnfleischentzündungen sehr hilfreich, dank seiner entzündungshemmenden, antiseptischen und adstringierenden Wirkung. Zu guter Letzt verwendet man die Pflanze auch zur Behandlung von fettiger Haut und zur Kräftigung und Glanzgebung des Haares.

Einnahmeform

In der Regel verwendet man die Blätter, fertig getrocknet und zerstückelt, um Kräutertee herzustellen (ein Teelöffel davon kommt auf eine Tasse Wasser). Man bekommt den Wirkstoff auch in Kapseln, die die Pflanze in pulverisierter Form enthalten (Dosis vom Hersteller beachten), in Flüssigextrakt (innerliche Anwendung, 1–3 ml alle acht Stunden; äußerliche Anwendung, 5 ml in 200 ml Wasser auflösen und mehrmals am Tag einnehmen), in Tinkturen (innerlich angewendet 2–3 Tropfen in 100 ml Wasser, mehrmals am Tag).

Anwendungsgebiete

Einzeln

Salbei-Kräutertee zur Verwendung als Gurgelwasser: Man bringt 100 ml Wasser zum Kochen und nimmt es dann vom Herd, sobald es zu kochen beginnt. Auf der Stelle zwei Teelöffel Salbei hinzugeben. Die Mischung gut umrühren, zudecken und zehn Minuten ziehen lassen. Mehrmals am Tag mit der lauwarmen Lösung gurgeln.

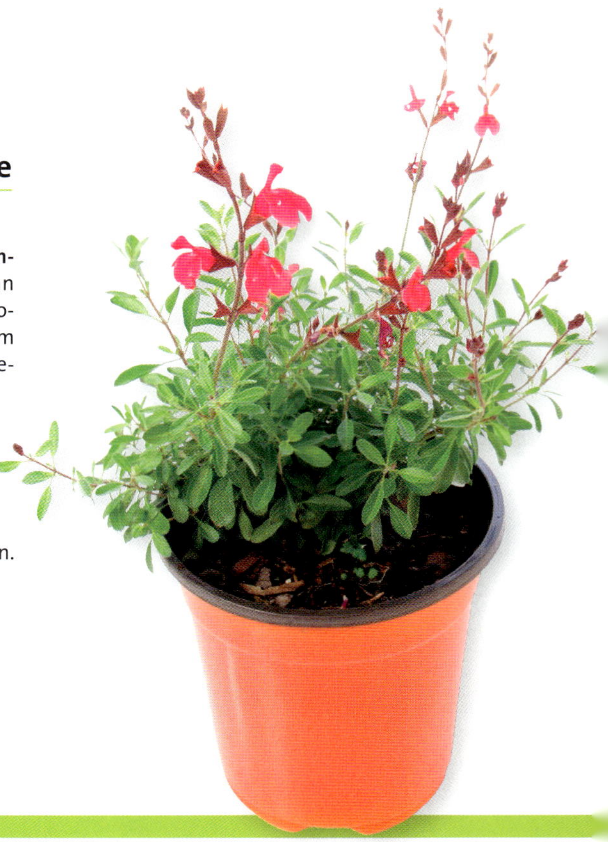

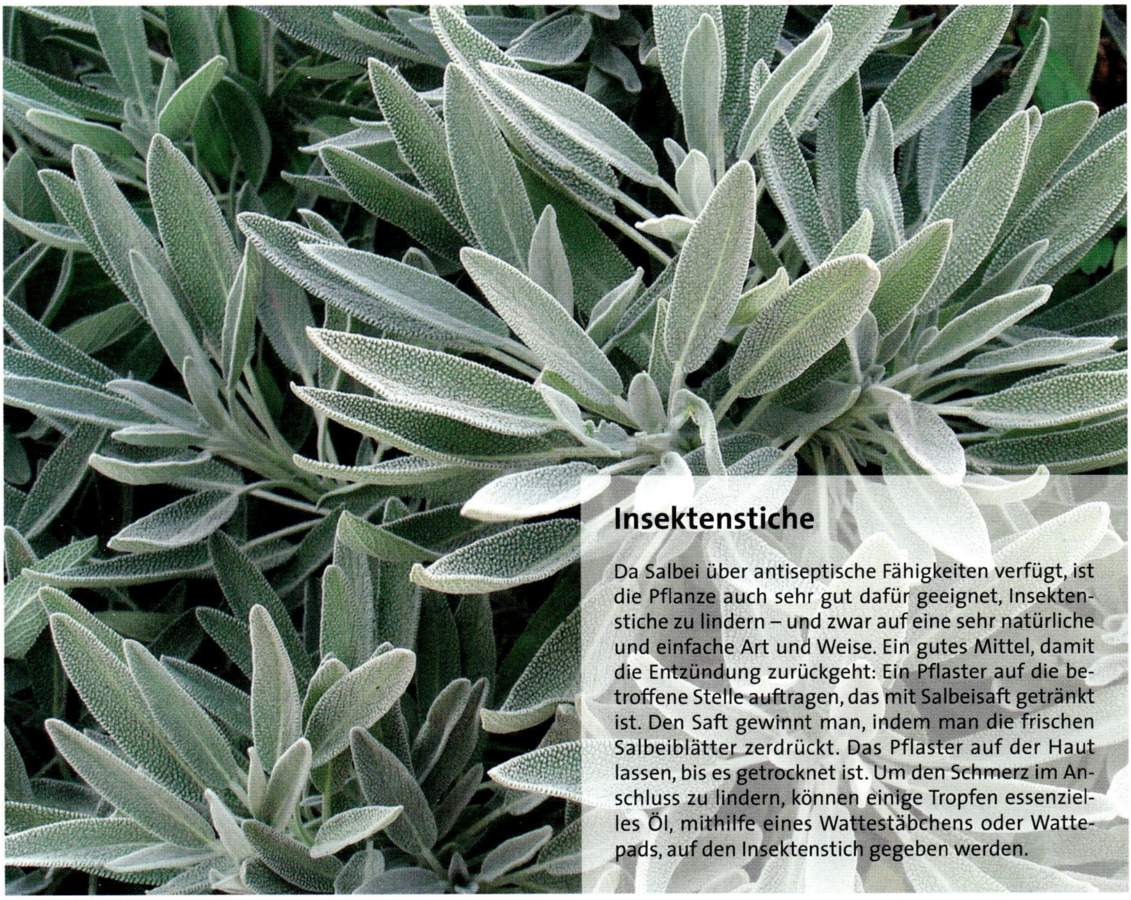

Insektenstiche

Da Salbei über antiseptische Fähigkeiten verfügt, ist die Pflanze auch sehr gut dafür geeignet, Insektenstiche zu lindern – und zwar auf eine sehr natürliche und einfache Art und Weise. Ein gutes Mittel, damit die Entzündung zurückgeht: Ein Pflaster auf die betroffene Stelle auftragen, das mit Salbeisaft getränkt ist. Den Saft gewinnt man, indem man die frischen Salbeiblätter zerdrückt. Das Pflaster auf der Haut lassen, bis es getrocknet ist. Um den Schmerz im Anschluss zu lindern, können einige Tropfen essenzielles Öl, mithilfe eines Wattestäbchens oder Wattepads, auf den Insektenstich gegeben werden.

Vorsichtsmaßnahmen
Die orale Einnahme während Schwangerschaft und Stillzeit wirkt kontraindiziert.

Kurzbeschreibung
Der Busch wird bis zu 70 cm hoch. Seine Blätter haben eine weiße Rückseite und seine Blüten, die in Gruppen ährenförmig angeordnet sind, sind violett, blau oder rosa.

Wo wächst er?
Salbei wächst in kalkigen Gebieten und passt sich perfekt an weniger fruchtbare Böden an. So kann er auch in Straßengräben gedeihen, an felsigen Abhängen und generell im sonnigen und trockenen Ambiente. Die Pflanze kann auch ganz einfach in Kübeln oder im eigenen Garten kultiviert werden, indem man den Samen und Steckling einpflanzt.

Ernte
Man verwendet die Blätter, die bestenfalls im Mai geerntet werden. Man lässt sie im Schatten trocknen und bewahrt sie in Säckchen, in einer Schachtel oder einem Flakon auf, aber niemals direkt in Gläsern oder Plastikbehältern.

Zusammensetzung
Salbei verfügt über reichlich essenzielles Öl, Flavonoide, Bitterstoffe und Tannin.

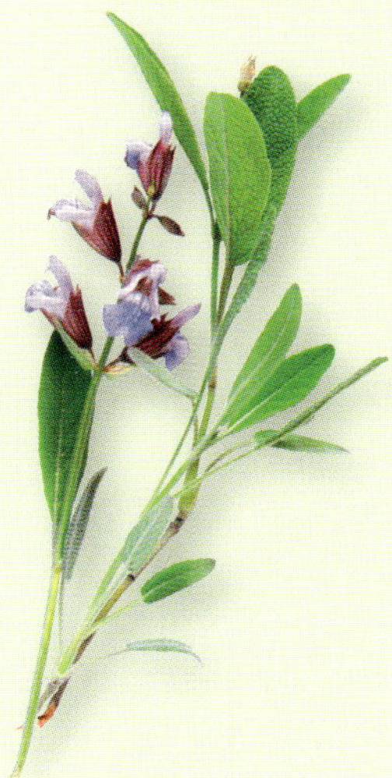

Index

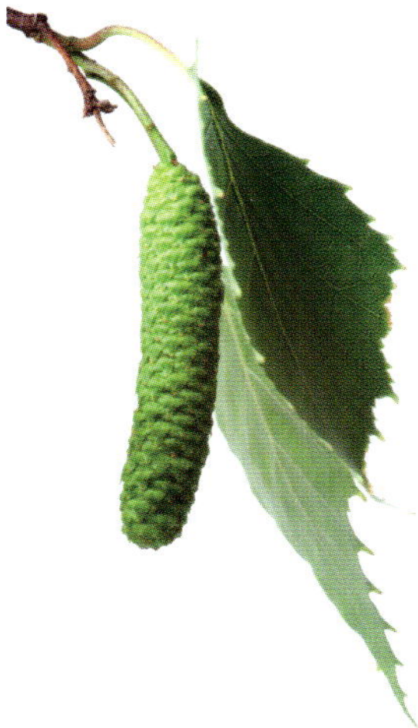

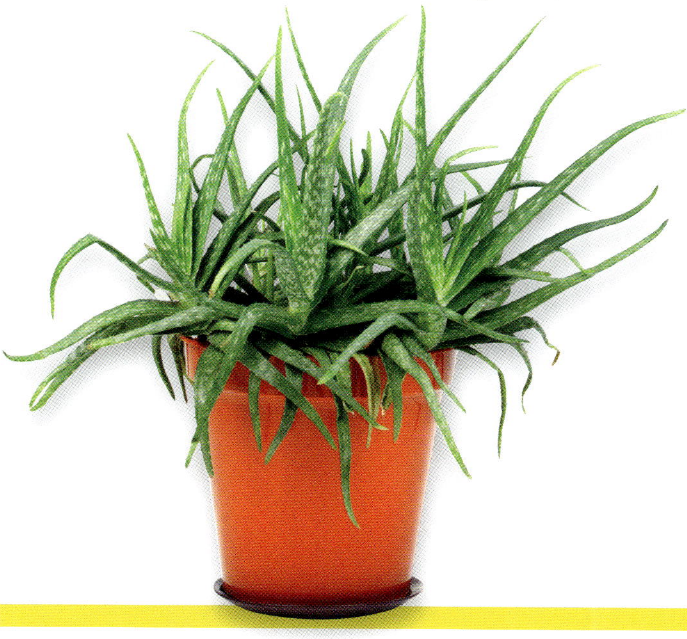

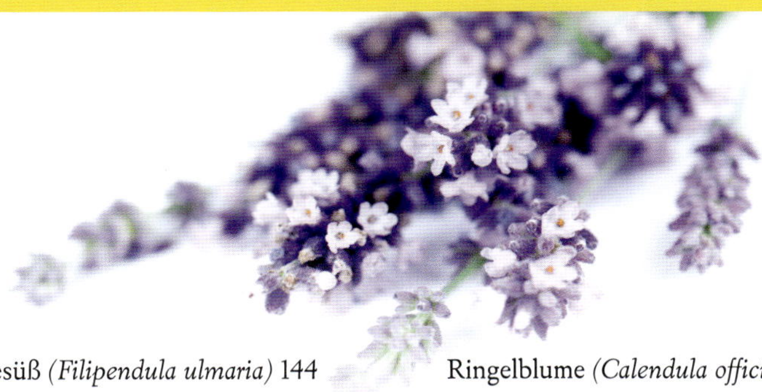

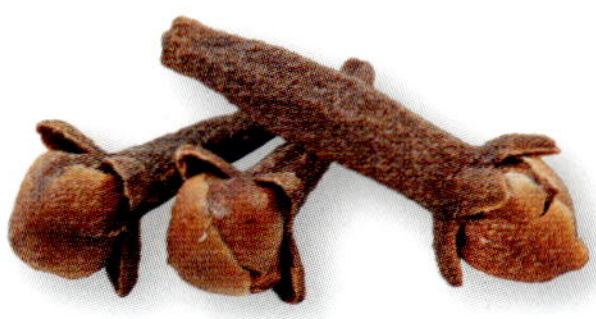

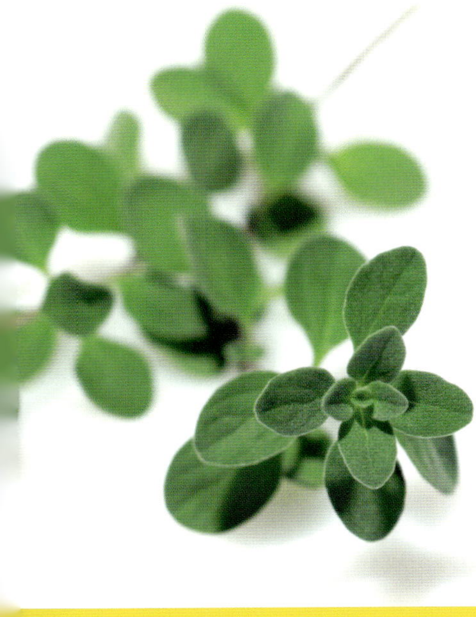

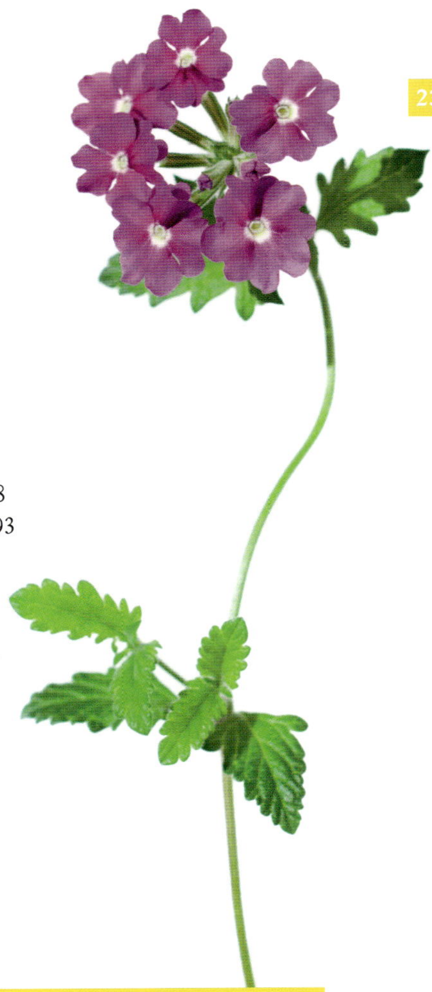

Glossar

Abführmittel: Hilft, den Darm zu entleeren.
Adaptogene: Helfen dem Organismus, sich an Stresssituationen und körperliche Überanstrengung anzupassen.
Adstringens: Bewirkt ein Zusammenziehen und Trockenheit der organischen Gewebe und verringert so die Sekretion.
Analgetikum: Lindert Schmerzen.
Anästhetikum: Unterbindet die Empfindlichkeit äußerlicher Reize.
Anthelminthikum: Zerstört oder hilft dabei Darmparasiten (Würmer) auszuscheiden.
Antibakterikum: Verhindert die Wirkung und Entwicklung von Bakterien.
Antibiotikum: Besitzt die Fähigkeit, die Entwicklung bestimmter Krankheitsmikroorganismen zu hemmen oder zu zerstören.
Antiemetikum: Stoppt oder beugt Erbrechen vor.
Antikoagulationsmittel: Verhindert die Gerinnung im Blut.
Antipilzmittel: Lindert und heilt Pilzinfektionen.
Antipyretikum: Wirkt fiebersenkend.
Antiseptikum: Verhindert die Bildung krankheitserregender Mikroorganismen oder tötet sie ab.
Antisklerosemittel: Hilft der Sklerose vorzubeugen und sie zu behandeln.
Antitussivum: Unterdrückt den Hustenreiz.
Aperitif: Regt den Appetit an.
Aphrodisiakum: Steigert die Potenz und das Verlangen nach Sex.
Bronchospasmolytikum: Erweitert die Bronchien.
Cholagogum: Stimuliert die Gallenfunktion.
Choleretikum: Regt die Leberzellen zu vermehrter Sekretion von Galle an.
Demulcens: Reizlinderndes Arzneimittel.
Diaphoretikum: Stimuliert das Schwitzen.
Digestif: Wirkt verdauungsfördernd.
Diuretikum: Steigert die Sekretion und Urinausscheidung.
Emenagogum: Löst die Menstruation aus.
Emetikum: Löst Erbrechen aus.
Emolliens: Erweicht, glättet und beschützt die Haut und Schleimhäute.
Entschlackungsmittel: Reinigt das Blut oder den Organismus.
Entzündungshemmer: Schafft Linderung bei Entzündungszuständen.
Extrakt: Eine sehr konzentrierte Substanz, die aus einer anderen gewonnen wird, wobei die Wirkstoffe beibehalten werden.
Fiebermittel: Senkt die Temperatur bei Fieberzuständen.
Galaktogogum: Wirkt unterstützend bei der Milchsekretion.
Hämostatikum: Stillt Blutungen und fördert die Gerinnung.
Hautreizmittel: Steigert den Blutfluss auf der Hautoberfläche, was die Haut rötet.
Hepatikum: Stimuliert und fördert die Leberfunktion.
Herzmittel: Stärkt das Herz, durch festere Kontraktionen.
Hypnotikum: Schlafmittel.
Hypolipidämikum: Senkt den Cholesterinspiegel und/oder die Triglyceride im Blut.
Karminativum: Ist ein blähungstreibendes Mittel und lindert somit Koliken und Krämpfe.
Lösemittel: Unterstützt den Schleimauswurf und Sekretausscheidung, die sich in den Atemwegen abgelagert haben.
Lymphatikum: Stärkt oder stimuliert das lymphatische System.

Muskelrelaxanzien: Lindert und beugt Muskelkrämpfen vor.
Narkotikum: Versetzt einen in einen stimulierten oder aufgedrehten Zustand, gefolgt von Bewusstlosigkeit oder tiefem Schlaf.
Pektorale: In Verbindung mit dem Oberkörper. Ein Erreger, der bei Brust- und Lungenbeschwerden angewendet wird.
Stimulantien: Steigert die nervöse Aufgeregtheit.
Stomatitis: Bezeichnet die Entzündung der Mundschleimhaut.
Vasodilatator: Erweitert die Blutgefäße.
Vasokonstringenz: Verengt die Wände der Blutgefäße.
Venotonikum: Aktiviert den Blutkreislauf in den Venen.
Wundheilmittel: Durch die Bildung von vernarbendem Gewebe wird das Heilen von Wunden angeregt.
Wundheilmittel: Unterstützt die Heilung von Wunden, Geschwüren und Prellungen.
Wurmmittel: Bewirkt die Bekämpfung von Parasiten im Darmbereich.

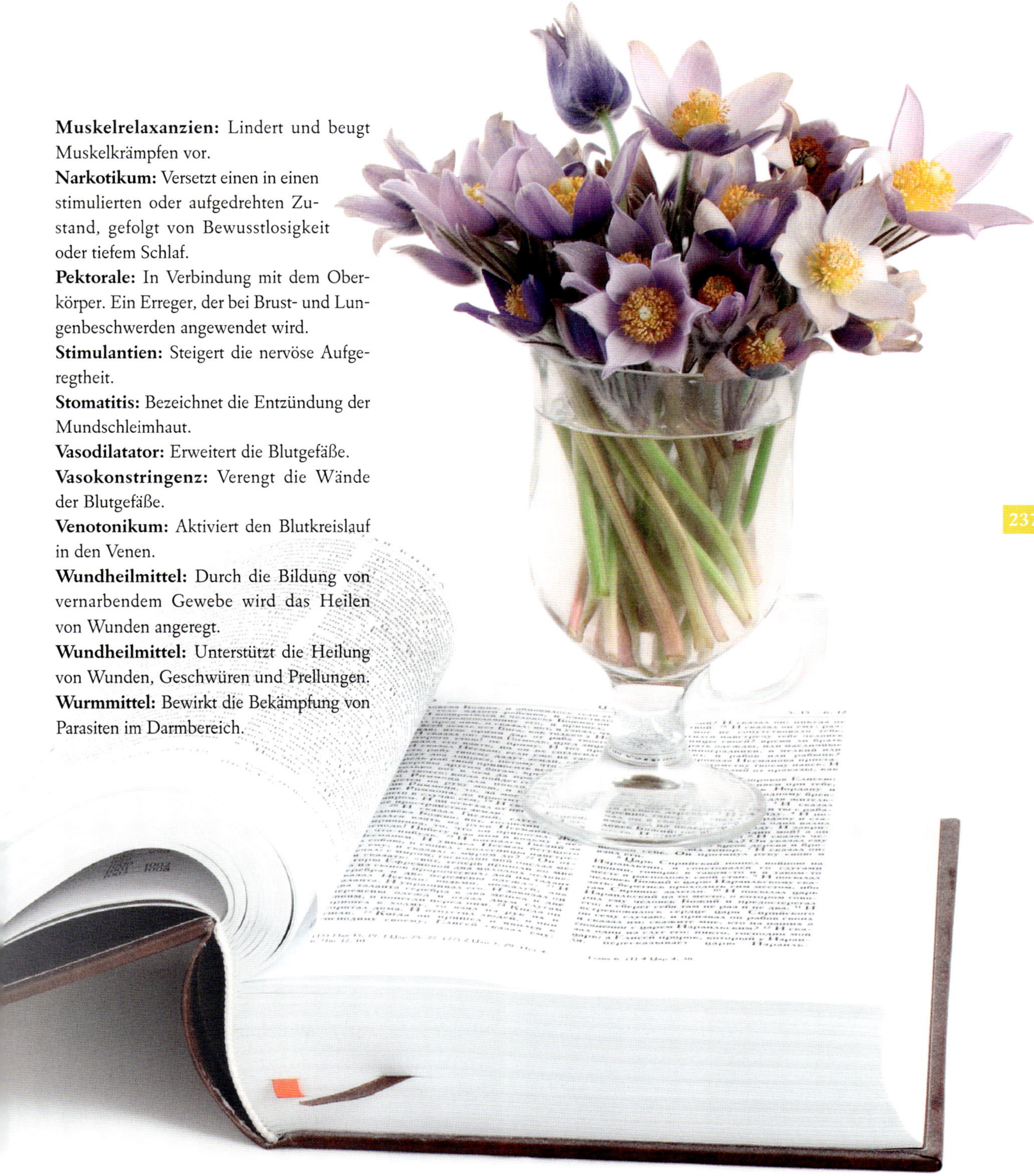

Persönliche Notizen

....

....

....

....

....

....

....

....

....

....

....

....

....

....

....

....

....

Erstveröffentlichung 2010 unter dem Titel
„Plantas medicinales en casa" (ISBN 978-84-7556-693-1)
von Editorial Océano, S.L.
Grupo Océano – Milanesat 21-23 – 08017 Barcelona
Tel.: 93 280 20 20 – Fax: 93 203 17 91
www.oceano.com

Genehmigte Lizenzausgabe
tosa GmbH
Fränkisch-Crumbach 2011
www.tosa-verlag.de

Fotos: Dreamstime, Becky Lawton, Age, Archivo Océano Ámbar
Übersetzung: Juliane Schulzke, Petra Kumbartzky

ISBN 978-3-86313-503-4